チョードリー先生と学ぶ
小児神経画像エッセンシャルズ

訳 **桑原 功光**

Division of Pediatric Neurology
University of Tennessee Health Science Center
Le Bonheur Children's Hospital, Memphis, TN

Pediatric Neuroradiology
Clinical Practice Essentials

Asim F. Choudhri, MD
Associate Chair – Research Affairs,
Department of Radiology
Professor of Radiology,
Ophthalmology,
and Neurosurgery
University of Tennessee
Health Science Center
Chief of Neuroradiology
Le Bonheur Children's Hospital,
Memphis, TN

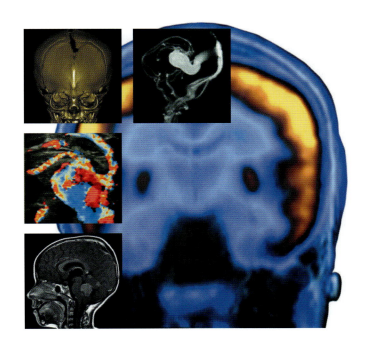

メディカル・サイエンス・インターナショナル

神経疾患に苦しむすべての子どもたちとその家族へ

Authorized translation of the original English language edition,
"Pediatric Neuroradiology：Clinical Practice Essentials", First edition
by Asim F. Choudhri

Copyright © 2017 of the original English language edition
by Thieme Medical Publishers, Inc., New York, USA.
All rights reserved.

© First Japanese edition 2019 by Medical Sciences International, Ltd., Tokyo

Printed and Bound in Japan

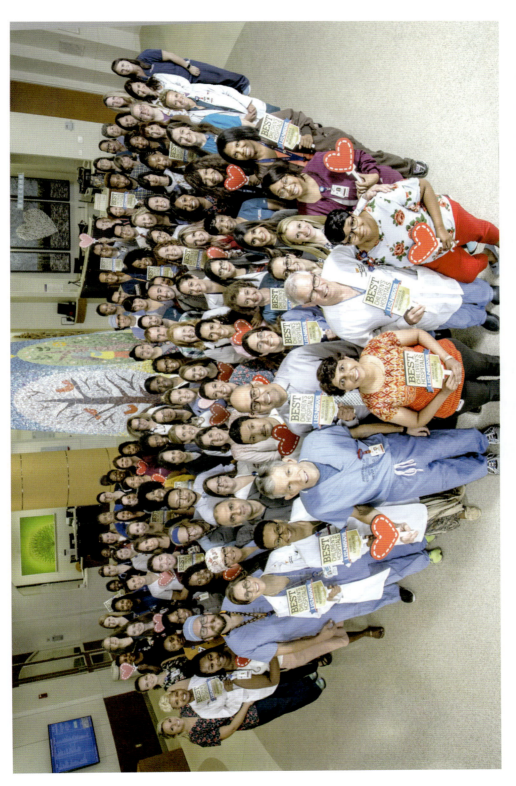

Le Bonheur Children's Hospital, Neuroscience Institute の皆と（2018年）。原著者は前列から2列目中央。訳者は前列から3列目左から2番目。原著者は世界的に名高いい小児てんかん医 Dr. James Wheless（前列左端）と全米トップレベルの手術件数を誇る小児脳神経外科医 Dr. Frederick Boop（前列右から2番目）とともに，このチームを1つにまとめている。原著者の妻である Dr. Lauren Ditta（前列から3列目左端のスクラブ着）も小児神経眼科医としてチームを支えている。

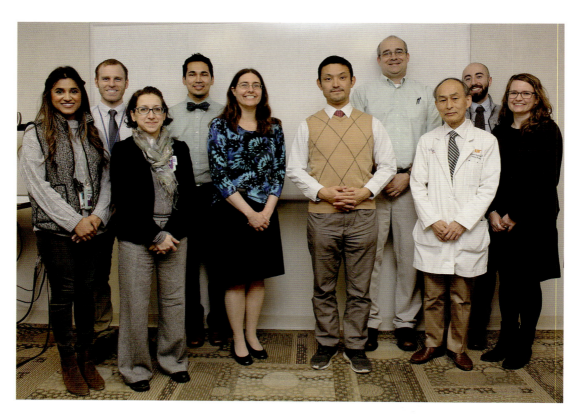

テネシー大学小児神経科フェローシップ・プログラムの素晴らしい同僚たちに囲まれて（中央が訳者）。プログラム・ディレクターの Dr. Amy McGregor（前列左から3番目），副プログラム・ディレクターの Dr. Stephen Fulton（後列右から3番目），五十嵐正宣先生（前列右端）。

推薦の辞

「皆，自身の内側に1冊の本をもつ(Everyone has a book within them)」という言葉がある。その言葉の真意は，行間を埋めて良質な物語を創り出すということにある。アシム チョードリー医師(Dr. Asim Choudhri)による *Pediatric Neuroradiology：Clinical Practice Essentials* こそ，長い間渇望していた，良質な物語に満ちた本である。現実をみると，Dr. James Barkovich(ジェームズ バーコビッチ)による *Pediatric Neuroimaging* は，神経放射線医にとってバイブルと称されるが，表紙から裏表紙まで通読する類の本ではない。どちらかというと，何かを調べる際に引用して，知識の隙間を埋めるための参考書である。チョードリー医師は実際の臨床で遭遇する問題の95%を本書で扱い，それらの情報を程よい深さになるまで不要な情報を取り除いて洗練させ，新たな要素を創り出した。彼の文体は人を引きつけ，その博識ぶりにはうならされる。彼は優れた語り部である。

本書は綿密に考えられた目次から構成されている。把握しやすく28章にまとめられており，大きく脳(brain)，頭頸部(head and neck)，脊柱(spine)に分類されている。高品質の画像が描写的な説明文に補足されることで，読み手は情報を最大限に引き出すことができる。こうした情報を学ぶこと以上に，これらの知識を臨床的に応用することが何より重要である。そのような応用こそ教科書から取り入れることが最も難しいが，その際に3つの補足資料(appendices)が役に立つ。この補足資料を通じて，画像のプロトコールと，最も有益な画像をどのように(そして，いつ)撮影するのがよいかを学ぶことができる。補足資料2では，臨床に有用で耳を傾ける価値のある画像読影レポートを提供すべく，テンプレートや手引きを紹介しながら，読影結果をいかにレポートするかに焦点を当てている。補足資料3は，よく出会う小児神経放射線画像の適応や読影のためのクイックレファランスである。そこでは，画像の解釈に必要となる各々の臨床状況に応じた陽性・陰性関連所見も網羅している。以上に述べたすべてがなんとこの1冊に収まっているのである！

小児神経放射線科の画像や患者たちを診ているすべてのレジデント，フェロー，指導医に本書を推薦したい。瑣末な点にこだわることなく，実践的で効率的かつ傑出した物語を何より欲するのなら，本書をまず買うべきである。

私とチョードリー医師とは，彼が Johns Hopkins で神経放射線科フェローとして勤務していた頃からの仲である。彼がフェローを卒業してからも連絡を取り合い，共同研究を行い，そして米国放射線科学会教育センター(American College of Radiology Education Center)の神経放射線科コースに教師として招いた。彼は臨床家として，研究者として，そして教育者としても素晴らしい仕事を成し遂げてきた。これら三拍子そろった小児神経放射線科医アシム チョードリー医師による本書を，あなたも夢中になって読むことになるだろう。彼には本当に脱帽せざるをえない。

David M. Yousem, MD, MBA
Director of Neuroradiology,
Vice Chairman of Program Development
Department of Radiology
Associate Dean for Professional Development
Johns Hopkins School of Medicine
Baltimore, Maryland

原著序文

本書を執筆したきっかけは，ある小児病院で神経放射線科医として勤務し始めた最初の数年間にある。日々，レジデントやフェロー，さまざまな指導医と接している際に，小児神経放射線科の基礎を学んで検討するのに良い教材はないかとよく質問を受けた。詳細に記載されており，それゆえにそれなりの値が張る教材は存在するが，そうした教材は神経放射線科医や閲覧専用図書館にとってこそ役に立つものである。しかし，持ち運べる薄さと軽さで，日常的に使用できるような実践的な内容を備え，トレーニング中のレジデント・フェローが利用しやすいながらも十分に詳細で，かつ手頃な価格であり，放射線科，神経科，脳神経外科のレジデントたち（耳鼻咽喉科，眼科，整形外科，遺伝科，小児科，その他の科も言うまでもなく）が自分で購入してもよいと考えるような書籍は，これまでにまったく存在しなかった。

こうした経験から，本書の執筆の構想が生まれ，何年もかけて加筆と修正を繰り返してきた。そうしているうちに，放射線科界の偉人たちが結果的に分厚い教科書を執筆してきた理由を明確に理解することができた。そして，50ページ足らずであらゆる情報を含む教科書を世に送り出すことなど不可能だと実感した。それでもなお，あなたが今読んでいる本書は，小児放射線科の基礎を学びたいと切望する読者にふさわしい本であると私は信じている。

本書の内容は，私が診療を始めて最初の5年間で診た症例をもとにしているが，私が経験した非常に多くのまれな疾患画像はあえて掲載していない（乳児の黒色性神経外胚葉性腫瘍，メチルマロン酸血症など）。私はルボーナー小児病院（Le Bonheur Children's Hospital）にいる間に，750例以上もの小児脳腫瘍患者に対して画像検査・手術計画を行ってきた。しかし，小児脳神経腫瘍の教科書を目指して本書を執筆したわけではないため，そうした難解

な症例の多くにはあえて触れていない。また，250例を超える小児の functional MRI や多数のもやもや病小児患者の multi-delay ASL perfusion など，多くの最先端画像を撮影してきたが，本書は高度な画像技術の習得を目的としたわけではないため，それらについても掲載していない。

代わりに本書では，包括的な情報を何でもかんでも詰め込むことは意図的に避け，実践的な小児神経画像診断の核となる部分に重点を置いた。本書の目標は，世界で数十例しか報告がないまれな症例画像の診断がつけられるようになることではなく，小児でよくある疾患画像を安心して自信をもって読影できるようになることである。私が本書を執筆したのは，正常な小児画像を過剰診断してしまう（例えば，頭蓋冠縫合を骨折と誤診することなど）ことを減らすと同時に，逆に成人画像とは異なってみえる小児画像を過小診断してしまう（例えば，骨折を頭蓋冠縫合と誤診することなど）ことを減らすためである。臨床現場で混乱しがちな疾患として，Dandy-Walker 奇形スペクトラム，そして，Dandy-Walker 奇形スペクトラムと誤診される病的意義のない正常変異があるが，それらの鑑別を明快にしたいという思いから，本書にも記載してある。そうしたことから，私の教育用ファイルからすぐに例を挙げることができないほどまれな（もしくは過去5年間に実は経験したが見落としてしまったかもしれない）病気の経過は，ごく少数の例外を除いて割愛した。ルボーナー小児病院に所属していた間には経験していない症例についても，本書のなかでいくつか言及している。例えば，（私が東海岸で研修中に何度も経験した）ライム病などは他の地域ではとてもよく遭遇する症例であるし，Coat 病は臨床診断技術の進歩により放射線科医によって CT や MRI で診断されることはもはやほとんどなく，眼科医により網膜芽細胞腫と鑑別がつくが，歴史上重要である。加えて，成人の放射線科領域と大幅に重複する内容，特に膠芽腫や急性期脳卒中など，成人と比べて小児ではずっとまれな疾患領域は，一般の神経放射線科の教科書ほど包括的に記載していない。可能であれば，特定の話題についてさらに学べる参考資料，特にそうした話題を綿密に言及している総説の情報もご覧いただきたい。それら多くの総説は，Radiographics, Neurographics, American Journal of Neuroradiology などの出版物で確認できる。

　本書は小児放射線科領域の包括的な著作に取って代わるものではない。また，そのような目的では執筆していない。本書では，より多くの読者が小児神経疾患の画像を理解できるようになるための基本を扱っている。本書をまず読めば，参考図書や査読済み科学論文などでさらに詳しく画像を分析しても理解できるようになるだろう。本書を通じて，以上に述べたような具体的な目標を読者の皆さんがきちんと達成できることを願い，かつ，それを信じている。読者の皆さんが本書で学び，教育や臨床診療にどのような変化があったか，フィードバックいただける日を心待ちにしている。

Asim F. Choudhri

謝　辞

本書の出版は，父 Fiaz と母 Saleem の助言なしでは成し遂げられなかった。両親はこれまでずっと私の個人的かつ職業上のロールモデルでいてくれた。家系初の医師として，2人が患者に献身的に向きあう姿は，兄弟やいとこたちが医療への道を歩むきっかけとなってくれた。兄の Haroon と Tanvir は，父親の足跡をたどって脳神経外科医となり，臨床現場で日々生じる悩みを共有してくれている。困難なコンサルトを受けた際にも，常に情報を共有してくれ，臨床的なフィードバックを与えてくれている。愛する妻 Lauren。君は研究熱心な小児神経眼科医であり，私の共同研究者として，支えてくれる存在でもあり，永遠の応援団長でもある。美しい息子 Hilo。この本が出版された頃に君はちょうど生まれた。姻戚のみんな。あなたたちは私にとってかけがえのない家族であり，いつも温かく支えてくださっている。

また，Dr. Adeel Siddiqui と Dr. Zachary Abramson の多大なる貢献にも感謝したい。かなりの短期間で無理なお願いをしたにもかかわらず，原稿を快く校正してくれ，改善すべくアイデアも出してくれた。

私のメンターたちすべてにも感謝したい。要点を押さえて考えることを教えてくださり，医学部入学前の進路に大きな影響を与えてくれた Mehmet Oz。人を惹きつけてやまない素晴らしい放射線科医，教育家，人格者である Theodore Keats。University of Virginia でのレジデント時代にお世話になった Michael Dake, Bruce Hillman, Doug Phillips, Kiran Nandalur，そしてその他のメンターたち。Johns Hopkins でのフェロー時代に教育してくださった David Yousem, Thierry Huisman, Aylin Tekes, Ari Blitz, Dheeraj Gandhi, Nafi Aygun, Sachin Gunjar, Jay Pillai, Bruce Wasserman, Mike Kraut, Izlem Isbudak, Dorris Lin,

Marty Radvany, Philippe Gailloud，その他の頼りになる指導医たち。

小児病院で働く機会を与えてくださり，4年半もの間，主任教授・メンター・同僚・友人として支えてくれた Harris Cohen。Le Bonheur Children's Hospital の Neuroscience Institute でともに勤務する James Wheless, Frederick Boop, Paul Klimo，そして協力者である Amy McGregor, Stephen Fulton, Sarah Weatherspoon, Paras Bhattarai, Elena Caron, Ehab Dayyat, Masanori Igarashi, Swati Karmarkar, Kathryn McVicar, Robin Jack, Basan Mudigoudar, Namrata Shah, Stephanie Einhaus, Michael Muhlbauer, Lucas Elijovich，その他にも Andy Papanicolaou, Roozbeh Rezaie, Shalini Narayana, Abbas Babajani-Feremi にも感謝する。頭蓋底や側頭骨の症例について，直接フィードバックをくださった Bruce MacDonald。複雑な耳鼻咽喉科症例についてともに取り組んだ Jerome Thompson と Jennifer McLevy。仕事を組むうえでリーダーシップを発揮してくれる眼科医 Dr. Chris Fleming。重要な調査や学術研究をともに行ってくれた，世界的に著名な眼科医であり医学上のロールモデルでもある Dr. Barrett Haik。小児神経腫瘍の症例のみならず代謝疾患においても，その高い能力から信頼できる情報を提供してくれた St. Jude Hospital の Zoltan Patay と彼のチームのみんな。

さらに，以下の方々にも感謝したい。UTHSC と Le Bonheur で，過去4年半にわたってお世話になった放射線科医の同僚たち。特に，友人でもあり，幸運にも過去に何度も仕事を組んできた輝かしい神経放射線科医 Matt Whitehead，そして最近私たちのチームに加わった Adeel Siddiqui。同僚・協力者・メンターとしてお世話になっている Chandrea Smothers, Lynn Magill, Louis Parvey, Jeff Scrugham, Clint Teague, Nana Sintim-Damoa, Steve Miller（あの有名バンドの Steve Miller とは別人である），Webster Riggs, Thomas Boulden。Le Bonheur でともに働く多くのチームメイトたち。結節性硬化症の共同研究を行い，臨床基礎研究のリーダーである John Bissler, Eniko Pivnick, Karen Lakin, Jason Johnson, Nadeem Shafi,

Regan Williams, Jie Zhang, Royce Joyner。日頃チームとして働いている，Dr. Barry Gilmore を中心とした小児救急部のみんな。Dr. Joel Salzman 率いる麻酔科のみんな。

さらに以下の方々にも感謝したい。医学部在学中から支えてくださり，助言や，私が小児神経放射線科医になるきっかけを与えてくださった Tom Naidich。同様に，医学部入学時よりご指導いただいた Jeff Stone。AJNR editorial fellowship で私を鼓舞してくれ，素晴らしいリーダーでありメンターでもある Mauricio Castillo。完璧を追求するためには，己を顧みず，耐え忍び，素晴らしいチームを作り上げることが必要であり，その道は決して終わることがないことを教えてくれた日本の寿司職人，小野次郎さん。科学技術を効果的に用いることで創造性を高め，芸術的な表現が可能となることを示してくれた Grant Achatz。

かつてのクラスメイトやレジデント時代の同僚たちにも感謝したい。とりわけ，私を含めた"三銃士"である Eric von Johnson と Aaron Morrison。Alan Levy, Gustavo Lozada, その他，医学部時代の多くの同僚たち。レジデント時代の素晴らしい同僚である Trey Carr, Rourke Stay, Jimi Obembe, James Stone, Mike Meuse, Chris Ho（そして，特別な感謝の思いを Jen Marler にも）。Johns Hopkins で目を開かれて人生が変わる経験をともに過ごしたフェロー時代の同僚である Muzammil Shafi, Sonia Ghei, Dan Hawley, Juan Gomez, Alper Acka, George Kuo, Anna Nidecker。光栄にもともに働くことができ，教えるばかりではなく，学ぶ機会も与えてくれている Eric Chin, Chris Oh, Zachary Abramson をはじめとしたすべての医学生とレジデントたち。日々ともに勤務し，仕事が円滑に進むように支えてくれている Will Boon, Lisa McAfee, Ratana Laurie, Megan Carroll, Stacy Pennington, Becky Cooper, Anita Young, Lori Bledsoe, Shawn Holliday, Jeff Jenkins をはじめ，ここに書ききれないほど多くの放射線技師たち。そ

して日々協力しあって働いているチャイルドライフの専門家たち。Le Bonheur が特別な場所になるべく，予想をはるかに超えた貢献をしてくれている Tracy Tidwell と Karen Butler。効率的に業務が進むように，勤勉かつ献身的に支えてくれるチームメイトの Lai Brooks, Emily Johnson, Blakely Weatherford, Betsy Axente, Geri Skelley。

テネシー大学医学部の当時の学長で，入学の機会を与えてくださった Nelson Strother にも感謝する。テネシー大学医学部を監督してくださる学長の David Stern。放射線科医の役割に敬意を払い，臨床医でありながら研究医の価値も理解し，理念をもったリーダーの役割を体現してくださっている病院の CEO（最高経営責任者）の Meri Armour。彼女は国際水準の医療を提供しうる病院と小児神経科学専門の施設を築き上げるうえで責任を果たしてきてくださった。その絶え間ない励ましと応援には感謝の念しかない。

光栄にも治療に携わらせていただいたすべての患児とそのご家族にも感謝を申し上げたい。（表紙を美しく飾ってくれた）Lucy Krull をはじめとした，多くの特別な方々。ここでは名を伏せるが多くの方々。この出会いによって，あなたがたの病状が好転していればと祈っている。患児とその家族，そしてすべての子どもたち（と未来の子どもたち）。あなたがたのおかげで，本書を書き続けることができた。

こうしたことすべては，神の導きなしには成し得なかった。神の導きを通じて，上記の素晴らしい人々や数えきれないほど多くの感謝すべき方々が，人のために施すべき技術や知識を私に授けてくれた。本書を通じて，私が過去に受けてきたあらゆる恩恵が Le Bonheur Children's Hospital と University of Tennessee Health Science Center の垣根をはるかに超えて広がっていくことを願ってやまない。

Asim F. Choudhri

訳者序文

チョードリー先生は信念の方です。そして，その信念は常に患者に対して向けられています。私がメンフィスに来て良かったことは無数にありますが，そのうちの1つはチョードリー先生との出会いでしょう。

私がルボーナー小児病院で小児神経科フェロー研修を始めた最初の年に，10代半ばの患者が深夜に急性片麻痺で運ばれてきました。診断は中大脳動脈の脳梗塞。問題はTPA（血栓溶解療法）を行うべきか否か，でした。アメリカでも小児へのTPA適応基準は定まっていません。TPAの適応時間が過ぎようとしていました。そんな中，私の隣にチョードリー先生がいました。午前2時であるにもかかわらず，その子の緊急画像撮影のために自宅から駆けつけてくれたのです。TPA投与をためらう私の隣で，チョードリー先生は穏やかに，しかし敢然と言いました。「この子は若く将来がある。TPAが禁忌でないなら投与すべきではないか？　僕らは患者の未来を最善にする努力をするべきだ」。その一言が私の背中を押してくれ，この患者は私がTPAを投与した小児患者第1号となりました。幸いにもその子は驚異の回復を見せましたが，それはまた別の話となります。

私は今ではアメリカで小児神経科医をしておりますが，2001年に旭川医科大学を卒業した直後は同大学の放射線医学講座に進みました。画像診断の基礎を故 高橋康二教授（当時助教授）の下で学ぶ僥倖に恵まれました。高橋先生はとても穏やかなお人柄で，誰にでも敬意を払い言葉を選んで優しく接してくださる，医師の鏡でした。高橋先生は，後に放射線科医を辞めて小児科医に転向した私のことを気にかけてくださっていたと噂でお聞きしました。あの頃に高橋先生が私につきっきりで肺のCT画像の読み方を教えてくださったお姿を偲び，心より感謝とご冥福をお祈り申し上げます。

2001年度後半は，旭川厚生病院でIVR（Interventional Radiology）の大家である齋藤博哉先生（現 札幌東徳洲会病院 放射線診断科 画像・IVRセンター長）のもと，IVRと画像診断に加えて，がん患者を中心とした病棟管理に従事する機会を得ることができました。当時，齋藤先生のもとには外科医である庄中達也先生（現 旭川医科大学 外科学講座 消化管外科学分野）が短期間，放射線科を学びに来ていました。庄中先生は私の医師人生で初めて「兄貴分」と呼べる先輩医師でした。当時，庄中先生が私を諭してくれたことがあります。「外科医の視点からは画像で腫瘍を認めたら良性か悪性か，そこが最も重要なんだ。そこを放射線科医が"良性かもしれないし，悪性かもしれない"とレポートしても，治療方針にも患者の将来にもまったく役に立たない。齋藤先生はそんなときに一緒になって外科医と考えてくれる。患者と臨床医の立場になって読影しろ」。

私が診ていたがん患者が亡くなった夜，家族の前で泣くのをこらえ，絞るように初めて死亡宣告したときも，私の横で庄中先生が見守ってくれていました。その患者の部屋を出た後，庄中先生は一言声をかけてくれました，「桑原先生，おごそかでよかったよ」。春近くでも雪が降る旭川の路上で，放射線科を去り，大阪の研修病院に出ることを決めた私に齋藤先生がかけてくれた言葉も今でも忘れられません。「桑原，他の科に行っていろんな患者を経験することは，絶対に患者の将来のためになる。お前はどこに行っても俺らの仲間だ。がんばれ」。旭川厚生病院放射線科にいたのはわずか半年でしたが，本当にいろいろなことを学ばせていただきました。

…

アメリカに渡り，あるとき，ルボーナー小児病院の7階病棟（小児神経科病棟）を回診していると，そこにいるはずのないチョードリー先生が歩いていました（放射線科読影室は地下）。聞くと「みたことのないような疾患の患者の画像に出会ったから，実際にベッドサイドまで診察しに来た」とのことでした。皆さんの周りには，患者のベッドサイドまで来て確認する画像診断医は果たしてどれだけいるでしょうか。放射線科医から小児科医へ転向してから長い年月が経ちましたが，チョードリー先生の放射

線科学に対する真摯さと接していると，患者のためにできる最大限のことをしようという気持ちで満ち溢れていたあの旭川の放射線科研修医時代に戻ったような感覚を覚えるのです。

日本は医療画像大国です。しかし，アメリカとは異なり，膨大な数の画像枚数を支えるだけの放射線科スタッフがそろっておらず，多くの場面で現場の臨床医自身が読影しなくてはいけません。画像の本は数多く出版されているにもかかわらず，これまでの日本では「忙しい臨床現場でまず必要な小児神経画像の知識を体系的に通読できる」本がなかったように思います。チョードリー先生は本書でそれを実現しました。私はこの本を手にした瞬間に「絶対に翻訳する。そして日本の子どもたちを守る医療者みんなと共有しよう」と心に誓いました。

本書の出版にあたって，チョードリー先生とその奥様で小児神経眼科医であるディッタ先生（Dr. Lauren Ditta），私を日々優しく支えてくれるルボーナー小児神経科の指導医たち（Dr. James Wheless, Dr. Amy McGregor, Dr. Stephen Fulton, Dr. Namrata Shah, Dr. Robin Jack, Dr. Elena Caron, Dr. Basanagoud Mudigoudar, Dr. Sarah Weatherspoon, Dr. Marianna Rivas-Coppola, Dr. Amy Patterson），辛い修行時代をともに過ごした最高の小児神経科フェローたち（Dr. Paola Castri, Dr. Andrew Schroeder, Dr. Gian Rossi, Dr. Omer Abdul Hamid, Dr. Cerin Jacob），小児神経科の温かいスタッフのみなさま，1972年から46年以上にわたってメンフィスの小児神経科で勤務されて，誰からも尊敬されている五十嵐正宣先生，「最後の砦」である小児集中治療室（PICU）と心臓血管集中治療室（CVICU）で日々私を励ましてくれる木村大先生，メンフィスでお世話になった日本人医師とそのご家族のみなさま（稲葉寛人先生，吉原宏樹先生，森山貴也先生，牛腸義宏先生，田中竜馬先生，谷澤雅彦先生，松岡伸英先生，亀井聡信先生，濱武継先生，齋藤和由先生，稲垣健悟先生），ルボーナー小児病院で出会えた多くの患者とそのご家族，毎週リンクで一緒に過ごす最高のアイスホッケー仲間であるBartosch家（Aaron, Emily, Samuel, Elaina, Ruthie）とJohnathan Weeks，進むべき道に導いてくださったミシガン小児病院の浅野英司教授，本書の担当編集者であるメディカル・サイエンス・インターナショナルの長沢雅氏，豊嶋純子氏に心よりお礼を申し上げます。

異国の生活を遠く日本から応援してくれている両家の両親へ。父母への感謝の念は絶えることがありません。私と晶子の心にはいつでも北海道と大阪のふるさとが生きています。

最愛の家族である晶子，佑和，大和へ。本書の出版は君たちの温かい応援がなければ成し遂げることができませんでした。君たちと一緒に歩む毎日が特別な日です。そばで支えてくれてありがとう。

最後に，日本の読者のみなさまへ。まずは本書を手に取って通読してみてください。お忙しい方でも，1日1章読めば1か月で読めます。みなさまが過去に見聞きした"点"の知識が，チョードリー先生がまとめた洗練された各章によって，少しずつ繋がって"線"となっていくことが実感できるでしょう。メンフィスからぜひ多くの日本の読者に熱いチョードリーイズム"Choudhrism"が届いて，子どもたちの未来につながっていくことを切に願っています。

2019年1月　テネシー州メンフィスにて
桑原　功光
Division of Pediatric Neurology
University of Tennessee Health Science Center
Le Bonheur Children's Hospital, Memphis, TN

目　次

推薦の辞 ……………………………………………………………………………… v

原著序文 ……………………………………………………………………………… vi

謝辞 …………………………………………………………………………………… viii

訳者序文 ……………………………………………………………………………… x

Part 1　小児神経放射線診断の概論 Introduction to Pediatric Neuroradiology …………1

1　画像技術 Imaging Techniques ………………………………………………………3

Part 2　脳画像 Brain Imaging …………………………………………………………13

2　解剖と発達 Anatomy and Development ……………………………………………15

3　テント上奇形 Supratentorial Malformations ……………………………………25

4　後頭蓋窩奇形 Posterior Fossa Malformations …………………………………36

5　周産期画像 Perinatal Imaging ……………………………………………………45

6　外傷と出血 Trauma and Hemorrhage ……………………………………………60

7　神経皮膚症候群 Neurocutaneous Syndromes ……………………………………70

8　腫瘍 Neoplasms ……………………………………………………………………81

9　けいれん Seizures …………………………………………………………………92

10　感染症と炎症 Infection and Inflammation ………………………………………101

11　水頭症 Hydrocephalus ……………………………………………………………108

12　血管異常 Vascular Abnormalities ………………………………………………118

13　トルコ鞍/松果体 Sella Turcica / Pineal Gland ………………………………132

14　代謝性疾患 Metabolic Disorders …………………………………………………139

15　頭蓋骨と頭皮 Skull and Scalp ……………………………………………………152

16　頭蓋底と脳神経 Skull Base and Cranial Nerves ………………………………163

Part 3　頭頸部画像 Head and Neck Imaging ···············177

17　頸部軟部組織 Neck Soft Tissue ·····················179
18　頭蓋顔面異常 Craniofacial Abnormalities··············188
19　頭頸部の血管異常 Vascular Abnormalities of the Head and Neck ····194
20　副鼻腔 Sinuses·····························199
21　眼窩 Orbits ····························206
22　側頭骨 Temporal Bone ······················216
23　口腔 Oral Cavity ·························225

Part 4　脊柱画像 Spine Imaging ···················233

24　解剖と頭蓋頸椎移行部 Anatomy and Craniocervical Junction ·····235
25　感染症と炎症性疾患 Infection and Inflammatory Conditions ······248
26　脊柱の先天・発生異常 Congenital / Developmental Spine Abnormalities ···253
27　腫瘍 Neoplasm ·························266
28　外傷 Trauma ··························274

Part 5　補足資料 Appendices ···················285

29　補足資料１：プロトコール Protocols ···············287
30　補足資料２：サンプルテンプレートに沿って口述する際の配慮 Thoughts on Dictation with Sample Templates ···293
31　補足資料３：クイックレファランス Quick Reference ·········305

索引 ·······························319

Part 1

小児神経放射線診断の概論

1　画像技術	3

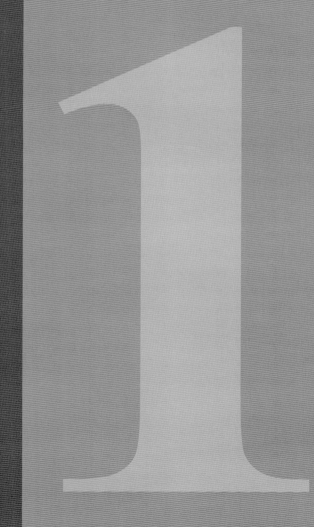

1 画像技術
Imaging Techniques

1.1 はじめに

小児放射線画像を臨床的にきちんと解釈するためには，撮影方法と画像技術を理解する必要がある．画像技術法を理解して初めて，適切な画像を撮影でき，その後の解釈が可能になる．こうした情報源はすでに多く存在するが，以下では小児特有の考慮事項をふまえて簡潔にまとめる．

1.2 単純 X 線写真（レントゲン写真）

単純 X 線写真は放射線科画像の基本である．しかし，現在は中枢神経系の評価に使用される機会は少ない．単純 X 線写真は，シャントの連続性を確認するときや，脳室腹腔内シャントなどの髄液を排出するためのチューブの位置を確認するときに今でも撮影されている（図 1.1）．また，小児領域では，単純 X 線写真は外傷後の脊椎評価にも用いられる．頭蓋骨骨折，頭蓋顔面異常，頭蓋縫合の発達を評価する際にしばしば撮影されるが，診断能は CT（コンピュータ断層撮影法）に劣る．

1.3 超音波

新生児期では，開存している泉門，特に大泉門から超音波を用いて頭蓋内を評価できる（図 1.2）．小泉門からの評価も可能である．超音波は胎児の画像診断では第 1 選択となるスクリーニング検査である．超音波の技術，病理については第 5 章で詳述する．

経頭蓋超音波 Doppler 法は，Willis 動脈輪からの血液支流の流速を計測する技術である．例えば，鎌状赤血球症の血流を計測して，輸血のタイミングを決定する際にも用いられる．超音波は頸部の軟部組織（筋肉，リンパ節，囊胞病変，感染性貯留物など）の評価にも役立つ．

脊椎の後方成分が骨化を起こす前であれば（通常，生後 3 か月以内），超音波で脊髄円錐の位置，脊髄終糸の太さ，馬尾の可動性を評価できる．仙骨部皮膚陥凹がある場合も，超音波で先天性皮膚洞/毛巣洞の有無を確認できる．

1.4 コンピュータ断層撮影法（CT）

コンピュータ断層撮影法 computed tomogra-

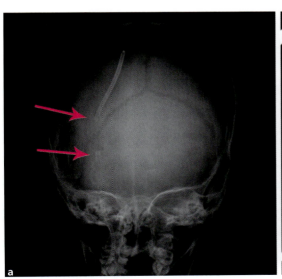
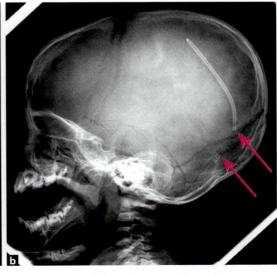

図 1.1　単純 X 線写真の例　9 か月男児の頭蓋骨単純 X 線写真．（**a**）前後像と（**b**）側面像．右頭頂部から挿入されている脳室腹腔内シャントが頭蓋外で途切れている（赤矢印の間）．

phy(CT)は，電離放射線を利用して物体の断面画像を得る検査として広く普及している．骨の描写に特に優れている（図1.3）．軟部組織の描写は単純X線写真よりは優れているが，核磁気共鳴画像法（MRI）には劣る．外傷後の急性期頭蓋内出血の同定において最も信頼できるのはCTであるが，慢性期の血液成分/ヘモジデリン沈着についてはMRIのほうがより鋭敏に検出できる．CTは広く普及しており，迅速に撮影でき，通常は鎮静が必要ないため，急性期の外傷や感染症の評価には主要となる画像検査である．現在のCT機器は横断面のみならず，矢状断面も冠状断面も撮影できるため，小児頭部の異常部位の描写に非常に優れ，頭部・頸部・脊髄の画像検査としてきわめて重要である．三次元再構築画像（3D）は頭蓋冠縫合と骨折の区別，頭蓋顔面異常疾患の鑑別，複雑な神経管閉鎖障害の描写に有益である．

CT画像の濃淡densityは組織の電子密度を反映している．画像の濃淡は通常は肉眼で評価するが，CT値〔または発見者の名前にちなんで，ハンスフィールドユニット hounsfield units（HU）〕という特有の単位で定量的に測定することも可能である．

表1.1に示すように，CT値は水が0 HU，空気が−1,000 HUと定義されている．

1.5　核磁気共鳴画像法（MRI）

核磁気共鳴画像法 magnetic resonance imag-

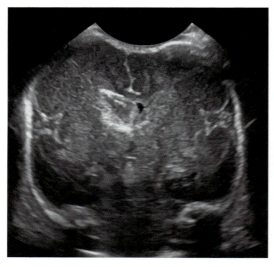

図1.2　超音波画像の例　生後6日女児の大泉門から描出した経頭蓋超音波冠状断像．右尾状核に不均一なエコー輝度を認め，出血性静脈性梗塞（グレード4の上衣下胚層出血）と診断した．

表1.1　物質（組織）のCT値

物質（組織）	ハンスフィールドユニット（HU）
空気	−1,000
脂肪	−200〜−30
水	0
蛋白液	10〜30
急性期の出血	60〜80
筋肉	〜80
骨	600〜1,000*
金属	>1,000

＊訳注：これは骨のHU値の大体の目安であり，実際のCT値は皮質骨と海綿骨で異なり（皮質骨では1,000を超えることもある），骨密度が高くなるほど，CT値も高くなる．

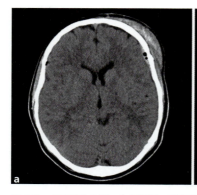 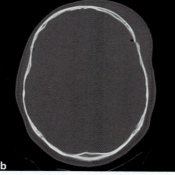 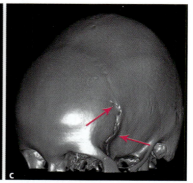

図1.3　CT画像の例　（a）頭部の横断像（軟部組織条件）．左前頭部に頭蓋外血腫，頭蓋内脳実質外（硬膜外）血腫を認める．（b）横断像（骨条件）．気脳症と頭蓋骨骨折を認める．（c）三次元再構築画像（3D）．冠状縫合に平行して左前頭骨骨折（矢印）を認める．

ing(MRI)は，非侵襲的に中枢神経系と頭頸部の軟部組織を描写できる最適の画像法である（図 1.4）。MRI では患者の症状をもとに考えられる病因を写し出すために，断層面や特有の画像シークエンスをきちんと選択する必要がある。MRI は小児中枢神経系の評価に最も重要な検査であるため，MRI のさまざまなシークエンスの違いについて以下に述べる。CT では電子密度が画像構成に関係するのに対して，MRI では分子組成や自由水，蛋白質，脂質に存在するプロトンの割合が画像構成に関係する。MRI 画像で "明るい（bright）" 所見は，正確には "高信号 hyperintense" であり，"高濃度域，高吸収域 hyperdense" ではない。同様に "暗い（dark）" 信号は "低信号 hypointense" である。他にも，MRI の撮像方法（シークエンス）に応じて，さまざまな用語が使用される。例えば，T1 強調画像で高信号は T1 短縮，T2 強調画像で高信号は T2 延長と呼ばれる。T1 強調画像で低信号は T1 延長，T2 強調画像で低信号は T2 短縮と呼ばれる。こうした用語を知っておくことで，画像を読む人が自分では "短縮" や "延長" という単語を使わないとしても，読影レポート，学術論文や教材をさらに理解できる一助になる（表 1.2）。

MRI は水素原子核（プロトン）を操って，必要な画像情報を作成するため，強力な磁場が必要になる。磁場が強力であるほど，鮮明な情報を得ることができる。現代の MRI 画像は 1.5 もしくは 3.0 テスラ（Tesla）の高静磁場内で撮影している。さらに高磁場の MRI も存在するが，主に実験目的に使用されるのみである［訳注：超高磁場 7 テスラ MRI は 2018 年時点で，新潟大学，岩手医科大学，大阪大学，生理学研究所，京都大学の 5 か所に設置されている］。低磁場の旧式 MRI も存在するが，高磁場 MRI が使用できないときのみに限るべきである。また，オープン MRI では，低磁場で被検者の周囲を囲まずに開放した環境で画像を撮影できる。オープン MRI の発想は商業的見地からは魅力的に映るが，従来の MRI に比べて多くの場合で画質が劣る。従来の MRI で絶対禁忌がなければ，オープン MRI は避けたほうがよい。

1.5.1　T1 強調画像

T1 強調画像 T1 weighted imaging とは主要な 2 つの MRI シークエンスの 1 つで，水素プロトンの縦緩和時間と関連している。脂肪，蛋白，メラニン，ガドリニウム（MRI の造影剤に使用される重金属）は，T1 短縮（T1 高信号）に関与する。

1.5.2　T2 強調画像

T2 強調画像 T2 weighted imaging とは，主要な 2 つの MRI シークエンスのもう 1 つで，水素プロトンの横緩和時間と関連している。純水は T2 強調画像で高信号を示す。

1.5.3　FLAIR

FLAIR（fluid-attenuated inversion recovery）とは，反転パルス（inversion pulse）がタイミングを合わせて純粋水の信号を抑制する反転回復法 inversion recovery technique をいい，一般的には T2 強調画像をもとにした画像である。その結果，T2 強調画像の水信号が抑制された画像となる。FLAIR では T2 信号の異常（特に脳室に近接した異常部位）を認識しやすいため，多発性硬化症など白質の異常部位を同定するのに有用であることが広く知られている。FLAIR は正常脳脊髄液の信号を抑制するため，脳脊髄液内に血液や感染性組織片の混入がある場合，その部分が明瞭になる。脳溝内の脳脊髄液信号が FLAIR で抑制されない場合は，一般的には髄膜炎もしくはくも膜下出血をまず疑うが，小児領域では最も多い原因としてアーチファクトがまず挙げられる。第 1 に，歯列矯正装置により磁場が不均一となって脳脊髄液の抑制が起きず，結果として前頭下部と中頭蓋窩にアーチファクトを起こすことがある。第 2 に，酸素が投与されていると（鎮静のために投与されていることが多い）（図 1.5），脳脊髄液に高濃度の酸素が溶解して，常磁性効果が生じることで，結果として脳脊髄液の抑制効果が減少する。通常は後頭部優位に認めることが多い。

FLAIR の反転パルスは T1 強調画像にも応用が可能であり，3 テスラ磁場の T1 協調画像で良好な画質を得たいときに使用されることがある。しかし，本書や一般の教科書，医学論文で "FLAIR 画像" と表現している場合は，特に説明がなければ T2 強

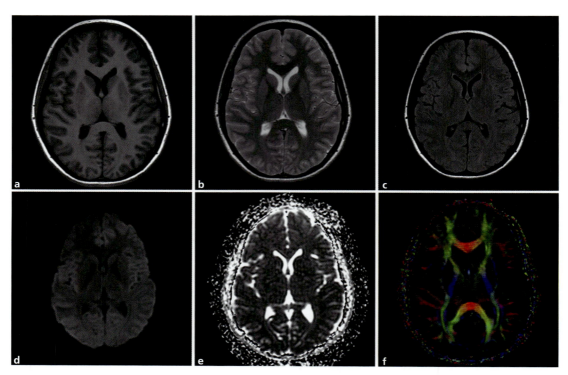

図 1.4 正常 MRI 画像 （a）髄鞘化が進んだ脳の T1 強調横断像。軽度低信号の灰白質，軽度高信号の白質を認める。（b）髄鞘化が進んだ脳の T2 強調横断像。軽度高信号の灰白質，軽度低信号の白質，高信号の髄液を認める。（c）FLAIR 横断像。T2 強調画像から脳脊髄液の高信号を抑制した画像で，脳脊髄液が低信号となる。（d）拡散強調画像（DWI）。（e）ADC map。（f）拡散テンソル画像（DTI）による正常白質解剖。脳梁（赤色）の横方向の神経線維，視放線（緑色）の前後方向の神経線維，内包後脚の頭尾方向の神経線維（皮質脊髄路）（青色）が描出されている。

表 1.2 MRI で描出されるさまざまな物質（組織）の信号強度

物質（組織）	T1 強調画像	T2 強調画像	FLAIR
脂肪	高信号	高信号	高信号
水・脳脊髄液	低信号	高信号	低信号
蛋白液	等信号	等～高信号	等信号
メトヘモグロビン	高信号	低信号（細胞外），高信号（細胞内）	さまざま
デオキシヘモグロビン	低信号	高信号	さまざま
ヘモジデリン	低信号	低信号	低信号
灰白質	軽度低信号	軽度高信号	等～高信号
白質（有髄）	軽度高信号	低信号	低信号
白質（無髄）	軽度低信号	軽度高信号	軽度低信号
白質（不完全髄鞘）	軽度高信号	等信号	さまざま/高信号

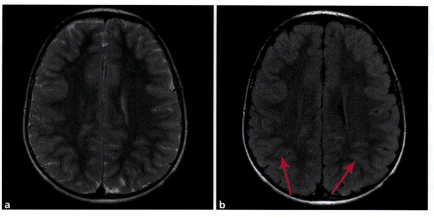

図 1.5　鎮静下で撮影した MRI　(**a**)6 歳男児のけいれんの精査のために撮影された T2 強調横断像。脳実質とくも膜下腔には異常を認めない。(**b**)FLAIR の横断層面。くも膜下腔に完全に抑制されていない高信号を認める(矢印)。臨床経過上，髄膜炎やけいれんは否定的であり，この高信号は酸素投与による常磁性効果が原因と考えられた。

調画像の FLAIR を意味するものと思って差し支えない。

1.5.4　STIR

　STIR(short-tau inversion recovery)は T2 延長作用がある組織(水など)を高信号に描出して，T1 短縮作用がある組織(脂肪など)の信号を抑制するのが特徴である。頭頸部や脊髄の感染症や骨髄浮腫の同定に優れている。留意すべき点として STIR は非選択的脂肪抑制画像である。T1 緩和時間が短縮する脂肪以外の物質も抑制することがあり，時に脂肪が抑制されないこともある。そのため，STIR は脂肪に近接した異常部位の同定に適した画像だが，対象物が脂肪成分を含むかどうかを確実に評価する目的で使用すべきではない。

1.5.5　脂肪抑制画像

　脂肪抑制画像 fat saturation は T1 強調画像，T2 強調画像，FLAIR 画像をもとに，脂肪の高信号を抑制して構築した MRI 画像である。T2 強調画像で眼窩周囲など脂肪内の炎症を見つける場合や，T1 短縮(T1 高信号)の組織内もしくはその周囲で増強効果の有無を確認するときに用いる。

1.5.6　拡散強調画像(DWI)

　拡散強調画像 diffusion-weighted imaging (DWI)は水分子の Brown 運動を定量化した MRI 画像である。どんな原因であっても水分子の動きが減少した状況では，水分子の拡散が"制限"され，DWI で"高"信号，**見かけの拡散係数マップ** apparent diffusion coefficient map(ADC map)で"低"信号を示す。これらの画像所見は水分子が組織内でどの程度拡散しているかを反映している。現在では，急性脳卒中を診断するのに最も確実な画像である。しかし，DWI は水分子が制限される状況では，急性脳卒中以外でも高信号を示すことがある。例えば**類上皮嚢胞** epidermoid cyst では，水分子の運動を制限するケラチンが嚢胞内に密に詰まっている。膿瘍では濃い膿性内容物が水分子の運動を制限する。血栓が形成されても水分子の運動が制限される。また，核細胞質比の高い腫瘍では，水分子が自由に動くことができる細胞質が少なくなるため，水分子の運動が制限されることとなる。

1.5.7　拡散テンソル画像(DTI)

　拡散テンソル画像 diffusion tensor imaging (DTI)は，水分子がさまざまな方向にランダムに移動する拡散度を定量化した修正版 DWI である。DTI から得られる指標として，拡散異方性の程度を表す**異方性比率** fractional anisotropy(FA)があり，0 から 1 までの数値をとる。**異方性** anisotropy とは，ある点から制限されたある方向のみに広がる物理現象のことを指し，拡散は 1 つの方向に制限される。それに対して，**等方性** isotropy とは，ある

点からすべての方向に対して一様に広がる物理現象を指し，方向によって拡散が制限されない。異方性比率は，脳脊髄液のように水が自由に拡散できる部位では0に，白質のように拡散が制限される場所では1に近づく。DTIは異方性の程度を確認する以外にも，解剖構造や組織構造における水の主要な拡散方向をFA mapとして描出することができる。FA mapでは水拡散方向をカラーで描写することも可能である。慣習として，左右方向を赤色(脳梁など)，前後方向を緑色(視放線など)，頭尾方向を青色(内包後脚の皮質脊髄路など)で表示するのが一般的である。拡散テンソル画像から，特定の白質線維束を画像化したものを**拡散テンソル神経線維トラクトグラフィー**diffusion tensor fiber tracking(DFFT)もしくはtractographyと呼ぶ。

1.5.8 磁化率強調画像(SWI)

磁化率強調画像susceptibility-weighted imaging(SWI)は，ヘモジデリンや石灰化など，反磁性や常磁性の物質の検出に優れており，頭部外傷や出血が疑われる症例では必ず撮影すべき画像である。SWIが可能でない場合，古い技術であるT2-star(T2*)画像，もしくは"グラディエント(gradient)"法が代用される。

1.5.9 CSF flow study

CSF flow study(cerebrospinal fluid flow study)は脳脊髄液(CSF)の動態を定量化するphase-contrast法によるMRI画像である［訳注：phase-contrast法とは，磁場内を流れる対象物の位相の変化から，流体と静止組織を識別して，流体の速度を定量して画像化するMRIの撮影方法の1つである）。CSF flow studyが臨床現場で使用される状況は主に3つある。第1に，Chiari奇形I型の患者で大後頭孔での脳脊髄液動態を評価する場合である。第2に，中脳水道狭窄症を疑う患者で中脳水道の開存性を評価する場合である。第3に，内視鏡的第3脳室底開窓術を行った後，その開存性を確認する場合である。それ以外にも，くも膜嚢胞などに対してCSF flow studyが施行されることもある。phase-contrast法は，磁気共鳴血管造影法(MRA)，磁気共鳴静脈造影法(MRV)で血流を評価する際にも応用されている。

1.5.10 磁気共鳴血管造影法(MRA)

磁気共鳴血管造影法MR angiography(MRA)は非侵襲的に頭蓋内の血管を画像化するMRIの撮像法の1つである。脳MRAは通常は造影剤を必要とせず，最も一般的に使用される撮影条件は造影剤を使用しない3D TOF法(three-dimensional time-of-flight technique)である。頸部MRAは造影剤を使用しない2D TOF法か，もしくは造影MRA法で撮影される。**磁気共鳴静脈造影法**magnetic resonance venography(MRV)で頭蓋内の静脈を撮影する場合は，2D TOF法，phase-contrast法，もしくは造影MRA法で撮影される。MRAの空間解像度は**CT血管造影法**CT angiography(CTA)や従来の脳血管造影検査に劣る。しかし，MRAは非侵襲的であり，通常は造影剤を必要としない。頭蓋底付近の血管を評価する際は，CTAは頭蓋底の骨の厚みのためにアーチファクトができるため，この部位の評価が難しくなる場合がある。頭蓋底の血管はMRAのほうが容易に評価できる。

1.5.11 MRスペクトロスコピー(MRS)

MRスペクトロスコピーMR spectroscopy(MRS)は画像ではなく，分光プロファイル(spectroscopic profile)を測定するMRIの撮像法である(図1.6)。MRSの主な役割は，正常神経物質やエ

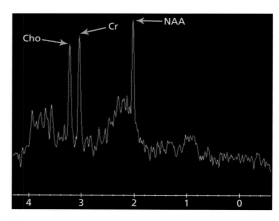

図1.6 MRスペクトロスコピー(MRS) 1歳患児の深部灰白質をsingle voxel法(対象臓器の1か所からスペクトルを得る方法)で測定。Cho, Cr, NAAの3つのピークが他よりも高い(1つの小さな地震と2つの小さな余震と表現できるかもしれない)。

表 1.3　MR スペクトロスコピーで測定できる物質（略語）とそのピーク

物質	ピーク(ppm)	臨床的意義	コメント
コリン(Cho)	3.2	細胞膜代謝に関与するリン脂質の材料で，細胞増殖のマーカー。高悪性度腫瘍で上昇	
クレアチン(Cr)	3.0	細胞のエネルギー代謝のマーカー	
N-アセチルアスパラギン酸(NAA)	2.0	正常神経細胞のマーカー。腫瘍で低下。出生時は低値で，脳の成熟とともに増加。Canavan 病で上昇	
グルタミン酸/グルタミン(Glx)，γ-アミノ酪酸(GABA)	2.2〜2.4		
ミオイノシトール(myoI)	3.5		short TE(例：35 ミリ秒)で最も検出しやすい
グリシン(Gly)	3.5	グリシン脳症で上昇	myoI と重なって現れる。long TE で消失しない
乳酸(Lac)	1.33	正常脳では認められないが，嫌気性代謝下で検出(脳梗塞，低酸素虚血性脳症，ミトコンドリア病など)	ピークが二峰性。long TE で反転する
脂質(Lipid)	1.3	外傷で頭蓋骨から骨髄が漏出されると検出	

ネルギー産生に関与する物質〔コリン(Cho)，クレアチン(Cr)，N-アセチルアスパラギン酸(NAA)〕の存在を評価することである。他にも，ミオイノシトール(myoI)，グリシン(Gly)，グルタミン酸/グルタミン(Glx)も MRS で同定可能である。嫌気性代謝の状況下では乳酸(Lac)も確認できる。乳酸はミトコンドリア病，脳卒中後，高悪性度脳腫瘍でも認める。実際の臨床では，MRS は主に代謝性疾患を疑ったときに撮影されるが，脳腫瘍(もしくは腫瘍様病変)を診断する際に補助検査としても施行される。脳腫瘍で Cho/NAA 比が 2：1 を超える場合，高悪性度脳腫瘍を示唆する所見となる。また，乳酸の上昇は脳腫瘍の悪性度と相関するとされている。Cho の軽度上昇と NAA の軽度低下は低悪性度脳腫瘍，グリオーシス，皮質異形成 cortical dysplasia，脱髄性病変などの病変で認めることができる(表 1.3)。

1.5.12　ガドリニウム

　ガドリニウム gadolinium は 7 つの不対電子をもち，T1 緩和時間を短縮する薬剤である。投与したガドリニウムが，破綻していない血液脳関門を通過することはない。感染などで血液脳関門に損傷が起こると，ガドリニウムが組織に行き渡り，T1 緩和時間を短縮して，T1 強調画像で高信号を示す。

しかし，T2 強調画像では信号にほとんど変化を起こさない(組織でガドリニウムが非常に高濃度とならない限り)。ガドリニウムで増強効果を受けるのは，脳腫瘍，毛細血管からの漏出，血液脳関門の損傷であるが，必ずしも血流が増加しているわけではない。このことについては第 8 章で詳述する。急性もしくは重篤な腎不全患者，透析を行っている患者にガドリニウムキレート造影剤を投与すると，**腎性全身性線維症** nephrogenic systemic fibrosis (NSF)を発症する危険性があるため，禁忌であることに留意する[1]〔訳注：訳者も以前に NSF を経験したことがある(三橋真理子ほか．石灰沈着と経表皮的石灰排泄像を伴った nephrogenic fibrosing dermopathy(NFD)の 1 例．日皮会誌 2009；119：321-6)〕。

1.6　その他

1.6.1　核医学

　小児神経放射線科領域で**核医学** nuclear medicine が使用される理由の多くは，けいれんの評価か脳死の脳血流評価である。[99m]Tc-HMPAO (hexamethylpropylene amine oxime) を用いた**SPECT 画像**(single-photon emission computed tomography)でけいれん患者の脳血流分布を検査

することができる（第9章参照）。発作間欠期に^{99m}Tc-HMPAOを投与してSPECT画像を確認すると，てんかん原性領域は通常，正常の脳実質に比べて集積が低下している。発作直後では，てんかん原性領域は急激に血流が増加する。このようにして，SPECTはてんかん原性領域の部位を同定することができる。もし発作間欠期，発作時ともSPECTを撮影できた場合，発作時のSPECT画像から発作間欠時のSPECTを差し引いて（subtraction），その画像をCTやMRIに画像として再構成して，治療計画に役立てることも可能である。PET（positron emission tomography）も発作間欠期の評価や神経脳腫瘍領域で使用される。

1.6.2 血管造影，インターベンション

画像ガイド下手技は，小児でも成人と同様に，診断もしくは治療目的で必要になることがある。血管内治療，画像ガイド下生検やドレーン留置，画像ガイド下腰椎穿刺は小児領域でも施行されている。非侵襲的血管画像の進歩にもかかわらず，**デジタルサブトラクション血管造影** digital subtraction angiography（DSA）は，血管解離，閉塞，攣縮，何らかの血管症の空間時間分解能において，他の追随を許さない。椎骨・傍椎骨付近の病巣や頭頸部の感染性貯留物に対して，CTガイド下生検もしくはドレナージが従来の切開外科的処置に代わって行われることがある。

1.6.3 鎮静

年齢，患者の状態，必要な画像内容とその解像度に応じて，画像撮影中に**鎮静** sedationが必要になる場合がある。単純X線写真は非常に短時間で撮影でき，鎮静が必要になることはほとんどない。CTも短時間で撮影できるが，特にCT血管造影法（CTA）など画像に鮮明さを求める場合には，鎮静が必要になることがある。MRIは撮影に20〜60分，時にはさらに長い時間を要する。幼児のMRI撮影では，ほとんど全例で鎮静が必要となる。血管造影，生検，ドレナージ，画像ガイド下腰椎穿刺など，さまざまなインターベンション手技でも通常は鎮静を要する。小児の鎮静は軽々しく扱ってよい手技ではなく，十分なトレーニングが必要である。トレーニングを十分習得しておらず，鎮静に必要な物資に寡聞な者は，小児を鎮静する立場にいてはいけない。

1.6.4 歯列矯正装置

歯列矯正装置 braceや歯科金具は，小児期（思春期）の神経放射線画像でしばしば問題となる。特に思春期のけいれん，頭痛の精査で目にすることが多い。対照的に，成人の神経放射線科では少ない。歯列矯正装置はMRIで信号の消失（図1.7），空間の歪み，banding artifact（磁場均一を保ちにくいところで出現する黒白縞状のアーチファクト）を起こす。また，磁場を変化させるため，**反転回復法** inversion recoveryや脂肪抑制画像で画像信号が不

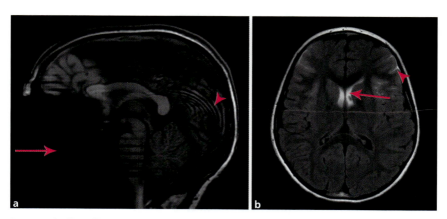

図1.7 歯列矯正装置を装着している10歳女児の頭痛精査のMRI （**a**）T1強調矢状断像。歯列矯正装置のために顔面部（矢印）で信号が著しく欠落している。後頭部で黒白縞状のアーチファクト（banding artifact）（矢頭）も認める。（**b**）側脳室体部レベルのFLAIR横断像。側脳室の前角および体部前方（矢印），くも膜下腔（矢頭）の信号抑制が不十分である。

均一になる原因となる。脳腫瘍患者では，手術の計画や腫瘍のデータ収集を行うために，歯列矯正装置を外す必要があることがある。

1.6.5 機能的 MRI（fMRI）

機能的 MRI functional MRI（fMRI）は，運動もしくは言語活動を遂行した際に賦活される皮質領域を同定するための画像検査で，脳腫瘍やてんかん患者の手術前評価に重要である。fMRI を適切に施行するためには，患者の協力が欠かせないため，思春期の患児では難しいことがあり，乳幼児ではまず不可能に近い。fMRI は鎮静下の幼児に対して，受動的運動を通じて運動関連領域マッピングが可能である[2]。最近では，鎮静下の小児に対して，受動的聴覚刺激を与えて受動的言語関連領域マッピングを行う方法が報告されている[3,4]。

1.7 放射線の安全性と被曝量の適正化

放射線被曝は細胞障害や腫瘍が発生する危険性を伴う。放射線被曝による腫瘍発生の危険性を厳密に評価することはきわめて難しいが，細胞分裂が活発な小児期は危険性がより高く（放射線は細胞分裂期に最も DNA に障害を与える），被曝後の余生が成人より長いため，腫瘍が発生する確率が高くなることが知られている。そのため，放射線を用いる画像検査を行う前に，超音波や MRI などの実施が可能なら，そうした代替画像をまず考慮するべきである。放射線を用いる画像検査が必要な場合には，患者の体格に合わせて放射線量の調節を行う。小児は成人より体格が小さいので，より少量の放射線量で十分な画像を得ることができる。被曝による潜在的

な危険性を理解し，小児の放射線量を調節し，放射線を使用する画像機器の使用を可能ならば避けて放射線を使用しない，もしくは低放射線量の画像機器を選択することは Image Gently Campaign のメインテーマである[5]。

1.8 実際に患者を診療する

画像を撮影するために，実際に患者を診療することも時に重要である。診察することで，特に表層もしくは触診可能な病変部の撮影時には，なぜその画像検査が選択されたかという臨床的な理由が明らかになる。画像検査は高度に進化を遂げており，私たちを魅了する。しかし，複雑で理解しがたい MRI よりも，患者とその家族のほうが重要な情報源となる場合があり，画像結果を最大限に生かしてくれる存在であることを忘れてはならない。

文献

[1] Yang L, Krefting I, Gorovets A et al. Nephrogenic systemic fibrosis and class labeling of gadolinium-based contrast agents by the Food and Drug Administration. Radiology 2012；265(1)：248-253

[2] Choudhri AF, Patel RM, Whitehead MT, Siddiqui A, Wheless JW. Cortical activation through passive-motion functional MRI. AM J Neuroradiol 2015 Sep；36(9)：1675-1681. doi：10.3174/ajnr. A4345

[3] Suarez RO, Taimouri V, Boyer K et al. Passive fMRI maping of language function for pediatric epileplsy surgical planning：validation using Wada, ECS, and FMAER. Epilepsy Res 2014；108(10)：1874-1888

[4] Rezaie R, Narayana S, Schiller K et al. Assessment of hemispheric dominance for receptive language in pediatric patients under sedation using magnetoencephalography. Front Hum Neurosci 2014；8：657

[5] Goske MJ, Applegate KE, Boylan J et al. The Image Gently campaign：working together to change practice. AJR Am J Roentgenol 2008；190(2)：273-274

Part 2

脳画像

2	解剖と発達	15
3	テント上奇形	25
4	後頭蓋窩奇形	36
5	周産期画像	45
6	外傷と出血	60
7	神経皮膚症候群	70
8	腫瘍	81
9	けいれん	92
10	感染症と炎症	101
11	水頭症	108
12	血管異常	118
13	トルコ鞍/松果体	132
14	代謝性疾患	139
15	頭蓋骨と頭皮	152
16	頭蓋底と脳神経	163

2 解剖と発達
Anatomy and Development

2.1 はじめに

神経放射線科医は神経解剖と神経機能を細部に至るまで理解しておかなければならない。神経放射線科で扱う解剖と機能の関係は，筋骨格系や心臓の解剖と機能の関係ほど，直感的に理解できる容易なものではない。神経解剖のみならず，病態生理，画像技術（かつ画像の限界）と合わせて理解して初めて，ほとんどの神経放射線画像診断が論理的に行えるようになる。小児神経放射線科では，発生学の基礎を学ぶことと髄鞘化の正常経過を理解することが重要になる。本章では，脳の解剖と発達の基本に言及し，他の章に進むための基礎知識を固めることを目標とする。神経細胞増殖，遊走，神経機構については第3章で，神経血管構造については第12章で，頭蓋骨解剖については第15章で，下垂体解剖については第13章で後述する。

2.2 基礎発生学

神経管は成長すると脳となるが，胎生4週までに吻側から3つの膨大部（3脳胞期）が生じ，さらに胎生6週には5つの膨大部（5脳胞期）に分かれる（表

表2.1 脳構造の発生起源

3脳胞期	5脳胞期	成熟脳
前脳	終脳	大脳皮質，白質，尾状核，被殻，淡蒼球
	間脳	視床，視床下部，視床下核，視床上部（松果体）
中脳	中脳	中脳蓋（上丘，下丘），黒質，赤核，第Ⅲ，Ⅳ脳神経
菱脳	後脳	橋，小脳，第Ⅴ～Ⅷ脳神経
	髄脳	延髄，第Ⅸ～Ⅻ脳神経（＋第8脳神経の一部）

データは Gilroy A, MacPherson B, Ross L. Neuroanatomy：Brain. In：Gilroy A, MacPherson B, Ross L, eds. Atlas of Anatomy. 2nd ed. New York, NY, Thieme, 2012, p625 より

2.1）。3脳胞期から5脳胞期への移行期には，最も吻側である**前脳** prosencephalon は，**終脳** telencephalon と**間脳** diencephalon に分化する。**中脳** mesencephalon はそのまま中脳になる。尾側に位置する**菱脳** rhombencephalon は，**後脳** metencephalon と**髄脳** myelencephalon に分化する。

2.3 基礎神経解剖：
大脳半球，脳葉，脳回

ヒトの脳はまず左右の半球に分けられ，さらに4つの脳葉（前頭葉，頭頂葉，側頭葉，後頭葉）に分類される（図2.1）。中脳，橋，延髄を含む脳幹は，大脳半球を小脳と脊髄に結ぶ役割を担う。小脳テントとして知られる厚い結合組織（硬膜）によって，大脳半球と小脳が区画される。左右の大脳半球は大脳鎌により分けられ，交連でつながっている。**交連** commissure とは大脳半球をつなぐ白質線維束であり，最大の交連は脳梁である（図2.2）。他にも前交連，後交連，手綱交連，海馬交連がある。

前頭葉 frontal lobe は一般的に感情と関連するといわれている。それ以外にも，前頭葉後部（中心前回）は一次運動野を司る。中心前回は中心溝の前縁に位置して（図2.1），頭頂葉の中心後回は中心溝の後縁に位置している。中心後回は一次知覚野である。中心溝は別名 Rolando 溝とも呼ばれるため，中心前回・後回は Rolando 皮質（中心溝前後脳回）とも呼ばれ，運動・言語・高次脳機能に関する領域（eloquent area）として知られる。

中心前回より前方の前頭葉は上前頭回，中前頭回，下前頭回に分けられる（図2.3）。前頭葉の下縁は脳回が前後方向に走り，最も内側に直回（嗅球に隣接）があり，その外側に内側・外側眼窩回がある。眼窩回は同定が難しく，冠状断像で最も認識しやすい。しかし，眼窩回の前方と後方では形が異なるので，冠状断像でも難しいことがある。

側頭葉 temporal lobe をはっきりと分別しやすい画像は冠状断像であり，上・中・下側頭回が側頭葉の側部に位置して，後頭側頭回（紡錘状回）と海馬傍回が側頭葉下部に位置している。側脳室下角の前面に沿って扁桃体があり，海馬鉤が側頭葉の内側に突出している（図2.3）。他にも Heschl 回と呼ばれ

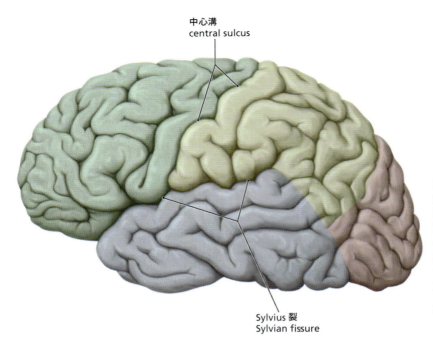

図 2.1 脳葉の解剖 各脳葉の位置関係を側面から描写している。中心溝は前頭葉（緑色）と頭頂葉（黄色）の境界である。Sylvius裂は前頭葉・頭頂葉と側頭葉（薄青色）の境界である。後部に後頭葉（赤色）が位置している。Atlas of Anatomy, © Thieme 2012 より。イラスト：Karl Wesker

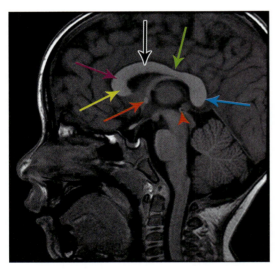

図 2.2　交連の解剖（T1強調矢状断像） 脳梁は前方から，脳梁吻（黄矢印），脳梁膝（紫矢印），脳梁体（黒矢印），脳梁峡部（緑矢印），脳梁膨大部（青矢印）に分けられる。前交連（赤矢印）と後交連（赤矢頭）も確認できる。海馬交連は脳梁膨大部と画像では識別できない。脳梁膨大部は海馬交連を含み，局所的に厚くなっている。後交連と脳梁膨大部の間に松果体を認める。

る横側頭回があり，島後部と上側頭回を連結している。Heschl回は聴覚情報処理に関与している。言語理解の中枢（Wernicke野）は一般的に左上側頭回に存在する。言語表出の中枢（Broca野）は左下前頭回，特に弁蓋部と三角部に存在する。Broca野とWernicke野は弓状束と呼ばれる白質線維束で接続されている。

　中心後回の後方では，頭頂葉は上頭頂小葉，下頭頂小葉に分かれている。下頭頂小葉に角回と縁上回が存在する（図2.1）。大脳を矢状断像で内側からみると，頭頂後頭溝が明瞭に同定できる。頭頂後頭溝の後下方に後頭葉を認める。後頭葉には鳥距溝があり（図2.4），一次視覚野の中心に位置する。頭頂後頭溝と鳥距溝に囲まれた脳回を楔部という。

　大脳基底核は大脳深部灰白質であり，**尾状核，被殻，淡蒼球**が含まれる。被殻と淡蒼球は総称してレンズ核と呼ばれる。レンズ核と尾状核頭部は互いに，白質の神経束である（灰白質との橋渡しとしても機能する）**内包前脚**で分けられる。レンズ核の後方は内包後脚であり，さらにその後方に視床がある（図2.5）。淡蒼球の下方に**視床下部** hypothalamusがある（図2.6）。視床下部は下垂体漏斗茎の高さになると正中で合流して，さらに下方に向かって下垂体を形成する。視床の正中背側には半球間裂に突出する**松果体**がある。松果体は後交連の上方に位置する（図2.7）。

　内包後脚には主要な運動ニューロンである皮質脊髄路が通過している。内包後脚の後部（レンズ後部

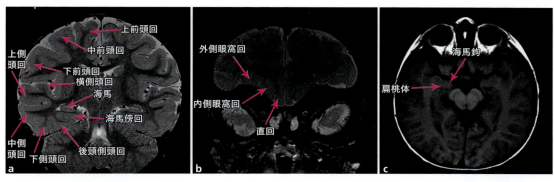

図 2.3 前頭葉と側頭葉の解剖 （a）STIR 冠状断像。前頭葉に上前頭回，中前頭回，下前頭回，側頭葉に上側頭回，中側頭回，下側頭回，横側頭回を認める。さらに後頭側頭回と，海馬に近接して海馬傍回を確認できる。（b）前頭葉前部の STIR 冠状断像。直回，内側・外側眼窩回。（c）T1 強調横断像。側頭葉に海馬鉤，扁桃体を認める。

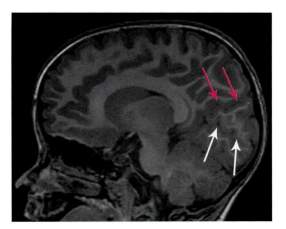

図 2.4 後頭葉の解剖 T1 強調傍矢状断像。頭頂葉と後頭葉の間に頭頂後頭溝（赤矢印）が存在する。後頭葉には鳥距溝を認める（白矢印）。頭頂後頭溝と鳥距溝に囲まれた部分が楔部と呼ばれる。

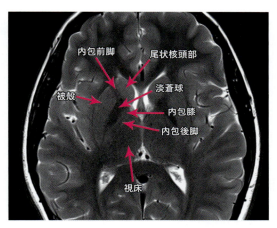

図 2.5 脳の深部灰白質の解剖 T2 強調横断像。尾状核頭部，淡蒼球，被殻，視床を認める。これらは内包前脚，内包膝，内包後脚で隔てられている。

retrolenticular portion）には視放線が走行する。皮質脊髄路は中脳の大脳脚を経て，さらに橋，延髄へ下行する。脊髄に入る直前に延髄腹側の延髄錐体で対側に交叉する（一部は交叉せずに同側の脊髄前索を下行する）。

小脳は 3 つの小脳脚（上・中・下小脳脚）により，脳幹と結合している。中小脳脚は人体で最も太い白質線維束であり，脊髄や脳梁よりも神経線維が多い。左右の小脳半球は中央にある小脳虫部により分かれている。小脳虫部は第 4 脳室の後壁（もしくは"屋根"）を形成する。正常な小脳虫部を矢状断面でみると，ビデオゲームの"パックマン"によく似ている。

中脳の最背側は中脳蓋といい，ここには 2 つ対

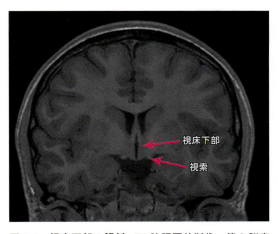

図 2.6 視床下部の解剖 T1 強調冠状断像。第 3 脳室の外壁に沿って視床下部を確認できる。視床下部の下部に視索がある。

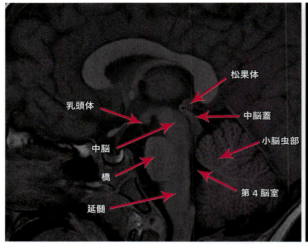
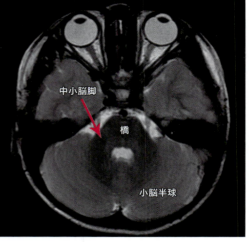

図 2.7 脳幹の解剖 （**a**）T1 強調矢状断像。中脳, 橋, 延髄を認める。中脳の前方には乳頭体, 後方には中脳蓋がある。橋の後方には第 4 脳室があり, さらに後方に小脳虫部を認める。（**b**）T2 強調横断像。橋が中小脳脚で小脳半球と連結しているのがわかる。

になった上丘（視覚に関与）と同じく対になった下丘（聴覚に関与）がある。合計 4 つの丘があるため, 中脳蓋は四丘体とも呼ばれる（すなわち "4 兄弟"）。

大脳半球の表面には灰白質からなる大脳皮質がある。灰白質には脳神経細胞の細胞体が存在する。灰白質より奥に, 脳の他の部分と体部を結ぶ役割をもつ白質がある。白質の神経線維には, 左右の大脳皮質に連結する交連線維, 同側の大脳皮質間の異なる領域を連結する連合線維, 大脳皮質と脳幹, 小脳, 脊髄を連結する投射線維がある。

脳の白質は**皮質下白質** juxtacortical white matter と**深部白質** deep white matter とに大まかに分けられ, さらに深部白質から**脳室周囲白質** periventricular white matter を区別する場合もある。また, 白質を側脳室との位置関係から, **半卵円中心** centrum semiovale と**放線冠** corona radiate とを区別する医療従事者がいるが, これは誤りである。厳密には, 放線冠とは側脳室との位置関係を問わず, 内包から上方に向けて投射する白質神経線維を指す用語である。また, 半卵円中心も本来は側脳室との位置関係によらず, かつては大脳白質と同義に使用されていた。

［訳注: 隣り合う脳回どうしをつなぐ皮質下の白質線維は, 断面で U の字のようにみえるので, U-fiber と呼ばれている。この部位の動脈支配は皮質側と白質側からの二重支配となっているため, 脳小血管病などによる虚血に比較的影響を受けづらい。多発性硬化症で皮質下白質（U-fiber）に病変を認めることがあるのは, 皮質下白質に沿って走行する静脈周囲の炎症を反映しているためと考えられている。また, U-fiber は脳神経の中で特に髄鞘化が遅い部位であり, 20 代から 30 代まで髄鞘化が完成しない。そのため, 髄鞘の入れ替わりに影響を与える白質疾患（例: X 連鎖性白質ジストロフィー）では, U-fiber は発症早期は比較的保たれるのに対して, 乏突起膠細胞（またはオリゴデンドロサイト oligodendrocyte）に影響を与える白質疾患では, U-fiber は深部白質と同様に障害を受ける。このように, 特に代謝性疾患や炎症性疾患（多発性硬化症など）を疑った場合には, 深部白質に加えて, 皮質下白質（U-fiber）もきちんと読影する必要がある。第 14 章参照］

2.3.1 脳室と髄液腔

脳室系とは上衣細胞で覆われた脳内の髄液腔の総称である。左右の側脳室は Monro 孔を通じて第 3 脳室とつながり, 第 3 脳室は中脳水道を通じて第 4 脳室につながっている。髄液は第 4 脳室正中にある Magendie 孔, もしくは, 第 4 脳室外側にある Luschka 孔を通ってくも膜下腔に流出する（図 2.8）。髄液の循環経路に関する詳細は第 11 章を参照してほしい。

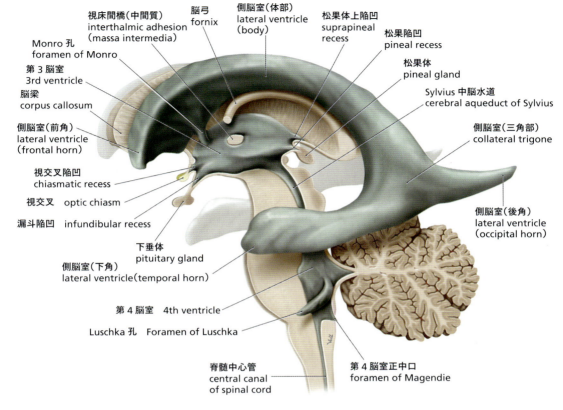

図 2.8　脳室　Atlas of Anatomy, ©Thieme 2012 より。イラスト：Karl Wesker

くも膜下腔は軟膜で覆われた脳の表面を覆う層である。軟膜とくも膜の間のくも膜下腔は，解剖的に識別しやすく，脳槽と呼ばれることがある。中脳周囲脳槽には，前外側に脚槽，側方に迂回槽，後方に四丘体槽を認める。橋，内耳道，小脳の間には小脳橋角槽があり，橋前方には橋前槽がある。延髄側方に沿って延髄槽，小脳虫部の下方に大槽が存在する。

2.3.2　脳梁の発達と解剖

脳梁 corpus callosum は前脳の主要な交連であり，左右の大脳を連結する神経線維（白質）をもつ。脳梁の解剖と機能は難解であると誤解されているが，要点をまとめると決して複雑ではない。脳梁は鉤（かぎ，フック）のような形をしており，前方から，脳梁吻，脳梁膝，脳梁体，脳梁峡部，脳梁膨大部に分けられる（図 2.2）。よくある誤解として，脳梁吻は最後に形成されるとあるが，これは誤りである。脳梁は左右同一領野を結ぶ**交連線維** homotopic commissural fiber であり，対側の大脳半球の全く同じ場所に神経線維がつながっている。脳梁吻は左右の前頭葉下部，脳梁膝は左右の前頭極，脳梁体は主に左右の前頭葉，脳梁峡部は左右の中心溝周囲，頭頂葉，脳梁膨大部は左右の後頭葉を連結している。脳梁の白質神経線維には他の名前を有するものもある。左右の前頭極を結ぶ脳梁膝の神経線維は，その形態から**小鉗子** minor forceps と呼び，さらに左右後頭極を結ぶ脳梁膨大部の神経線維は，**大鉗子** major forceps と呼ぶ。脳梁膨大部には海馬交連の神経線維も含まれている。脳梁についてさらに学んでみたい読者には，Raybaud 教授による素晴らしい総説を読んでみることを是非お勧めする[1]。

2.4　髄鞘化

髄鞘化 myelination を理解することは，よく言われているほど難しくは決してない。髄鞘化を学ぶ際に，髄鞘化が時間とともに変化する写真と照らし合わせるパターンマッチングや図表を用いて説明さ

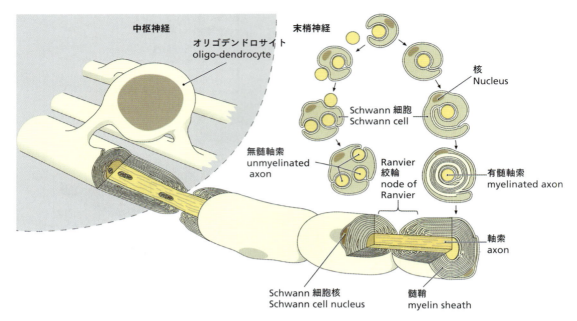

図 2.9　髄鞘化の経過　Atlas of Anatomy, ©Thieme 2012 より。イラスト：Karl Wesker

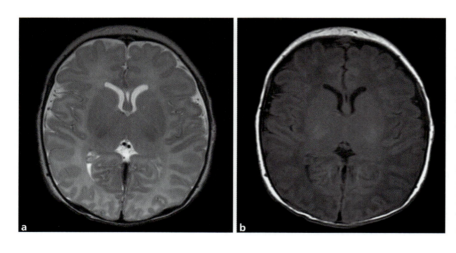

図 2.10　新生児の髄鞘化　(a) 新生児頭部の T2 強調横断像。内包後脚の後部，視床の後外側腹側核（VPL）で低信号を呈する。レンズ核の後部も軽度の低信号を示している。(b) T1 強調画像でも同様のパターンを示す。T2 強調画像よりも若干，髄鞘化が進んでいるような印象を受ける。

れることがよくある。しかし，画像から髄鞘化の程度をきちんと同定できるようになる近道は，髄鞘の構造と機能をまず初めに学んだうえで，さまざまな白質の神経路の解剖と機能を理解することである。

　まだ髄鞘化が起こっていない無髄白質には水分が多く残っている。主に水分を基調とした信号を呈するため，T1 強調画像では低信号，T2 強調画像では高信号（T1, T2 ともに延長）を示す。髄鞘に特異的な蛋白質に**プロテオリピド蛋白質** proteolipid protein（PLP）があり，その成分は 70％が脂質で 30％が蛋白質である。この脂質と蛋白質は両方とも T1 短縮（T1 高信号）を示す傾向があるため，プロテオリピド蛋白質を含有する髄鞘は T1 短縮（T1 高信号）を呈する。髄鞘が成熟すると，疎水性の層をなして軸索の周囲を取り囲み（図 2.9），水分が多い細胞外腔が比較的少なくなる。そのため，髄鞘化が進むと T2 強調画像で低信号（T1, T2 ともに短縮）を示す。新生児の無髄白質の 80％以上は水分で占められているが，髄鞘化が進むと水分は約 70％まで低下する。

　無髄軸索（T1, T2 ともに延長）から成熟した有髄軸索（T1, T2 ともに短縮）に移行する際，未成熟な

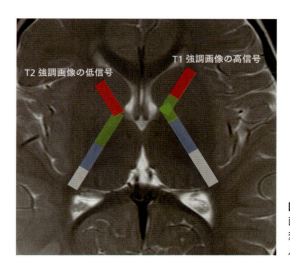

図 2.11 髄鞘化の進行図 内包の T2 強調横断像。T2 強調画像の低信号（右脳），T1 強調画像の高信号（左脳）の経時的変化を示す。新生児（白色），生後 3 か月（青色），生後 6 か月（緑色），生後 9 か月（赤色）へとそれぞれ変化する。

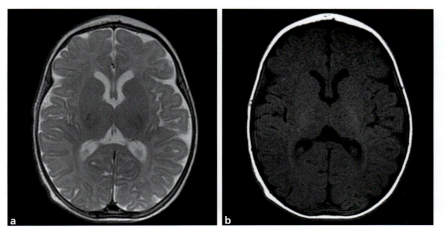

図 2.12 生後 2 か月の髄鞘化の発達 （**a**）T2 強調横断像。内包後脚の後部が低信号。視放線もやや低信号。（**b**）T1 強調画像。内包後脚のほとんどと視放線が高信号。

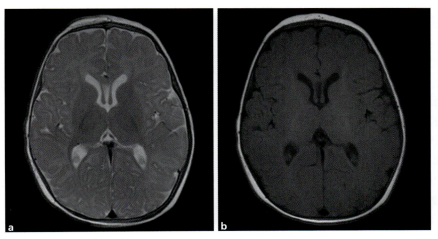

図 2.13 生後 4 か月の髄鞘化の発達 （**a**）T2 強調画像。内包後脚全体が低信号。内包前脚に軽度の低信号。（**b**）T1 強調画像。内包後脚全体が高信号。

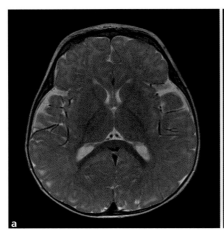
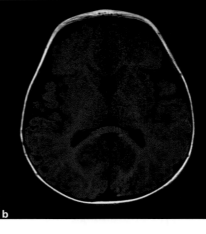

図2.14 生後6か月の髄鞘化の発達 (a)T2強調画像。内包後脚全体と脳梁膨大部が低信号。(b)T1強調画像。内包後脚全体，後頭葉深部白質に高信号。前頭葉白質にも軽度の高信号。

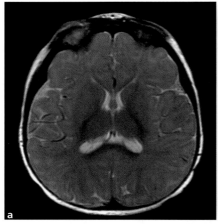
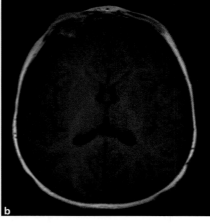

図2.15 生後9か月の髄鞘化の発達 (a)T2強調画像。脳梁膝の外側，後頭葉深部白質が低信号。後頭葉の皮質近傍白質はいまだ高信号。(b)T1強調画像。前頭葉深部白質，後頭葉の深部白質，皮質近傍白質が高信号。

髄鞘とプロテオリピド蛋白質の前駆体が残在しているため，T1短縮をきたす。プロテオリピド蛋白質が成熟していない段階では水分がそれほど減少していないため，T2強調画像でいまだ高信号を呈してしまう。この理由から，(プロテオリピドが存在する)脳の特定の部位では，T2強調画像で低信号を呈する(髄鞘化が進むことで水分が減少する)時期よりも3か月ほど早くから，T1強調画像で高信号を示すようになる。髄鞘の成熟に伴い，T2強調画像が低信号を示す方向には規則性がある。これは，水分は神経線維と垂直に進むよりも，長軸方向に沿って進むため，異方性比率が増大する(拡散が制限される)ことと関連がある。

このように，なぜ信号が変化するかを理解したところで，脳のどの部位の信号が変化するかに注目する[2]。

正期産児では，内包後脚の後部，レンズ核の後部，視床の後外側腹側核(VPL)がT2強調画像で低信号を呈する(図2.10)。出生後，数か月にわたり，T2強調画像の低信号は前方の内包膝に向けて進み，さらに内包前脚に至る。生後約3か月頃には，脳梁膨大部で後部から前部に向かって髄鞘化が始まり，生後9か月頃まで進行する(図2.11)。生後2歳頃までの髄鞘化の経時的な変化は以下の通りである(図2.12～図2.18)。

内包後脚の神経線維の大部分は皮質脊髄路と関連があり，上方でRolando皮質とつながっている。側脳室後角の外側に沿って，視放線内部に髄鞘化を確認できる。

後頭部の深部白質は生後数か月から髄鞘化が始まり，前方そして頭頂へ進み，生後2～3歳頃に前頭葉に至る。これらの部位では，髄鞘化は皮質近傍ま

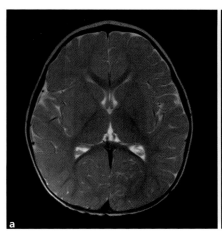
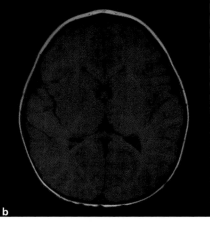

図 2.16 生後 12 か月の髄鞘化の発達 （a）T2 強調画像。後頭葉皮質近傍白質，前頭葉深部白質，脳梁膝に髄鞘化を示す低信号。(b)T1 強調画像。前頭葉皮質近傍白質に髄鞘化が始まっている。

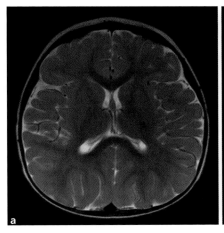
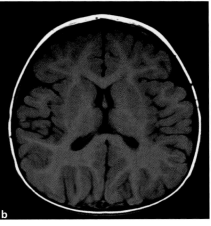

図 2.17 生後 18 か月の髄鞘化の発達 （a）T2 強調画像。大脳白質全体が低信号だが，注意してみると，白質・灰白質の境界が後頭葉よりも前頭葉で不明瞭である。前頭葉皮質近傍白質の髄鞘化がまだ不完全であることを示す。(b)T1 強調画像。髄鞘化は画像上，ほぼ成熟している。

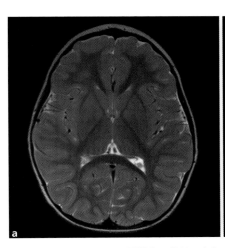
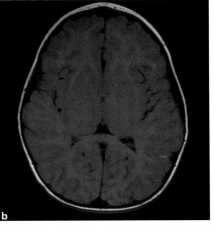

図 2.18 生後 24 か月の髄鞘化の発達 （a)T2 強調画像。前頭葉の白質・灰白質の境界はより明瞭となり，画像上は(b)と同様に，髄鞘化がほぼ成熟している。より高解像度の画像では，8〜10 歳になるまで前頭葉皮質近傍白質でさらに髄鞘化が進むことが確認できる。また，組織病理学的には青年期まで長期間かけて髄鞘化が完成する。

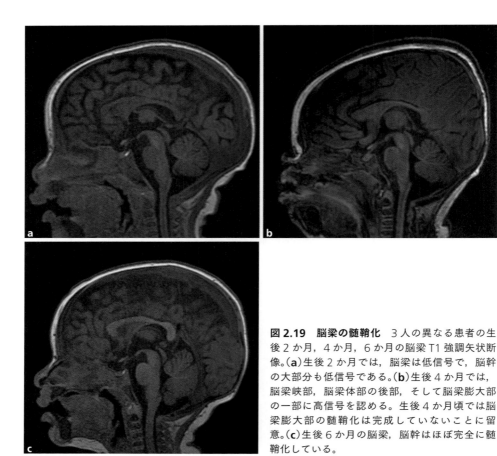

図 2.19 脳梁の髄鞘化　3人の異なる患者の生後2か月，4か月，6か月の脳梁T1強調矢状断像．(**a**)生後2か月では，脳梁は低信号で，脳幹の大部分も低信号である．(**b**)生後4か月では，脳梁峡部，脳梁体部の後部，そして脳梁膨大部の一部に高信号を認める．生後4か月頃では脳梁膨大部の髄鞘化は完成していないことに留意．(**c**)生後6か月の脳梁，脳幹はほぼ完全に髄鞘化している．

で進む．

　こうした髄鞘化の各部位での進行度は，発達マイルストーンと相関する．例えば，内包後脚の髄鞘化は，顔の表情，上肢の運動（ハイハイ），そして体部と下肢の運動（歩行）と関連する．後頭葉の髄鞘化は視覚情報処理能力と関連する．さらに髄鞘化が側頭葉に進むと，言語や記憶の発達にも寄与する．その後，髄鞘化は前頭葉に及び，人格や社会性が生み出される．脳梁では，脳梁の神経線維が元からつながっている脳葉の髄鞘化と対応して，後部から前部に向かって髄鞘化が進む（図 2.19）．例えば，脳梁膨大部の神経線維は主に左右の後頭葉を結んでいる．脳梁体，峡部の神経線維は左右の頭頂葉，前頭葉後部を結んでいる．脳梁膝の神経線維は左右の前頭葉前部を結んでいる．

　正常な髄鞘化を知って初めて，患者の髄鞘化が年齢相当かどうかを判断できるようになる．また，患者の在胎週数を確認することも重要である．例えば，在胎28週（予定日より12週早い）で出生した早産児のMRIを生後3か月時に撮影した場合，在胎40週の新生児の画像と類似する．このように，早産児のMRIは暦年齢では髄鞘化が遅れていても，修正月齢でその月齢相当の髄鞘化を確認できれば正常と診断できる．

文献

[1] Raybaud C. The corpus callous, the other great forebrain commissures, and the septum pellucidum：anatomy, development, and malformation. Neuroradiology 2010；52(6)：447-477.

[2] Gluleria S, Kelly TG. Myelin, myelination, and corresponding magnetic resonance imaging changes. Radiol Clin North Am 2014；52(2)：227-239.

3 テント上奇形
Supratentorial Malformations

3.1 はじめに

数多くあるテント上中枢神経発達奇形を理解できるようになるには，まず基本的な概念を押さえる必要があるが，これが実に難解でわかりにくい。こうした疾患を理解するには発生学と遺伝学を詳しく学ぶ必要がある。

成熟した大脳皮質は6層構造をもつが，その発達の過程は複雑である。脳神経細胞は側脳室の縁に沿って存在する**胚芽層** germinal matrix layer で，これは細胞分裂から生じて（**神経細胞増殖**），その後に外方へ遊走し（**神経細胞遊走**），最後に組織立った大脳皮質へと分化する（**神経細胞組織化**）。どの過程に異常が起こるかで，それぞれ特徴立った発達奇形につながることとなる。神経細胞はこれらの神経細胞増殖，神経細胞遊走，神経細胞組織化の順に発達するといわれているが，実際にはある程度は並行して起こっていると考えられる。

3.2 神経細胞増殖の異常による奇形

神経細胞増殖は妊娠早期に始まり，胎生4～6週にかけて3脳胞が5脳胞へと分化して組織の発達につながっていく。単純に述べると，神経細胞増殖期に異常が発生した場合，「細胞がきわめて多くなる」，「細胞が少なくなる」，もしくは「異常な細胞になる」のいずれかが起こると考えてよい。

細胞が多くなりすぎた場合の代表例に**片側巨脳症** hemimegalencephaly が挙げられる。これは一側の大脳半球が，過誤腫的もしくは異形成的に異常増殖する疾患である（図3.1）。患側の側脳室は一般的に健側より拡大している。患側の大脳半球には脳血流に変化が起こり，髄鞘化が異常促進される。異所性灰白質，多小脳回などの他の脳奇形も片側巨脳症に併発することがある。難治性けいれんが問題とな

る場合，治療に機能的半球切除術を要する例もある。一般的には半球すべてが大きくなる場合が多いが，半球の一部のみ大きくなる例もある。加えて，巨大化する異常部位には異形成細胞が多く含まれるため，異所性灰白質も重複する。

異常細胞が局所的に増殖すると，皮質異形成が発生する。**限局性皮質異形成** focal cortical dysplasia（FCD）は病理学的に主に3つのタイプに分類され，それぞれのタイプはさらに細かく分類される。FCDタイプⅠは，皮質構築異常（皮質神経細胞の配列パターンに異常）があるが，異型細胞を認めないのが特徴である。FCDタイプⅠAは皮質神経細胞の縦方向（radial）の配列異常，FCDタイプⅠBは皮質神経細胞の横方向（tangential）の配列異常，FCDタイプⅠCは皮質神経細胞の縦横方向の配列異常を認める[1]。FCDタイプⅡは，皮質構築異常に加え，異型細胞を認めるのが特徴である[1,2]。FCDタイプⅡB（別名：Taylor型FCD）はバルーン細胞を病理学的に認め，T2強調画像/FLAIR画像で側脳室の上側部に向かって境界不明瞭な皮質が先細りに伸びているのが観察できる（図3.2）。この異常所見は結節性硬化症で認める**皮質結節** cortical tuber と病理学的に一致する。FCDタイプⅡA（皮質構築異常に異型細胞を認めるが，バルーン細胞は認めない）で

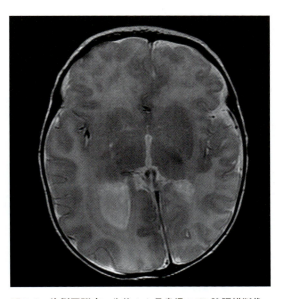

図3.1 片側巨脳症 生後1か月患児のT2強調横断像。右大脳半球が巨大化している。患側の皮質は厚く，形成異常を呈している。

はこのT2/FLAIR画像の異常信号はFCDタイプⅡBほどはっきりしない。例外はあるが，一般的にFCDタイプⅠはT1強調画像で，FCDタイプⅡはT2強調画像もしくはFLAIR画像で最も明確になる。FCDタイプⅢは，皮質構築異常に加え，病因がおそらく異なる他の病変を伴っているのが特徴である。それぞれ，海馬硬化症(FCDタイプⅢA)，腫瘍性病変(FCDタイプⅢB)，血管障害(FCDタイプⅢC)，後天性の器質的病変(FCDタイプⅢD)に分類される。

3.3 神経細胞遊走の異常による奇形

神経細胞が外方に遊出する過程で障害が起こると，灰白質が異所性に結節を形成する。異所性灰白質が小結節病変として明瞭に描出される部位は側脳室の外側縁であり(図3.3)，**脳室周囲結節性異所性灰白質** periventricular nodular heterotopia (PVNH)と呼ばれる。PVNHは側脳室の三角部周囲で最も明らかとなり，次いで側脳室体部の前方，前角でも認める。PVNHは多発性，両側性にも発生する。PVNHは頭痛や頭部外傷の画像精査で偶然発見されることがあるが，無症候性であっても，けいれんの発生源となりうることに留意する必要がある。PVNHはT1強調画像で最もよく描出されるが，その他のシークエンスでも側脳室の外側縁に異常輪郭として認識できる場合もある。拡散強調画像では灰白質と同様にやや高信号を示し，白質や髄液と対照的に際立って映し出されるため，その存在がより明瞭となる。

脳室周囲の異所性灰白質がさらに脳の外方に遊走していた場合，**皮質下結節** subcortical heterotopia を形成する(図3.4)。皮質下異所性灰白質はPVNHと併せて発生することがよくある。時には多発した皮質下異所性灰白質から側脳室の縁へと合流する線状の**灰白質信号** transmantle sign を認める場合があり，closed-lip型の**裂脳症** schizencephaly と鑑別に迷うことがある。

異所性灰白質が大脳皮質に平行して連なり，**帯状異所性灰白質** band heterotopia を呈することがあ

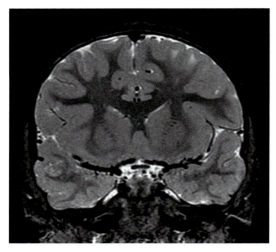

図3.2 限局性皮質異形成(FCD)タイプⅡB けいれんを呈した3歳患児のSTIR冠状断像。左中前頭回の皮質近傍白質に高信号を認め，さらに下内側に向かって異常信号が先細りとなっている。FCDタイプⅡBの画像所見である。

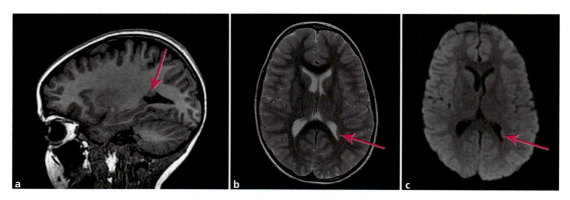

図3.3 脳室周囲結節性異所性灰白質(PVNH) (**a**)T1強調矢状断像。左側脳室体部の後部に上外側縁に沿って灰白質信号の結節を認める(PVNH，赤矢印)。(**b**)T2強調横断像。かすかにPVNHが確認できる。(**c**)拡散強調横断像(DWI)。灰白質と同様の高信号がかすかに確認できる。T2強調画像単独で検査するよりも拡散強調画像を組み合わせることで，PVNHの同定がより容易になる。

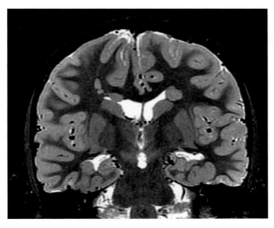

図 3.4 皮質下異所性灰白質　けいれんを呈した 5 歳男児の STIR 冠状断像。結節状の異所性灰白質が両側の側脳室体部の外側縁に沿って存在する。また皮質下異所性灰白質も右半球に 2 か所認める。

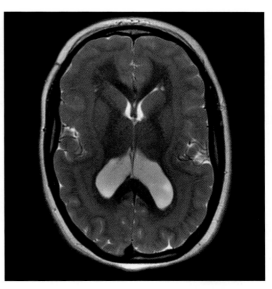

図 3.5 帯状異所性灰白質　13 歳女児の T2 強調横断像。深部白質に帯状の灰白質様信号を認める。側脳室から脳表へ向かって，側脳室周囲白質，帯状異所性灰白質，皮質近傍白質，皮質と層を形成している。加えて，厚脳回が前頭葉で最も明瞭に確認できる。以上より，滑脳症スペクトラムと考えられる。Dobyns による滑脳症の重症度分類ではグレード 5 に相当する。

る（図 3.5）。帯状異所性灰白質は両側の大脳半球全体，もしくは大脳の一部に対称的に現れることが多い（不完全な帯状異所性灰白質であれば，後頭葉が一般的に侵される）。近年では，帯状異所性灰白質は **滑脳症スペクトラム** lissencephaly-spectrum disorder に分類される（図 3.6）。

3.4　神経細胞組織化の異常による奇形

神経細胞が問題なく大脳表面にたどり着いた後も，さらに秩序立った 6 層構造の皮質層となり，各部位に応じた脳溝を形成しなければならない。この組織化過程を誘導する脳信号伝達経路は，さまざまな原因で障害を受ける（例えば子宮内感染，脳虚血障害，遺伝性疾患など）[3]。もし神経細胞遊走や組織化が完成する前に，脳表面に近い脳実質に障害が起きると，その脳は成長後に本来なるべき脳溝や脳回を形成できなくなってしまう。障害を受けた部位が組織化を繰り返すと無数の小さな脳回が形成され（図 3.7），**多小脳回** polymicrogyria が発生する。左右対称的に多小脳回が現れた場合，遺伝的な原因がまず考えやすいが（図 3.8），感染症〔サイトメガロウイルス（CMV）などの子宮内感染症〕も両側性の多小脳回をきたす原因となる。感染症が多小脳回を生じた場合，異栄養性石灰化と関連することがあ

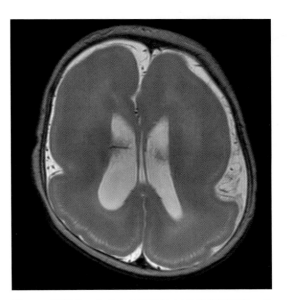

図 3.6 滑脳症　生後 2 か月男児の T2 強調横断像。比較的単調な脳実質と未発達の Sylvius 裂を認めるが，それ以外に脳溝が存在しない。帯状異所性灰白質を認める。Dobyns による滑脳症の重症度分類ではほぼグレード 1 か，もしくはまったく脳回のない滑脳症（無脳回）に相当する。

る。特に TORCH 感染症（T：トキソプラズマ，O：その他，R：風疹，C：サイトメガロウイルス，H：

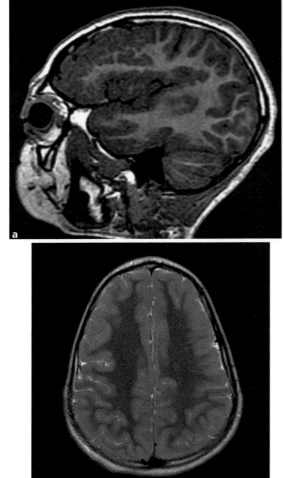

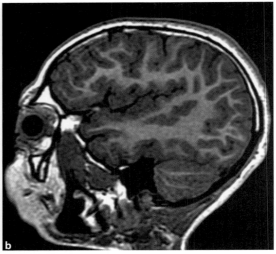

図 3.7 多小脳回 (**a**)左大脳半球と(**b**)右大脳半球の T1 強調矢状断像。右半球の正常脳溝形成に比べて，左下前頭回，左中前頭回に多数の小さな脳回が存在するのがわかる。(**c**)T2 強調横断像。皮質下 U-fiber が不鮮明になった多小脳回を(a)の部位にかすかに同定できる。横断像だけでは，厚脳回と誤診してしまうかもしれない。

ヘルペスウイルス)で認める。

　神経細胞遊走や組織化が完成する前に，側脳室から脳表面まで横切るような(transmantle)脳実質の障害が起きると，その障害部位の表面は灰白質で覆われる。裂脳症ではくも膜下腔と側脳室まで達する裂溝が存在する(図 3.9)。裂脳症の裂溝の表面は灰白質で覆われるのが一般的である。側脳室から脳表面に渡って裂溝を起こした障害がわずかであった場合，裂溝の外側縁は近接して向かい合い，closed-lip 型の**裂脳症** schizencephaly と呼ばれる。

　closed-lip 型裂脳症は時に認識するのが難しく，認識したとしても前述した線状の**異所性灰白質** transmantle heterotopia と鑑別に迷うことがあるが，側脳室の輪郭が不整で溝(裂溝)がある場合は裂脳症と診断できる。脳実質障害の範囲が広い場合は，灰白質で覆われた裂溝は互いに離れてしまい，open-lip 型の裂脳症となる。裂溝の程度によっては open-lip 型と closed-lip 型のどちらの裂脳症とレポートすべきか迷い，放射線科医の間でも意見が分かれる場合もあるが，臨床的には大して重要ではない。大切なのは，裂溝が狭い open-lip 型裂脳症は closed-lip 型裂脳症と画像が類似しており，両者ともに脳実質障害の範囲が少ないため，神経学的予後と後遺症に大差はないことを理解することである。裂溝は両側に生じることもあれば，非対称的に生じることもある。裂溝を認めた場合，closed-lip 型裂脳症を他に見過ごしていないか，画像を注意深く確認しなければならない。裂脳症は単独で発症す

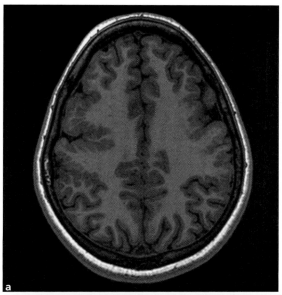

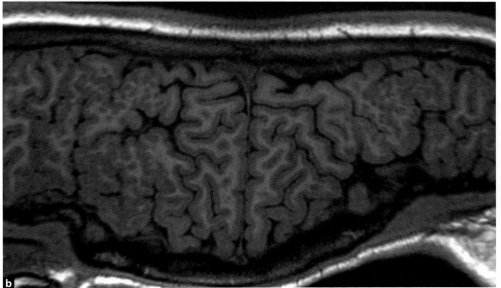

図3.8 両側性多小脳回 （a）けいれんを発症した15歳女児のT1強調横断像。両側性多小脳回を認める。（b）CPR(curved planar reformation)画像。多小脳回の同定がより容易となる。

ることもあれば，**中隔視神経形成異常症** septo-optic dysplasiaなどの中枢神経疾患に合併することもある。

3.5 その他のテント上の奇形

3.5.1 脳梁欠損症

脳梁は左右大脳半球をつなぐ最大の交連線維である。脳梁が欠損すると，特徴的な大脳異常所見を呈する（図3.10）。**脳梁欠損症**の正中矢状断像では，脳梁欠損，帯状回欠損に加えて，矢状正中部付近の脳回が第3脳室から周囲に放射状に伸びている所見や，前大脳動脈の走行異常（前大脳動脈の遠位部が低位となる）も認める。両側の側脳室体部は平行に走行して，側脳室房（側脳室前角，後角，側角が合流する部位）から後角にかけて拡大する。この所見を**側脳室後角拡大** colpocephalyと呼ぶ。冠状断像では，第3脳室が挙上して半球間裂溝と交通する。**半球間裂くも膜下嚢胞** interhemispheric arachnoid cyst("cystic meningeal dysplasia")もよく認める所見である。出生前の超音波で，側脳室

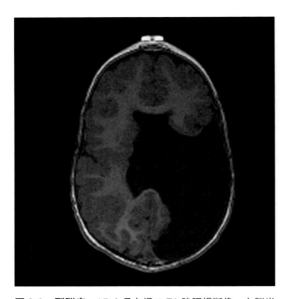

図 3.9　裂脳症　15 か月女児の T1 強調横断像。左脳半球に大きな open-lip 型裂脳症を認める。右脳半球では右側脳室の側縁が不規則な形を呈して，灰白質で覆われた裂隙が脳表に伸びていることから，closed-lip 型裂脳症も存在していることがわかる。

後角拡大は水頭症と誤診されることがある。脳梁を介して左右の大脳半球をつなぐ神経線維は，脳梁欠損症では側脳室の内縁部を前後にわたって走行するようになる。この神経線維は Probst bundle と呼ばれている。脳梁欠損症の女性にくも膜下囊胞を認めた場合は，眼の診察を欠かしてはいけない。というのも，脳梁欠損症の女性にコロボーマを認めた場合は，Aicardi症候群を鑑別に入れなければならないからである。

3.5.2　脳梁形成不全

　脳梁形成不全は幅広いスペクトラムが報告されており，正常脳梁から脳梁欠損症までの間に，部分欠損，形態異常，短小化，菲薄化などさまざまな異常が存在する（図 3.11）。脳梁の菲薄化は大脳白質の障害や容積減少と深い関連があり，Waller 変性の結果と考えられる。原始髄膜の遺残組織（神経堤間葉）は正中部の頭蓋内脂肪腫 lipoma の原因となることがあり，脳梁周囲が好発部位である（図 3.12）。

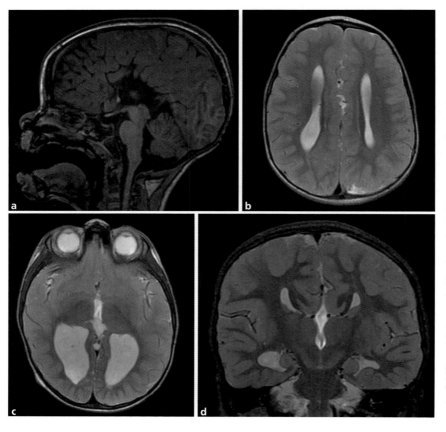

図 3.10　脳梁欠損症（**a**）T1 強調矢状断像。脳梁欠損と帯状回欠損が存在する。第 3 脳室の上部から脳回が周囲に放射状に伸びている。前交連の存在を確認できる。（**b**）T2 強調横断像。両側の側脳室体部は平行に前後に伸びている。（**c**）（b）より下方で撮影した T2 強調横断像。側脳室房，側脳室後角が拡大している（colpocephaly）。（**d**）STIR 冠状断像。第 3 脳室が垂直方向に伸びて，半球間裂溝と交通している。この第 3 脳室と側脳室の画像所見は "longhorn" サインとして知られる。

脳梁形成不全は脳梁前部よりも後部が多く，Chiari奇形Ⅱ型でもよくみられる。

3.5.3 全前脳胞症スペクトラム

前脳胞 prosencephaly は胎生期の3脳胞期で最も吻側に相当する部位で，後に左右の大脳半球へと分化する。この分化が不完全だと**全前脳胞症スペクトラム** holoprosencephaly spectrum が発症する。最も重症型が**無分葉型全前脳胞症** alobar holoprosencephaly であり（図 3.13），単脳室，半球間裂溝欠損，単一前大脳動脈（奇前大脳動脈），癒合視床を呈する（表 3.1）。**分葉型全前脳胞症** lobar

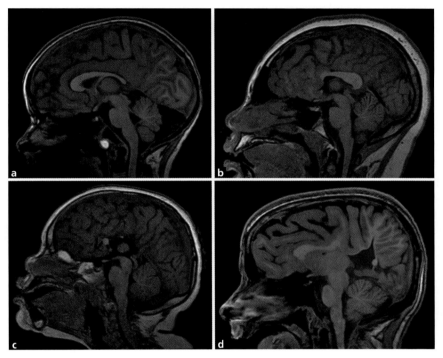

図 3.11 さまざまな脳梁形成不全 （**a**）T1 強調矢状断像。後部に菲薄化を認める軽度の脳梁形成不全である。（**b**）T1 強調矢状断像。短小化した脳梁形成不全である。（**c**）T1 強調矢状断像。ほぼ脳梁は欠損して，脳梁膝と思われる部位にわずかな脳梁組織を認める。（**d**）T1 強調矢状断像。脳梁後部に重度形成不全を認める。

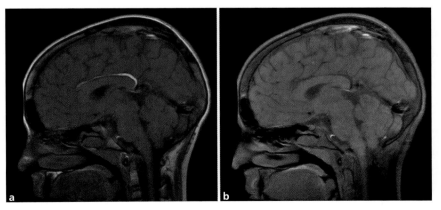

図 3.12 脳梁の脂肪腫 （**a**）T1 強調矢状断像。脳梁体部の上縁に高信号病変を認める。（**b**）脂肪抑制画像でこの病変が低信号に変化したため，脳梁の脂肪腫と診断した。

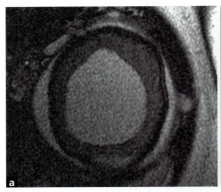 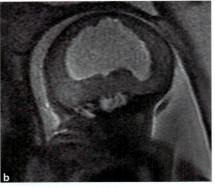

図 3.13　無分葉型全前脳胞症　(**a**)胎児脳の FIESTA(fast imaging employing steady-state acquisition)*横断像。単脳室で半球間裂溝が欠如している。(**b**)胎児脳をシングルショット法で撮影した T2 強調冠状断像。視床と正中部構造が癒合している。無分葉型全前脳胞症の所見である［*訳注：FIESTA や CISS(constructive interference in steady state)(第 16 章の画像参照)は Heavy T2 強調画像といわれ，水を強調して脳脊髄液に囲まれた神経や血管の微細な構造を描出する撮像法である。MRI 機器ごとに名称が異なり，General Electric(GE) の場合は FIESTA, Simens の場合は CISS と呼ばれる］。

表 3.1　全前脳胞症スペクトラム

タイプ	半球間裂溝	視床	脳梁	側脳室	透明中隔	その他
無分葉型(alobar)	欠損もしくはわずかに存在	癒合	欠損もしくは形成異常	形態異常を伴う単脳室	欠損	奇前大脳動脈。しばしば単一中切歯
半分葉型(semilobar)	わずかに存在	さまざまな程度の癒合。形態異常	形成異常	形態異常を伴う単脳室	欠損	
分葉型(lobar)	部分的に存在	両側に分かれる。一般的には正常	軽度の形成異常	形態異常	欠損	
終脳癒合症〔別名 "middle interhemispheric variant(MIHV)"〕	ほぼ存在	正常	ほぼ正常か，脳梁中部に形成異常	軽度の形態異常	欠損	Sylvius 裂が垂直方向に偏位
中隔視神経形成異常症(SOD)	存在	正常	正常もしくはほぼ正常	比較的正常に近い	欠損	視神系低形成±異所性下垂体後葉±裂脳症

holoprosencephaly は最も軽症で，左右側脳室の発達は正常により近く，視床も左右に分かれ，半球間裂溝を部分的に認める。**半分葉型全前脳胞症** semilobar holoprosencephaly はその中間に当たる（図 3.14）。全前脳胞症スペクトラムの患者は，下垂体・内分泌異常，口蓋裂，その他の正中部形成不全(奇形)のリスクが高い。

　これら無分葉型，半分葉型，分葉型は臨床現場では完全に区別できることは少なく，さまざまな重症度が連なるスペクトラムと考えられる（図 3.15）。臨床で出会う全前脳胞症のほとんどが，これらの分類に完全に当てはまることは少ない。それぞれの症例に応じた特徴を述べて，例えば「半分葉型全前脳胞症の外見に近い中重症度の全前脳胞症スペクトラム」と要約しても，臨床現場ではまず容認されるだろう。

　また，軽度の全前脳胞症スペクトラムのなかに，間脳(視床)の発達は正常で，終脳の異常のみを呈する**終脳癒合症** syntelencephaly〔別名 "middle interhemispheric variant(MIHV)"〕がある。終脳癒合症では脳梁は欠損していないが，脳梁中部に形態異常を認める場合があり，さらに左右の大脳半球が灰白質で結ばれている（"syntelencephalic

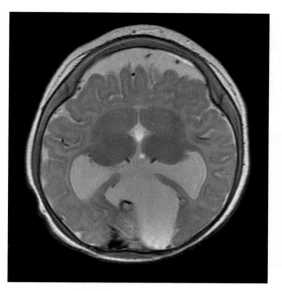

図 3.14　半分葉型全前脳胞症　T2 強調横断像。正中前部で大脳半球が連続しているが、後部は分かれて、正中後部にくも膜脳胞を認める。側脳室の前部は欠損しており、尾状核とレンズ核の同定が困難である。視床は左右に分離している。軽度〜中等度の全前脳胞症スペクトラムであり、半分葉型に最も近い。

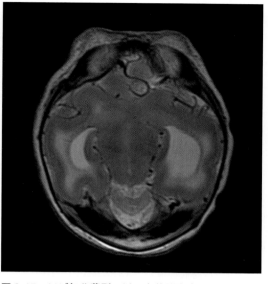

図 3.15　ほぼ無分葉型に近い全前脳胞症　日齢 1 の新生児の T2 強調横断像。半球間裂溝は後部に存在するが、前部で欠損している。加えて、視床が癒合しており、中等度から重度の全前脳胞症スペクトラムであり、半分葉型と無分葉型の間に位置すると考えられる。半球間裂溝が後部に部分的に存在して、側脳室下角が部分的に形成されているため、完全な無分葉型全前脳胞症には分類できない。

bridge"）（図 3.16）。終脳癒合症の他の特徴として Sylvius 裂が垂直方向に偏位して、頭頂正中部付近に伸びている点も挙げられる。

3.5.4　中隔視神経形成異常症

専門家の中で全前脳胞症スペクトラムの最軽症型と考えられている発達異常が**中隔視神経形成異常症 septo-optic dysplasia（SOD）**である（別名：de Morsier 症候群）（図 3.17）。SOD と診断する主な手がかりは、透明中隔の欠損である。透明中隔欠損は画像が対称であるために容易に見逃してしまう。SOD は視神経低形成を合併するため、視力精査の一環として（特に眼科医がオーダーした）画像検査でみつかることがある。また、SOD は裂脳症を合併することがある（図 3.18）。SOD の画像を評価する際には、異所性下垂体後葉の合併がよくあるため、下垂体に注目しなければならない。

3.5.5　滑脳症/厚脳回/無脳回スペクトラム

脳表が滑らかで、比較的単調な輪郭を呈する皮質発達異常に、**滑脳症/厚脳回/無脳回スペクトラム lissencephaly/pachygyria/agyria spectrum** がある。滑脳症とは文字通り「滑らかな脳」であり、通常であれば 6 層ある大脳皮質が 4 層しかない未熟な皮質で構成されているのが特徴である。**厚脳回 pachygyria** とは「比較的単調な厚い脳回」である。無脳回とは「脳回がない」状態である。無脳回は一般的には重症奇形だが、部位が限局されている軽症例も存在する。早産児に滑脳症と診断する際には非常に慎重になることが重要である（早産児の脳の表面は脳回が十分発達していない）。滑脳症で最も重度なタイプが無脳回であり、Sylvius 裂（図 3.6）のような原始的な溝がある以外は、脳表全体に脳溝をまったく認めず、横断像が「8 の字」のような外見となる。無脳回は 4 層しかない厚い原始的な皮質に覆われて、帯状異所性灰白質を合併することが多い。滑脳症が軽度になるにつれて、脳溝が多くなり（図 3.19）、厚脳回スペクトラムと混在するようになる。Dobyns は滑脳症/厚脳回/無脳回スペクトラムを 6 段階の重症度に分けたグレード評価を提唱

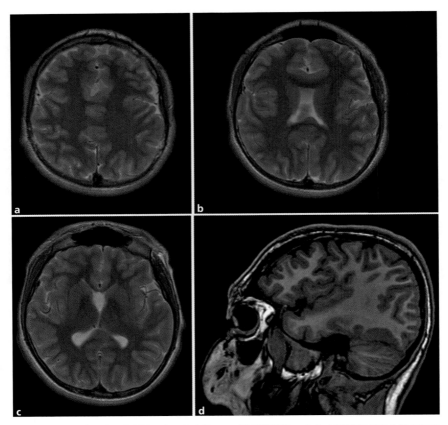

図 3.16　終脳癒合症　(**a**)側脳室より高位の T2 強調横断像。左右大脳半球が正中部で灰白質によって結ばれ，半球間裂溝が前部と後部に存在する。(**b**)(a)よりも低位の T2 強調横断像。透明中隔が欠損して，Sylvius 裂の位置が通常と異なるが，側脳室の形態はほぼ正常に近い。(**c**)(b)よりもさらに低位の T2 強調横断像。深部灰白質が左右に分離しているが，正常の位置とわずかに異なる。(**d**)T1 強調矢状断像。Sylvius 裂が垂直方向に偏位している。これらの異常から，軽度の全前脳胞症スペクトラムであり，終脳癒合症と診断できる。

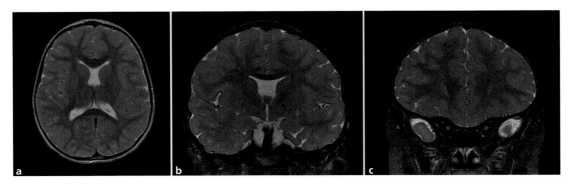

図 3.17　中隔視神経形成異常症（SOD）　(**a**)T2 強調横断像と(**b**)脂肪抑制 T2 強調冠状断像。透明中隔欠損を認める以外は画像上，正常所見である。(**c**)眼窩後部で撮影した脂肪抑制 T2 強調冠状断像。視神系の萎縮を認める。これらは SOD に特徴的な画像所見である。

している。脳表のすべてにわたり無脳回が占めるものがグレード 1，脳表の多くは無脳回だが，前頭または後頭葉に脳回らしきものが存在するのがグレード 2，無脳回と厚脳回が混在するのがグレード 3，脳表のすべてにわたり厚脳回が占めるものがグレード 4，厚脳回と皮質下帯状異所性灰白質が混在するのがグレード 5，厚脳回は認めず，皮質下帯状異所性灰白質のみ認めるのがグレード 6 である。滑脳症スペクトラムでも重症度の高いもの（グレード 1 もしくは 2）のうちに Miller-Dieker 症候群があり，腎臓や消化管に多発奇形を合併することがある。無脳回は LIS-1 遺伝子欠失と関連があり，滑脳症/厚脳回/無脳回スペクトラムの軽症型も LIS-1 遺伝子の部分欠失やミスセンス変異など，さまざまな LIS-1 異常が関与している。LIS-1 遺伝子の部分欠失ではより後頭葉優位に，DCX 遺伝子異常ではより前頭葉優位に障害が現れる傾向がある[4]。

文献

[1] Blümcke I, Thom M, Aronica E et al. The clinicopathologic spectrum of focal cortical dysplasia：A consensus classification proposed by an ad hoc Task Force of the ILAE Diagnostic Methods Commission. Epilepsia 2011；52(1)：158-174

[2] Barkovich AJ, Guerrini R, Kuzniecky RI, Jackson GD, Dobyns WB. A developmental and genetic classification for malformation of cortical development：Update 2012. Brain；135（Pt 5）：1348-1369.

[3] Stutterd CA, Leventer RJ. Polymicrogyria：A common and heterogeneous malformation of cortical development. In Mirzaa GM, Paciorkowski AR (eds). Am J Med Genet C Semin Med Genet 2014；166(2)；227-239

[4] Leventer RJ. Genotype-phenotype correlateon in lissencephaly and subcortical band heterotopia：The key questions answered. J Child Neurol 2005；20(4)：307-312

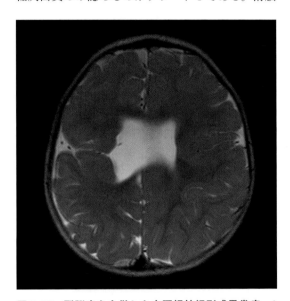

図 3.18　裂脳症を合併した中隔視神経形成異常症　1 歳女児の T2 強調横断像。右脳に closed-lip 型（もしくはきわめて狭い open-lip 型）裂脳症を認める。左脳には側脳室までは至らない深い脳溝を確認できる。

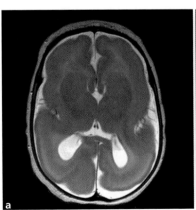 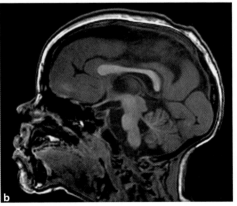

図 3.19　滑脳症　（a）3 か月女児の T2 強調横断像。図 3.6 の滑脳症と比べると，形態異常はより軽度である。帯状異所性灰白質も認めるが，Sylvius 裂がより形をなしている。（b）同じ患者の 3 歳時の T1 強調矢状断像。脳梁形態が異常で，頭頂後頭溝，鳥距溝が後方に偏位して，帯状回が部分的にしか確認できず，脳溝形成が乏しい。Dobyns による滑脳症の重症度分類ではグレード 2 に近い。

4 後頭蓋窩奇形
Posterior Fossa Malformations

4.1 はじめに

　後頭蓋窩にもさまざまな発達奇形が発生することが知られている。よく知られている発達奇形から，誤って解釈されている疾患，容易に見逃されたり（もしくは誤診されたり）する疾患まで，幅広く存在する。画像を撮影した際に後頭蓋窩も注意して見ることで，ゲシュタルト的に読影していると見落としてしまう異常に気づき，小脳の正常解剖や発達パターンに精通できるようになる。

4.2 Chiari 奇形 I 型

　小児の Chiari 奇形 I 型 Chiari type I malformation を見逃すのと，過剰診断するのは，どちらがより簡単かと聞かれても答えるのが難しい。なぜなら両方とも簡単だからである。Chiari 奇形 I 型の診断は，解剖学的観点もしくは生理学的観点の2つの視点を組み合わせて行うことが望ましい。

　解剖学的観点からは，Chiari 奇形 I 型は，伸長した小脳扁桃が大後頭孔〔正中矢状断像で大後頭孔

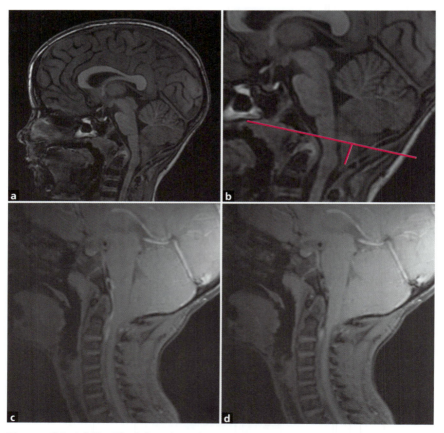

図 4.1　Chiari 奇形 I 型　（a）T1 強調矢状断像。伸長した小脳扁桃が大後頭孔から下垂している。（b）大後頭孔の拡大像。斜台の端（基底点）と大後頭孔後縁（後頭点）を結んだ線から，小脳扁桃下端まで垂直に線を引いている。この患者の小脳扁桃は 10 mm 以上下垂していた。（c）心拍同期（収縮期）脳脊髄液動態画像の矢状断像。脳幹腹側から大後頭孔の頸髄延髄接合部にかけて尾側に流れる高信号の脳脊髄液を認める。（d）心拍同期（拡張期）脳脊髄液動態画像の矢状断像。大後頭孔の頸髄延髄接合部から脳幹腹側にかけて上方（頭側）に流れる低信号の脳脊髄液を認め，脳脊髄液が両方向性に開存して流れていることが確認できる。

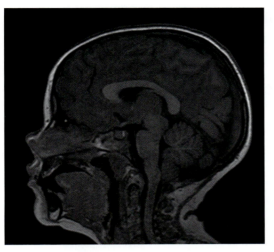

図 4.2　軽度の Chiari 奇形 I 型　T1 強調矢状断像。小脳扁桃が伸長して、大後頭孔から 8 mm 下垂している。脳幹周囲の脳脊髄液腔は開存している。Chiari 奇形 I 型の診断基準を満たすが、現在は特に症状がないため、この患者は外科的治療をせずに経過観察している。

表 4.1　脳脊髄液の循環動態画像の変化

	脳脊髄液流動（背側）	脳脊髄液流動（腹側）	脳脊髄液流動（腹外側）
正常	拍動性流動がわずかに存在する。流動がなくても正常であることがある	拍動性、両方向性	正常
軽度障害	拍動性流動がわずかに存在する。認めない場合もある	拍動性、両方向性	正常
中等度障害	拍動性流動を認めない	流動亢進、両方向性	正常もしくは流動亢進
重度障害	拍動性流動を認めない	流動を認めない	流動亢進

の前縁の正中点（基底点 basion）と後縁の正中点（後頭点 opisthion）を結んだ線］を通って、ある一定の距離以上下垂している状態と定義される（図 4.1）。成人の Chiari 奇形 I 型は、小脳扁桃が大後頭孔より 5 mm 以上下垂している状態で診断されるが、小児では小脳扁桃の下垂長はそれほど厳密ではない。小児では大後頭孔から 6 mm（もしくは 7 mm）までの小脳扁桃下垂は正常児でも認める（図 4.2）。

文献によっては、Chiari 奇形 I 型の小脳扁桃が "杭状（peg-like）" と表される場合があるが、著者自身は腑に落ちず、この用語を使用していない。"伸長した（elongated）" 小脳扁桃という用語だけでも Chiari 奇形 I 型を表現できるというのが著者の持論である。こうした表現の差異について考慮できるようになるためには、小脳画像すべてでその形態に注意を払い、"正常の" 小脳扁桃の形態に精通しておく必要がある。

Chiari 奇形 I 型は画像のみならず、生理学的観点からも評価すべきである。すなわち、小脳扁桃の下垂により、大後頭孔の延髄頸髄移行部を取り囲む髄液腔が消失して、脳脊髄液（CSF）循環動態に症候学的変化が起きた場合である。解剖学的観点にとらわれるだけではなく、生理学的観点からも評価することで、より正確に Chiari 奇形 I 型を診断できる

が、単純に画像のみを確認するよりも手間がかかる。大後頭孔を横断する脳脊髄液の流れが妨げられると臨床的にも症状が現れる。頭痛に加えて、嚥下障害、めまい、耳鳴や、他にも脳幹に関連した症状が挙げられる。

つまり、突き詰めると Chiari 奇形 I 型の診断は、小脳扁桃下垂の数字のみで単純に決められるものではない。4.9 mm と 5.1 mm の小脳扁桃下垂は現実的には違いがあるとはいえず、この僅差で（下垂が 5 mm 以上になったからといって）Chiari 奇形が急に発症するわけではない。

脳脊髄液の循環動態変化が結果として脊髄の中心管の拡大につながり、**空洞** syrinx の原因となる。中心管表層の上衣細胞の連続性を保ったまま、脳脊髄液腔が拡大した場合は、**水髄症** hydromyelia と呼ぶのがより適切である。上衣細胞間に離開があり、脊髄実質組織内に液体貯留した場合は syringomyelia（脊髄空洞症）と呼ぶ。液体貯留が著明となり、画像上、両者の鑑別が難しくなった場合は、包括的に表現できる syringohydromyelia（脊髄空洞症）を使用するのがよい［訳注：英語は syringomyelia, syringohydromyelia と異なる用語を用いるが、一般的に日本語では同じ用語が当てられている］。

phase-contrast 法による MRI 画像で、大後頭孔を介した脳脊髄液の循環動態を視認できる。撮像にあたり、適切な液体流速のエンコードレベルを選択

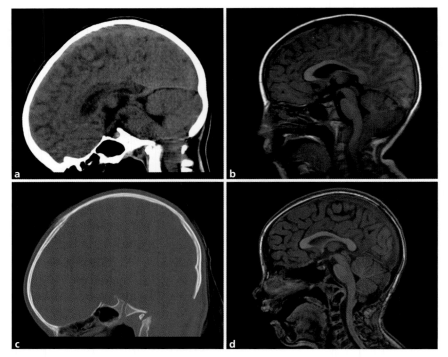

図 4.3　手術前後の Chiari 奇形 I 型　(**a**)頭痛と眼球運動異常の精査で来院した 4 歳女児の CT 矢状断像。歯状突起の後屈と斜台の低形成を認める。(**b**)T1 強調矢状断像。小脳扁桃下垂を認めて，Chiari 奇形 I 型と診断した。(**c**)後頭下減圧開頭術，C1 椎弓形成術後の CT 矢状断像(骨条件)。(**d**)同術後の T1 強調矢状断像。形成された大後頭孔は開存している。

する。Chiari 奇形 I 型を評価する場合は，一般的に 10 cm/秒であり，正中矢状断像が最もよく使用される。Chiari 奇形 I 型では脳脊髄液腔が減少した結果，脳幹腹側で脳脊髄液の流速が減少するのが特徴的である。しかし，脳脊髄液腔の流れが途絶する直前まで狭くなると(重度狭窄)，いきなり急に流速が速くなることに注意する［訳注：チョードリー先生曰く「ホースの先端を絞ると水が勢いよく出るのと同じ」］。大後頭孔の高さで撮影した横断像で，脊髄の外腹側に乱流や流動亢進を認めれば，そこに Chiari 奇形 I 型による狭窄が潜んでいることがわかり，髄液の流れが障害されていることが証明できる(表 4.1)。これは，特に空洞や水髄症がなく，Chiari 奇形 I 型の診断に迷う患者の手術前計画に有用である。脊髄に空洞を認める場合は，循環動態画像の検査結果の如何に関わらず，脳脊髄液の流れに障害があることが疑われる。すでにシャントが埋設されている場合は，脳脊髄液の動態画像に影響が及ぶことがある。

Chiari 奇形 I 型がないのに脊髄に空洞がある場合は，脳から全脊髄に至るまで，造影 MRI を撮影しなければならない。また，たとえ Chiari 奇形 I 型がすでに存在していても，腫瘍が潜んでいないか細心の注意を払い，造影 MRI での画像精査を提唱する専門家もいる。

Chiari 奇形 I 型の主な手術には後頭下減圧開頭術と大後頭孔拡大術がある。C1(第 1 頸椎)の椎弓が低形成である場合は，それも減圧術の対象となる。骨を取り除いて減圧した後に，硬膜のために脳脊髄液腔が窮屈になっている場合は，硬膜形成術で大槽の脳脊髄液の流れを改善する必要がある。術後に画像を撮影して，大後頭孔で脳脊髄液が拍動して，術前に存在した水髄症が改善していることを確認する。加えて，硬膜形成術を行った部位に偽性髄膜瘤がないことも確認する。ただし，術後すぐに画像撮影した場合は硬膜外に液体がまだ残存しているため，必ずしも偽性髄膜瘤を示唆するものではない。

Chiari 奇形 I 型の患者のうち，約半数は頭蓋頸椎部に骨奇形を伴う。そのうち，最も多くみられる骨奇形は歯状突起の後屈(図 4.3)と斜台低形成であ

る。また，他にも片側もしくは両側の後頭顆低形成，環椎後頭顆癒合，頭蓋底陥入症 basilar invagination も認めることがある。Chiari 奇形 I 型にこうした骨奇形が存在すると，手術方針に影響を与えるおそれがあるため，これらの部位にも注意を払って読影をしなければならない。

4.3　Chiari 奇形 II 型

Chiari 奇形 II 型 Chiari type II malformation は同じ名前のために混乱されることがしばしばあるが，決して Chiari 奇形 I 型の重篤なタイプではない。この 2 つの Chiari 奇形に別の名前がつけられなかったことは，実に不幸だと著者自身は感じている。Chiari 奇形 II 型は，臨床上，ほぼ全例に開放性脊髄髄膜瘤（ほとんどが腰仙部）を合併している。開放性脊髄髄膜瘤から脳脊髄液が失われるため，くも膜下腔の脳脊髄液圧は低いままとなり，後頭蓋窩内の脳実質，すなわち小脳扁桃や小脳虫部は大後頭孔を通じて下垂してしまい（Chiari 奇形 I 型では小脳扁桃のみが下垂するのとは対照的である），上部脊髄が屈曲してしまう。大後頭孔は拡大して後頭蓋窩は縮小する。さらに，後方に尖った下丘を伴う中脳蓋の発達異常があり，矢状断像で嘴状 "beaked" 変形を示す（図 4.4）。他にも，中間質の拡大，大脳鎌の窓形成や低形成，半球間裂の脳回交互陥入（interdigitaion），頭頂後頭葉の白質容積減少とそれに対応する脳梁後部の異形成も認める。胎児の頃か

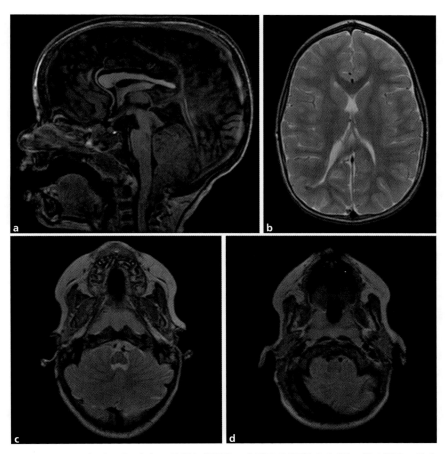

図 4.4　Chiari 奇形 II 型　（**a**）T1 強調矢状断像。小脳下垂（扁桃と虫部），第 4 脳室の狭小化を認める。下丘が後方に尖り，中脳蓋が嘴状 "beaked" に変形している。著明に拡大した視床間橋（中間質）と脳梁後部の異形成も存在する。（**b**）透明中隔レベルで撮影した T2 強調横断像。頭頂後頭葉の白質容積減少，シャントの一部も確認できる。（**c, d**）後頭蓋窩の T2 強調横断像。小脳扁桃と虫部が拡大した大後頭孔から下垂して，小脳扁桃が頸髄延髄接合部を取り巻いている。

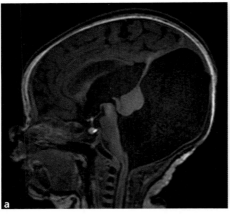
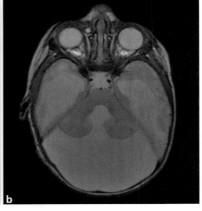

図 4.5　Dandy-Walker 奇形　(**a**)T1 強調矢状断像。低形成の小脳虫部が上方に挙上して，後頭蓋窩が囊胞状に著しく拡大して第 4 脳室と直接交通している。(**b**)T2 強調横断像。本来は小脳半球の間に存在すべき小脳虫部が欠損している。

ら脳脊髄圧が低いと，頭蓋内板に脳回圧痕が生じる。脊髄髄膜瘤を閉鎖した後は水頭症が問題となり，一般的にはシャントが必要となる。

最近では，脳脊髄液漏出により頭蓋内圧低下を予防するため，出生前に子宮内の胎児に対して子宮内脊髄髄膜瘤修復術を試みる施設もある。これまでの報告では，脊髄髄膜瘤の重症度が改善して，シャントの必要性も低下しており，出生後の神経発達予後の改善も期待されている。

Chiari 奇形 II 型のほぼ全例が腰仙部脊髄髄膜瘤を伴うが，頸椎や胸椎の開放性神経管閉鎖障害でも同様な結果となる。後頭部髄膜瘤/脳瘤も Chiari 奇形 II 型と同様な奇形を伴うが，これは Chiari 奇形 III 型と呼ばれている。

4.4　後頭蓋窩の囊胞性疾患

4.4.1　Dandy-Walker スペクトラム

Dandy-Walker 奇形は，小脳虫部の低形成と回転異常，第 4 脳室の囊胞状拡大を伴った結果，後頭蓋窩が拡大している点が特徴的である(図 4.5)。Dandy-Walker 奇形は単独で発症することもあれば，他の疾患に併発することもある。典型的な Dandy-Walker 奇形をさらに理解するためには，日常臨床で使用されている Dandy-Walker バリアント(variant)とスペクトラムという概念，さらに一見類似しているが実際には異なる疾患を押さえて

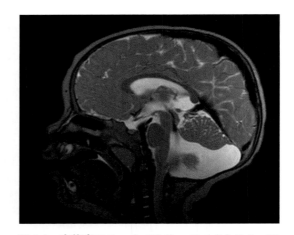

図 4.6　中等度の Dandy-Walker スペクトラム　T2 強調矢状断像。小脳虫部の尾側が低形成で，その下方の脳脊髄液腔が囊胞状に拡大して，第 4 脳室と交通していることから，中等度の Dandy-Walker スペクトラムと診断した。

おく必要がある。

典型的な Dandy-Walker バリアントは，小脳虫部の形成不全があり，後頭蓋窩が正常もしくは軽度拡大している(図 4.6)。しかし，これは Dandy-Walker スペクトラムの一面であり，"Dandy-Walker バリアント"として，**Dandy-Walker スペクトラム** Dandy-Walker spectrum から独立する病態ではない。Dandy-Walker スペクトラムには軽度から重度の奇形まで多様性と連続性があり，"Dandy-Walker バリアント"とはそのスペクトラムの一面を表した用語に過ぎない。

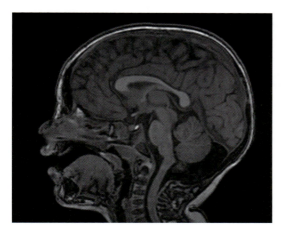

図 4.7　巨大大槽　T1 強調矢状断像。小脳虫部は正常だが，その下方に脳脊髄液腔の拡大を認め，巨大大槽と診断した。実際には小脳虫部下部のくも膜嚢胞であると考えられる。

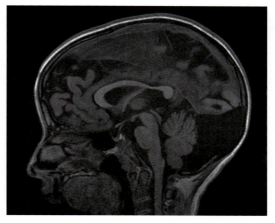

図 4.8　虫部背側くも膜嚢胞　T1 強調矢状断像。小脳虫部は正常だが，虫部背側に脳脊髄液腔の拡大と，静脈洞交会（上矢状静脈洞，直静脈洞，後頭静脈洞の合流部）の挙上を認め，虫部背側くも膜嚢胞と診断した。Dandy-Walker スペクトラムには当てはまらない。

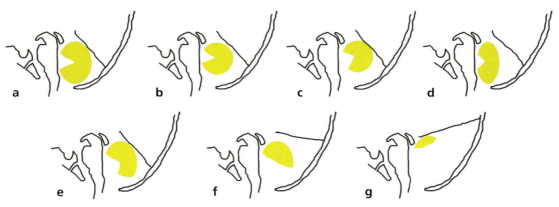

図 4.9　さまざまな小脳虫部（黄色）とそれに関連する疾患画像　(a) 正常の小脳虫部。(b) 小脳虫部とその下方のくも膜嚢胞/巨大大槽。(c) 正常の小脳虫部と，その下方に Magendie 孔を介して第 4 脳室と交通がある脳脊髄液腔の拡大を認める。Blake's pouch cyst の所見である。(d) 正常の小脳虫部と虫部背側くも膜嚢胞。(e) 小脳虫部尾側がやや低形成であり，Dandy-Walker スペクトラムの範疇（軽度）である。(f) 小脳虫部尾側の低形成があり，Dandy-Walker スペクトラムの範疇（中等度）である。(g) 小脳虫部の挙上と後頭蓋窩の囊胞状拡大を認める。これこそが典型的な Dandy-Walker 奇形である。

　画像を読影していて，小脳虫部は正常でも大槽に拡大を認める患者に出会うことがある。その場合，小脳虫部全体が存在している限り，大槽が拡大していても，Dandy-Walker スペクトラムと診断してはならない。小脳虫部下部の脳脊髄液腔に拡大を認めても，小脳虫部と Magendie 孔が正常な場合は一般に**巨大大槽** mega cisterna magna と呼ばれる状態である（実際は，おそらく小脳虫部下部のくも膜嚢胞である）。いずれにせよ，これは正常範囲内変異で，Dandy-Walker バリアントではない（図 4.7）。小脳虫部の下方にある脳脊髄液腔と Magendie 孔が拡大しているが，小脳虫部が正常な場合は，まず間違いなく Blake's pouch cyst* である［*訳注：適切な日本語訳がなく，このまま臨床で使用されている］。Blake's pouch cyst が単独で存在するときはまず正常範囲内変異と考えてよいが，交通がなければ生後に閉塞性水頭症を発症することもある。小脳虫部と大槽は正常だが，小脳虫部の背

部に脳脊髄液腔の拡大がある場合は，**虫部背側くも膜嚢胞** retrovermian arachnoid cyst の可能性が高い。これも正常範囲内変異である（図4.8）。最近になって遺伝学的解析が進み，形態学的に類似しているこれら後頭蓋窩の嚢胞性疾患が異なる起源に基づいていることが判明してきた。発生の原因がより明らかになるのは良いことだが，その反面，日常診療でこれらの違いを覚えるのは一苦労かもしれない。臨床現場で大切なのは，巨大大槽と虫部背側くも膜嚢胞はDandy-Walkerスペクトラムではなく，臨床的にも遺伝的にも重要性は乏しい，ということを理解することである（図4.9）。

4.5 Joubert 症候群

小脳虫部の低形成は，Dandy-Walker スペクトラムだけに起こるわけではない。小脳虫部低形成に加えて，上小脳脚が厚くなって平行に並んでいる場合は，**Joubert 症候群** Joubert syndrome を考える（さらにまれだが，Joubert 症候群関連疾患も考慮に入れる）（図4.10）[1]。この疾患の画像所見で特徴的なのが第4脳室の形態異常である。Joubert 症候群では上小脳脚交叉が欠損して，肥厚した上小脳脚が脳幹に向かって平行に走行するため，横断像で臼歯状にみえる像が特徴である（"molar tooth sign"）。また，皮質脊髄路の錐体交叉も欠損している。

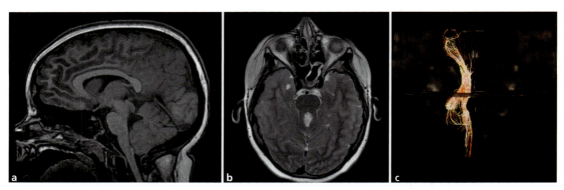

図4.10　Joubert 症候群　(**a**)T1 強調矢状断像。小脳虫部の低形成を認める。Dandy-Walker スペクトラムのように小脳半球が左右に離れていないため，正中矢状断像でも小脳半球を小脳虫部の下に観察することができる（もしも小脳半球が左右に離れていれば，正中矢状断像では小脳半球はみえないはずである）。(**b**)T2 強調横断像。上小脳脚が平行に並ぶことで，外見上，臼歯状にみえる。(**c**)拡散テンソル画像（DTI）による神経線維の画像化。上小脳脚および皮質脊髄路の交叉が欠損している。

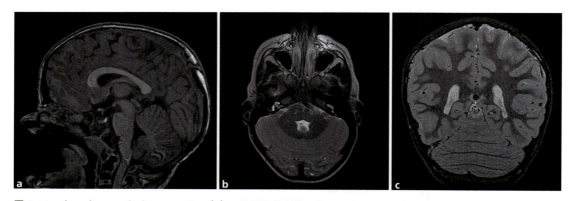

図4.11　rhombencephalosynapsis　(**a**)T1 強調矢状断像。第4脳室の室頂の角度が非典型的で，さらに正中部の構造が小脳虫部よりもむしろ小脳半球のようにみえる。(**b**)T2 強調横断像。小脳半球間裂，小脳鎌がなく，小さな結節を認めるだけで小脳虫部は同定できない。(**c**)STIR 冠状断像。左右の小脳回が正中部を越えて連続しているため，rhombencephalosynapsis と確定診断した。

4.6 rhombencephalosynapsis

全前脳胞症のように正中部に異常を生じる後頭蓋窩疾患に rhombencephalosynapsis*がある［*訳注：適切な日本語訳がなく，英語のまま臨床で使用されている］。小脳半球が左右に分かれておらず，小脳虫部の欠損が特徴的である（図4.11）[2,3]。横断像と冠状断像で最もよく観察することができる。また，正中矢状断像でも，第4脳室の非典型的な形態と，小脳虫部よりもむしろ小脳半球のようにみえる小脳回の異常で気づくことができる。下丘が互いに正中部で近接して，中脳水道狭窄を伴う中脳発達障害も合併する。それゆえ，中脳水道狭窄の画像すべてにおいて，第4脳室と小脳虫部の形態に目を配ることが重要である。最近では，rhombencephalosynapsisのなかに，小脳虫部がある程度存在する例も報告されている（ほとんどの場合が結節状）。Gómez-López-Hernández症候群は，rhombencephalosynapsisに脱毛症，三叉神経領域の感覚消失を合併する疾患である[4,5]。

4.7 橋小脳低形成

橋小脳低形成 pontocerebellar hypoplasia とは，その名前が画像を示すように，橋と小脳が低形成を呈する疾患である（図4.12）[6,7]。橋小脳低形成はサブタイプが異なるさまざまな表現型を示す遺伝性疾患である。橋小脳低形成の画像上の主な鑑別疾患としては，周産期の小脳出血や梗塞など，後天的な外傷に基づく疾患が挙げられる。

4.8 先天性筋ジストロフィー

先天性筋ジストロフィー congenital muscular dystrophy は，しばしば小脳や脳幹の発達異常を合併する[8]。福山型先天性筋ジストロフィー Fukuyama congenital muscular dystrophy は小脳に多小脳回と小嚢胞様構造を認め，脳幹低形成を合併する（図4.13）。Walker-Warburg症候群では脳幹が低形成で折れ曲がってみえ，テント上で敷石

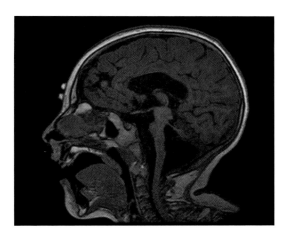

図4.12 橋小脳低形成 染色体異常とけいれんの既往がある4歳女児のT1強調矢状断像。橋が小さく，小脳が低形成であり，橋小脳低形成のサブタイプである。

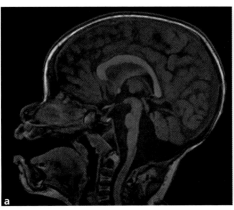 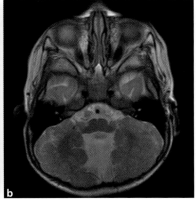

図4.13 福山型先天性筋ジストロフィー （a）T1強調矢状断像。橋の低形成と小脳虫部の異常像を認める。（b）T2強調横断像。両側の小脳半球に多小脳回を認める。後頭蓋窩に多小脳回を認めるのはまれであり，福山型先天性筋ジストロフィーと関連していると考えられた。

状滑脳症を認める。**筋・眼・脳病** muscle-eye-brain disease は橋低形成があり，小脳に多小脳回と小脳虫部の発育不全を認める。メロシン欠損型先天性筋ジストロフィーでも軽度の小脳低形成が存在することがあるが，それ以外の後頭蓋窩の構造は正常である[8]［訳注：福山型先天性筋ジストロフィーは日本では小児期筋ジストロフィーの中で，Duchenne 型筋ジストロフィーの次に多い。一方で Walker-Warburg 症候群，筋・眼・脳病は日本ではまれである。これらの疾患群は遺伝的に異なるが，共通病態として α ジストログリカンの糖鎖異常が指摘されており，「α ジストログリカン異常症」という新しい疾患概念が提唱されている］。

4.9　さらに学習したい方のための参考資料

[1] Bosemani T, Orman G, Boltshauser E, Tekes A, Huisman TAGM, Poretti A. Congenital abnormallyties of the posterior fossa. Radiographics 2015；35（1）：200-220

[2] Shekdar K. Posterior fossa malformations. Semin Ultrasound CT MR 2011；32(3)：228-241

文献

[1] Poretti A, Huisman TAGM, Scheer I, Boltshauser E. Joubert syndrome and related disorders：spectrum of neuroimaging findings in 75 patients. AJNR AM J Neuroradiol 2011；32(8)：1459-1463

[2] Ishak GE, Dempsey JC, Shaw DWW et al. Rhombencephalosynapsies：a hindbrain malformation associated with incomplete separation of midbrain and forebrain, hydrocephalus and a broad spectrum of severity. Brain 2012；135(Pt 5)：1370-1386

[3] Whitehead MT, Choudhri AF, Grimm J, Nelson MD. Rhombencephalosynapsis as a cause of aqueductal stenosis：an under-recognized association in hydrocephalic children. Pediatr Radiol 2014；44(7)：849-856

[4] Choudhri AF, Patel RM, Wilroy RS, Pivnick EK, Whitehead MT. Trigeminal nerve agenesis with absence of foramina rotunda in Gómez-López-Hernández syndrome. Am J Med Genet 2014；167(1)：238-242, doi 10.1002/ajmg. a. 36830

[5] Whetsell W, Saigal G, Godinho S. Gomez-Lopez-Hernandez syndrome. Pediatr Radiol 2006；36（6）：552-554

[6] Poretti A, Boltshauser E, Doherty D. Cerebellar hypoplasia：Differential diagnosis and diagnostic approach. Mirzaa GM, Paciokowski AR, editors. Am J Med Genet C Semin Med Genet 2014；166（2）：211-226

[7] Burglen L, Chantot-Bastaraud S, Garel C et al. Spectrum of pontocerebellar hypoplasia in 13 girls and boys with CASK mutations：confirmation of a recognizable phenotype and first description of a male mosaic patient. Orphanet J Rare Dis 2012；7（1）：18

[8] Barkovich AJ. Neuroimaging manifestations and classification of congenital muscular dystrophies. AJNR Am J Neuroradiol 1998；19(8)：1389-1396

5 周産期画像
Perinatal Imaging

5.1 はじめに

　胎児・新生児の周産期神経放射線画像は先天性・後天性の脳脊髄神経疾患が対象となる。周産期画像では超音波が選択されることが大部分である。その理由として，胎児や新生児は頭蓋骨が薄く，泉門（特に大泉門）があるため超音波画像が非常に適していることに加え，放射線被曝がなく，必要に応じてベッドサイドで鎮静なしに行うことができるからである。この年代の子どもたちについて，問診と診察のみで診断を確定することは難しい。そのため，適切に画像検査を解釈することで，胎児・新生児の診療の質が大いに向上する。

5.2 胎児画像

　胎児の中枢神経系疾患を評価する主なきっかけの1つは，妊娠中のスクリーニング検査で何らかの異常が疑われた場合である。スクリーニング検査で異常が確定もしくは疑われた場合には，精査のために胎児超音波を行う。異常部位をさらに詳細に確認する必要がある場合には胎児 MRI も行うことがある。胎児 MRI は 1.5 テスラ以下の磁場で行うのが一般的である。3.0 テスラの磁場で胎児 MRI を撮影した報告も最近あるが，高磁場での安全性や利益はまだ確立されていない。

　胎児超音波が適応となる主な理由の1つが脳室拡大であり，さまざまな先天性・後天性疾患と関連している。胎児の脳室拡大は，横断像で側脳室房が 10 mm を超える場合と一般的に定義されている。脳室拡大を認めたら，速やかに脳脊髄全体を詳細に検査する必要がある[1]。しかし，脳室拡大は先天性・後天性疾患と関連なく，単独で見つかることもある。脳室拡大を認めた場合，進行していないかどうかフォローアップする必要があり，拡大が進行する

場合には出生後にシャント増設が必要となることもある（第 11 章参照）。

　上衣下胚層出血が胎内で起こると，水頭症を引き起こすおそれがある。上衣下胚層出血は一般的に，交通事故やコカイン摂取などの何らかの母体へのストレスが誘因とされる（図 5.1）。他にも，脳室拡大は Chiari 奇形 II 型（図 5.2），Dandy-Walker スペクトラム（図 5.3）などの後頭蓋窩奇形や，**脳梁欠損症** agenesis of corpus callosum（図 5.4）などのテント上奇形と関連することがある。先天性脳脊髄奇形については第 3，4 章で詳述したので参照してほしい。

　Chiari 奇形 II 型のほぼ全例が腰仙部脊髄髄膜瘤を合併する（図 5.2）。しかし，胎児背部が胎盤や羊膜腔/子宮と接していると，脊髄髄膜瘤を認識することが難しくなる。Chiari 奇形 II 型では，横断像で大槽が消失して小脳がバナナ状に変形する "banana sign" がよく知られている。また，頭蓋内圧が低圧となるため，前額部が内方に凹となり，頭蓋骨の形がレモンのようにみえる（"lemon sign"）。拡大した大後頭孔から下垂する小脳扁桃は超音波で常に確認できるわけではないため，MRI で診断するのが望ましい。Chiari 奇形は後頭蓋窩が小さいのが特徴だが，逆に Dandy-Walker スペクトラムでは後頭蓋窩の囊胞状拡大が際立つ。Dandy-Walker スペクトラムの特徴である小脳虫部の低形成は，超音波では同定が難しいため，これも MRI で確定するのが望ましい。

　脳室拡大はさまざまな先天性テント上奇形に合併し，特に脳梁欠損症でよく認める。頭頂後頭葉白質の減少に続発する側脳室房，後角の拡大が特徴的であり，**側脳室後角拡大** colpocephaly と呼ばれる（図 5.4）。脳梁欠損症の正中矢状断像では，脳梁欠損に加えて，矢状正中部の脳回が第 3 脳室から周囲に放射状に伸びている所見を認める。冠状断像では，第 3 脳室が挙上している。脳梁欠損症では通常，半球間裂くも膜下囊胞（"cystic meningeal dysplasia"）が存在する[2]。胎児が女児で脳内に囊胞があり，脳梁欠損症を認めた場合，Aicardi 症候群を考慮する。Aicardi 症候群では眼科的異常も合併する[3]。

　胎児中枢神経系の精査が必要になる他の理由として，スクリーニング画像で透明中隔が確認できない

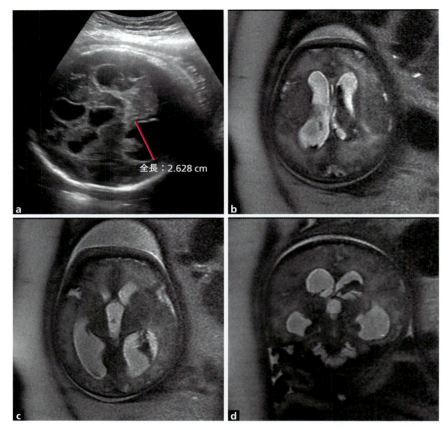

図 5.1　胎児の上衣下胚層出血　(**a**)在胎約 36 週で行った胎児超音波。両側脳室，第 3 脳室の拡大と側脳室房の高エコー領域を認める。(**b, c**)T2 強調横断像と(**d**)T2 強調冠状断像で左側脳室体部(b, d)に低信号域を認め，左側脳室房(c)にまで広がっているのがわかる。

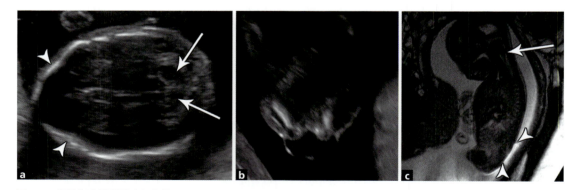

図 5.2　腰仙部脊髄髄膜瘤を合併している Chiari 奇形 II 型の胎児　(**a**)在胎約 19 週胎児の脳超音波横断像。前額部が内方に凹となり(白矢頭)，頭蓋骨の形がレモンのようにみえる("lemon sign")。また，小脳が円弧状となり(白矢印)，バナナのようにみえる("banana sign")。(**b**)同胎児の腰仙部超音波横断像。後方に広がる囊胞状構造物を認め，脊髄髄膜瘤と診断した。腰仙部後部に連続する神経構造物は神経管である。(**c**)同胎児の FIESTA 矢状断像。後頭蓋窩は密となり，大槽が消失している(白矢印)。囊胞状の脊髄髄膜瘤も確認できる(白矢頭)。

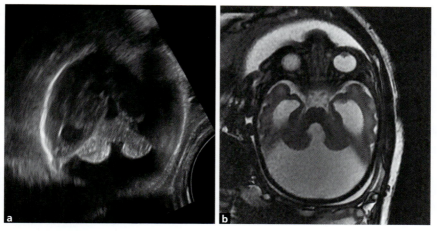

図 5.3 胎児の Dandy-Walker 奇形 （a）胎児超音波の斜位体軸像。小脳半球が離れて位置しており，第 4 脳室と拡大した後頭蓋窩が小脳虫部の介在なしに直接交通しているのがわかる。(b)胎児 MRI の T2 強調横断像。Dandy-Walker 奇形と脳室拡大が確認できる。

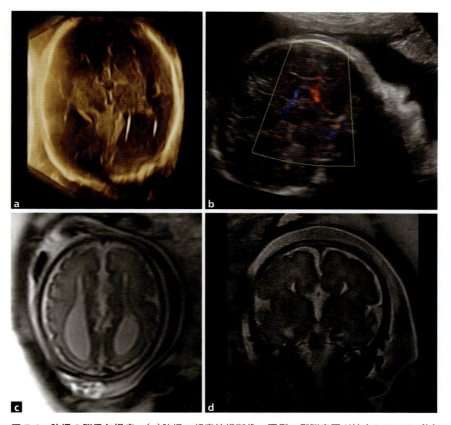

図 5.4 胎児の脳梁欠損症 （a）胎児の超音波横断像。両側の側脳室房が拡大している。（b）Doppler 超音波矢状断像。前大脳動脈の末梢分枝の位置が通常より低い。(c)T2 強調横断像。側脳室が平行に位置して，側脳室房が拡大している（colpocephaly）。(d)T2 強調冠状断像。脳梁が存在しないため，垂直方向に伸びた第 3 脳室が半球間裂溝に直接交通している。第 3 脳室と側脳室は "longhorn" サインを呈している。

47

場合が挙げられる。胎児脳が発達する過程で通常は透明中隔が存在する。透明中隔を認めない場合，**中隔視神経形成異常症** septo-optic dysplasia（SOD）が鑑別に挙げられる。SODでは視神経が低形成となり，特に異所性下垂体後葉を合併する例では内分泌異常，下垂体奇形がみられ，時に裂脳症も認められる。視神経低形成，異所性下垂体後葉は出生前画像で確認することは困難であるため，出生後にはMRI画像に加えて，眼科診察，内分泌精査が勧められる。時に脳梁欠損症は単独で見つかり，何らかの症状と関連しているとは考えにくいこともあるが，それはあくまで除外診断である。

SODは全前脳胞症スペクトラムの最軽症型であるという説も提唱されている。透明中隔欠損症は時に単独で見つかるが，全前脳胞症スペクトラムに当てはまる特徴がないか，詳細に検査する必要がある。

脳実質の奇形が顕著であれば，脳以外の臓器に異常がないかを詳細に調べることも重要である。全体像の把握が胎児の予後判定や次子の遺伝診断につながるためである。全前脳胞症スペクトラムの奇形は重篤になるほど，その画像所見は見慣れていない人を混乱させてしまう（図3.13～図3.16）[4]。全前脳胞症スペクトラムの奇形が重篤になるほど（無分葉型全前脳胞症など），出生後の生命予後は不良となる。

吻側神経管が閉鎖せずに開いたままだと，頭蓋骨が形成されず，中枢神経組織が羊水に露出してしまった結果，脳組織が障害されて，脳が正常に形成されない（図5.5）。この状態は**無脳症** anencephalyと呼ばれている（文字通り"脳がない"状態である）。

他にも，**水無脳症** hydranencephaly（文字通り"脳の代わりに水がある"状態）という疾患がある。両側の内頸動脈が閉塞した結果，後方循環から血流を

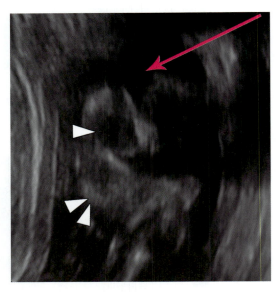

図5.5 胎児の無脳症 超音波矢状断像。眼球（1つの白矢頭）と顎・顔（2つの白矢頭）を示す。眼球より上部には頭蓋の膨らみを認めない（赤矢印）。

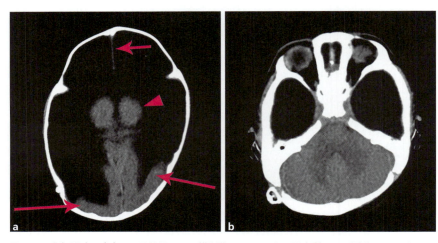

図5.6 水無脳症 （**a**）4か月男児のCT横断像。テント上の脳実質はほぼ消失しており，かろうじて視床（赤矢頭），後頭葉（長赤矢印）を確認できる。これらは後方循環から血流を受けている組織である。視床が左右に分かれており，大脳鎌が存在することから（短赤矢印），この画像は無分葉型全前脳胞症ではない。（**b**）後頭蓋窩のCT横断像。後方循環系の脳幹と小脳は画像上，正常にみえる。

受けている視床や後頭葉下部を残して，テント上の脳実質がほぼすべて壊死を起こしてしまった状態である．脳幹と小脳は一般的には正常である．水無脳症では，大脳半球は発生して左右に分かれた後に障害を受けているので，正常の大脳鎌を確認できる（図5.6）．出生後の予後は不良である．大脳鎌の有無で，水無脳症（大脳鎌がある）と無分葉型全前脳胞症（大脳鎌がない）が鑑別できる．

頭蓋骨が欠損すると，そこから硬膜と脳脊髄液が脱出して髄膜瘤 meningocele を形成するか，もしくは脳実質が脱出して脳瘤 encephalocele を形成するおそれがある（図5.7）．脳瘤は Chiari 奇形 II 型に類似した表現型を呈することがあり，脳幹や小脳が脱出した場合，Chiari 奇形 III 型と呼ばれる．後頭部脳瘤に腎奇形（多嚢胞腎），多指症を伴う疾患に Meckel-Gruber 症候群がある．

重篤な水頭症では，脳実質に所見が乏しくても頭蓋内の脳脊髄液腔が著明に拡大していることがあり，他の起因疾患と鑑別することが重要になる．水頭症であれば，シャント増設で正常近くまで回復する見込みも時に残されているからである．超音波では菲薄化した脳実質を同定することは時に困難である．無分葉型全前脳胞症や水無脳症のような予後不

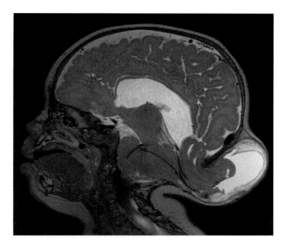

図5.7 脳瘤 7 か月男児の T2 強調矢状断像．頭蓋骨後部の欠損部から，硬膜と脳脊髄液に覆われた脳実質が後方に脱出している．

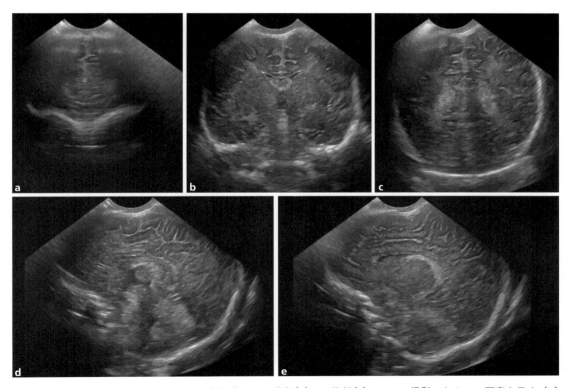

図5.8 頭部超音波の解剖 大泉門から冠状断像で脳の前部（a）から後部（c）にかけて撮影した3つの写真を示す．（a）脳の前部を撮影．前頭蓋窩（眼窩上壁）を認める．（b）両側脳室体部を認める．（c）脳の後部を撮影．両側脳室房の内部に脈絡叢を認める．（d）正中矢状断像．脳梁，脳幹に加えて，第4脳室の後方にエコー輝度の高い小脳虫部が認められる．（e）傍正中矢状断像．側脳室体部の後部に脈絡叢を認めるが，尾状核視床溝を越えて，前方に伸展してはいない．

良疾患と，回復する見込みのある重篤な水頭症を鑑別するには，胎児 MRI が有用である。

正常な脳溝パターンが発達してくるのは主に妊娠の後期であることに注意しておく。正常胎児でも正期産前にその脳を撮影した場合，脳溝が乏しいので誤って滑脳症と診断されかねない。このことは正期産前に撮影した胎児画像のみならず，早産児での出生後画像でも当てはまるので，覚えておく必要がある。

5.3 新生児画像

新生児の脳は大泉門が空いているので(特に早産児で)，超音波で容易に評価することができる。冠状断像と矢状断像の両方を確認でき，特に脳室系の評価に優れている。しかし，後頭蓋窩を超音波で観察するのは難しい。早産児では，後側頭泉門から頭蓋内を評価することも可能である(図 5.8)。

5.4 上衣下胚層出血(GMH)

早産児は**上衣下胚層出血** germinal matrix hemorrhage(GMH)を起こしやすい。上衣下胚層は神経細胞が増殖する場で，側脳室体部の側壁に密集して存在しており，ここから神経が脳表に向けて移動していく。上衣下胚層は神経細胞が増殖するため代謝が亢進しており，血流がきわめて多い。早産児では自律神経系の発達が未成熟であるため，脳血流の

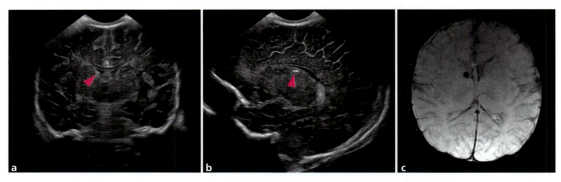

図 5.9　Grade I の上衣下胚層出血(GMH)　(a)新生児(生後 14 日)の大泉門からの経頭蓋超音波冠状断像。右側脳室体部の側壁の上衣下組織に非対称な信号(赤矢頭)を認め，出血が示唆される。(b)矢状断像。尾状核視床溝の中央に非対称な信号を認める(赤矢頭)。(c)磁化率強調横断像(SWI)。(b)の異常部位が低信号を呈しており，Grade I の GMH が確定された。

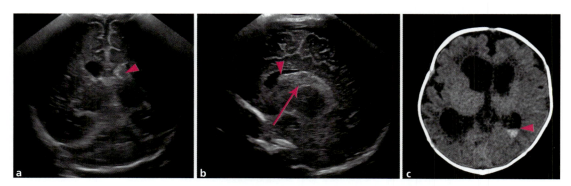

図 5.10　Grade II の上衣下胚層出血(GMH)　(a)早産児(生後 11 日)の経頭蓋超音波冠状断像。左側脳室体部に高エコー領域を認める(赤矢頭)。(b)矢状断像。高エコー領域(赤矢頭)が尾状核視床溝(赤矢印)を越えて，前方に伸展している。また，上衣下組織は左右非対称である。以上より，高エコー領域は正常脈絡叢組織ではなく，Grade II の GMH を表している。(c)3 週間後に撮影した CT 横断像。左側脳室の後角に血性物質が存在して(赤矢頭)，側脳室が拡大している。この患児の側脳室拡大は脳室内の出血が中脳水道の流れを妨げたことに起因すると考えられたため，Grade II の GMH と診断された。

自己調節能は破綻しやすい。どのようなストレスであれ，胎児の心拍数や血圧は変動しやすく，結果として，脆弱な上衣下胚層の血管から出血を起こしやすい。GMHはGrade I～IVの段階に分けられる。Grade I は出血が上衣下に留まる最軽症型である（図5.9）。

出血が脳室に及ぶとGrade IIである（図5.10）。脳室拡大を伴う脳室内出血はGrade IIIである（図5.11）。

留意すべきは，Grade IIのGMHが中脳水道を閉塞して水頭症を起こした場合には，Grade IIIとみなさず，Grade IIと診断することである。側脳室の脈絡叢組織は正常であってもエコー輝度が高く，出血とまぎらわしいこともあるが，通常は左右対称であり，**尾状核視床溝** caudothalamic groove より前方に伸展しないのが特徴である。正常の脈絡叢かGMHかがはっきりしない際は，画像のフォローアップが必要である。CT は一般的にGMHの評価には用いられない。

脳実質内に出血を伴う脳室内出血はGrade IVである（図5.12）。しかし，最近の研究で，このGrade IVは実際には出血性静脈梗塞であることがわかってきた。そのため，Grade I～IIIの重症度に連続性があるのに対して，Grade IVは独立した概念として考える必要がある。Grade IVを現在でも"上衣下胚層出血（GMH）"と呼んでいるのは，いささか間違っている。

左右の側脳室で異なるGradeの出血を起こすことはありうるし，実際に臨床でよくみられる。覚えておくべき重要なことは，CT は新生児以外では頭蓋内出血の評価で第1に選択される画像検査だが，新生児のGrade IのGMHはCT では描出が難しく，他の画像検査（特に超音波）が優先される場合が多いという点である。可能であれば，診断，治療，

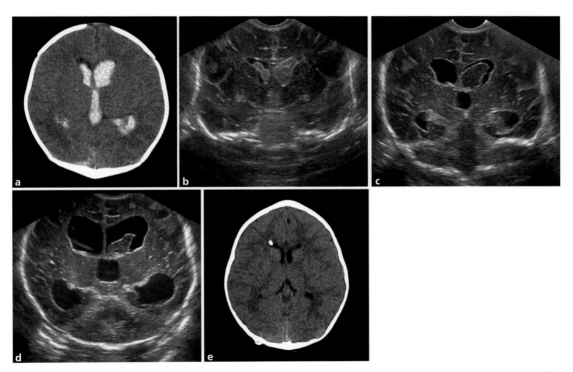

図5.11 Grade IIIの上衣下胚層出血（GMH） （**a**）他施設で両側GMHと診断された後に搬送された患児のCT 横断像。脳室系は血餅で満たされ，左側脳室と第3脳室は拡大し，右側脳室にも軽度の拡大を認める。Grade III のGMHに一致する所見である。成人領域で頭蓋内出血がCT で評価されることが多いのとは対照的に，GMHではCT が第1選択となることはほとんどない。しかし，手術が必要になる際や後頭蓋窩の評価ではCT は有用である。（**b**）大泉門からの経頭蓋超音波冠状断像（生後5日目）。エコー輝度の高い血餅を両側側脳室に認める。（**c**）超音波冠状断像（生後13日目）。血餅は縮小して，エコー輝度も低下している。（**d**）超音波冠状断像（生後20日目）。血餅はさらに縮小したが，水頭症を合併している。（**e**）CT 横断像（3歳時）。シャントを増設した後，脳室の大きさは正常化して，CT 画像では脳実質に異常所見を認めない。

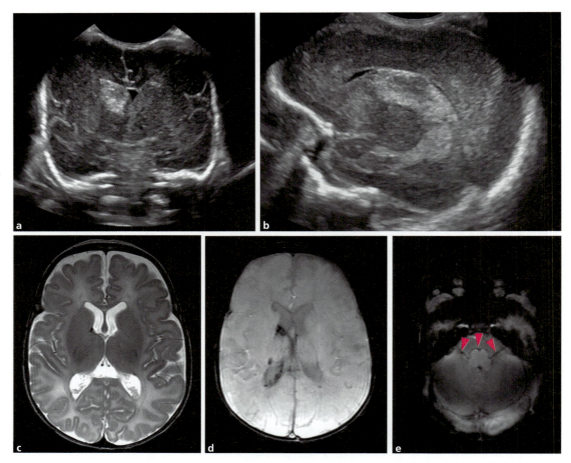

図 5.12　Grade Ⅳの上衣下胚層出血（GMH）　(**a**)在胎 24 週の早産児，生後 6 日目の経頭蓋超音波冠状断像と(**b**)矢状断像．右尾状核内に高エコー輝度領域が膨張しているのが観察され，出血性静脈梗塞が疑われる（Grade Ⅳ の GMH に矛盾しない所見である）．(**c**)生後 4 か月時での T2 強調横断像．脳実質は比較的正常であるが，右尾状核視床溝に低信号を認める．(**d**)磁化率強調横断像（SWI）．複数の低信号域を認め，ヘモジデリン沈着を確認できる．このような局所の微小出血は，従来のシークエンス（一般の T1 強調，T2 強調画像など）では描出が難しく，過小評価されてしまう．(**e**)延髄レベルで撮影した磁化率強調横断像（SWI）．脳幹，大槽内の脳神経の表面に"India-ink（墨汁）"のような低信号が描出されている（赤矢頭）．脳表ヘモジデローシスを示唆する所見である．

手術計画のために MRI を用いた断面像の評価が望ましい．磁化率強調横断像（SWI）であれば，血性物質やヘモジデリン（図 5.12e）の存在を示すことができる．

GMH が正期産の新生児に発症することはまれである．また，頭蓋内出血が正期産の新生児に起こった場合は，外傷，凝固障害，血管奇形などの原因が潜んでいないか検討する必要がある．

抗凝固薬を使用している患者で循環動態が安定しないと出血の危険性があるため，**体外式膜型人工肺 extracorporeal membrane oxygenation（ECMO）**を導入している患児では，頭部超音波を連日行うことがある．頭蓋内出血を合併すると ECMO を中止せざるをえなくなる場合があり，その際には ECMO 中止による利益と危険性について議論しなければならない．ECMO の患者は抗凝固薬を使用しているため，頭蓋内出血は上衣下胚層にとどまらず，より広範囲に及ぶ．したがって超音波で脳全体をくまなく調べる必要がある（図 5.13）．

GMH はしばしば水頭症を合併するため，水頭症が進行しないか，シャント増設が必要かどうかを超音波でフォローして確認しなければならない．ある基幹施設は，脳梁周囲動脈の抵抗係数 resistive index（RI）が高い場合に（例えば RI＞0.8），シャン

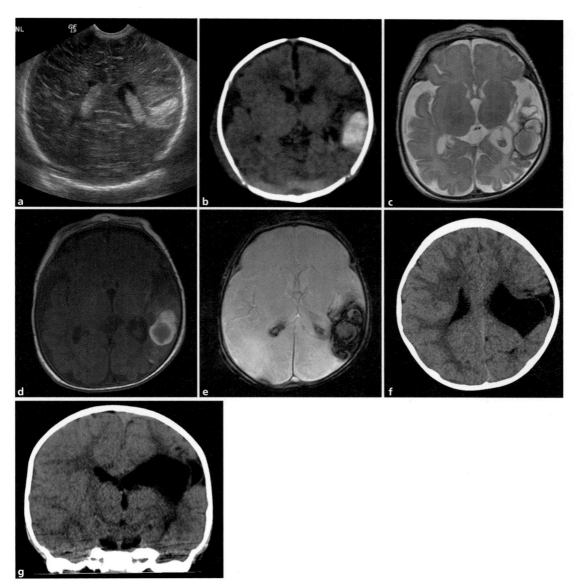

図 5.13 体外式膜型人工肺(ECMO)が導入された新生児の頭蓋内出血 (a)生後 6 日の超音波冠状断像。左側頭葉後部にわずかに膨らみをみせる高輝度のエコー領域を認める。(b)生後 19 日の CT 横断像。脳実質血腫を認める。(c)生後 24 日の T2 強調画像，(d)T1 強調画像，(e)磁化率強調横断像(SWI)。T2 強調画像で血腫周辺に低信号縁，T1 強調画像で血腫内部にさまざまな信号域，磁化率強調横断像でまだらな低信号域を認める。さまざまな時期の血腫を示唆する所見である。(f)5 歳時の CT 横断像と(g)CT 冠状断像。左側頭葉後部と頭頂葉下部に，脳萎縮に伴う脳室拡大と脳軟化症が確認できる。

トの適応と提唱している。しかし，適切なカットオフ値は十分信頼できるほどにはまだ確立されていない[5,6]。他にも，大泉門を圧迫した際の脳梁周囲動脈の抵抗係数を用いている基幹施設もあるが，妥当性についてはまだ十分に検証されていない[7]。出血後水頭症の管理は複雑で，単一の検査結果のみで決定するわけではない。また，シャント以外にも，内視鏡下第 3 脳室底開窓術 endoscopic third ventriculostomy(ETV)や，腰椎穿刺を繰り返す治療法なども行われており，成功率はさまざまである[8,9]。

5.5 低酸素性虚血性脳症(HIE)

中枢神経の虚血性障害は，子宮内でのストレスや

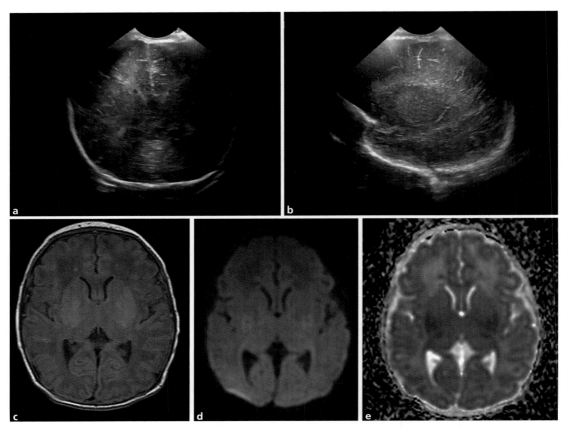

図 5.14　低酸素性虚血性脳症（HIE）の超音波と MRI 画像　HIE が疑われた新生児（生後 1 日）の超音波冠状断像（**a**）と右傍矢状断像（**b**）。大脳白質広範にかけて均一なエコー輝度の上昇を認める。脳浮腫の所見と考えられる（エコー輝度の異常を診断するためには，自分が勤務する施設の超音波装置が，正常の大脳白質をどのようなエコー輝度で映し出すかを知っておく必要がある）。（**c**）生後 5 日の T1 強調横断像。淡蒼球が内包後脚よりも高信号を呈している。HIE の所見である。（**d**）拡散強調横断像（DWI）と（**e**）ADC map。レンズ核後部と視床の後外側腹側核に，水分子の拡散運動低下を確認できる。これらの部位は新生児期に活発に髄鞘化が進んでいるところであり，虚血になった場合に障害を受けやすい。

心肺停止後蘇生による周産期低酸素症が誘因となる。新生児が心臓もしくは肺疾患を合併している場合は，中枢神経に虚血性障害を起こす危険性がさらに高くなり，総じて**低酸素性虚血性脳症** hypoxic ischemic encephalopathy（HIE）と呼ばれる。超音波は新生児 HIE の検査に有用であるが，感度と特異度は MRI に軍配が上がる。

HIE は超音波で脳実質のエコー輝度の上昇として描出される（図 5.14）。しかし，時にエコー輝度の上昇はごくわずかであり，特に両側の大脳が対称的に罹患した場合は判断が難しい。HIE の同定には拡散強調画像（DWI）がより有用であり，患者がけいれんや筋緊張低下など神経症状をきたした場合には，その原因を確定診断できる（図 5.15）[10〜13]。

HIE は一般的に対称性であるため，広範に異常がみられた場合，拡散強調画像でさえ HIE と確定することが難しい場合がある。テント上の広範な HIE を診断する際には，小脳は大脳よりも低酸素状態に抵抗性があるため，冠状断像で大脳と小脳の信号強度の違いを確認することが有益である。MRI は感度，特異度に秀でているが，超音波は全身状態が不安定な新生児を迅速に評価したい場合や，フォローアップに非常に有用な検査である。

多くの場合，低酸素による脳障害を受けた後，7〜10 日間は全身状態が落ち着かないため，MRI を撮影することができない。その時点で拡散強調画像（DWI）を撮影しても，はっきりとした異常を検出できないことがある。その他に HIE の画像所見と

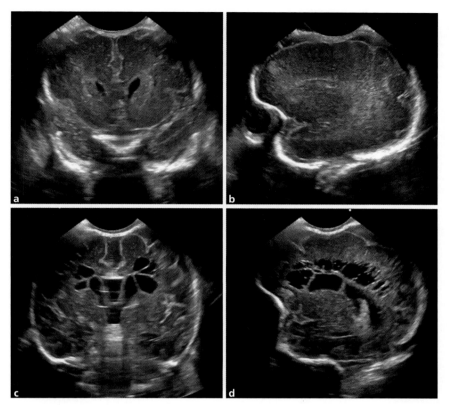

図 5.15　脳室周囲白質軟化症(PVL)　(**a**)在胎約 26 週で出生した新生児(生後 1 週)の経頭蓋超音波冠状断像と(**b**)傍矢状断像。脳室周囲の白質のエコー輝度が上昇している。脳溝の発達は未熟である。生後 1 か月時でのフォローアップ超音波冠状断像(**c**)と傍矢状断像(**d**)。両側の側脳室体部の外側縁に沿って多数の囊胞状壊死(脳室周囲白質軟化症)が集簇して現れている。

して，T1 強調画像で淡蒼球が高信号を呈することがある(図 5.14c)。これはおそらく**異栄養性石灰化** dystrophic micromineralization に起因するといわれている。臨床経過上，HIE と考えにくいにもかかわらず，淡蒼球で T1 短縮(T1 高信号)を認めた場合は，鑑別疾患として核黄疸が挙げられる。その際はすぐにビリルビンを確認すべきである。

脳に虚血性障害が起こると，脳室周囲に囊胞状壊死が引き起こされ，**脳室周囲白質軟化症** periventricular leukomalacia (PVL) が発症する(図 5.15)。虚血性障害が局所に限定された場合は，その部位に囊胞状壊死が発症し，**孔脳症** porencephalic cyst を呈する(図 5.16)。孔脳症は脳室と交通していることもある(交通性孔脳症)。磁化率強調画像(SWI)で，孔脳症の外側縁にヘモジデリン沈着を示唆する低信号が存在することがある。総じて，白質壊死/脳室周囲白質軟化症，孔脳症は早産

児特有の白質軟化症といえる。

重篤な早産児白質軟化症では，脳回が白質の萎縮によって密になり，**瘢痕脳回** ulegyria をきたすことがある。瘢痕脳回は一見，多小脳回のようだが，病態生理と臨床的意義はまったく異なる(図 5.16 d)。白質軟化症が軽度で臨床的に症状が乏しくても，病変部が皮質脊髄路を侵していると，後に発達遅滞もしくは**片麻痺** hemiparesis で気づかれることがある(図 5.17)。

超音波で深部灰白質(基底核，視床)にわずかに高輝度の線状部位がみられることがある(図 5.18)。これは**石灰化血管症** mineralizing vasculopathy と呼ばれる病態であり［訳注：レンズ核線条体動脈流域に認めることが多いため，レンズ核線条体血管症 lenticulostriate vasculopathy とも呼ばれる］，もともとは HIE，代謝性疾患，トリソミーなどの遺伝性疾患から報告されていた。しかし，超音波プ

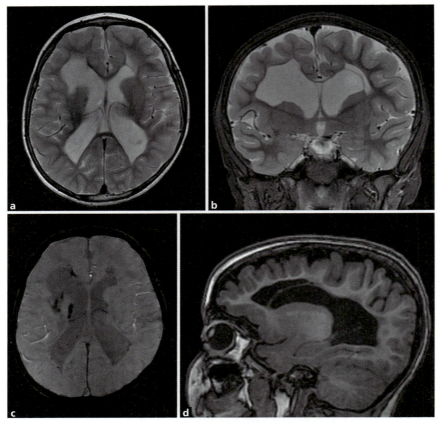

図 5.16　孔脳症　(a)T2 強調横断像と(b)STIR 冠状断像。右側脳室と交通している孔脳症（右前頭葉）と，左側脳室と交通が明らかでない囊胞（左前頭葉）を認める。これらの周囲で白質容積は減少している。(c)磁化率強調横断像(SWI)。側脳室と孔脳症の外側縁にヘモジデリン沈着を多数認める。過去の側脳室内出血に起因する所見である。(d)T1 強調矢状断像。左前頭葉の皮質下白質が菲薄化して，萎縮性変化によって脳回が密になり，瘢痕脳回を呈している。多小脳回と混同してはならない。

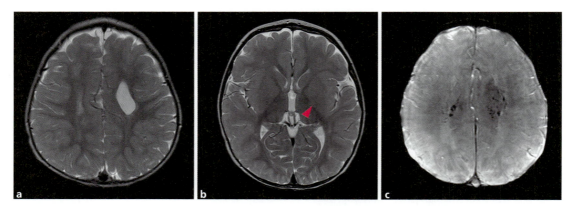

図 5.17　片麻痺　右片麻痺がある 16 か月男児の T2 強調横断像。(a)左側脳室体部の上縁で白質の容積が減少している。(b)基底核レベルで撮影した T2 強調横断像。左内包後脚の中部に異常信号を認める（赤矢頭）。Waller 変性と推測される。(c)磁化率強調横断像(SWI)。(a)でみられた白質容積の減少は過去の GMH が原因と考えられた。

ローブの感度が発達するにつれて，特に異常を認めない新生児からも偶然に発見されるようになり，現在ではその臨床的意義は不明とされている。

けいれんや異常運動を呈した新生児では，白質軟化症や先天性代謝異常が潜んでいないか，MRIやMRスペクトロスコピー（MRS）で精査することを考慮する。遺伝性疾患に起因する場合は，先天的な外形および内臓の形態学的異常が現れることがあり，その場合は全身の骨単純X線撮影も検討する。

加えて，**新生児単純ヘルペスウイルス（HSV）脳炎**について言及したい。HSVは必ずしもGasser神経節から側頭葉内側に直接波及するとは限らない。髄液や血流から播種した場合は，脳炎は側頭葉に限局せずにさまざまな分布を呈する（図5.19）。新生児は脳の髄鞘化が進んでおらず，HSV脳炎であってもT1強調画像，T2強調画像で異常所見を同定することが困難であり，増強効果も明瞭でない。それゆえ，けいれんを呈した新生児の拡散強調画像（DWI）で説明できないような異常部位を認めた場合，HSV脳炎を鑑別に入れて，速やかにアシクロ

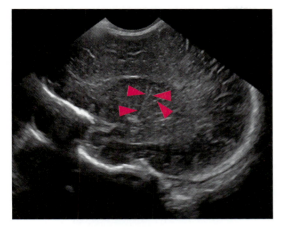

図 5.18　石灰化血管症　新生児（生後11日）の経頭蓋超音波矢状断像。レンズ核内部に線状の高エコー輝度を認める（赤矢頭）。石灰化血管症の所見である。

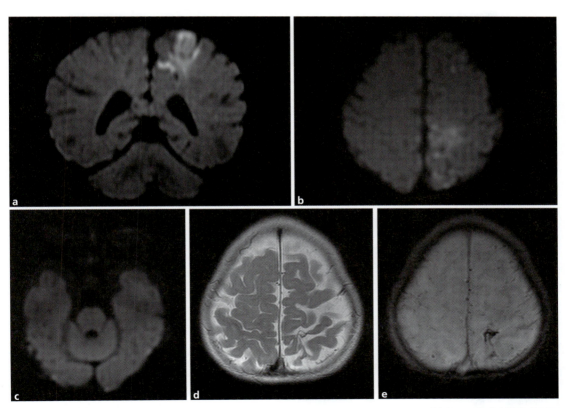

図 5.19　周産期単純ヘルペスウイルス（HSV）脳炎　けいれんを呈して搬送された新生児（生後3週）。(a)拡散強調冠状断像（DWI）と(b)横断像（DWI）。左頭頂葉上部に水分子の拡散運動低下（高信号）を認める。後に新生児HSV脳炎と確定診断された。(c)側頭葉レベルで撮影した拡散強調横断像（DWI）。側頭葉には異常を認めない。新生児HSV脳炎の所見とは対照的である。(d)生後10か月時にフォローアップしたT2強調横断像と(e)磁化率強調横断像（SWI）。脳炎罹患部位に脳軟化症と陳旧性出血を認める。

ビルによる治療を開始するべきである（髄液の HSV PCR の結果を待ってはいけない）。しばらくして MRI を撮影したときに，磁化率強調画像（SWI）で HSV 脳炎にみられる出血性変化が検出できることがある。

5.6 周産期における正常所見

MRI 画像所見のなかには，他の年代では異常と診断されても，新生児時期では正常とされる所見があるので覚えておきたい。分娩後に主に後頭蓋窩，後頭葉周囲にわずかな硬膜下出血を認めることがある（図 5.20）。これは分娩による正常所見で，臨床的意義に乏しい。しかし，非偶発的外傷（虐待）も鑑別には入れるため，この所見を認めた場合，どこまで虐待を考慮すべきか迷うこともある。

頭血腫 cephalohematoma は分娩で起こる頭蓋外の骨膜下血腫である。吸引分娩に伴うことが多い（図 5.21）。頭血腫は骨膜下に貯留するため，骨縫合を越えて広がらない。一般的には自然に吸収され

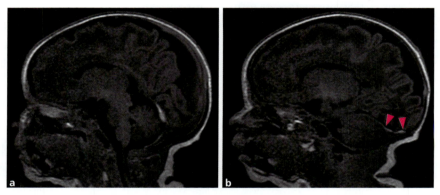

図 5.20 分娩による硬膜下血腫 女児（日齢 7）の遺伝疾患スクリーニングのために撮影した MRI T1 強調矢状断像。(**a**)小脳周囲と(**b**)後頭極に T1 高信号を示す硬膜下血腫を偶然認めた（赤矢頭）。分娩による頭蓋内出血の所見である。

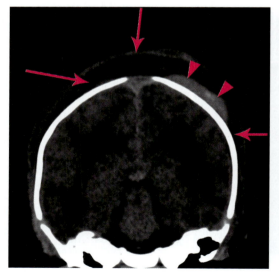

図 5.21 頭血腫 分娩後に頭皮腫脹を認めた男児（日齢 1）の CT 冠状断像。左頭頂骨の頭頂部骨膜下に頭血腫を認める（赤矢頭）。また，頭皮全体に骨縫合を越えて伸展する頭皮腫脹（産瘤）を認める（3 つの赤矢印）。

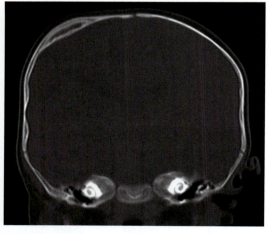

図 5.22 石灰化した頭血腫 生後 4 か月乳児の CT 冠状断像（骨条件）。頭部腫瘤が時間とともに硬くなってきたため CT 撮影を実施した。頭蓋骨が局所的に肥厚している。骨膜反応は認めない。石灰化頭血腫に一致する所見である。

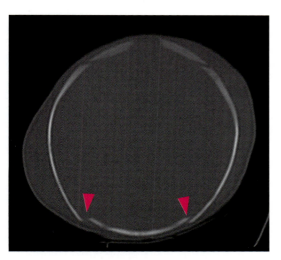

図5.23　遷延分娩後に頭皮腫脹を認めた新生児（日齢1）の頭部 CT 横断像（骨条件）　明らかな骨折は認めず，後頭骨が頭頂骨後縁より落ち込んでいるのがわかる（赤矢頭）。分娩に伴う頭蓋変形で，出産後に一過性にみられる正常所見である。頭皮の腫脹は産瘤と考えられる。

ることがほとんどだが，時に石灰化を起こすことがある（図5.22）。

産瘤 caput succedaneum は頭蓋外の皮下血腫である。骨膜下血腫ではないため，骨縫合や正中を越えて広がることがある。一般的に後遺症を残さずに自然に吸収される。産瘤とともに経腟分娩直後に頭蓋が細長く変形することがよくあるが，**頭蓋変形** cranial molding（図5.23）と呼ばれる正常な応形機能である。

5.7　さらに学習したい方のための参考資料

[1] Yoon HJ, Kim JH, Jeon TY, Yoo S-Y, Eo H. Devastating metabolic brain disorders of newborns and young infants. Radiographics 2014；34（5）：1257-1272.

文献

[1] Griffiths PD, Reeves MJ, Morris JE et al. A prospective study of fetuses with isolated ventriculomegaly invested by antenatal sonography and in utero MR imaging. AJNR Am J Neuroradiol 2010；31（1）：106-111

[2] Raybaud C. The corpus callosum, the other great forebrain commissures, and the septum pellucidum：anatomy, development, and malformation. Neuroradiology 2010；52(6)：447-477

[3] Aicardi J. Aicardi syndrome. Brain Dev 2005；27（3）：164-171

[4] Winter TC, Kennedy AM, Woodward PJ. Holoprosencephaly：a survey of the entity, with embryology and fetal imaging. Radiographics 2015；35（1）：275-290

[5] Goh D, Minns RA, Hendry GM, Thambyayah M, Steers AJ. Cerebrovascular resistive index assessed by duplex Doppler sonography and its relationship to intracranial pressure in infantile hydrocephalus. Pediatr Radiol 1992；22(4)：246-250

[6] Hill A, Volpe JJ. Decrease in pulsetile flow in the anterior cerebral arteries in infantile hydrocephalus. Pediatrics 1982；69(1)：4-7

[7] Taylor GA, Madsen JR. Neonatal hydrocephalus：hemodynamic response to fontanelle compression-correlation with intracranial pressure and need for shunt placement. Radiology 1996；201（3）；685-689

[8] Mazzola CA Choudhri AF, Auguste KI et al. Pediatric hydrocephalus：systematic literature review and evidence-based guidelines. Part 2：Management of posthemorrhagic hydrocephalus in premature infants. J Neurosurg Pediatr 2014；14（14）Suppl 1：8-23

[9] Nikas DC, Post AF, Choudhri AF, Mazzola CA, Mitchell L, Flannery AM. Pediatric hydrocephalus：systematic literature review and evidence-based guidelines. Part 10：Change in ventricule size as a measurement of effective treatment of hydrocephalus. J Neurosurg Pediatr 2014；14（14）Supple 1：77-81

[10] Ghei SK, Zan E, Nathan JE et al. MR imaging of hypoxic-ischemic injury in term neonates：pearls and pitfalls. Radiographics 2014；34(4)：1047-1061

[11] Shroff MM, Soares-Fernandes JP, Whyte H, Raybaud C. MR imaging for diagnostic evaluation of encephalaopathy in the newborn. Radiographics 2010；30(3)；763-780

[12] Chao CP, Zaleski CG, Patton AC. Neonatal hypoxic ischemic encephalaopathy：multimodality imaging findings. Radiographics 2006；26：S159-S172

[13] Huang BY, Castillo M. Hypoxic-ischemic brain injury：imaging findings from birth to adulthood. Radiographics 2008；28(2)：417-439, quiz 617

6 外傷と出血
Trauma and Hemorrhage

6.1 はじめに

外傷性脳損傷は日常診療でよく目にする疾患であり，2014年度には米国で170万人が罹患している[1,2]。頭蓋外傷は初期診療，フォローアップ，そして時に長期にわたる治療で費用がかかり，さらに神経発達に影響を及ぼす懸念もある。頭蓋外傷は事故やスポーツ外傷などさまざまな原因から多彩な様相を呈する。他にも，児童虐待などの非偶発的外傷も原因となる。成長時期の頭蓋骨はまだ癒合していないために骨折と誤診してしまうこともあれば，その逆に骨折をまだ癒合していない正常頭蓋骨と誤診することも決して珍しくない。画像技術は頭蓋外傷の診断に中心的役割を果たし，このまま将来も進化し続けることでさらに大きな役割を担うだろう[3〜5]。本章では，小児の正常発達解剖やさまざまな小児頭蓋外傷を正確に理解することで，外傷をきちんと診断し，治療と予後のさらなる改善につなげることを目標とする。

6.2 出血

6.2.1 脳出血の CT

急激に凝固した出血は CT では脳実質よりも CT 値が高く（CT で白く映る），一般的には 60〜80 HU を示す。CT 値が高い理由は濃縮した蛋白質やヘム鉄である。凝固していない血液はそこまで高い CT 値を示さないため，超急性期の出血は全体的に高い CT 値を示すとは限らない。例えば，硬膜外出血では，活動性出血を示唆する低吸収域が混在する "swirl-sign（渦巻きサイン）" が知られている（図6.1）。時が経つと，血腫の退縮により，蛋白質とヘムは吸収され，血液の CT 値は 1 日につき約 1 HU ずつ減少していく。一般的に，中間的な CT 値（30 HU 前後）が慢性血腫とみなされるが，重篤な貧血患者では急性出血である場合もある。

6.2.2 脳出血の MRI における経時的変化

血液成分が MRI で経時的に変化する様相は，ヘムの化学構造とそれに影響される赤血球に関連している。オキシヘモグロビンからデオキシヘモグロビン，メトヘモグロビン，そしてヘモジデリンへと連続して変化するが，変化に要する時間は一定ではない（表6.1）。また，溶血も起こる（メトヘモグロビンの間に起こるのが一般的である）。血液成分が変化していく時間速度は，出血，温度，pH，酸素分圧などにより影響される。それゆえ，血腫がどれくらい時間を経ているかを判断する際は，MRI のみに頼るべきではない。出血が進行するすべての因子を完全に理解していない場合は，おおよその時間幅をもって注意深く判断するべきである。T1 強調画像や T2 強調画像で血腫がどのように見えるかを覚えるための語呂合わせがある。しかし，語呂合わせに頼るということは，血腫の進行過程を理解していないということである。つまり，語呂合わせなしでは経過を覚えられないのであれば，血腫時期は同定できない。ここでは T1 強調画像と T2 強調画像に焦点をまず置いて，後に磁化率強調画像（SWI）を扱うことにする。

出血が起きた後，最初の数時間はオキシヘモグロビンが存在する。オキシヘモグロビンはまもなくデオキシヘモグロビンに変化して，T1 強調画像で高信号となる。この変化は高濃度酸素の状況下では遅延する。1〜5 日ほど経つと，デオキシヘモグロビンはメトヘモグロビンに変化する。メトヘモグロビンはプロトン電子の双極子間相互作用〔Proton-electron dipole-dipole interaction（PEDDI）〕により，T1 強調画像で高信号となる。しかし，赤血球は形を保っているため，メトヘモグロビンはプロトン緩和促進 proton relaxation enhancement（PRE）のために T2 強調画像で低信号となる。赤血球が溶血すると，プロトン緩和促進は T2 強調画像信号の因子でなくなるため，高信号を呈するようになる。双極子間相互作用により引き起こされる T1 短縮（T1 高信号）はメトヘモグロビンに関連するが，溶血には影響を受けない。後にメトヘモグロビンがヘモジデリンに変化する際，ヘモジデリンは T1 強

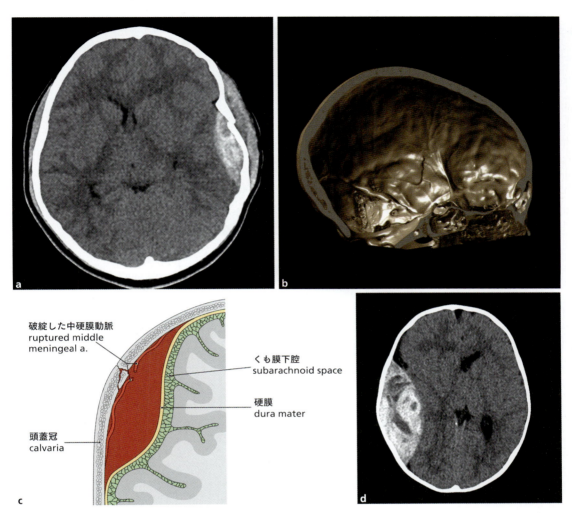

図 6.1 硬膜外出血 （**a**）CT 横断像。左側頭骨鱗部の内側に沿って両凸形の高吸収域を認める。隣接して，わずかに陥没骨折も存在する。（**b**）頭蓋内板の CT 三次元再構築画像。骨折線が中硬膜動脈分枝の血管溝を横切っている。（**c**）硬膜外で起こった骨折により中硬膜動脈が破綻したことを表す図。硬膜外血腫を形成している。（**d**）1 歳男児。頭蓋損傷後に撮影した頭部 CT 横断像。大きな両凸状の血腫を認める。血腫内部の吸収度は不均一であり，急性出血を示唆する所見である。血腫内の低吸収域はまだ凝固していないことを示唆する。(c)は Atlas of Anatomy, ©Thieme 2012 より。イラスト：Markus Voll

表 6.1 脳出血の MRI における経時的変化

	血腫	T1 強調画像	T2 強調画像	時間軸の目安
超急性	オキシヘモグロビン	等信号	高信号（血腫縁は低信号）	4〜6 時間
急性	デオキシヘモグロビン	等信号	低信号	6 時間〜3 日
亜急性早期	細胞内メトヘモグロビン	高信号	低信号	3〜7 日
亜急性後期	細胞外メトヘモグロビン	高信号	高信号	1〜6 週間
慢性	ヘモジデリン	低信号	低信号	1 か月以上

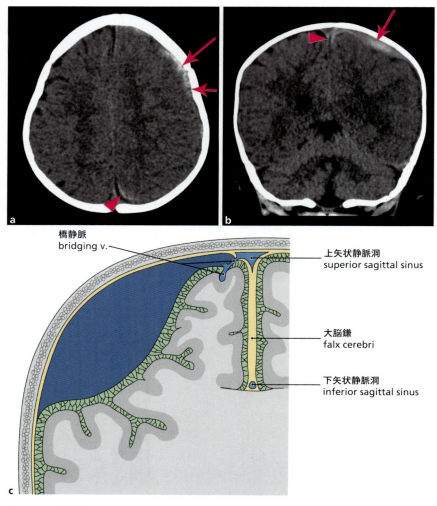

図 6.2 硬膜下血腫　7 か月女児の頭蓋外傷。(**a**) CT 横断像。(**b**) CT 冠状断像。左前頭葉の表面に硬膜下血腫（赤矢印）があり，大脳鎌表面に伸びている（赤矢頭）。脳溝が消失している部位もあるが，脳の正中偏位は認めない。(**c**) くも膜，硬膜と硬膜下血腫の位置関係図。硬膜 "下" の "下" とは皮膚表面から見た場合の位置関係であり，脳表からの位置関係ではない。(**c**) は Atlas of Anatomy, ©Thieme 2012 より。イラスト：Markus Voll

調画像，T2 強調画像，そして磁化率強調画像（SWI）すべてにおいて低信号を呈する。血腫が変化していく時間にはばらつきがあり，血腫内でも化学変化が一律かつ同時に起こっているわけではないため，異なった時間軸を示すこともある。

6.2.3 硬膜下血腫

　硬膜下血腫 subdural hemorrhage は硬膜内層と硬膜外層の間に血液が貯留する状態をいい，頭蓋外傷で橋静脈が破綻して出血することが主原因である。血液は直接外傷に近接した部位に貯留するのが一般的だが，貯留するにつれて，血腫は硬膜下腔を通じて再分布される。硬膜下血腫では血腫の部位，血腫の厚さ，脳の圧排の程度をまず確認する。硬膜下血腫は一般的には静脈出血であるため低圧であり，脳表を覆う三日月型の病変として描出される。硬膜下出血は低圧で，しばしば血腫の大きさが変化しないこともある。脳の圧排が乏しく，臨床症状を欠く場合は経過観察される。しかし，血腫が増大して，脳の圧排や神経症状が現れた場合には，外科的に血腫除去が施行される。

　大脳鎌や小脳テントは硬膜で覆われており，硬膜

下血腫がよく観察される部位である（図 6.2）。硬膜下腔は大脳鎌や小脳テントの表面に沿って走行している。もし血腫が大脳鎌や小脳テントを越えて広がり，大脳鎌や小脳テントの表面に沿っていない場合は，それは硬膜「外」出血である（図 6.3）。分娩後しばらくの間，後頭極や小脳の表面にわずかに硬膜下出血を認めることがある（第 5 章参照）。しかし，分娩では通常は脳実質の損傷や脳圧排所見は認めない。

幼児に生じることがあっても，成人ではめったにみられないものに，硬膜の一部が損傷して脳脊髄液が硬膜下に漏出する現象がある。これは**血水腫** hematohygroma と呼ばれ，CT では通常の急性血腫よりも低吸収となり，血腫内に層を認めることもある。CT で血腫が等吸収域を呈したとしても，亜急性もしくは慢性血腫であると早急に結論づけてはいけないし，落ち着いていた慢性血腫に再出血が起こった（acute-on-chronic）とは限らないのである。こうした小児特有の概念は成人放射線科での通常の教育とは大きく異なるものであり，小児の脳画像を読影するうえで周知しておく必要がある（図 6.4）。脳萎縮が起こる老年期では，無症候性の慢性血腫が存在することがある。慢性血腫の存在下で再出血が起こった際には画像で血腫に層がみられるため，成人患者で血腫内に層が存在した場合は，慢性血腫からの急性増悪と考えて通常は間違いない。小児でも頭蓋内に CT 低吸収の血腫を認めた場合，以前からそこに無症候性に存在していた慢性血腫と考える読者もいるかもしれない。しかし，小児の頭蓋内は余分な空間が比較的少ないため，頭蓋内血腫は通常は何らかの症状を呈するのが一般的である。こ

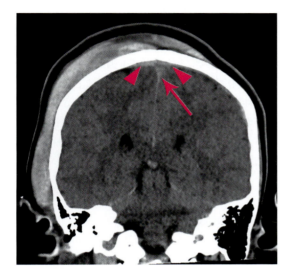

図 6.3　大脳鎌を越えて対側に広がる硬膜外出血　14 歳男児の頭蓋外傷の CT 冠状断像。脳実質外出血を認める（赤矢頭）。この出血は上矢状静脈洞（赤矢印）と頭蓋冠の間に広がり，大脳鎌に沿っていないため，硬膜外出血と診断できる。出血が矢状縫合を越えていることに注目。

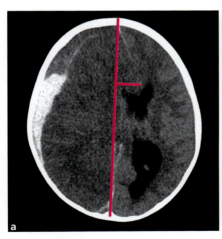 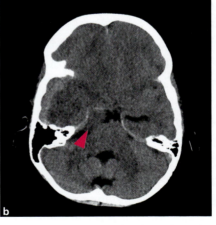

図 6.4　硬膜下出血の層形成　4 歳の頭蓋外傷。(**a**)CT 横断像。等吸収域と高吸収域の層を成した血腫があり，右大脳半球から左大脳半球にかけて約 19 mm の正中偏位（midline shift）が認められる。(**b**)さらに下位レベルで撮影した CT 横断像。側頭葉に鉤ヘルニアが起こり（赤矢頭），脳幹を圧排している。この患者は生来健康であった。この異なる濃度の血腫は急性硬膜下出血によるものである（慢性硬膜下血腫に急性出血が起こったわけではない）。さらに，右脳半球で皮質・白質の境界消失（皮髄境界消失）があり，圧排や血流障害に起因していると考えられる。

うした成人と小児の違いに精通しておくことは重要である。なぜなら小児では，急性と慢性の硬膜下血腫が混在しているようにみえた場合，時には非偶発的外傷（虐待）を示唆する所見であるからである。このような所見を認めた場合，何らかの非偶発的外傷（虐待）が急激に発症した可能性を考慮しなければならない。同様に，CTで等吸収域を呈する血水腫が片側の脳半球に存在する傍らで，別側の脳半球に血腫を認めた場合，両方の血腫とも急性発症である場合がある。それゆえ，異なる時期にできた硬膜下血腫と表現せずに，異なる吸収域を呈する硬膜下血腫と表現すべきである。

血腫に層を認めた場合，内因性もしくは薬剤性による凝固障害の可能性も考慮すべきである。白血病などの貧血患者では，硬膜下血腫はCT低吸収であっても，急性に発症したもので生命を脅かす所見かもしれない。血腫に層があったとしても，血小板減少症など凝固障害に伴う所見かもしれない。それゆえ，白血病など貧血や凝固障害のある患者では，硬膜下血腫は以前の画像で同様の所見を認めない限り，安易に慢性硬膜下血腫と診断してはならない。

6.2.4 硬膜外血腫

硬膜外血腫 epidural hematoma は頭蓋骨と硬膜外層の間に血腫が貯留した状態である。硬膜外層は頭蓋骨内面の骨膜であるため，硬膜外血腫は骨膜下血腫と呼ばれることもある。硬膜外血腫のほぼ全例が，頭蓋骨骨折による血管損傷による動脈性出血によりもたらされ，画像上では凸レンズ形を呈する（図6.1）。そのため，頭蓋骨骨折に隣接して脳実質外に出血を認めた場合，硬膜外からの出血を疑う。血腫が硬膜下か硬膜外かをはっきりと鑑別できない場合には，その2つともを包括する"脳実質外（extra-axial）"血腫と分類するのが妥当だろう。

硬膜外血腫の原因として最も多いのは，頭頂骨もしくは側頭骨鱗部の骨折による中硬膜動脈分枝の損傷である（図6.1b）。硬膜外血腫は骨膜下に貯留するため，一般的には縫合線を越えないとされるが，骨折が硬膜の縫合線癒着部を損傷してしまうこともあり，必ずしも当てはまるわけではない。上矢状静脈洞と頭蓋冠の間の脳実質外に血腫があり，大脳鎌に沿って伸びていない場合は硬膜外血腫であり，し

ばしば静脈損傷から起こることがある。

硬膜外出血は通常は動脈損傷に起因するため，硬膜下血腫に比べて広がりやすく，脳実質を圧排しやすい。そのため，硬膜外出血は速やかに脳外科医に評価してもらう必要がある。歴史を振り返ると，硬膜下血腫に遭遇した場合，速やかに脳外科医が外科的治療を行い，可能であれば損傷した血管の焼灼術を行うのが一般的であった。現在では，硬膜下血腫が小さく，意識正常で神経症状が乏しい場合は，外科的治療をすぐに行わずにCT画像で12〜24時間以内に再度撮影して，経過観察することもある。患者の神経症状が乏しく，硬膜下血腫が小さくてサイズが変化しない場合は臨床的に経過観察される。硬膜下血腫の治療方針の決定は脳外科医の臨床判断に委ねるべきである。

6.2.5 くも膜下出血

くも膜下腔は脳実質とそれを覆う硬膜の間に位置している。成人のくも膜下出血 subarachnoid hemorrhage の原因で最も多いのは脳動脈瘤の破裂であるが，小児では少ない。小児のくも膜下出血は主に頭蓋外傷が原因である。外傷性くも膜下出血は通常，他の脳出血も伴う（図6.5）。くも膜下出血は脳実質表面にヘモジデリンの慢性沈着を起こし，

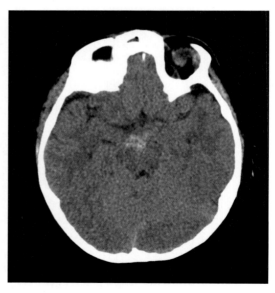

図6.5 くも膜下出血 6歳患児，交通外傷のCT横断像。高吸収域を呈する物質（出血）が脚間窩，鞍上槽に認められる。外傷後くも膜下出血を示唆する所見である。

特に脳幹周囲に磁化率強調画像(SWI)で脳表ヘモジデローシスが確認できる(図 5.12)。脳表ヘモジデローシスは，重度な上衣下胚層出血(GMH)などさまざまな脳出血の合併症としても観察される。大槽で脳神経の表面にヘモジデリンが慢性的に沈着した場合，耳鳴などの症状につながることがある。

6.2.6　脳実質内出血

脳実質内出血 parenchymal hemorrhage は衝撃や頭蓋骨骨折が直接作用した部位のみならず，対側の頭蓋骨(頭蓋底など)に対して脳が衝突しても起こりうる(図 6.6)。脳挫傷では後に**脳軟化症** encephalomalacia(図 6.6c)を生じて，障害部位と程度に応じた神経症状が認められる。

6.2.7　びまん性軸索損傷/剪断損傷

外傷性脳損傷は CT で確認できる大きさの脳実質内出血を生じる以外にも，CT でははっきりと確認できないほど小さな脳実質内出血を引き起こすことがある(図 6.7)。このような微小出血は白質線維の剪断が原因で，急激な加速または減速が起こると，白質と灰白質が異なる角加速度を呈するため，**剪断損傷** shear injury が起こると仮定されている。特に脳が頸椎を支点として回転性の衝撃を受けた際に

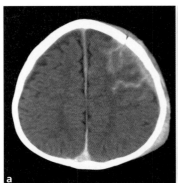
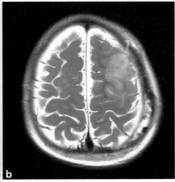
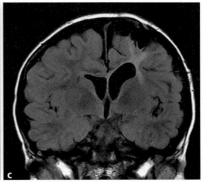

図 6.6　脳挫傷　14 か月患児の頭蓋外傷。(**a**)CT 横断像。左前頭骨骨折，くも膜下出血，硬膜下出血を認める。周囲の脳実質が低吸収域を呈する。(**b**)T2 強調横断像。脳実質に高信号域を認める。脳挫傷の所見である。(**c**)受傷 6 年後に撮影した FLAIR 冠状断像。(a)で認めた脳挫傷部位が脳軟化症を呈している。脳は萎縮し，高信号域(グリオーシス)が観察される。また，左側脳室に脳萎縮による脳室拡大(ex vacuo dilation)も確認できる。

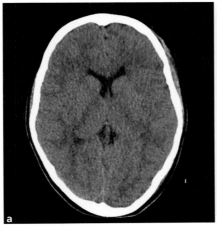
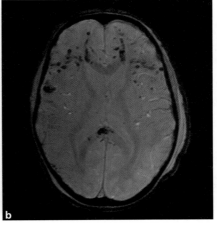

図 6.7　びまん性軸索損傷　8 歳患児の頭蓋外傷。(**a**)CT 横断像。患児は昏睡状態だが，CT 画像には明らかな異常を認めない。(**b**)MRI 磁化率強調画像(SWI)。両側前頭葉，脳梁膝にかけてびまん性に低信号域を認める。びまん性軸索損傷(剪断損傷)による微小出血の所見である。

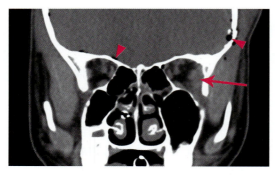

図 6.8　筋円錐外血腫と気脳症　CT 冠状断像で筋円錐外に血腫（赤矢印）を認める。また、気脳症（赤矢頭）も多数存在する。

起きやすい。こうした微小出血は CT で目視できるような明らかな出血や脳浮腫がなくても起こり、重篤な神経障害をきたす。こうした理由から、頭蓋外傷後に原因が同定できない神経障害を発症した患者は、磁化率強調画像（SWI）を含めた MRI を撮影することが勧められる。SWI で灰白質と白質の境界や脳梁に微小出血が同定できる。また、拡散強調画像（DWI）でも異常部位を確認できる（図 6.7）。剪断損傷が多数の部位に起こった場合、**びまん性軸索損傷** diffuse axonal injury と呼んでいる。

6.3　気脳症

頭蓋内に空気が存在する状態は**気脳症** pneumocephalus と呼ばれ、頭蓋外傷では絶対に見逃してはいけない疾患である。気脳症を最も見つけやすいのは CT（骨条件）である（図 6.8）。気脳症を診た場合は、骨折、特に副鼻腔（篩板骨折など）や乳突蜂巣（側頭骨骨折など）の損傷や、穿通性損傷を伴う開放骨折を見逃さないように心がける。頭蓋内部がつながると感染症の危険性が高くなるため、気脳症を見つけたらただちに抗菌薬治療を開始しなければならない。

6.4　マスエフェクト

脳実質の**マスエフェクト** mass effect ［訳注：血腫や腫瘍が物理的に周囲を圧迫して、脳実質が影響を受けること］はさまざまな障害を引き起こす。脳溝がやや消失かつ平坦化して、障害を受けた側の側脳室の形態が正中偏位を伴わない程度に歪むような比較的軽度な障害から、正中偏位を伴わない鉤ヘルニア、そしてさらに重篤な脳ヘルニアにまで至る。正中偏位が存在する場合には、偏位の程度を測定することが重要である。上矢状静脈洞の前後間に線を引き、その線から透明中隔、第 3 脳室などの脳の正中部に位置する構造物までの距離を測定する（図 6.4a）。正中偏位が 1～2 mm 程度であれば、臨床上問題にならないか、アーチファクトであることがほとんどだが、以前の画像と比較する必要がある。また、脳実質外の水腫もしくは血腫が両側にある場合は正中偏位を呈さないことがあるため、その際は中脳周囲槽に目を向ける。側頭葉鉤部が正中に向かって圧排されると、脚槽が小さくなり、大脳脚が圧排されて、鉤ヘルニアを引き起こす。しかし、ヘルニアは全か無かの現象ではなく、脚槽が小さくみえても、まだ大脳脚が圧排されてない状況もあり、その際は早期の鉤ヘルニアと考えられる。それに対して、鉤ヘルニアが進行して重篤になると中脳が圧排され、鉤部が下方に陥入してしまう。動眼神経が脚間槽を通過する際に鉤部の内側を通過するため、鉤ヘルニアが起こると動眼神経が圧排されて動眼神経麻痺を呈する（図 6.4b）。

脳溝と脳室が圧排され、鉤ヘルニアが発症した後に、続いて中脳周囲槽の他の脳実質にも圧排が起こり、最悪の場合、橋前槽から大槽にかけても陥入が起こる。大後頭孔を通じて小脳扁桃が下方へ陥入することを、扁桃ヘルニアと呼ぶ。扁桃ヘルニアは "後天性 Chiari 奇形 I 型" の 1 つとして分類されることがあるが、この名称は死に至りかねないこの疾患をきわめて軽んじていると思われる。

6.5　スポーツ外傷

これまでに述べた外傷性傷害は、主に単独の出来事で生じたものである。それとは対照的に、アメリカンフットボールなど競技者間の接触が多いスポーツや、自転車競技中の転倒、体操競技などでは、特に頭部保護具がない場合に頭部外傷を繰り返してしまうことがある。このようにアメリカンフットボール、アイスホッケー、ボクシングなどのスポーツ界で、無症候性にみえても脳外傷を繰り返すことで、

軽度外傷性脳損傷 mild traumatic brain injury を発症することが近年話題となっている。軽度外傷性脳損傷では CT や通常の MRI シークエンスでは異常は映らないが，磁化率強調画像（SWI）でわずかなヘモジデリン沈着を認めることがある。加えて，最近の拡散テンソル画像（DTI）で，外傷性脳損傷患者では深部白質の異方性比率が減少することにより，脳の微小構造がわずかに変化していることがわかってきた。集団を対象とする画像研究として注目を集めているが，患者個人に応用できるほど信頼に足る結果はまだ出ていない。臨床現場に還元できるにはまだ時間がかかりそうである。

6.6　骨折

頭蓋外傷は頭蓋骨骨折を伴うことがあり，動脈を損傷して硬膜外血腫につながることもある。成熟した頭蓋骨が骨折するためには，強い衝撃が必要である。しかし，乳幼児の頭蓋骨は薄く，弱い衝撃でも骨折 fracture を起こしやすい。特に 1 歳未満では板間層が乏しいため，頭蓋骨骨折の危険性が高い［訳注：頭蓋骨は皮質骨である外板，内板と，それらの間にある海綿骨である板間層の 3 層からなる］。成熟頭蓋骨の板間層にある骨梁の骨基質は，内板と外板の間を支える役割を果たしている。建築でアイ

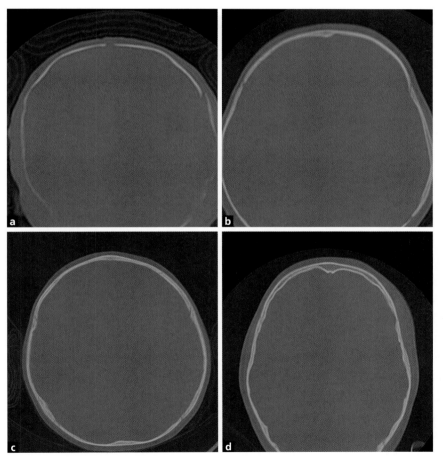

図 6.9　**頭蓋骨の板間層の比較**　年齢の異なる 4 人の患者の前頭骨 CT 横断像（骨条件）。それぞれ(a)生後 1 日，(b)9 か月，(c)18 か月，(d)8 歳。(**a**)生後 1 日では，前頭縫合は開いており，頭蓋骨の内板と外板の間に骨皮質がみえるのみである。(**b**)9 か月になると，前頭縫合が閉鎖した辺りで板間層が出現して，骨髄がわずかに確認できる。しかし，それ以外に頭蓋骨に板間層はほぼ認めない。(**c**)18 か月になると，皮質骨の内板と外板が分離して，その間に薄い板間層が現れている。(**d**)8 歳になると内板と外板がはっきりと分かれて，その間に板間層がはっきりと観察できる。

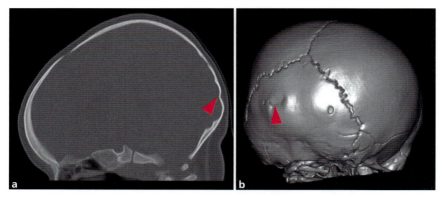

図 6.10　ピンポンボール骨折　転倒で受診した9か月女児。(**a**)頭蓋骨CT矢状断像（骨条件）。頭蓋骨に陥没があるのがわかる。(**b**)三次元再構築画像で，ピンポンボール骨折と確定診断した。

ビーム［訳注：断面がⅠ型をした建築に使われる鋼材のこと］の間に置かれる垂直支柱，もしくはダンボールの中芯をイメージしてほしい（図6.9）。乳幼児の頭蓋骨は画像上，まだ単層のままであり，若木骨折やピンポン球が凹んだようなピンポンボール骨折をきたしやすい（図6.10）。

　頭蓋骨骨折の画像診断で最も頼みの綱となるのはCTである。頭蓋骨単純X線写真では25%以上もの頭蓋冠骨折を見逃してしまうおそれがあるためである。しかし，単純X線写真で見逃したとしても，その多くは小さく偏位のない骨折である。乳幼児で神経所見に異常がなければ，放射線被曝の多いCTの代わりに単純X線写真を選択することも考慮する。体軸面に平行な頭蓋骨骨折は，CT横断像だけでは見逃されるおそれがある。矢状断像や冠状断像を併用することで，こうした骨折の発見頻度が向上する。骨に特化した骨アルゴリズムがCT機器に備わっていれば，軟部組織アルゴリズムのデータから作り出した頭蓋骨画像よりも，頭蓋骨はさらに鮮明に描出される。頭蓋骨骨折を疑った場合に，頭蓋外に軟部組織の腫脹があれば，どこに注目すべきかのヒントになる。また，頭蓋外血腫があれば，その近くに頭蓋骨骨折がないか目を配ることで，CT画像の読影精度が高まるだろう。しかし，その場所だけに注目してはいけない。三次元再構築画像（3D）は骨折の同定に非常に有用で，感度，特異度ともに向上する。三次元再構築画像を用いれば，乳幼児で頭蓋冠縫合を骨折と誤診したり，逆に骨折を頭蓋冠縫合と誤診したりすることを防ぐことができる。皮質骨に割れ目がないピンポンボール骨折であっても，三次元再構築画像であれば，頭蓋骨の輪郭が不整になっている部分を容易にみつけることができる。

6.7　非偶発的外傷（虐待）

　虐待事例を見逃さずに診断して，非虐待事例を虐待ではないと診断できるためには，画像検査の感度と特異度が完璧に近づくのが理想だが，現実は簡単ではない。**非偶発的外傷** nonaccidental traumaは主に2歳未満に多いが，成人や老年期まで幅広く観察される。虐待の可能性も考慮して，患者の介護者と対話をはかることが，虐待を発見する重要な鍵となる。

　虐待の可能性について神経を研ぎ澄ませておくことは，たとえ患者にそうした既往がなくても重要である。虐待患児はけいれんや傾眠傾向など，一見すると虐待とは思われない主訴で受診するかもしれない。そのため，たとえ虐待の報告がなくても，特に患者が2歳以下であれば，骨折を見逃さないことが重要である。

　臨床経過上，説明のつかない頭蓋骨骨折や頭蓋内出血では，虐待の可能性を考慮して，頭蓋骨以外の骨折，皮膚外傷，栄養障害など虐待を疑わせる所見がないかをただちに確認しなければならない[6〜8]。異なる時期の硬膜下血腫は特に虐待を疑わせる所見である。しかし，前述したように，血腫が異なる吸収域を呈していても，異なる時期にできた血腫とは限らない。急性外傷で橋静脈が破綻して血腫を起こ

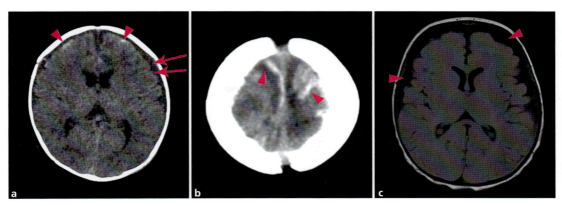

図 6.11　非偶発的外傷と皮質静脈血栓症　(a)1 か月患児の CT 横断像。脳実質外に血性物質(赤矢頭)と，脳実質外腔の拡大を認める。脳実質外腔の CT 吸収域(赤矢印)が側脳室の CT 吸収域より高い。(b)頭頂付近の CT 横断像。線状の高吸収域(赤矢頭)を認める。皮質静脈血栓症の可能性を示唆する所見である。(c)FLAIR 横断像。両側性の硬膜下貯留(赤矢頭)の髄液信号が(脳室系に比べると)完全に抑制されておらず，この部分に蛋白成分が存在する可能性が考えられる。硬膜が破綻した結果，血液と髄液が混じってできた血水腫を示唆する所見である。

したと同時に，くも膜が破綻して水腫を呈して，**急性血水腫** acute hematohygroma を起こしている例もあることを改めて強調したい[9]。**皮質静脈血栓症** cortical vein thrombosis は非偶発的外傷で非常に頻度が高い合併症である(図 6.11)[10]。結論として，虐待を疑った際には，患者本人，外傷性傷害，家庭環境などすべての情報を多角的に評価することが，真実を明らかにするのに役立つと考えられる。しかし，たとえ最善の努力をしたとしても，どうして患児が傷害を負ったのか，傷害を負った状況はどうだったのかを特定することが難しい場合があるのも現実である。

文献

[1] Marin JR, Weaver MD, Yealy DM, Mannix RC. Trends in visits for traumatic brain injury to emergency departments in the United States. JAMA 2014；311(18)：1917-1919
[2] Faul M, Xu L, Wald MM, Coronado VG. Centers for Disease Control and Prevention. Traumatic Brain Injury in the United States：Emergency Department Visits, Hospitalizations and Deaths. 2010；1-74 〈http://www.cdc.gov/traumaticbraininjury/pdf/blue_book.pdf〉(accessed 18 February, 2019)
[3] Wintermark M, Sanelli PC, Anzai Y, Tsiouris AJ, Whitlow CT, ACR Head Injury Institute. Imaging evidence and recommendations for traumatic brain injury：Conventional neuroimaging techniques. J Am Coll Radiol 2015；12(2)：e1-e14.
[4] Wintermark M, Sanelli PC, Anzai Y, Tsiouris AJ, Whitlow CT, American College of Radiology Head Injury Institute. Imaging evidence and recommendations for traumatic brain injury：Advanced neuro-and neurovascular imaging techniques. AJNR Am J Neuroradiol 2015；36(2)：E1-E11
[5] Wintermark M, Coombs L, Druzgal TJ et al. American College of Radiology Head Injury Institute. Traumatic brain injury imaging research roadmap. AJNR Am J Neuroradiol 2015；36(3)：E12-E23
[6] Duhaime AC, Christian CW, Rorke LB, Zimmerman RA. Nonaccidental head injury in infants-The "shaken-baby syndrome." N Engl J Med 1998；338(25)：1822-1829
[7] Piteau SJ, Ward MGK, Barrowman NJ, Plint AC. Clinical and radiographic characteristics associated with abusive and nonabusive head trauma：A systematic review. Pediatrcs 2012；130(2)：315-323
[8] Zuccoli G, Panigrahy A, Haldipur A et al. Susceptibility weighted imaging depicts retinal hemorrhages in abusive head trauma. Neuroradiology 2013；55(7)：889-893
[9] Wittschieber D, Karger B, Niederstadt T, Pfeiffer H, Hahnemann ML. Subdural hygromas in abusive head trauma：Pathogenetis, diagnosis, and forensice implications. AJNR Am J Neuroradiol 2015；36(3)：432-439
[10] Adamsbaum C, Rambaud C. Abusive head trauma：Don't overlook bridging vein thrombosis. Pediatr Radiol 2012；42(11)：1298-1300

7 神経皮膚症候群
Neurocutaneous Syndromes

7.1　はじめに

　均一の病態を呈さない症候群（heterogeneous syndromes）や，複数の異なる原因が類似する病態を呈する連合（association）により，中枢神経と皮膚を中心として，他臓器にも何らかの異常が起こることがある。この疾患概念が**神経皮膚症候群** neurocutaneous syndrome，もしくは**母斑症** phakomatosis である。神経皮膚症候群のなかには小児放射線科領域でよく目にするもの（**表7.1**）もあれば，比較的まれなもの（**表7.2**）もある。また，なかには，遺伝形式が明らかになり，認知されているものもあるが，その一方でいまだに遺伝形式が理解されていない疾患も多い〔例：PHACES症候群（後頭蓋窩奇形・血管腫・動脈奇形・心奇形・眼奇形・胸骨分離や臍上部の瘢痕線などの正中部の異常を伴う疾患）〕。いまだ発症様式に不詳な点はあるが，神経皮膚症候群に対する理解を深め，特に日常の臨床でよく出会う疾患に精通しておけば，実際にその患者に出会った際に診断や適切な治療ができるだろう。神経皮膚症候群をきちんと認識することで，誤診を防ぎ，家族の遺伝検査や遺伝カウンセリングの適切なタイミングを決定できるようになる。ただし，神経皮膚症候群の多くで遺伝学的原因が判明しているにもかかわらず，家族歴がなく，散発性の遺伝子変異と考えられる疾患もまだまだ多い。

7.2　結節性硬化症

　結節性硬化症 tuberous sclerosis complex（TSC）（別名 Bourneville 病）は神経皮膚症候群の1つで，脳，眼，皮膚，心臓，肺，腎臓と多彩な臓器が侵される疾患である[1]。最も多い症状はけいれんで，約80％の患者にみられる。結節性硬化症の原因は，蛋白質であるツベリンとハマルチンをそれぞれ司る

TSC-1遺伝子，TSC-2遺伝子の異常である。ツベリンとハマルチンは TSC ダイマーを形成して，mTOR（ラパマイシン標的蛋白質）の活性を制御している。mTOR は細胞増殖を制御する働きをもっているが，TSC-1遺伝子もしくは TSC-2遺伝子に変異が起こると，ダイマーが正常に機能しないために，mTOR の活性が制御できなくなり，細胞が異常増殖してさまざまな臓器障害を起こす。結節性硬化症の代表的な中枢神経障害に**皮質結節** cortical tuber がある。疾患にその名を冠した神経科医 Désiré-Magloire Bourneville が，皮質結節がジャガイモに似ていると思い，皮質結節が硬いことから，"tuberous sclerosis"（文字通り "hard potato" を意味する言葉）と名付けた。結節性硬化症の皮質結節では皮質が厚く，脳回のサイズも大きく，T2/FLAIR 画像で皮質下に異常信号を呈する（図7.1）。皮質結節の異常信号は内部にある側脳室の側壁（上衣下胚層が存在した部位）に向かって伸び，先細りとなる。歴史的に，放射線科の文献では，結節性硬化症の皮質異常を "結節 tuber"，側脳室に向けて伸びる皮質下の線状所見を "放射状遊走線 radial migrateon line" として別のものとして扱っていた。しかし，実際はこれらを分けて述べる必要はなく，両者ともに**皮質異形成** cortical dysplasia であり，病理学的には FCD タイプⅡB に相当する（図7.1）。皮質異形成にはしばしば石灰化や囊胞性変化を伴うこともある。新生児期では，皮質異形成は特に MRI の T1強調画像で最も観察できることは覚えておきたい（図7.2）。新生児期の脳は髄鞘化に乏しく水分に富んでおり，T2強調画像や FLAIR 画像は皮質異形成の同定には適していない。また，生後3〜24か月頃にかけて髄鞘化が進行する時期では，T1強調画像，T2強調画像，FLAIR 画像のいずれにおいても，皮質異形成が画像で明瞭に描出できないことがある。

　他にも結節性硬化症の特徴として，側脳室壁にできる過誤腫様病変の**上衣下結節** subependymal nodule が挙げられる（図7.1）。この結節は石灰化を伴うことが多く，CT 画像でも描出される。MRI〔特に磁化率強調画像（SWI）〕でも石灰化を見つけることが可能である。上衣下結節は血液脳関門が破綻しているため，造影剤増強効果を呈する。上衣下結節

表 7.1 臨床でよく出会う神経皮膚症候群

	別名	皮膚所見	中枢神経所見	眼科的所見	遺伝形式	染色体	他臓器所見
結節性硬化症	Bourneville 病	セイヨウトネリコ様白斑 顔面血管線維腫 粒起革様皮	上衣下巨細胞性星細胞腫 (SEGA)	網膜過誤腫	常染色体優性遺伝	TSC-1 遺伝子 (9 番染色体) TSC-2 遺伝子 (16 番染色体)	心臓横紋筋腫 リンパ脈管筋腫症 腎血管筋脂肪腫
神経線維腫 1 型	von Recklinghausen 病	カフェオレ斑 皮下神経細胞腫	視神経神経膠腫 毛様細胞性星細胞腫 神経線維腫	視神経神経膠腫 虹彩小結節	常染色体優性遺伝	17 番染色体	もやもや病 側弯症 蔓状神経線維腫 側方胸腔内髄膜瘤
神経線維腫 2 型	MISME 症候群		神経鞘腫 (特に前庭神経鞘腫) 髄膜腫 上衣腫	若年性後嚢下白内障	常染色体優性遺伝	22 番染色体	
Sturge-Weber 症候群	三叉神経血管腫症	ポートワイン斑		脈絡膜血管腫 太田母斑	孤発性	3 番染色体	
von Hippel-Lindau 病	網膜小脳血管腫症		血管芽腫 (主に小脳、脊髄) 内リンパ嚢腫瘍	網膜血管芽腫	常染色体優性遺伝	3 番染色体	腎細胞癌 膵神経内分泌腫 褐色細胞腫 精巣上体嚢胞

MISME : multiple inherited schwannomas, meningiomas, and ependymomas, SEGA : subependymal giant-cell astrocytoma

のサイズが10 mm以上か，もしくは増大傾向を示す場合は，**上衣下巨細胞性星細胞腫** subependymal giant-cell astrocytomas（SEGA）と診断される。低悪性度腫瘍であり，サイズが小さくても，病態生理学的には同一のスペクトラムと考えられる。SEGAが最もよく観察される部位は，Monro孔レベルの側脳室側壁である（図7.1）。上衣下結節とSEGAは，"皮質結節 cortical tuber"とは異なるので注意が必要である。

SEGAは過去では外科的摘出がまず一般的であった。今はラパマイシン［訳注：別名 シロリムス］やエベロリムスなどのmTOR阻害剤によるSEGA縮小効果が期待できるため，マスエフェクトが減少するまで投与して選択的外科摘出術を行うか，外科摘出術を回避して経過観察するなど，治療方針は大きく変わりつつある[2]。

表7.2　まれな神経皮膚症候群の重要な特徴

症候群	コメント
Cowden症候群	Lhermitte-Duclos病，甲状腺癌，乳癌
PHACES症候群	後頭蓋窩奇形，血管腫
遺伝性出血性末梢血管拡張症	動静脈奇形。肺シャントから脳膿瘍を発症することがある
神経皮膚黒色症	脳脊髄軟膜にメラニン沈着（T1高信号）
McCune-Albright症候群	カフェオレ斑，思春期早発症，多骨性線維性骨異形成症

結節性硬化症では，大脳半球に比べると小脳に異常所見がみられる頻度は低いが，認めないわけではない。また，眼球を注意して見ると，特にCTやSWIで**網膜過誤腫** retinal hematomaを認めることがある（図7.3）。画像で明らかに存在する場合は見逃してはいけないが，多くの網膜過誤腫は画像では同定できないため，実際に瞳孔を拡大して眼底検査を行う方がより感度が高い。

結節性硬化症では一般的に脊髄に所見はみられないが，脊髄画像を撮影した場合は，**腎血管筋脂肪腫** renal angiomyolipomaがないかどうか，腎臓に注目する。結節性硬化症の特徴的な皮膚病変は**顔面血管線維腫** facial angiofibroma，**低色素性白斑（セイヨウトネリコ様白斑** ash leaf spot），**粒起革様皮膚** shagreen patchである。結節性硬化症の女性患者が思春期から若年成人に至ると，肺に隔壁の薄い多発性嚢胞を形成する**リンパ脈管筋腫症** lymphangioleiomyomatosis（LAM）を発症する危険性が知られている。結節性硬化症の乳児では**心横紋筋腫** rhabdomyomaを合併することがあり，胎内時でも超音波で確認される。一般的には成長に伴い縮小する。

7.3　Sturge-Weber症候群

Sturge-Weber症候群（SWS）は**三叉神経血管腫症** encephalotrigeminal angiomatosisとも呼ばれ，三叉神経領域の片側性顔面ポートワイン斑（**火焔状母斑** nevus flammeus）を特徴とする神経皮膚

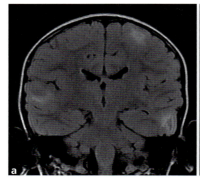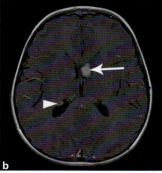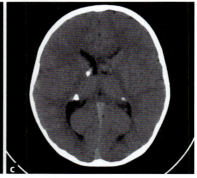

図7.1　結節性硬化症　結節性硬化症の5歳男児。（**a**）頭部FLAIR冠状断像。左上前頭回，左下側頭回，右上中側頭回の皮質下に高信号を認める。皮質異形成（"tuber"）の所見である。（**b**）造影T1強調横断像。両側側脳室体部の側壁に沿って上衣下結節が造影されている（矢頭）。左側脳室前角（Monro孔の前方）に認める大きな結節が上衣下巨細胞性星細胞腫（SEGA）である（矢印）。（**c**）CT横断像。3つの上衣下結節に石灰化を認めるが，SEGAには石灰化を認めない（SEGAに石灰化が存在することもある）。

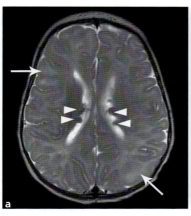
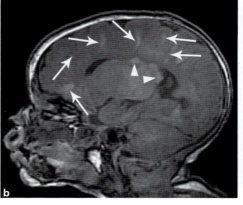

図 7.2　新生児の結節性硬化症　生後 3 か月患児。(**a**)T2 強調横断像。側脳室の側壁に等信号から低信号の上衣下結節が存在するため，表面が凸凹に見える(矢頭)。左頭頂葉と右前頭葉に皮質異形成が存在するが(矢印)，まだ髄鞘化が進んでいないので目を凝らさないと見過ごしてしまう。(**b**)T1 強調矢状断像。皮質に伸びる線状異常部位(T1 短縮)を多数認める(矢印)。皮質異形成の所見であり，髄鞘化が進んでいない新生児では T1 強調画像でより鮮明に描出される。上衣下結節も T1 強調画像で確認できる(矢頭)。

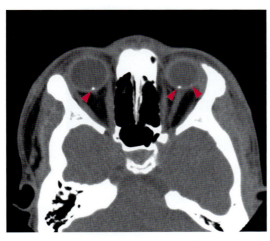

図 7.3　星状膠細胞過誤腫　結節性硬化症の 16 歳患児。CT 横断像。両側眼球の網膜に石灰化を認める(赤矢頭)。眼球後端に石灰化がある場合，ドルーゼン(drusen)が鑑別となるが，左眼球の石灰化の 1 つは視神経乳頭に存在しないため，ドルーゼンは否定的である。年齢が 16 歳であり，網膜芽細胞腫にしては年齢が高い。しかし，たとえ基礎疾患に結節性硬化症があっても，診断を確定するためには，眼科医が散瞳して眼底検査する必要がある。

症候群である[3,4]。大部分の患者は孤発性である。SWS では，大脳半球(ポートワイン斑の同側)の一部に，皮質静脈の発達異常もしくは欠損を認める。皮質静脈が欠損するため，静脈還流が障害され，結果として軟膜で血管腫が増生して(図 7.4)，軟膜に沿った増強効果が認められる。また，深部静脈に還流する髄質静脈の拡張(図 7.4)，母斑と同側の側脳室房内の脈絡叢の腫大を認めることもある(図 7.4)。皮質静脈のうっ滞が慢性的に続くと，還流領域の皮質で細胞死，脳萎縮，石灰化が生じる。皮質石灰化は脳溝に沿って起こり，"tram-track appearance(線路状)" と表現される。

SWS 患者の造影後画像で眼球に注目してみると，**脈絡膜血管腫** choroidal hemangioma が描出されている場合がある。脈絡膜血管腫は緑内障を引き起こす危険性がある(図 7.5)。他の神経皮膚症候群はそれぞれに特徴的な腫瘍を伴うが，SWS は特に腫瘍とは関連しない。

7.4　神経線維腫症 1 型(NF1)

神経線維腫症 1 型 neurofibromatosis type 1 (NF1)は神経皮膚症候群のなかで最も頻度が高く，約 4,000 人に 1 人の割合で存在している。17 番染色体と関連する遺伝疾患である。一般的に近親者にNF1 がいる場合や，カフェオレ斑，腋窩の雀卵斑様色素斑が存在するときに NF1 が鑑別に挙がる。NF1 の脳の評価に最適な画像検査は MRI であり，淡蒼球，歯状核，深部白質，視床，脳幹に T2/FLAIR 画像で高信号病変を認める(図 7.6)。この病

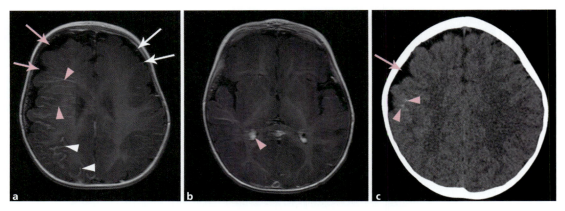

図 7.4　Sturge-Weber 症候群（SWS）　SWS の 9 か月患。(**a**)児 T1 強調横断像。右前頭葉が萎縮して，右前頭葉表面に本来存在すべき皮質静脈が欠損している（赤矢印。左前頭葉の白矢印と比較）。側副静脈血行路が右前頭葉皮質から深部静脈系に向けて貫いている（赤矢頭）。軟膜の側副静脈血行路（白矢頭）が右頭頂葉と右後頭葉に流れている。(**b**) より尾側で撮影した造影 T1 強調横断像。病変と同側の脈絡叢が腫大している（赤矢頭）。(**c**)3 歳時の CT 横断像。右大脳半球の萎縮が進み（赤矢印），皮質に石灰化を認める（赤矢頭）。SWS に特徴的な高度石灰化は，さらに進行するまで現れない。

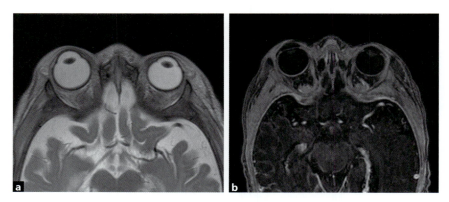

図 7.5　Sturge-Weber 症候群（SWS）の緑内障　SWS の生後 5 か月男児。(**a**)T2 強調横断像。右眼球の前房深度が増加しており，緑内障が懸念される。(**b**)造影 T1 強調横断像で右眼球の網膜が不均一に造影されており，血管芽腫の所見である。右側頭葉と右後頭葉の一部に軟膜増強効果を認める。

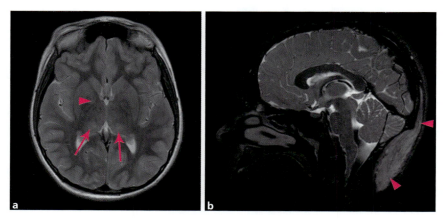

図 7.6　髄鞘空洞化　神経線維腫症 1 型（NF1）の 14 歳女児。(**a**)T2 強調横断像。右淡蒼球（矢頭）と両側視床（矢印）に高信号を認める。髄鞘空洞化の所見である。(**b**)脂肪抑制 T2 強調矢状断像。後頭部の頭蓋外軟部組織に腫瘤を認める（矢頭）。板状に伸びている叢状神経線維腫の所見である。

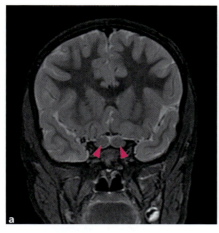
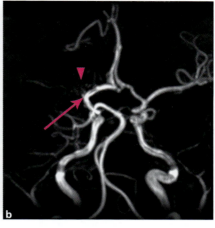

図 7.7　**視神経膠腫/もやもや病**　神経線維腫症 1 型（NF1）の 5 歳女児。(**a**)STIR 冠状断像。視神経が両側ともに視神経管内で腫大している（矢頭）。(**b**)最大値投影法 maximum intensity projection(MIP)（三次元の画像処理法の 1 つ）で処理した MRA 画像。頸動脈の終末から右中大脳動脈が描出されておらず（矢印），レンズ核線条体動脈が蛇行して側副血行路を形成しているのが観察できる（矢頭）。

変は以前，過誤腫と考えられていたが，最近では髄鞘空洞化 myelin vacuolization であることがわかっている[5]。この NF1 の脳幹病変は腫大することがあるが，その場合は入念に経過を観察して，増強効果の乏しい**神経膠腫** glioma をまず除外診断しなければならない。脳実質腫瘍は NF1 ではまれではなく，**毛様細胞性星細胞腫** pilocystic astrocytoma などの低悪性度腫瘍が発生することがある。

NF1 では，脳実質に加えて，視路にも腫瘍（特に毛様細胞性星細胞腫）がよく発生する。NF1 患者の画像では，視神経，視交叉，視索も注意して読影しなければならない。神経膠腫は増強効果のないごくわずかの紡錘状の腫大から（図 7.7a），局所的に外方に腫大して増強効果をもつものまでさまざまである。

血管奇形も NF1 に関連しており，特に中枢神経ではもやもや病が合併することが知られている（図 7.7b）[6]。もやもや病は従来の MRI では，中大脳動脈（MCA）の非対称的なフローボイド flow void などごくわずかな所見を検出するだけにとどまり，時に軟膜増強効果を認める程度である。そのため，もやもや病が疑わしければ，MRA で精査を行い，さらに確定診断のために血管造影も考慮する。興味深いことに，家族性もやもや病の遺伝子は，*NF1* 遺伝子と同様に 17 番染色体に存在することがわかっ

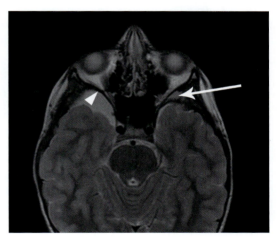

図 7.8　**蝶形骨異形成**　9 歳男児。T2 強調横断像。右中頭蓋窩前方に脳脊髄腔の拡大と蝶形骨の低形成（矢頭）を認める。右側と対照的に，左蝶形骨大翼（矢印）は正常である。

ている[7]。

NF1 は蝶形骨の異形成が起こり，中頭蓋窩の前方が非対称になる場合がある（図 7.8）[8]。**神経鞘腫** nerve sheath tumor も NF1 に合併する頻度が高く，頭皮，眼窩，もしくは脳神経に沿って発症するが（図 7.9），最も起こる頻度が高い部位は脊髄であり，第 27 章で後述する。NF1 では神経鞘腫は神経孔外に最も多く，NF2 では脳槽部に多い。

NF1 は**牛眼** buphthalmos を呈することがある。

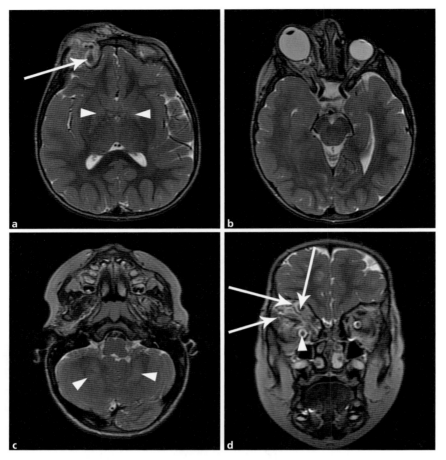

図 7.9 眼窩神経線維腫，牛眼 神経線維腫症 1 型（NF1）の 5 歳女児。(**a**)T2 強調横断像。両側淡蒼球に髄鞘空洞化（矢頭）と右眼窩蔓状神経線維腫（矢印）を認める。(**b**)眼窩レベルで撮影した T2 強調横断像。前後に伸長した右眼球を認める。牛眼の所見である。(**c**)小脳レベルで撮影した T2 強調横断像。小脳深部白質と小脳歯状核に髄鞘空洞化（矢頭）を認める。(**d**)眼窩後部レベルで撮影した T2 強調冠状断像。右眼窩の筋円錐内外に複数の蔓状神経線維腫（矢印）を認める。右視神経（矢頭）はほぼ正常であり，視神経膠腫は否定的である。

また，**虹彩小結節** lisch nodule として知られる虹彩過誤腫も NF1 の身体所見でよくみられるが，画像では同定できない。

7.5 神経線維腫症 2 型（NF2）

神経線維腫症 2 型 neurofibromatosis type 2（NF2）は 22 番染色体の変異が原因で起こる神経皮膚症候群で，腫瘍の発生が多く[9]，**遺伝性の神経鞘腫** schwannoma，**髄膜腫** meningioma，**上衣腫** ependymoma など数多くの腫瘍を合併することが知られている〔NF2 の別名が MISME 症候群（multiple inherited schwannomas, meningiomas, and ependymomas）と名付けられた理由である〕。NF2 患者のほとんどは若年成人期まで無症候性だが，なかには幼少期から思春期にかけて症状を呈する患者も存在する。NF2 で最もよく知られている合併症は**両側前庭神経鞘腫** bilateral vestibular schwannoma だが（図 7.10a），どの脳神経にも神経鞘腫が発症する危険性がある。視神経（第 2 脳神経）は正確には中枢神経の延長であり，末梢神経系に髄鞘を形成する Schwann 細胞は存在しない。嗅神経（第 1 脳神経）も中枢神経の延長であるが，篩板を通過する嗅神経の末梢枝には Schwann 細胞が存在するため，篩板周囲か下部に**嗅神経鞘腫** CN1 schwannoma が発生することがある。小児期にお

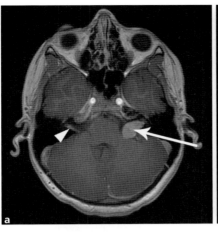
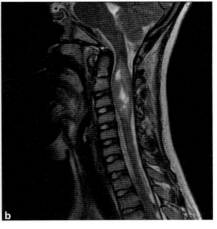

図 7.10　神経線維腫症 2 型（NF2），前庭神経鞘腫，脊髄上衣腫　神経線維腫症 2 型（NF2）の 11 歳男児。(**a**)内耳道の T1 強調横断像。左内耳道から腫瘤が増大して内耳孔に侵入して，小脳橋角槽も占拠している（矢印）。右内耳道にも増強効果がある病変をわずかに認める（矢頭）。NF2 であることから両側前庭神経鞘腫が最も疑われる。(**b**)頸髄の T2 強調矢状断像。C1 から C4 にかけて周囲に増大する髄内病変を認める。NF2 であることから上衣腫が最も考えられる。

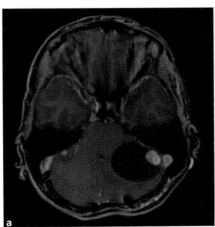
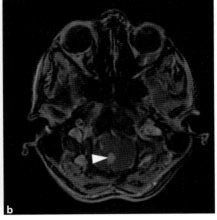

図 7.11　血管芽腫　von Hippel-Lindau 症候群の 15 歳女性。(**a**)造影 T1 強調横断像。左小脳半球に増強効果を有する壁在結節を伴った囊胞性病変を認める。(**b**)大後頭孔レベルの造影 T1 強調横断像。延髄門部に増強効果のある病変を認める（矢頭）。患者が vHL 病であることから，多発性血管芽腫が最も考えられる。

いて，**前庭神経鞘腫** vestibular schwannoma，髄膜腫，多中心性（multicentric）＊の上衣腫が単独もしくは複数みられた場合は，速やかに NF2 の可能性を考慮して検査を進めなければならない（図 7.10 b）［＊訳注：多中心性とは，1 つの臓器に複数の腫瘍が発生する現象である］。

7.6　von Hippel-Lindau 病

von Hippel-Lindau 病（vHL 病）von Hippel-Lindau disease は遺伝性腫瘍症候群であり，中枢神経では小脳と脊髄に**血管芽腫** hemangioblastoma が多発する（図 7.11）。約 40,000 人に 1 人の割合でみられる。幼少期や思春期よりも，若年成人期で気づかれることが多い[10]。vHL 病では小脳血管芽腫を合併することが多く，毛様細胞性星細胞腫と外

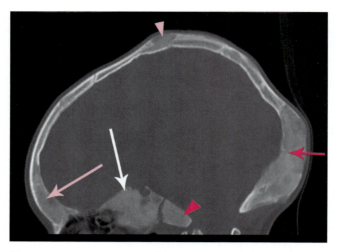

図 7.12　McCune-Albright 症候群における多骨性線維性骨異形成症　CT 矢状断像（骨条件）。前頭骨（薄赤矢印），頭頂骨（薄赤矢頭），後頭鱗（白矢印），後頭骨底（濃赤矢頭），蝶形骨底（濃赤矢頭）にすりガラス状骨基質を伴う多発性骨病変の腫大を認める。骨膜反応は認めない。多骨性線維性骨異形成の所見で，McCune-Albright 症候群に合併する。線維性骨異形成を単独で認めた場合は，蝶形骨底に現れることが最も多い。

見がよく似ているため，鑑別が必要である。vHL 病では，血管芽腫は網膜にも発症することがある。また，血管芽腫に加えて，内リンパ嚢に**乳頭状嚢腺腫** papillary cystadenoma（"内リンパ嚢腫瘍" endolymphatic sac tumor）を合併することがある。

vHL 病では内臓にもさまざまな腫瘍を合併し，腎臓癌（時に多中心性），膵神経内分泌腫瘍，褐色細胞腫，精巣上体嚢胞（男性），子宮広間膜嚢胞腺腫（女性）も報告されている[11]。

7.7　その他の神経皮膚症候群

7.7.1　PHACES 症候群

PHACES 症候群はごく最近になって知られるようになってきた神経皮膚症候群の 1 つである。その名が示すように後頭蓋窩奇形 posterior fossa malformation・血管腫 hemangioma・動脈奇形 arterial abnomality・心奇形 cardiac defect・眼奇形 eye abnomality・胸骨分離 sternal cleft や臍上部の瘢痕線 supraumbilical raphe など，顔面と頸部の血管腫に加えて，さまざまな奇形を合併する疾患である[12,13]。こうした各奇形の読影に立ち会った場合，神経放射線科医として大切な点は，顔面と頸部で血管腫を認めた場合には PHACES 症候群の可能性も考慮して，後頭蓋窩に注目することである。同様に，後頭蓋窩に異常所見を認めた場合（Dandy-Walker 奇形など），軟部組織に血管腫が潜んでいないか，目を配らなければならない。

7.7.2　神経皮膚黒色症

神経皮膚黒色症 neurocutaneous melanosis は，一般的に皮膚科的診察（先天性色素細胞母斑）によってまず診断される[14,15]。中枢神経画像を撮影する際の主な注意点は，脳脊髄軟膜のメラニン沈着の程度を把握することである。メラニン沈着は T1 強調画像で高信号を呈する[15,16]。メラニンは扁桃体や海馬に沈着するため，けいれんを引き起こすことがある。

7.7.3 伊藤白斑

伊藤白斑 hypomelanosis of Ito は低色素斑を伴う神経皮膚症候群である。さまざまな神経症状を合併するが、なかでも片側巨脳症を認めることがある。伊藤白斑の患者がけいれんを起こした場合は、高解像度画像で患側大脳半球に一部でも増大傾向がないか確認しなければならない。片側巨脳症は大脳半球全体が腫大するとは限らず、一部のみに変化がある場合があり、よく注意して読影しないと見過ごしてしまう。

7.7.4 McCune-Albright 症候群

McCune-Albright 症候群 McCune-Albright syndrome は片側性のカフェオレ斑が特徴の神経皮膚症候群である。McCune-Albright 症候群のカフェオレ斑は辺縁が不整で、「メイン州の海岸線」と表現される（対して、NF1 のカフェオレ斑は辺縁がより滑らかで、「カリフォルニア州の海岸線」のようである［訳注：実際に米国の地図でメイン州とカリフォルニア州をご覧いただければ、チョードリー先生の言わんとすることをご理解いただけると思う］）。McCune-Albright 症候群では思春期早発症などの内分泌系の異常を伴う。他の特徴として、**多骨性線維性骨異形成症** polyostotic fibrous dysplasia を発症することもある（**図 7.12**）[17]。

7.7.5 遺伝性出血性末梢血管拡張症（HHT）

遺伝性出血性末梢血管拡張症 hereditary hemorrhagic telangiectasia（HHT）は、別名 Osler-Weber-Rendu 症候群とも呼ばれ、血管形成異常を伴う神経皮膚症候群である[18]。中枢神経にも軟膜動静脈奇形などの病変が直接現れることがあり、その場合は軟膜にわずかに増強効果を認める。肺動静脈奇形が存在すると、右-左シャントを介して奇異性塞栓症を起こして、脳梗塞や脳膿瘍につながるおそれがある[19]。

7.7.6 Cowden 症候群

Cowden 症候群 Cowden syndrome は多発性過誤腫症候群であり、癌抑制遺伝子である *PTEN*（phosphatase and tensin homolog）遺伝子の変異が原因で発症する。小脳異形成性神経節細胞腫 dysplastic cerebellar gangliocytoma（Lhermitte-Duclos 症候群）を呈することがある。他にも乳癌、甲状腺癌、精巣脂肪腫症の発生も報告されている。Cowden 症候群は別名 PTEN 過誤腫症候群 PTEN hamartoma tumor syndrome(PHTS)とも呼ばれている[20]。

7.8 結語

他にも多くの神経皮膚症候群が存在するが、それらに関する詳細は成書に譲る[21]。

文献

[1] Northrup H, Krueger DA, International Tuberous Sclerosis Complex Consensus Group. Tuberous sclerosis complex diagnostic criteria update：Recommendations of the 2012 International Tuberous Sclerosis Complex Consensus Conference. In：Vol 49.2013：243-54.〈http://dx.doi.org/10.1016/j.pediatrneurol.2013.08.001〉(accessed 19 February, 2019)

[2] Wheless JW, Klimo P Jr. Subependymal giant cell astrocytomas in patients with tuberous sclerosis complex：Considerations for surgical or pharmacotherapeutic interventions. J Child Neurol 2014；29(11)：1562-1571

[3] Sudarsanam A, Ardern-Holmes SL. Sturge-Weber syndrome：From the past to the present. Eur J Paediatr Neurol 2014；18(3)：257-266

[4] Comi AM. Presentation, diagnosis, pathophysiology, and treatment of the neurological features of Sturge-Weber syndrome. Neurologist 2011；17(4)：179-184

[5] Karlsgodt KH, Rosser T, Lutkenhoff ES, Cannon TD, Silva A, Bearden CE. Alternations in white matter microstructure in neurofibromatosis-1. PLoS ONE 2012；7(10)：e47854

[6] Kaas B, Huisman TA, Tekes A, Bergner A, Blakeley JO, Jordan LC. Spectrum and prevalence of vasculopathy in pediatric neurofibromatosis type 1. J Child Neurol 2013；28(5)：561-569

[7] Mineharu Y, Liu W, Inoue K et al. Autosomal dominant moyamoya disease maps to chromosome 17q25.3. Neurology 2008；70 (24 Pt 2)：2357-2363

[8] Jacquemin C, Bosley TM, Svedberg H. Orbit deformities in craniofacial neurofibromatosis type 1. AJNR Am J Neuroradiol 2003；24(8)：1678-1682

[9] Asthagirl AR. Parry DM, Butman JA et al. Neurofibromatosis type 2. Lancet 2009；373 (9679)：1974-1986

[10] Kaelin WG Jr. Molecular basis of the VHL hereditary

cancer syndrome. Nat Rev Cancer 2002 ; 2 (9) : 673-682

[11] Leung RG, Biswas SV, Duncan M, Rankin S. Imaging features of von Hippel-Lindau disease. Radiographic 2008 ; 28(1) : 65-79, quiz 323

[12] Metry D, Heyer G, Hess C et al. PHACE Syndrome Reserch Conference. Consensus Statement on diagnostic criteria for PHACE syndrome. Pediatrics 2009 ; 124(5) : 1447-1456

[13] Nozaki T, Nosaka, Miyazaki O et al. Syndromes associated with vascular tumors and malformations : A pictoriall review. Radiographics 2013 ; 33 (1) : 175-195

[14] Peretti-Viton P, Gorincour G, Feuillet L et al. Neurocutaneous melanosis : Radiological-pathological correlateon. Eur Radiol 2002 ; 12(6) : 1349-1353

[15] Ginat DT, Meyers SP. International lesions with high signal intensity on T1-weigeted MR images : Differential diagnosis. Radiographics 2012 ; 32(2) : 499-516

[16] Smith AB, Rushing EJ, Smirniotopoulous JG. Pigmented lesions of the central nervous system : radiologic-pathologic correlation. Radiographics 2009 ; 29(5) : 1503-1524

[17] Bousson V, Rey-Jouvin C, Laredo J-D et al. Fibrous dysplasia and McCune-Albright syndrome : Imaging for positive and differential diagnoses, prognosis, and follow-up guidelines. Eur J Radiol 2014 ; 83 (10) : 1828-1842

[18] Shovlin CL. Hereditary haemorrhagic telangiectasia : Pathophysiology, diagnosis and treatment. Blood Rev 2010 ; 24(6) : 203-219

[19] Mathis S, Dupuis-Girod S, Plauchu H et al. Cerebral abscesses in hereditary haemorrhagic telangiectasia : A clinical and microbiological evaluation. Clin Neurol Neurosurg 2012 ; 114(3) : 235-240

[20] Pilarski R, Burt R, Kohlman W, Pho L, Shannon KM, Swisher E. Cowden syndrome and the PTEN hamartoma tumor syndrome : Systematic review and revised diagnostic criteria. J Natl Cancer Inst 2013 ; 105(21) : 1607-1616

[21] Edelstein S, Naidich TP, Newton TH. The rare phakomatoses. Neuroimaging Clin N Am 2004 ; 14(2) : 185-217

8 腫瘍
Neoplasms

8.1 はじめに

中枢神経腫瘍は小児の固形腫瘍のうち最も多く，さまざまな種類の腫瘍が存在する。中枢神経腫瘍の発生部位は小児ではテント下，すなわち後頭蓋窩が最も多いのに対して，成人ではテント上が多い。また，小児で多くみられる中枢神経原発性腫瘍のほとんどが，脳や脊髄から髄液播種を呈する可能性がある。そのため，中枢神経腫瘍を認めた場合には，髄液播種の有無を検索するためにすべての神経軸（脳から全脊髄）を造影 MRI で撮影することが重要である。脊髄を撮影する場合には仙骨まで含めて，硬膜嚢下端を確認する。中枢神経腫瘍でも典型的には髄液播種を起こさないものもあり（毛様細胞性星細胞腫など），最終的な組織学的診断は外科的生検や切除後に決定されるとは言っても，中枢神経腫瘍を疑った場合にはいかなる場合も適切な術前画像診断を行うべきであると著者は考えている。

8.2 後頭蓋窩に主に発生することが多い中枢神経腫瘍

8.2.1 毛様細胞性星細胞腫

最も多い小児脳腫瘍は毛様細胞性星細胞腫 pilocytic astrocytoma であり，時に若年性毛様細胞性星細胞腫 juvenile pilocytic astrocytoma（JPA）とも呼ばれている。若年性毛様細胞性星細胞腫は WHO 脳腫瘍分類で grade I であり，摘出可能であれば外科的手術療法が第 1 選択となるのが一般的である。外科的にすべて取り切れた場合は，フォローアップ画像で再発の懸念がない限り，補助療法を追加しないこともある。毛様細胞性星細胞腫の典型的な画像所見は，後頭蓋窩の囊胞および増強効果を示す壁在結節である（図 8.1）。このように造影される壁在結節が存在するからといって高悪性度腫瘍とは限らず，毛様細胞性星細胞腫のように低悪性度腫瘍の例もある。見かけの拡散係数マップ（ADC map）では JPA は $1,500 \times 10^{-6}$ mm^2/秒程度の高信号を示す傾向がある。毛様細胞性星細胞腫は脳実質内腫瘍だが，腫瘍の一部が突出して外向性増殖（exophytic）を示す例も存在する。囊胞と壁在結節は小脳の JPA では一般的だが，他部位の毛様細胞性星細胞腫ではそれほどみられない。脳幹の毛様細胞性星細胞腫では充実性成分が強く造影される。また，脳幹もしくは深部灰白質の境界明瞭な腫瘍性病

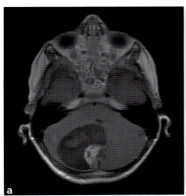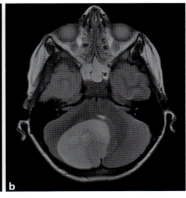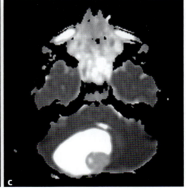

図 8.1　若年性毛様細胞性星細胞腫　（a）後頭蓋窩の造影 T1 強調横断像。右小脳半球内側に囊胞性病変があり，第 4 脳室を圧排している。増強効果のある壁在結節が病変内部に存在する。内部隔壁にわずかな増強効果も認める。（b）T2 強調横断像。壁在結節は比較的高信号を呈しており，結節内の水成分を反映していると考えられる。（c）ADC map 横断像。腫瘍は高信号（$1,750 \times 10^{-6}$ mm^2/秒）であり，毛様細胞性星細胞腫（WHO grade I）の内部の水分子の拡散能が高いことを示唆している［訳注：一般的に悪性腫瘍では，腫瘍細胞の浸潤によって水分子の拡散能が制限されるために ADC 値が低くなる傾向があり，逆に良性病変では ADC 値が高くなる傾向がある］。

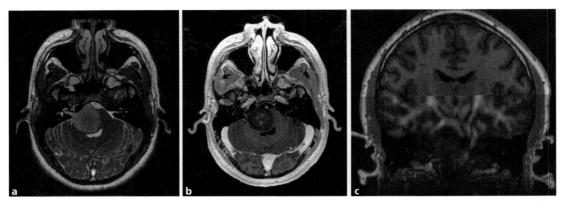

図 8.2 脳幹の若年性毛様細胞性星細胞腫 （**a**）FIESTA 横断像。橋の右側に境界明瞭な脳実質内腫瘍を認める。（**b**）造影 T1 強調横断像。腫瘍内部が不均一に造影されている。（**c**）T1 強調冠状断像と拡散テンソル画像により描出した白質線維束を重ねた画像。皮質脊髄路が腫瘍のマスエフェクトで圧排されているが，浸潤はされていない（対照的に，びまん性内在性橋膠腫では浸潤がみられる）。この病変は後に毛様細胞性星細胞腫と診断された。

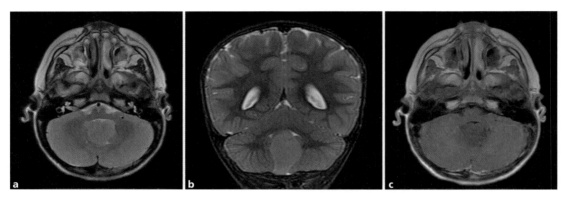

図 8.3 上衣腫 （**a**）T2 強調横断像。第 4 脳室内に等信号の病変を認める。（**b**）STIR 冠状断像。腫瘍が Magendie 孔から下方に伸展している。（**c**）造影 T1 強調横断像。明らかな増強効果を認めない。この病変は後に上衣腫と診断された。

変で周囲に浮腫が乏しく，低 ADC 値でない場合は，ほとんどが毛様細胞性星細胞腫である（図 8.2）。視神経膠腫は NF1 で最も多くみられ，組織学的には毛様細胞性星細胞腫に分類される。眼窩内で紡錘形に腫大した視神経病変，もしくは局所的に外向性に増大する視交叉病変を呈する。小児で最も多い脊髄の髄内腫瘍は毛様細胞性星細胞腫である（第 27 章参照）。毛様細胞性星細胞腫は播種性転移もしくは悪性転化する可能性は非常に低い（しかし，ゼロではない）。また，頭蓋内の毛様細胞性星細胞腫は石灰化を起こすことはほとんどなく，脊髄の毛様細胞性星細胞腫とは異なり，出血を起こすこともまず少ない。

8.2.2 上衣腫

上衣腫 ependymoma は脳室，脊髄中心部の表面を覆う上衣細胞から発生し，小児では後頭蓋窩に起こることが最も多い（図 8.3）。上衣腫は通常，低悪性度腫瘍（WHO grade Ⅱ）であり，ADC 値は若年性毛様細胞性星細胞腫（JPA）と髄芽腫の間である[1]。上衣腫でも**退形成性上衣腫** anaplastic ependymoma は WHO grade Ⅲ でより悪性度が高い。後頭蓋窩の上衣腫はほとんどの場合，脳実質外に発生する。また，第 4 脳室を占拠して，片側（もしくは両側）の Luschka 孔まで伸展することがある。Luschka 孔を越えて伸展した場合，延髄側方の延髄槽に徐々に忍び込み，小脳橋角槽に向けて上方に発育する一方，大後頭孔に向けて下方にも発育していく。上衣腫が隙間を埋めるようにゆっくりと

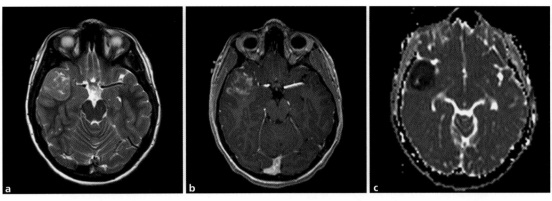

図 8.4　テント上の上衣腫　(**a**)T2 強調横断像。右側頭極に境界が比較的明瞭な病変を認める。内部に小さな囊胞が存在する。(**b**)造影 T1 強調横断像。病変内部が不均一に造影されている。後に退形成性上衣腫と診断された。(**c**)ADC map 横断像。病変は低信号であり(ADC 値 500×10^{-6} mm^2/秒)、退形成性上衣腫の高い細胞密度を反映していると考えられる。

発育していく様子は、"練り歯磨きのように(toothpaste-like)" 浸潤すると表現される。浸潤が進行すると脳神経にマスエフェクト mass effect もしくは狭窄を呈することもある。上衣腫摘出後の生存率は、最初の手術でどれだけ摘出できるかにかかっているため、腫瘍がどれくらい伸展しているかを細心の注意を払って把握することが(基底槽を越えて浸潤している場合は特に)脳神経外科医が手術する際にきわめて重要となる。上衣腫の摘出後、術後放射線治療を行う場合もある。上衣腫には化学療法の有効性はいまだ証明されていない。

上衣腫の増強効果はわずかであるため、上衣腫の画像診断は他の脳腫瘍と同様に、造影 T1 強調画像だけでなく、すべてのシークエンスを撮影することが重要となる。テント下の上衣腫が主に脳実質外に発生するのに対して、テント上の上衣腫は脳実質内に発生することが多い(図 8.4)。

8.2.3　髄芽腫

髄芽腫 medulloblastoma は後頭蓋窩に発生する悪性度の高い腫瘍で、最近は小脳の**原始神経外胚葉性腫瘍** primitive neuroectodermal tumor(PNET)の亜型として分類されるため、PNET-medulloblastoma と呼ばれることもある [訳注：PNET と小脳に発生する髄芽腫は、病理学的に類似しており、以前は同一の腫瘍と考えられた時期もあったが、遺伝子レベルの違いが証明され、現在は異なる腫瘍とされている]。髄芽腫が第 4 脳室にできた場合、閉塞性水頭症を生じて、さらに髄液を介して播種しやすい。脊髄への転移もみられる。他の小児脳腫瘍と同様に、脳から全脊髄を含めた造影 MRI で腫瘍の伸展を評価しなければならない(図 8.5)。一般的に、髄芽腫は第 4 脳室に発生することが多いが、**線維形成結節性髄芽腫** desmoplastic nodular medulloblastoma として知られる亜型は小脳半球に発生して、思春期から若年成人に多い。ごく最近の研究で髄芽腫は *WNT* 遺伝子と *Sonic Hedgehog*(*SHH*)遺伝子の点から遺伝子プロファイルを行って分類されるようになっている。

以前では、上衣腫と髄芽腫を鑑別する方法の 1 つとして、石灰化の有無を確認していた。しかし、この石灰化の有無によって鑑別する方法は MRI での腫瘍描出が進歩する以前に唱えられたものである。両腫瘍ともに石灰化がある場合もない場合もあるため、現在となってはほとんど有用性がない。上衣腫と髄芽腫を鑑別するためには、ADC 値がより有効であるといわれている。しかし、ADC 値単独で判断するのは確実ではない。退形成性上衣腫(WHO grade Ⅲ)では ADC 値が低い場合もあるし、同様に非定型奇形腫様/ラブドイド腫瘍(AT/RT)でも低 ADC 値を示すことがある。組織学的特徴に関わらず、上衣腫の ADC 値は悪性度と細胞密度に相関する傾向がある。核細胞質比は髄芽腫と AT/RT 両者ともに高いため、CT 画像では上衣腫に比べて、明らかな石灰化がなくても高濃度に描出される。

髄芽腫ではない PNET も存在する。その場合は

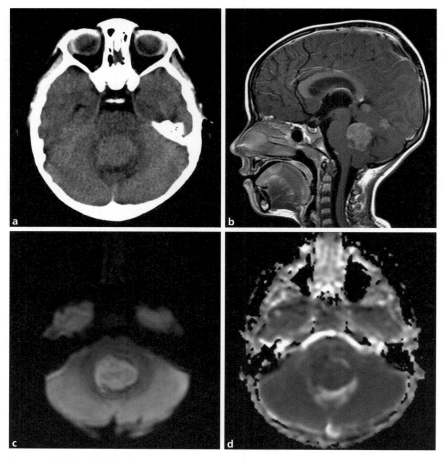

図 8.5 髄芽腫 (a)後頭蓋窩レベルの CT 横断像。白質と比して高信号の病変を第 4 脳室内に認める。明らかな石灰化は認めない。(b)造影 T1 強調矢状断像。病変は第 4 脳室をほぼ占拠している。小脳虫部の上端に播種を 2 か所観察できる。(c)DWI 横断像。病変部は高信号である。(D)ADC map 横断像。低 ADC 値($675×10^{-6}$ mm^2/秒)であり，高い細胞密度を反映していると考えられる。

低 ADC 値で悪性度が高く，髄液播種を起こしやすい。テント上 PNET は通常は髄芽腫ではなく，胎児性腫瘍の亜型とされる。

8.2.4 非定型奇形腫様/ラブドイド腫瘍（AT/RT）

非定型奇形腫様/ラブドイド腫瘍 atypical teratoid/rhabdoid tumor(AT/RT)は細胞密度が高く，悪性度が高い腫瘍で，主に 3 歳以下に発生する。画像，臨床経過ともに，AT/RT と髄芽腫は類似しているために鑑別が時に困難であり，両者とも髄液播種を起こす傾向がある。AT/RT は髄芽腫や上衣腫と同様に第 4 脳室に発症することもあれば，脳実質内に発症することもある。

8.2.5 びまん性内在性橋膠腫（DIPG）

びまん性内在性橋膠腫 diffuse intrinsic pontine glioma(DIPG)は脳実質内に発生する腫瘍で，橋・脳幹に T2 強調画像で高信号の腫瘤性病変を呈するのが特徴である。腫瘍は脳幹内で拡大する際に，脳底動脈を取り囲む("encasement")傾向があり(図 8.6)，DIPG を強く示唆する画像所見の 1 つである。DIPG は外科的治療での治癒は望めず，放射線治療，化学療法が選択される。悪性度自体は低いことが多いが，悪性転化することもある。ADC 値の測定，灌流画像，MR スペクトロスコピー(MRS)などの補助画像検査が DIPG の浸潤性や細胞成分を把握するためにしばしば追加される。DIPG に関しては，非典型的な画像もしくは経過を呈する場合は，生検

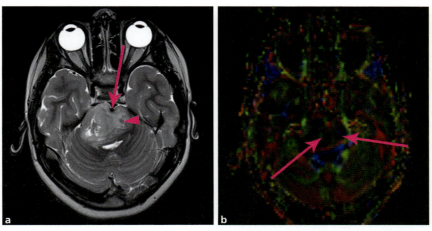

図 8.6　びまん性内在性橋膠腫（DIPG）　6 歳女児。(**a**)T2 強調横断像。橋に腫瘤性病変を認め，第 4 脳室を圧排して，脳底動脈の周囲をほぼ 270°取り囲んでいる（赤矢印）。左皮質脊髄路の線維束（赤矢頭）が腫瘤性病変に取り囲まれている。以上の所見からこの腫瘍は浸潤性病変と判断できる。(**b**)拡散テンソル横断像。下行する左皮質脊髄路（写真右側の赤矢印）の位置は(a)の T2 強調横断像の赤矢頭と一致する。しかし，右皮質脊髄路（写真左側の赤矢印）は腫瘍に巻き込まれて偏位している。以上から DIPG と診断した。

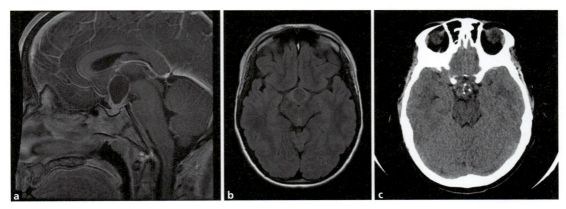

図 8.7　頭蓋咽頭腫　思春期遅発症を呈した 16 歳男児。(**a**)造影 T1 強調矢状断像。鞍上部に囊胞性病変を認め，囊胞壁が増強効果を示している。下垂体からは独立している。(**b**)FLAIR 横断像。囊胞性成分の信号は完全に抑制されていない。(**c**)CT 横断像。鞍上部に石灰化を認める。以上より頭蓋咽頭腫と診断した。

して病理組織診断が必要になることもある。

8.3　テント上に主に発生することが多い中枢神経腫瘍

8.3.1　鞍上部腫瘍

鞍上部に腫瘍を認めた場合，特に石灰化があり，囊胞内に蛋白成分を認めれば，**頭蓋咽頭腫** craniopharyngioma の可能性が高い。頭蓋咽頭腫は視覚障害，閉塞性水頭症，内分泌機能障害などで発症す

る。特に腫瘍が拡大すると，第 3 脳室内に伸展することがある。頭蓋咽頭腫はかつて外科的治療が主に選択されたが，最近になり放射線治療が選択される例がある（図 8.7）。

鞍上部腫瘍の他の主な鑑別診断に，**視神経路に発生する神経膠腫** gliomas of the optic pathway がある。組織学的に，視神経路に発生する神経膠腫のほとんどは毛様細胞性星細胞腫であり，放射線治療歴がない限り，石灰化はほとんど認めない。視神経路に発生する神経膠腫は，視神経や視交叉に紡錘状

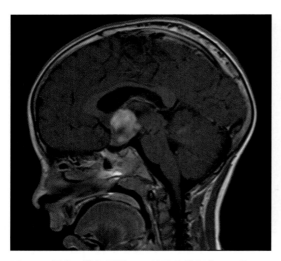

図 8.8　視交叉神経膠腫　T1 強調矢状断像。不均一な増強効果がある充実性病変が鞍上部に存在して，第 3 脳室の前方から体部にかけて浸潤している。視交叉神経鞘腫の所見であり，後に病理学的に毛様細胞性星細胞腫と確定診断された。

の腫瘤性病変を呈する。また，腫瘍は T2 強調画像で高信号を呈し，内部がさまざまな増強効果を示す他，充実性成分と囊胞性成分が混在した不均一に造影される腫瘍の一部が外部に伸展する所見がみられることがある（図 8.8）。視神経路に発生する神経膠腫は視覚障害，マスエフェクトによる症状で発症する場合や，NF1 患者でスクリーニング撮影時に偶然発見される。

　ジャーミノーマ（胚腫）germinoma は鞍上部に発生することがあり，辺縁が不整で，下垂体茎に沿って増強効果を呈する傾向がある。内分泌機能障害やマスエフェクトによる症状で発症する。ジャーミノーマは松果体にも発生する。ジャーミノーマを疑ったら，髄液を採取して胚細胞マーカーを測定することが推奨される。非感染性肉芽腫を呈する疾患，特に **Langerhans 細胞組織球症** Langerhans cell histiocytosis（LCH）はジャーミノーマの主要な鑑別疾患である。サルコイドーシスもジャーミノーマと類似した経過をたどることがあるが，小児ではまれである。

　腫瘍のようにみえるが腫瘍ではない鞍上部の疾患のうち，**異所性下垂体後葉** ectopic neurohypophysis は覚えておくべきである。異所性下垂体後葉は第 3 脳室漏斗陥凹に球状に現れる。下垂体後葉が本来あるべき部位にないことが診断の助けとなる。異所性下垂体後葉は T1 強調画像で高信号を示し，造影で増強される（第 13 章参照）。

　下垂体腺腫は小児ではまれである。発症した場合には，成人と画像所見が類似する。直径 10 mm 未満の**微小腺腫** microadenoma はホルモン産生と関連した症状で発症する場合がある。直径 10 mm 以上の**巨大腺腫** macroadenoma は非機能性（ホルモン非産生）腫瘍であることが多いため，視交叉など隣接した構造物を圧排して症状を呈するまで気づかれずに大きくなることがある。

8.4　症候群と関連する脳腫瘍

　結節性硬化症 tuberous sclerosis complex（TSC）では，側脳室縁に増強効果を認める**上衣下巨細胞性星細胞腫** subependymal giant-cell astrocytoma（SEGA）が発生する。SEGA と TSC で通常みられる**上衣下結節**の鑑別点の 1 つに，SEGA は Monro 孔のレベルに発生することが最も多い点が挙げられる（第 7 章）。加えて，直径 10 mm 以上の場合や増大傾向を伴う場合，SEGA を強く示唆する所見である。上衣下結節のサイズは造影なしでは正確に測定することが難しいため，結節性硬化症の画像評価では，造影 MRI が望まれる。上衣下結節は閉塞性水頭症を起こすことがあるため，歴史的に外科的摘出が行われてきたが，mTOR（ラパマイシン標的蛋白質）阻害剤の出現により，下火になりつつある。

　視神経路に発生する神経膠腫は NF1 に合併することが知られている。視神経路のいかなるところからも発生し，増強効果や囊胞状成分があるときもないときもある。NF1 患者の頭部 MRI では，神経膠腫があっても発症初期には所見がごくわずかしかない場合があり，読影には細心の注意を要する。神経膠腫を早期に同定できれば，状況次第では早期治療で視覚予後を改善できるかもしれない。視神経路から発生した神経膠腫患者のうち約半数は NF1 の症状がない。

　血管芽腫 hemangioblastoma は増強効果のある壁在結節を有する囊胞状病変で，毛様細胞性星細胞腫と画像所見が類似する。しかし，von Hippel-Lindau 病でない小児に発生することはきわめてまれである。

髄膜腫 meningioma も小児でみられることがあるが，成人より非常にまれである．小児期に髄膜腫を認めた場合は NF2 を考慮すべきである．

8.5 けいれんと関連する腫瘍

低悪性度の腫瘍のなかには，けいれんで見つかるものがある．特に**胚芽異形成性神経上皮腫瘍** dysembryoplastic neuroepithelial tumor (DNET)（図 8.9）と**神経節膠腫** ganglioglioma（図 8.10）の 2 つがけいれんを契機に見つかる小児脳腫瘍の代表である．両者とも充実性成分と囊胞性成分が混在して，皮質から皮質下白質優位に分布する．また，両者ともに低悪性度腫瘍のため，高 ADC 値（>1,000×10^{-6} mm^2/秒）を示す．両者の画像所見は類似しているが，神経節膠腫は一般的に増強効果を示すのに対して，DNET では増強効果はまれである．両者とも石灰化がみられることがあるが，神経節膠腫のほうがより高頻度にみられる．両者ともに主に側頭葉（特に扁桃体や海馬付近）に発生するが，脳のどの部位にも生じうる．DNET と神経節膠腫の FLAIR 画像を評価する際は，囊胞性病変内部の蛋白成分のために，脳脊髄液よりも弱い不完全な抑制を示すことがあるため，見逃さないように注意深く観察する．

他にも，けいれんを発症するテント上腫瘍に**多形黄色星細胞腫** pleomorphic xanthoastrocytoma (PXA) が挙げられる（図 8.11）．囊胞性病変で増強

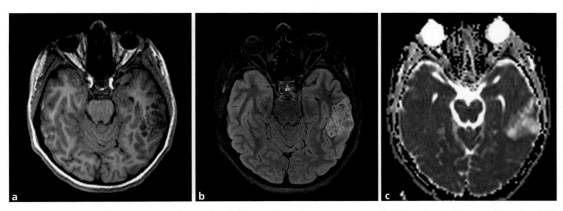

図 8.9 胚芽異形成性神経上皮腫瘍（DNET） （**a**）中脳と側頭葉のレベルの T1 強調横断像．左側頭葉に低信号の多房性病変を認める．（**b**）FLAIR 横断像．囊胞壁と隔壁を有する多囊胞性の高信号病変を認める．（**c**）ADC map 横断像．病変内部は高信号かつ高 ADC 値（2,060×10^{-6} mm^2/秒）を示す．DNET（WHO grade I）と診断された．

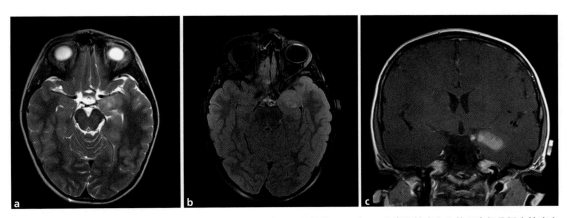

図 8.10 神経節膠腫 （**a**）側頭葉レベルの T2 強調横断像．左扁桃体にわずかに小囊胞性変化を伴う高信号腫大性病変を認める．（**b**）FLAIR 横断像．同部位に境界不明瞭な高信号病変を認める．（**c**）造影 T1 強調冠状断像．同病変に増強効果を認める．神経節膠腫と診断された．

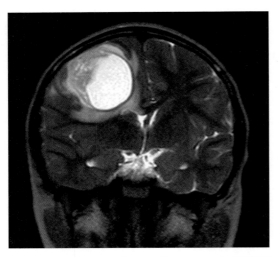

図 8.11　多形黄色星細胞腫　9歳男児。T2強調冠状断像。右前頭葉後部に周囲に浮腫を伴い，壁在結節がある腫瘤性病変を認める。側脳室体部を圧排して正中偏位（midline shift）を生じている。多形黄色星細胞腫と診断された。

効果を認める壁在結節がしばしば存在する。周囲の硬膜への刺激や炎症のために"dural tail"サインを伴うことがある。PXAはWHO grade Ⅱだが，退形成性多形黄色星細胞腫（anaplastic PXA）はWHO grade Ⅲである。

　それ以外にも，**乏突起膠腫** oligodendrogliomaはけいれんを発症して，皮質から皮質下白質優位に分布する腫瘍を見つけた際に鑑別に挙がる腫瘍である。不均一な増強効果と石灰化を伴う。しかし，小児では乏突起膠腫はけいれんと関連する他の脳腫瘍（DNET，神経節膠腫，PXA）と比べてまれである。

　増強効果のない低悪性度神経膠腫と**皮質異形成** cortical dysplasia を鑑別することは病理医でも大変難しい場合があり，まして放射線科医は言うまでもない。囊胞性病変を合併する場合は低悪性度神経膠腫をより示唆するが，皮質異形成でもありうる。5年以上経ても低悪性度神経膠腫は変化しない場合があるため，フォローアップ画像で変化がないからといって低悪性度神経膠腫を完全に除外診断できるわけではない。造影後に増強効果を認める場合は，事実上，皮質異形成は考えにくい。低悪性度神経膠腫を疑うが外科的摘出を選択しない場合は，注意深く画像をフォローアップしなければならない。

　皮質下白質に複数の囊胞性病変を認めるが，増強効果がなく，FLAIR画像で周囲に浮腫などの異常を認めず，拡散強調画像（DWI）ともに異常がなく，さらにFLAIR画像で脳脊髄液同様に信号が抑制される場合は，それはほぼ間違いなく血管周囲腔（Virchow-Robin腔）である。不注意に読影してDNETと誤診してはならない。

8.6　松果体に発生する腫瘍

　松果体病変は時に確定診断が難しい。松果体に囊胞性病変を認めた場合，腫瘍ではないかと心配するのはもっともである。しかし，実際には松果体の囊胞性変化は一般人に非常に多く観察されるが，本当の松果体腫瘍はまれである。正常松果体は造影MRIで増強されるが，松果体囊胞に増強効果があった場合，正常だとはなかなか言いきれないことがある。松果体に囊胞性病変を認めた場合，腫瘍の可能性を考慮すべき点として，大きなサイズ（10 mm以上），周辺部の石灰化，壁在結節，囊胞壁の増強効果が挙げられる。松果体腫瘍は低悪性度（**松果体細胞腫** pineocytoma），高悪性度（**松果体芽腫** pineoblastoma）に分類される。松果体細胞腫は組織学上，**原始神経外胚葉性腫瘍** primitive neuroectodermal tumor（PNET）の一種に分類される。松果体に腫瘍を認めた場合，他にも鑑別疾患として**ジャーミノーマ（胚腫）** germinoma がある（本章の「鞍上部腫瘍」参照）。これらの鑑別として髄液検査（腫瘍マーカー）や拡散強調画像（DWI）が有益である。ジャーミノーマは通常，高ADC値を示す[2,3]。

　松果体腫瘍は中脳蓋を圧排して中脳水道を閉塞することで，両側側脳室と第3脳室の拡大を伴う閉塞性水頭症を発症することがある。

　同様に，松果体付近に発生して中脳水道を閉塞して閉塞性水頭症を起こす腫瘍に**中脳蓋神経膠腫** tectal glioma がある。悪性度は通常低い（図8.12）。中脳蓋神経膠腫では治療の必要がないこともあれば，内視鏡下第3脳室底開窓術を行い，脳脊髄液の循環を改善して，画像で循環路を確認することもある。中脳蓋神経膠腫が拡大して周囲に浸潤傾向を示した場合，治療は外科的摘出よりもまず放射線治療が優先される。しかし，画像が非典型的であれば，生検を行って，さらなる治療方針を決定する場合も

ある。

大きな松果体囊胞は時に中間帆腔 cavum velum interpositum（別名：脳室間腔）と鑑別が難しいことがある。両者を鑑別する重要な点として内大脳静脈の位置が挙げられる。病変が中間帆もしくは脳梁膨大部から発生した場合，内大脳静脈は下方に偏位するが，松果体から発生した場合，内大脳静脈は上方に偏位する。

8.7 生後1年未満に発生する脳腫瘍

小児脳腫瘍のなかでは"big three"といわれる3つの後頭蓋窩腫瘍〔髄芽腫，若年性毛様細胞性星細胞腫（JPA），上衣腫〕が数字上は最も多いが，生後6〜12か月の間では状況は異なる。この時期にはテント下よりもテント上に脳腫瘍が現れることが多く，**奇形腫 teratoma，線維形成性乳児神経節膠腫 desmoplastic infantile ganglioglioma（DIG），高悪性度神経膠腫 high grade glioma（HGG）**なども認められる。DIGは通常の神経節膠腫よりも大きく，けいれんよりもマスエフェクトによる圧排症状で発症することが多い。

8.8 その他の脳腫瘍（主にテント上に発生する腫瘍）

成人よりまれではあるが，**退形成性星細胞腫 an-aplastic astrocytoma や膠芽腫 glioblastoma を含む高悪性度神経膠腫（HGG）**も小児に発症することがある。**原線維性星細胞腫 fibrillary astrocytoma は低悪性度神経膠腫 low-grade glioma（LGG）**（図8.13）の1つでWHO grade Ⅱであり，通常は浸潤性病変であり，増強効果は認めない。低悪性度神経膠腫（LGG）には他にもびまん性内在性橋膠腫（DIPG）などがあるが，膠芽腫のような高悪性度神経膠腫（HGG）に悪性転化する例がある。

高悪性度神経膠腫（HGG）では，発生部位によって，生検，切除，化学療法，放射線療法を適切に組み合わせて治療戦略を立てる必要がある。最も悪性度の高い腫瘍部位を同定して生検を適切に行うためには，ADC map や灌流画像など先進の画像技術に精通しておかなければならない。MRスペクトロスコピー（MRS）も高悪性度神経膠腫を疑った際の生検部位の決定に有用である。また，高悪性度神経膠腫（HGG）のある部位が最も悪性度が高くても，その部位が増強効果を示すとは限らないということは覚えておいてほしい。同様に，造影されたからといっても，その部分が最も悪性度が高いとも限らない。

小児のテント上の脳室内腫瘍で最も多いのが**脈絡叢腫瘍 choroid plexus tumor** である〔結節性硬化症の患者を除く。結節性硬化症の脳室内腫瘍で最も多いのは上衣下巨細胞性星細胞腫（SEGA）である〕[4]。脈絡叢腫瘍は低悪性度の**脈絡叢乳頭腫 choroid plexus papilloma（CPP）**もしくは高悪性

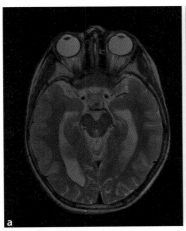
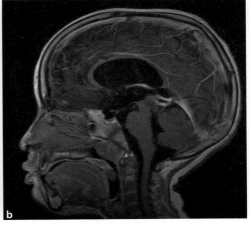

図 8.12 中脳蓋神経膠腫　（**a**）T2強調横断像。中脳蓋に高信号の病変を認める。（**b**）造影T1強調矢状断像。境界不明瞭な中脳蓋の病変が中脳水道を圧排している。病変に増強効果は認めない。

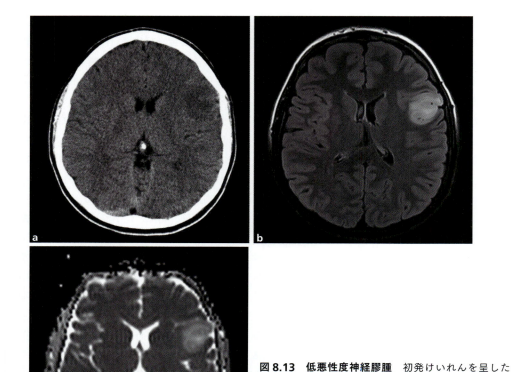

図8.13 低悪性度神経膠腫　初発けいれんを呈した14歳男児。(a)CT横断像。左下前頭回に境界不明瞭な低吸収域を呈する病変を認める。(b)FLAIR横断像。同病変の皮質かつ皮質下は高信号を示し、部分的に皮質が肥厚している。(c)ADC map横断像。同病変は高ADC値（1,500×10^{-6} mm^2/秒）を示した。増強効果は認めず。原線維性星細胞腫（WHO grade II）と診断された。

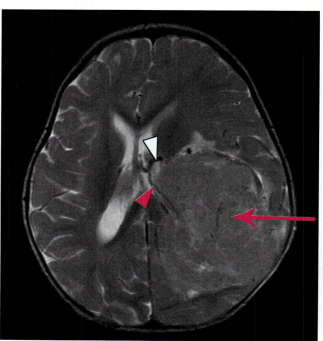

図8.14 脈絡叢腫瘍　15か月女児。T2強調横断像。左側脳室房に伸展する巨大なテント上腫瘍（赤矢印）を認める。同側の視床線条体静脈の拡張と（白矢頭）、腫瘍を栄養している脈絡叢動脈の拡張（赤矢頭）を認める。後に脈絡叢癌と診断された。

度の**脈絡叢癌**choroid plexus carcinoma（CPC）（図8.14）に分けられる。小児の脈絡叢腫瘍は側脳室の三角部に最も多くみられるが，第3脳室，第4脳室にも発生することがある。脈絡叢腫瘍は血流が豊富であるため，術前に腫瘍栄養血管塞栓術を試みる場合もある。

髄膜腫はNF2患者であるか，放射線治療歴がない限り，小児ではまれである。小児で硬膜に付着した増強効果がある腫瘍をみたら，髄膜腫以外にも**血管外皮腫** hemangiopericytoma も鑑別に挙がる。

8.9 治療

多くの中枢神経腫瘍は，手術で腫瘍をできるだけ取り除くことが予後の改善につながる。若年性毛様細胞性星細胞腫（JPA），上衣腫，髄芽腫，神経節膠腫，多形黄色星細胞腫（PXA）などの腫瘍は肉眼的な全摘出が可能な場合がある。特に低悪性度腫瘍の特定の腫瘍（若年性毛様細胞性星細胞腫，神経節膠腫，多形黄色星細胞腫）や松果体の**成熟奇形腫** mature teratoma であれば，摘出後に化学療法や放射線治療を追加せずに，画像で経過観察するだけの場合もある。その他の腫瘍では放射線治療が追加されるのが通常である。放射線治療は病変部，全脳照射，全脳全脊髄照射のいずれかが選択される。放射線治療の領域を限定するほど，神経発達への影響は少なくなる。しかし，髄液播種が予想される場合には，より広い照射野が選択される。術中MRIを導入し

たことで肉眼的な全摘出がより可能となり，術後30日以内に手術室に戻る確率は1%以下となった[5]。しかし，びまん性内在性橋膠腫（DIPG）など，全摘出が不可能な脳腫瘍もある。頭蓋咽頭腫の治療戦略は進化し続けており，マスエフェクトや水頭症がみられない症例では，外科的摘出を行わずに放射線治療を選択しても，外科的摘出と同様な腫瘍関連予後を示し，さらに内分泌機能の合併症発症率がより低いことが報告されつつある[6]。

文献

[1] Rumboldt Z, Camacho DLA, Lake D, Welsh CT, Castillo M. Apparent diffusion coefficients for differentiateon of cerebellar tumors in childrens. AJNR Am J Neuroradiol 2006；27(6)：1362-1369

[2] Dumrongpisutikul N, Intrapiromkul J, Yousem DM. Distinguishing between germinomas and pineal cell tumors on MR imaging. AJNR Am J Neuroradiol 2012；33(3)：550-555

[3] Choudhri AF, Whitehead MT, Siddiqui A et al. Diffusion characteristics of pediatric pineal tumors. Neuroradiol J 2015；28(2)：209-216

[4] Smith AB, Smirniotopoulos JG, Horkanyne-Szakaly I. From the radiologic pathology archives：Intraventricular neoplasms；Radiologic-pathologic correlateon. Radiographics 2013；33(1)：21-43

[5] Choudhri AF, Klimo P Jr, Auschwitz TS, Whitehead MT, Boop FA. 3T intraoperative MRI for management of pediatric CNS neoplasms. AJNR Am J Neuroradiolol 2014；35(12)：2382-2387

[6] Kiehna EN, Merchant TE. Radiation therapy for pediatric craniopharyngioma. Neurosurg Focus 2010；28(4)：E10

9 けいれん
Seizures

9.1 はじめに

けいれん seizure は小児では非常に多い神経学的症状で，米国にはおよそ 40 万の小児てんかん患者がいる。さまざまな種類（表 9.1）のけいれんの患者に加えて，凝視発作や心因性非てんかん発作などのけいれん様発作に対しても，精査を求められることがよくある。単純型熱性けいれんでは画像撮影を必要としないが，その他のけいれん患者のほぼ半数が精査のために脳画像を撮影している。そのような実情から，小児神経放射線科にとってけいれん精査のために脳神経画像を撮影することは日常茶飯事であり，けいれんを起こす疾患の病状経過を理解し，論理的に画像プロトコールを確立して画像を評価することは非常に重要である。

9.2 画像診断法

けいれんを起こした患者を診療した際，すぐに頭蓋内出血もしくは他の頭蓋内異常（特に外傷後けいれん）を緊急に除外診断しなければならない場合には CT を撮影する場合がある。しかし，現在の臨床現場でけいれん精査の中核となっている画像検査は主に MRI である。感染徴候，けいれんを起こすような疾患の既往歴（神経皮膚症候群など），脳腫瘍を疑うような徴候〔特に**神経節膠腫** ganglioglioma や**胚芽異形成性神経上皮腫瘍** dysembryoplastic neuroepithelial tumor（DNET）〕がない限り，通常はけいれん精査で造影 MRI を撮影する必要はなく，単純 MRI だけでよい。もし血管奇形を疑う場合や過去に脳梗塞の既往があれば，CTA や MRA などの血管画像も診断の一助になることがある。

てんかん患者のなかには外科的治療が適応となる場合がある（表 9.2）。外科的治療の対象となれば，fMRI（functional MRI），SPECT（single-photon emission computed tomography），PET（positron emission tomography）も複合的に用いて，総合的に判断する。これらの画像検査については，本章のてんかん手術プランニングの項で説明する。**脳磁図** magnetoencephalography（MEG）は脳の神経活性から生じるわずかな磁場を検出する技術で，頭皮上脳波に比べて，**てんかん性放電** epileptic discharge の空間分解能がより優れている。ただし，広く普及はしていない。

けいれんを評価する際には，海馬の正常解剖を理解しておく必要がある。発達過程もしくは出生後のいずれかに海馬に障害が生じれば，けいれんを起こ

表 9.1　けいれんの種類

種類		症候
焦点発作		てんかん焦点が概念上，片側半球の神経回路に起始して，その半球内に限られる発作（以前は部分発作と呼称）。単純部分発作，複雑部分発作という表現は現在，使用しない
全般発作 （てんかん焦点が両側半球にまたがり，通常は意識変容や意識喪失を伴う）	欠神発作	短時間の意識消失を呈するが，明らかな発作後もうろう状態を認めない（以前は小発作と呼称）
	ミオクロニー発作	一瞬の電撃的な筋肉収縮
	強直発作	筋緊張が突然増加して強直する
	間代発作	筋の収縮と弛緩が交互に現れる
	強直間代発作	筋緊張の増加と弛緩が交互に現れる（以前は大発作と呼称）。これが遷延した（10分以上）状態がけいれん重積状態であり，迅速な対応が必要である
	脱力発作	筋緊張が突然消失する発作で，倒れてしまうこともある（落下発作）
笑い発作		病的な笑いを呈する発作で，視床下部過誤腫との関連が多く報告されている

Berg AT, Berkovic SF, Brodie MJ, et al. Revised terminology and concepts for organization of seizures and epilepsies：Report of the ILAE Commission on Classification and Terminology, 2005-2009. Epilepsia. 2010；51(4)：676-85 より許可を得て掲載

す原因となる（図9.1）。知っておくべき海馬の正常範囲内変異として，**脈絡裂嚢胞** choroidal fissure cyst がある。周辺の脳実質が正常で，嚢胞成分が MRI 画像で脳脊髄液に矛盾なく（FLAIR 画像で抑制されて脳脊髄液と同じ信号になる），DWI も異常なく，増強効果もなければ，まず正常範囲内変異であり，通常，病的意義はない（図9.2）。

9.3 内側側頭葉硬化症（MTS）／海馬硬化症

けいれん患者の画像を撮影した場合，特に冠状断像で海馬を評価することを欠かしてはいけない。海馬の T2 強調画像／FLAIR 画像での高信号や海馬萎縮は，グリオーシスと関連する**内側側頭葉硬化症** mesial temporal sclerosis（MTS）（別名：**海馬硬化症** hippocampal sclerosis）の所見である（図9.3）。海馬全体が萎縮することもあれば，CA1 領域と CA4 領域が萎縮，また CA4 領域のみが萎縮する場合（終板硬化 end-fimbrial sclerosis）も報告されている。MTS の約20％の患者が両側に硬化症を呈するため，陥りやすい診断のピットフォールとして，以下の2つを覚えておいてほしい。第1に，あなたが正常の海馬画像に慣れていなければ，両側に異常があった場合に見逃してしまうおそれがある。第2に，両側に異常が存在したとしても，片側の萎縮が他側に比べて著しい場合，てんかん原性は片側のみと誤診してしまい，真のてんかん原性であったかもしれない他側の海馬（萎縮がそれほどでもない方）を見逃してしまうかもしれない。それゆえ，MTS と考えられる萎縮部位をてんかん原性と断定する際は，非常に慎重にならなければならない。時には真

表9.2 てんかん手術の種類

手術	説明
側頭葉切除術	側頭葉を切除する手術。側頭葉切除術は側頭極からの切除範囲で描出される（例：3 cm の側頭葉切除術 vs. 4 cm の側頭葉切除術）。通常は側頭極，鉤部，扁桃体を切除し，さらに海馬頭も切除する場合がある
脳梁離断術	脳梁を切断することで，てんかん焦点が両側半球に広がるのを防ぐ手術。脱力発作が適応の1つであり，落下発作を予防する（患者の体の片側は脱力しても，もう片側は脱力しない）。脳梁離断術には全脳梁離断術と部分脳梁離断術がある。部分脳梁離断術には，膨大部を除いた脳梁離断術（90％の脳梁を離断）と，膨大部と峡部を除いた脳梁離断術（70％の脳梁を離断）がある
機能的半球切除術	病変がある大脳半球を切除もしくはそこからの神経線維連絡を切断して，てんかん焦点から残りの正常な脳を機能的に隔離して保護する目的で行う手術。側頭葉切除，島皮質切除，前頭葉や頭頂葉の部分切除を行い，脳梁も離断することで残存した脳組織からの神経連絡を遮断する
脳回切除術	皮質異形成や海綿腫など，てんかん焦点の原因となる病変部を部分的に切除する手術
迷走神経刺激療法	迷走神経に電極を巻きつけ，間欠的に刺激することで発作を抑制する装置を埋め込む手術

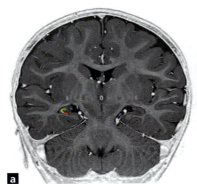 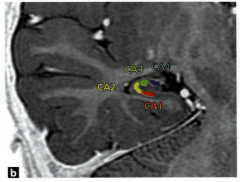

図9.1 海馬の解剖 （**a**）正常海馬の STIR 冠状断像（白黒反転像で海馬がより見やすくなっている）。（**b**）右海馬の拡大写真。正常海馬の CA1～CA4 領域までの形態が描出されている。

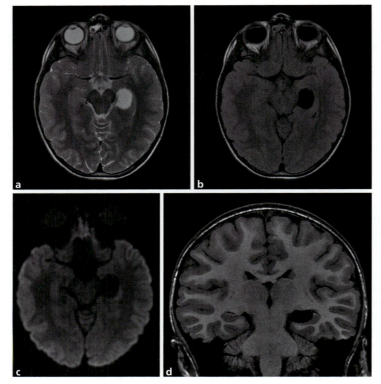

図9.2 脈絡裂嚢胞 (a)T2強調横断像。左海馬に嚢胞性病変を認める。(b)FLAIR横断像。嚢胞内成分は脳脊髄液同様に抑制されている。(c)DWI横断像。嚢胞内成分は脳脊髄液と同様の信号強度である。(d)T1強調冠状断像。(a)で認めた嚢胞性病変は脈絡裂内に存在して，海馬を圧排している。しかし，海馬容積は正常であり，海馬の信号に変化はない。別画像で増強効果がなく，フォローアップ画像でも変化は認めなかったことから，偶然に発見された脈絡裂嚢胞と診断された。

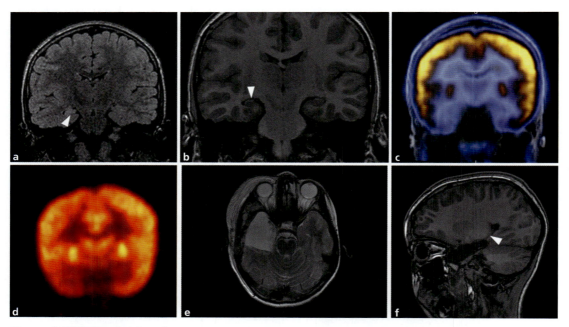

図9.3 内側側頭葉硬化症（MTS） けいれんを発症した11歳男児。(a)FLAIR冠状断像。右海馬が左海馬と比べて高信号を呈している（矢頭）。(b)T1強調冠状断像。右海馬が左海馬に比べてやや小さい（矢頭）。(c)発作間欠期の^{99m}HM-PAO-SPECT冠状断像とT1強調冠状断像を融合した画像。右海馬にごくわずかの血流低下を認める。(d)発作間欠期の^{18}F-フルオロデオキシグルコース（FDG）PET冠状断像。右海馬で代謝が低下している（^{99m}HMPAO-SPECT画像に比べて，空間解像度と信号雑音比 signal-to-noise ratio が改善していることに注目）。(e)右側頭葉切除後のT2強調横断像。右側頭極，鉤部，扁桃体，海馬が切除されている。(f)T1強調矢状断像。海馬尾のみ残されている（矢頭）。術後に右海馬硬化症（内側側頭葉硬化症）と確定診断された。

のてんかん原性を決定するために，脳波以外にも，グリッド電極もしくは頭蓋内電極による術中モニタリング，MEG などを用いて精査する必要がある。MTS を支持する画像所見としては他にも，Papez 回路に沿って Waller 変性が起き，二次性に同側の脳弓や乳頭体が萎縮する所見が挙げられる。

MTS は小児期に熱性けいれんを起こした患者により多いと報告されてきた。しかし，正確な因果関係はいまだに明らかになっていない。MTS は一般的に思春期から成人にかけて見つかることが多いが，SCN1A 遺伝子変異がある患者では 2 歳から報告例がある。

9.4 先天性奇形

けいれんはさまざまな先天性奇形と関連して発症する。特に**皮質異形成** cortical dysplasia では，異常な神経細胞と皮質発達のためにけいれんがよく合併する。皮質異形成にはさまざまな種類がある[1]。一般的には，FCD タイプ I は T1 強調画像，FCD タイプ II は T2 強調画像/FLAIR 画像で最もよく描出される（前述，図 3.2）。FCD タイプ II のサブタイプのなかには，特徴として，皮質異形成が存在する胚芽層から脳表皮質へ向けて広がるように脳深部を貫く異常信号を確認できる。これは限局性皮質異形成タイプ IIB（FCD タイプ IIB）または Taylor 型 FCD と呼ばれ，病理でバルーン細胞を認める。以上の画像かつ病理所見は FCD タイプ IIB に特徴的で，結節性硬化症に見られる皮質異形成（"結節 tuber"）と同一なものとみなされる（第3章，第7章参照）。その他の皮質異形成は時に**原線維性星細胞腫** fibrillary astrocytoma などの低悪性度腫瘍との鑑別が難しい場合があるため，外科的切除をしないのであれば，変化がないことを画像でフォローアップすべきである。悪性か良性かを判断するには最低 2 年間は画像で変化がないことを確認するのが原則だが，低悪性度腫瘍に関しては数年かけても目で見てわかるほど変化しない例もあるため，この "2 年間ルール" は当てはまらない。皮質異形成は高解像度 MRI ですら描出できないことがあり，てんかん原性を切除した後に初めて病理所見で明らかになる場合があることは覚えておかなければならない。そのため，高解像度 MRI でも皮質異形成などの明らかな病変がわからない場合には，てんかん原性を同定するために SPECT や MEG などが重要な役割を果たす。

他にも，けいれんと関連する先天性奇形として，**異所性灰白質** gray matter heterotopia（図 3.3〜図 3.5）がてんかん性放電の発生源であることがある。異所性灰白質が多発している患者の手術計画では，てんかん原性の同定はより一層難しくなる。

視床下部過誤腫 hypothalamic hamartoma もけいれんの原因となり，特に病的な笑い（笑い発作）を呈することが知られている。視床下部を精査しない限り，発見が難しい。視床下部過誤腫は視床下部の中心部，もしくは第 3 脳室底部（灰白隆起）から発生する（図 9.4）。隣接する視床下部組織と比べてわずかに T1 低信号，T2 高信号，DWI 高信号を示すが，増強効果は認めない。増強効果を認めた場合は，**毛様細胞性星細胞腫** pilocystic astrocytoma など別の脳腫瘍を考慮しなければならない。

さらに，けいれんと関連する重度な先天性奇形として**片側巨脳症** hemimegalencephaly がある（図 9.5）。一側大脳半球が過形成/異形成を呈して，他側は比較的正常に保たれる疾患である。患側半球では過髄鞘化や側脳室の拡大が観察される。片側巨脳症は一般的には散発性だが，**伊藤白斑** hypomela-

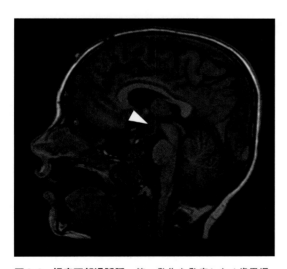

図 9.4　**視床下部過誤腫**　笑い発作を発症した 4 歳男児。T1 強調矢状断像。第 3 脳室底部に結節性病変（矢頭）を認める。増強効果は認めず，視床下部過誤腫を示唆する所見である（灰白隆起過誤腫）。

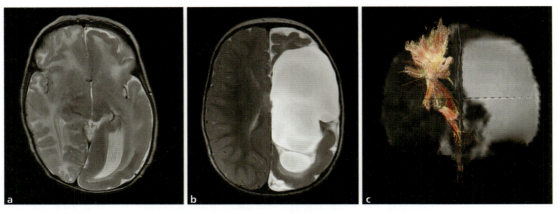

図 9.5　片側巨脳症と半球切除術　難治性けいれんを発症した生後 1 か月女児。(**a**)T2 強調横断像。左大脳半球に過誤腫性過成長を認め，異常皮質と脳室拡大が観察される。(**b**)機能的半球切除術を施行後，生後 20 か月時の同患児。T2 強調横断像。側頭葉，島皮質，前頭葉と頭頂葉の大部分が切除されている。脳梁離断術により，残存している前頭葉，後頭葉も連絡が遮断されている。(**c**)拡散テンソル画像(DTI)による神経線維画像。脳梁を越えて残存する左半球の脳組織に連絡する神経線維は認めない。両半球の連絡は遮断されていることが確認できる。

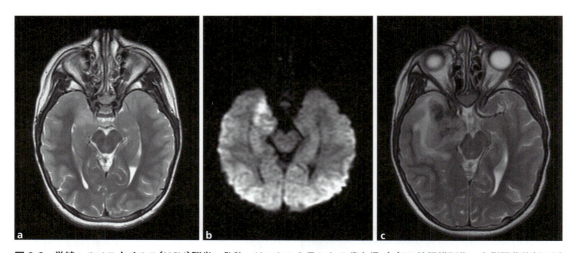

図 9.6　単純ヘルペスウイルス(HSV)脳炎　発熱，けいれんを呈した 8 歳女児。(**a**)T2 強調横断像。右側頭葉鉤部に浮腫性病変を認める。(**b**)DWI 横断像。同部位に高信号を認める。(**c**)(b)の 1 週間後に撮影した T2 強調横断像。浮腫は拡大傾向を示し，低信号域を内部に認める。HSV 脳炎に合併した脳出血の所見である。

nosis of Ito など神経皮膚症候群に合併する例もある。患側半球には正常脳機能は期待できないため，けいれんをコントロールするために**半球切除術** hemispherectomy が治療選択肢となる。解剖学的半球切除術(視床下部と中脳以外を残して大脳半球を摘出する術式)は脳表ヘモジデリン沈着症，髄液吸収障害など術後に多くの合併症を伴う。そのため，手術侵襲と合併症がより少ない機能的半球切除術が開発され，同様のけいれん抑制効果をあげている。機能的半球切除術では側頭葉切除，島皮質切除，頭頂葉部分切除を行う。前頭極と後頭極は残すが，脳梁を離断することで残存した脳組織からの神経連絡を遮断する(図 9.5)。

9.5　腫瘍と関連するけいれん

小児脳腫瘍のなかにはけいれんと関連するものがあり，こうした脳腫瘍と周囲の脳組織を切除することでけいれんが著明に減少する(もしくは完全に消失する)ことがある。けいれんを発症する脳腫瘍のうち，最もよく遭遇する代表的な 2 つの脳腫瘍は**神経節膠腫** ganglioglioma と胚芽異形成性神経上

皮腫瘍(DNET)である。両者ともに側頭葉に発生する傾向があり，囊胞状成分がみられ，画像では鑑別が難しいことがある。しかし，両者ともに低悪性度腫瘍(WHO grade I)なので，術前に両者を見極めなければならない臨床的意義は乏しい。神経節膠腫では増強効果や石灰化を認める傾向があり（図8.10），DNETでは囊胞性病変が多発する傾向がある（図8.9）。

けいれんと関連する他の小児脳腫瘍として，**多形黄色星細胞腫** pleomorphic xanthoastrocytoma（PXA）(WHO grade II)がある。神経節膠腫など他のテント上脳腫瘍に伴う囊胞に比べて，より大きな単房性囊胞を伴う傾向がある（図8.11）。腫瘍内の結節は増強効果があり，囊胞壁に接して発生する傾向があり，硬膜に隣接していることもある。神経節膠腫にはWHO grade IIの亜型があり，さらに多形黄色星細胞腫にもWHO grade IIIの亜型（退形成性多形黄色星細胞腫 anaplastic PXA）が存在する。

9.6 神経皮膚症候群

第7章で前述した神経皮膚症候群のうち，結節性硬化症（TSC）(図7.1，図7.2)とSturge-Weber症候群（SWS）（図7.4）の2疾患はけいれんを合併する可能性が高いことで知られている。結節性硬化症では皮質異形成，SWSでは慢性的な静脈性虚血性障害がそれぞれのてんかん焦点となる。伊藤白斑はまれな神経皮膚症候群で，片側巨脳症を合併することがある。一側の大脳皮質が先天性に過形成/異形成となり，てんかん焦点となる。

9.7 炎症性疾患と関連するけいれん

さまざまな炎症性疾患（感染性，非感染性）がけいれんを引き起こす。けいれんを合併する感染性疾患のうち，常に念頭に置いておかなければならないのが**単純ヘルペスウイルス（HSV）脳炎**である。新生児以後では，一般的にHSV脳炎はMeckel腔のGasser神経節（三叉神経節）に潜むHSVの再活性が原因である（図9.6）。そのため，側頭葉に隣接した部分が最初に侵される。拡散強調画像（DWI）で高信号，T2強調/FLAIR画像で高信号を示し，増強効

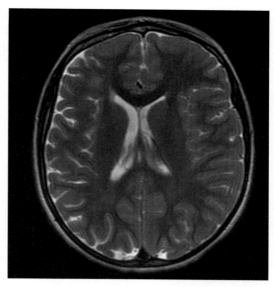

図9.7　Rasmussen脳炎　難治性けいれんを呈した6歳女児。T2強調横断像。右大脳半球の萎縮に伴い，脳溝の拡大と右側脳室の拡大を認める。Rasmussen脳炎の所見である。

果も示すことがある。熱性けいれんと考えられても，このような画像所見を認めた場合は安易に熱性けいれんと診断せず，髄液HSV PCRが陰性と確定するまでは，アシクロビルの使用を継続することが重要である。髄液HSV PCRが陰性であった場合，神経膠腫，外傷，静脈うっ滞，HSV感染以外の炎症性疾患が鑑別に挙げられる。これらの鑑別疾患が初診時から挙がっても，髄液HSV PCRが陰性と判明するまでは，いずれにせよアシクロビルは継続したほうが望ましいだろう。

明らかな神経異常を有さない小児が，発熱に続いて難治性のけいれん重積を急性発症する疾患概念があり，febrile infection-related epilepsy syndrome（FIRES）と呼んでいる［訳注：日本では**難治頻回部分発作重積型急性脳炎** acute encephalitis with refractory, repetitive partial seizures（AERRPS）と称する。ほぼ同一の疾患概念である］。けいれんは難治性でICU入院が必要になる。けいれん重積が遷延すると代謝性要求が増加して，脳実質の萎縮がみられることがある[2]。

Rasmussen脳炎は，一側の大脳半球に限局した慢性炎症が難治性のけいれんを起こす疾患である（図9.7）。次第に患側の大脳半球が萎縮して，けい

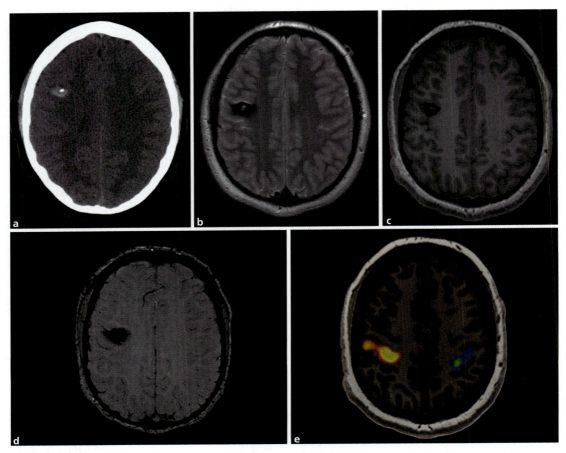

図9.8　海綿腫　けいれんを新規発症した15歳男児。(**a**)CT横断像。右前頭葉内側に小石灰化を伴う高密度病変を認める。(**b**)T2強調横断像。(**c**)T1強調横断像。不均一な信号域が低信号の縁に囲まれている。(**d**)磁化率強調横断像(SWI)。病変はびまん性に低信号を示しており，海綿腫と診断された。(**e**)左上肢運動を遂行して運動領域(オレンジ色)を賦活化したfMRIとT1強調横断像を融合した画像。左上肢の運動領域は海綿腫より後方に位置している。後に海綿腫は無事に摘出された。

れんのコントロールに難渋するため，脳梁離断術もしくは機能的半球切除術を行う場合がある。

9.8　限局的な非炎症性疾患と関連するけいれん

　脳実質障害が起こるとグリオーシスが起こり，てんかん原性となる場合がある。グリオーシスは手術，感染性もしくは非感染性の炎症反応，外傷，脳梗塞のいずれでも起こる。また，出血によりヘモジデリンが沈着した場合，それもてんかん原性を引き起こす。脳腫瘍を摘出しても，しばらくした後にグリオーシスとヘモジデリン沈着によってけいれんを発症する。摘出巣周囲がてんかん原性と診断した場合，グリオーシス組織を切除することがある。

　海綿腫 cavernoma（別名：**海綿状血管腫** cavernous hemangioma）は局所的な血管奇形であり，微小出血をきたしやすい（第12章で後述する）。海綿腫周囲のヘモジデリンがてんかん原性となることがある（図9.8）。海綿腫はさまざまな時期の出血が混在する不均一な信号域が，T2強調画像/磁化率強調画像（SWI）で低信号（ヘモジデリン）の縁に囲まれているのが画像上の特徴である。**発生学的静脈形成異常** developmental venous anomaly（DVA）（図12.8）の存在は，さらに海綿腫を示唆する所見である。海綿腫がある患者がけいれんを起こした場合，海綿腫はてんかん原性であるかもしれないが，DVA単独で海綿腫がない患者では，DVAがけいれんを

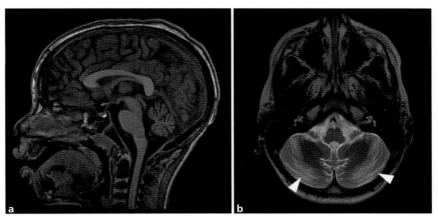

図9.9　小脳萎縮　けいれんを発症した4歳女児。(**a**)T1強調矢状断像。(**b**)T2強調横断像。小脳半球の小葉と虫部に沿って脳脊髄液腔の拡大を認める(矢頭)。この小脳の萎縮は抗けいれん薬の長期投与による影響と考えられた。

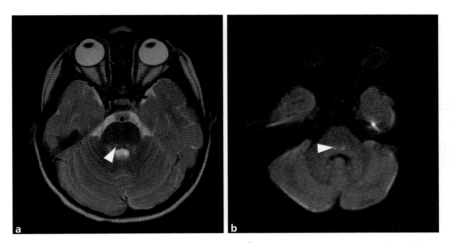

図9.10　けいれんのためビガバトリン(サブリル®)を長期内服している2歳女児　(**a**)T2強調横断像。(**b**)脳幹の拡散強調画像(DWI)。両側中心被蓋路に高信号(矢頭)を認める。中心被蓋路に加えて，淡蒼球，視床下部，視床に異常信号を認めた場合，ビガバトリン内服に関連した髄鞘内浮腫を考慮する。ビガバトリン内服患者にこうした所見を認めた場合，ビガバトリンの用量変更や治療継続の可否をまず判断することが大切で，安易に代謝性疾患の検査に飛びついてはいけない。

起こすとは考えづらい。そのような場合では，磁化率強調画像(SWI)を撮影して海綿腫が潜んでいないかを確認しなければならない。

9.9　薬剤に関連した脳変化

抗けいれん薬を長期投与していると，その抗けいれん薬が小脳萎縮を引き起こす場合がある(図9.9)。ビガバトリン投与による髄鞘内浮腫は，T2強調画像，時に拡散強調画像(DWI)でも淡蒼球，視床下部，橋の中心被蓋路に高信号(図9.10)として確認できる[3]。これらの画像所見を覚えておくと，脳梗塞や代謝性疾患と誤診してしまうことを免れ，神経科医に抗けいれん薬の副作用について注意を喚起できる。

9.10　てんかん手術プランニング

焦点性てんかん患者を対象としたてんかん手術プランニングの先端画像技術について，関係がないよ

うにみえるが実は深く関係がある2つの重要な点を強調したい。第1に重要な点は、てんかん焦点の位置をつきとめて確定すること、第2に重要な点は、マッピングを行って、正常な脳組織を保護することである。てんかん焦点の同定に関しては、SPECT が有用である。放射性薬剤を注射すると血流量に比例して脳実質に行き渡り、白質よりも灰白質に多く集積する。発作間欠期に放射性薬剤を注射すると、てんかん焦点は一般的に低集積となる(発作間欠期 SPECT)。発作直後に注射すると、てんかん焦点の血流が増加しているために高集積を示す(発作時 SPECT)。発作時 SPECT から発作間欠時 SPECT を差し引いて、てんかん焦点の同定を最大限に可能にして、MRI 画像に重ねると視覚的にわかりやすい(図 9.3c)。発作時 SPECT 所見を立証するために、硬膜下グリッド電極を留置して高密度脳波を計測して、てんかん焦点の同定を行うこともある。

手術プランニングにおいて、運動機能と視覚機能に携わる大脳皮質を同定する際には、fMRI も有用である(図 9.8e)。fMRI は言語機能を局在化して(例:言語機能の優位半球を決定する)、どの皮質部位から受動・表出言語が生み出されているかを明らかにできる。fMRI の受動的機能マッピング(運動・言語)は、鎮静下の患者でも施行可能である[4][訳注:記憶機能に関しては、非侵襲的に局在化する方法が確立されていないため、和田テストが記憶機能を評価するためにいまだに行われている。しかし、和田テストは思春期患者ではまだ難しい場合があり、幼小児ではほぼ不可能である]。

9.11 さらに学習したい方のための参考資料
[1] Berg AT, Berkovic SF, Brodie MJ et al. Revised terminology and concepts for organization of seizures and epilepsies：Report of the ILAE Commission on Classification and Terminology, 2005-2009. Epilepsia 2010；51(4)：676-685

文献
[1] Blümcke I, Thom M, Aronica E et al. The clinico-pathologic spectrum of focal cortical dysplasias：A consensus classification proposed by an ad hoc Task Force of the ILAE Diagnostic Methods Commission. Epilepsia 2011；52(1)：158-174

[2] Rivas-Coppola MS, Shah N, Choudhri AF, Morgan R, Wheless JW. Chronological evolution of magnetic resonance imaging findings in children with febrile infection-related epilepsy syndrome. Pediatr Neurol. 2015 Sep 25. pii：S0887-8994(15)00437-3. doi：10.1016/j. pediatrneurol. 2015.09.003. [Epub ahead of print] PMID：26597039

[3] Pearl PL, Vezina LG, Saneto RP et al. Cerebral MRI abnormalities associated with vigabatrin therapy. Epilepsia 2009；50(2)：184-194

[4] Choudhri AF, Patel RM, Whitehead MT, Siddiqui A, Wheless JW. Cortical activation through passive-motion functional MRI. Am J Neuroradiol 2015 Sep；36(9)：1675-1681. doi：10.3174/ajnr. A4345

10 感染症と炎症
Infection and Inflammation

10.1 はじめに

炎症性疾患（感染性疾患と非感染性疾患）に神経症状が伴うことは珍しくなく，画像でもさまざまな所見を呈する。ある疾患に特徴的な画像所見である場合は診断につながるが，画像所見が非特異的な場合は疾患を絞り込むのに苦慮することになる。画像所見から鑑別疾患を絞り込むことで，炎症性疾患を適切に治療して，必要であれば検査を追加することが可能になる。髄液検査が炎症性疾患でどのような結果になるかを理解していることも重要である（表10.1）。

10.2 感染症

10.2.1 髄膜炎

中枢神経の感染症で最も多いのは**髄膜炎** meningitis である。髄膜炎は画像で診断するものではない。非典型的な臨床経過もしくは局所神経徴候がない限り，中枢神経画像検査は必ずしも必要ではない。確定診断に最も重要な検査は髄液検査である。しかし，髄膜炎と診断された患者が，中枢神経画像検査を必要とする状況が2つある。第1に，感染巣の同定である。乳突洞や副鼻腔炎の骨びらんの発見がこれに当たる。第2に，膿瘍を見つけるときである。骨びらんを同定するのに適した画像はCTだが，膿瘍そのものを最もよく描出できるのは拡散強調画像（DWI）を併用した MRI である。

髄膜炎の MRI の特徴は，脳実質信号が正常であっても，硬膜に増強効果を認める点である。硬膜の増強効果の確認に最もよく使用されてきたのは造影T1強調画像であるが，最近では造影 FLAIR 画像が造影 T1 強調画像よりも髄膜の異常増強効果の検出に優れているとされる。髄膜炎の評価には，造影CTはMRIほど有用ではない。高分解能CTは確か

に脳実質外の液体貯留や脳実質浮腫を同定できるが，造影 MRI は CT よりさらに鋭敏に描出できるからである。また，単純 CT と造影 CT を撮影すると，放射線被曝量が2倍になるにもかかわらず，造影で得られる情報はわずかである。造影 CT のみを撮影すると，出血の同定が困難になる。そうしたことから，髄膜炎を疑った場合に撮影する画像は単純 CT を撮影し，それで異常所見を認めた場合，もしくは臨床的に中枢神経をさらに画像評価する必要があれば，単純・造影 MRI を撮影するのが望ましい。さらに極論をいえば，髄膜炎の診断で最も重要な検査は（画像検査ではなくて）腰椎穿刺である（表10.1）[1]。

10.2.2 膿瘍

膿瘍 abscess は典型的には辺縁にリング状の増強効果を示し，内部は拡散能低下を示す（図10.1）。膿瘍は脳実質内にできた場合は，その周囲に浮腫性変化も伴う。**蓄膿** empyema は硬膜下腔や硬膜外腔にも発症する（図 10.2）。蓄膿は副鼻腔炎や乳突洞炎，貫通外傷，術後に付随して起こることが多い［訳注：厳密な用語の定義として，膿瘍は新規にできた空洞に膿が貯留した状態，蓄膿は既存の体腔に膿が貯留した状態である。臨床上は膿瘍と蓄膿は非常に混同されている。治療法に大きな違いはなく，抗菌薬と膿ドレナージが主体である］。

10.2.3 脳炎

脳炎 encephalitis とは感染性，非感染性を問わ

表 10.1　炎症性，感染性疾患の髄液検査結果

疾患	髄液検査結果
正常髄液*	髄液蛋白 15〜60（mg/dL），髄液糖 50〜80（mg/dL），白血球 0〜5（/mm³），赤血球 0（/mm³）
細菌性髄膜炎	多形核球比率↑，髄液糖↓，髄液蛋白↑
ウイルス性髄膜炎	リンパ球比率↑，髄液糖→ or 軽度↓
非感染性炎症性疾患	リンパ球比率軽度↑，髄液糖→，髄液蛋白軽度↑
髄腔播種を合併した腫瘍	髄液蛋白↑↑。髄液細胞診が診断の一助になる

*実際の正常値は各施設で若干異なる［訳注：髄液検査結果の基準値は年齢とともに変化する。髄液検査の詳細は成書参照］。

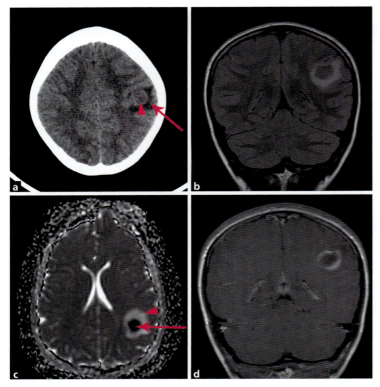

図10.1 脳膿瘍 10歳女児。(a)CT横断像。周囲に浮腫(赤矢印)を伴う腫瘤性病変(赤矢頭)を認める。(b)FLAIR冠状断像。辺縁部に高信号を伴う腫瘤性病変を認める。(c)ADC map横断像。腫瘤中心部に拡散能低下を示唆する低信号域(赤矢印),辺縁部に高信号(赤矢頭)を認める。(d)造影T1強調冠状断像。腫瘤辺縁部に増強効果を認めるが,中心部には認めない。脳膿瘍を示唆する所見であり,辺縁部は血管原性浮腫と考えられる。

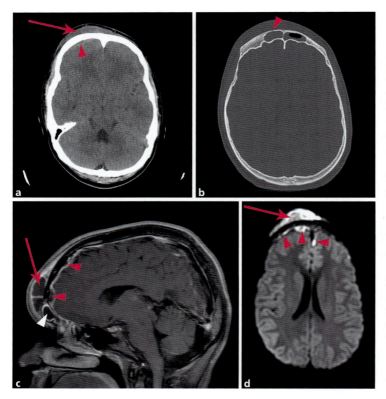

図10.2 Pott腫脹性腫瘍/前頭洞炎 (a)頭痛,発熱に次いで前頭部腫脹を呈した16歳男児。CT横断像。頭蓋外軟部組織(頭皮)の腫脹(赤矢印)と右前頭極を覆う脳実質外の液状病変(赤矢頭)を認める。(b)頭部CT(骨条件)。右前頭洞にわずかな骨びらん(赤矢頭)を認める。(c)造影T1強調矢状断像。辺縁に増強効果がある液状病変(赤矢印)が右前頭洞を覆うように貯留している。頭蓋外膿瘍(Pott腫脹性腫瘍)の所見である。右前頭葉硬膜に異常増強効果とその周囲に液体貯留(赤矢頭)があり,蓄膿に一致する所見と考えられる。前頭洞辺縁に異常増強効果があり,内部に液体貯留(白矢頭)を認める。(d)拡散強調横断像(DWI)。頭蓋外の高信号域(赤矢印)に加えて,頭蓋内にも高信号域(赤矢頭)を認め,蓄膿/膿瘍と診断した。大脳鎌にも観察できることから,硬膜外からおそらく硬膜下まで及んでいると考えられる。

ず，脳実質に炎症が起きている状態である。脳に細菌が感染すると，通常は壊死や膿瘍など症状が激烈であるため，感染性脳炎といえば通常はウイルス脳炎である。ウイルス脳炎で特に注意すべきものは**単純ヘルペスウイルス(HSV)脳炎** herpes simplex virus encephalitis であり，発熱とけいれんで発症することが最も多い。HSV 脳炎で最も多い原因は口唇ヘルペスなどに関与する HSV-1 である。三叉神経節(Gasser 神経節)に潜んでいる HSV-1 が再活性化した際に症状を起こす(図 9.6)。近接する側頭葉内部が侵されることが多く，その部位に T2 強調/FLAIR 画像で高信号，拡散強調画像(DWI)で拡散低下，増強効果，しばらく後の出血性壊死があると，HSV 脳炎を疑う根拠となる。もし HSV 脳炎を疑ったら，診断の確定を待ってはいけない。速やかにアシクロビル治療を開始しなければならない。髄液HSV PCR が陰性と判明するまでは，アシクロビル治療は続けるべきである。

新生児期 HSV 感染症は HSV-1 よりも HSV-2 が関与していることが多い。画像で病変は側頭葉に局在せずに，血行性もしくは髄液性に広がるために，脳全体にまだらに病変部が分布する(第 5 章参照)。

他のウイルス性脳炎は，灰白質優位に非特異的な浮腫を起こす傾向があり，増強効果，出血性変化，拡散能低下はみられないことが多い。

10.2.4 まれな感染症

小児脳画像に異常を認めた場合，患者が何らかの感染症に曝露もしくは接触した可能性が疑われる例では，中枢神経感染症も鑑別として考慮する必要がある。例えばライム病が挙げられる。スピロヘータの一種である *Borrelia burgdorferi* により起こる感染症であり，髄膜炎を合併する場合がある。画像で脳槽内の脳神経に沿って滑らかな増強効果を認めるが，脳神経に腫大や結節性病変は認めない。マダニ属マダニに咬まれた既往もしくはライム病の流行地域への旅行歴がなければ，ライム病はまず診ることがないだろう。

米国ではまれだが，他の国では診る機会があり，脳画像を読影するうえで覚えておくべき感染症が 2 つある。**神経嚢虫症** neurocysticercosis と**結核** tuberculosis である。神経嚢虫症は豚の条虫である有鉤条虫 *Taenia solium* による寄生虫症で，生豚肉の摂取により感染して，成熟した嚢虫が脳内に嚢胞として描出され，最終的には石灰化をきたす。けいれんとして発症することが多く，時にけいれん以外には神経学的症状を認めないこともある。神経嚢虫症患者の多くは脳内に病変が多発するが，病変が単発の場合があり，診断に難渋することがある。神経嚢虫症の診断がはっきりしないときは，四肢の筋肉など他臓器も評価して石灰化を確認することで，神経嚢虫症の診断精度が高くなる。

結核菌 *Mycobacterium tuberculosis* は肺感染

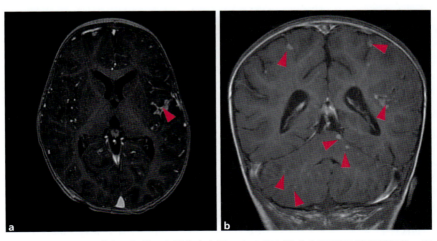

図 10.3 結核性髄膜炎 発熱，意識変容を呈した 1 歳女児。(a)造影 T1 強調横断像。左Sylvius 裂に沿って髄膜増強効果(赤矢頭)を認める。(b)造影 T1 強調冠状断像。増強効果がある小結節性病変(赤矢頭)を多数認める。後に結核性髄膜炎と診断された。

をきたすことでよく知られているが，髄膜炎も起こし，画像では髄膜の肥厚や増強効果のある肉芽腫病変を認める（図10.3）。詳細に現病歴を確認すると，**結核性髄膜炎** tuberculous meningitis 患者では結核患者への曝露歴がたいてい存在する。結核菌はGram染色では確認が難しく，抗酸菌培養で長期間経ても培養されるとは限らないため，画像から結核を疑うことは臨床上，非常に重要である。

10.3 炎症性疾患

　非感染性炎症性疾患は画像診断するうえで，最も頭を悩ませる疾患の1つである。感染性疾患よりも画像診断を行うことが難しく，先天性代謝性疾患よりも多く遭遇する。日常で読影する非感染性炎症性疾患の大多数は免疫介在性脱髄疾患であり，その画像診断には造影MRIが主体となる。

　多発性硬化症 multiple sclerosis（MS）は非感染性免疫介在性脱髄疾患である（図10.4）。成人に発症することが一般的だが，思春期にもみられる。幼少期にはまれである。成人MSと同様に，小児MSは女性に多く，赤道から離れて高緯度になるにつれて多くみられる。MSの典型的な画像所見はT2強調/FLAIR画像で高信号となる卵円形病変であり，髄質静脈に沿って側脳室壁と垂直の方向に走行する[2,3]。活動性の高い急性脱髄病変は増強効果を示

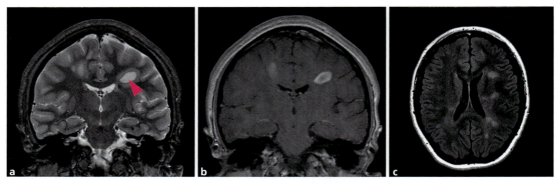

図10.4　多発性硬化症（MS）　（**a**）STIR冠状断像。左前頭葉後部の深部白質に，髄質静脈に沿って（側脳室壁と垂直に）長い卵円形の高信号病変を認める。（**b**）造影T1強調横断像。増強効果のある病変を多数認める。多発性硬化症に伴う活動性の高い脱髄巣を示唆する所見である。（**c**）FLAIR横断像。白質に多数の高信号病変を認める。

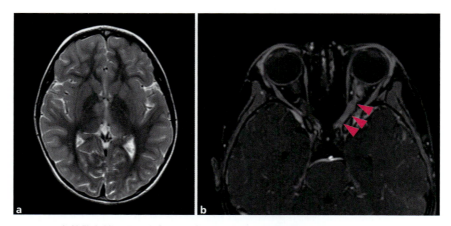

図10.5　急性散在性脳脊髄炎（ADEM）　意識変容と視覚障害を発症した7歳女児。（**a**）T2強調横断像。両側視床にまだらな高信号を認める。（**b**）脂肪抑制造影T1強調横断像。左視神経の視神経管部，眼窩部に増強効果を認め（矢頭），ADEMに伴う視神経炎と考えられる。多発性硬化症では灰白質病変はADEMほど多くみられないが，両者とも視神経炎が発症することがあることに注意する。

す。リング上に造影された場合，特徴として白質が少ない側（灰白質や脳室に接した部分）が途切れていることがある（open-ring sign）。この open-ring sign は MS 特有の所見ではないが，これが存在すれば感染性疾患や脳腫瘍よりも，非感染性炎症性疾患をより強く疑う根拠となる。MS の脱髄病変は脳梁，脳幹，小脳，視神経（"視神経炎"），脊髄にも発生する（図 10.5）。テント上の MS 病変は FLAIR 画像でよく描出されるが，後頭蓋窩の MS 病変は T2 強調画像のほうがわかりやすい。

急性散在性脳脊髄炎 acute disseminated encephalomyelitis（ADEM）は，主にウイルスによる先行感染に惹起された免疫応答が原因で起こる非感染性免疫介在性脱髄疾患である。細菌感染やワクチン接種が引き金になることもある（図 10.5）[4]。ADEM の発症機序として，惹起された免疫反応が髄鞘に交差反応を起こして脱髄を起こすと考えられている。ADEM は交差反応の多様性に起因してか，さまざまな病型かつ画像所見を呈することが知られている。各病型を起こす免疫反応と画像所見は一定の関係を示さず，ADEM は髄鞘化が起きる中枢神経であれば，どの部分でも発症しうる。視床は主に灰白質から構成されるが，無数の神経経路の入出力があるために，視床でも ADEM の病変がみられることがある。

他の脱髄疾患同様に，ADEM でも視神経に注意して画像を読影しなければならない。患者が視覚障害を訴えていたら，眼窩 MRI を追加して精査すべきである。加えて，中小脳脚も太い白質神経束であり，脱髄疾患でよく侵される部位であることに留意しておく。ADEM の定義の 1 つとして，臨床的に脳症が存在していることが挙げられる。しかし，現実には神経徴候が軽微（倦怠感や易刺激性など）な症例もあり，脳症と判断することが困難なことがよくある。病態生理学的にも，ADEM を診断するためには（脳脊髄炎という名称や脱髄疾患にもかかわらず），臨床的に必ずしも明らかな脳症である必要はないといえる。

視神経脊髄炎 neuromyelitis optica（NMO）は別名 Devic 病としても知られ，主に視神経と脊髄を障害する免疫介在性疾患である（図 10.6）[5]。脳に病変があっても NMO が除外診断されるわけではない

が，視神経や脊髄に比べると目立たない。抗アクアポリン 4 抗体が NMO の発症に関わっていることが知られている。NMO の脊髄病変は腫大性で頭尾に長い（3 椎体以上）。対照的に MS の脊髄病変では腫大はみられないか，あっても軽微で，頭尾に短い。NMO と同様に ADEM でも脊髄病変を認めるため，両疾患は脊髄髄内腫瘍と誤診されることがあり，注意を要する。

他にも，覚えておくべき免疫介在性脳炎として，**抗 NMDA（*N*-メチル-D-アスパラギン酸）受容体脳炎**がある[6]。臨床症状，画像所見ともに非特異的であり，感染徴候が乏しい急性脳症，記憶障害を呈して，画像では増強効果が乏しい灰白質優位の異常信号が観察される。卵巣成熟奇形腫に関連して発症することが多く知られている。そのため，卵巣奇形腫は悪性腫瘍ではないが，抗 NMDA 受容体脳炎は腫瘍随伴症候群の一種と位置づけられることがある。重篤な経過をたどることもある一方，免疫グロブリン静注などの免疫調整療法で回復も見込める場合がある。さらに，原因と考えられる腫瘍が合併する場合には腫瘍摘出も考慮する。

辺縁系脳炎も免疫介在性脳炎の一種であり，大脳辺縁系の中でも特に海馬と帯状回が障害される。成人では傍腫瘍性辺縁系脳炎が多いため，全身の悪性腫瘍スクリーニングを行う必要があるのに対して，小児では非傍腫瘍性辺縁系脳炎が多い。最近になり，小児期に発熱に伴い，辺縁系脳炎に類似した症状と難治性けいれん重積を発症する疾患概念として，FIRES（febrile infection-related epilepsy syndrome）が認知されてきた［訳注：第 9 章で前述したが，AERRPS（acute encephalitis with refractory, repetitive partial seizures）とほぼ同一の疾患概念である］[7, 8]。明らかな病態はいまだに解明されていない。画像では急速な脳萎縮を認める。近年，FIRES のけいれん抑制にケトン食療法が注目されている。

脳実質の異常信号は血管障害に起因する場合もある。血管炎は非感染性炎症性疾患であり，特に動脈の血管壁障害と関係が深い[9]。血管炎の結果，脳実質に障害が起こり，ADEM と類似した画像所見を呈することがある。両者の鑑別点として，出血性変化やグリオーシスは血管炎により多くみられる[10]。

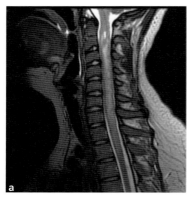
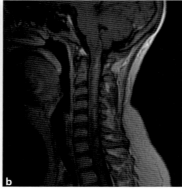
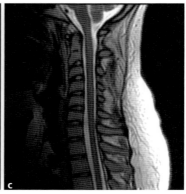

図 10.6　視神経脊髄炎（NMO）　17歳女児。(**a**)頸椎T2強調矢状断像。頸髄広範に腫大を伴う異常高信号域を認める。(**b**)造影T1強調矢状断像。頸髄病変内に不均一な増強効果があり，延髄門部に向かって伸びている。(**c**)治療して5か月後のT2強調矢状断像。頸髄の病変はわずかに残っているが，ほぼ消失した。髄液中の抗アクアポリン4抗体が陽性であり，NMO（Devic病）と診断された。急性散在性脳脊髄炎（ADEM）や特発性横断性脊髄炎 idiopathic transverse myelitis の画像所見もNMOに類似することがある。

第12章で後述するが，血管炎を確定診断することは難しい。CTとMRIが正常である場合は，**デジタルサブトラクション血管造影法** digital subtraction angiography（DSA）を考慮する。また，DSAが正常であっても，血管炎は除外診断できない。原則としては，血管炎の確定診断には脳生検が必須である。しかし，生検組織をもってしても病理組織学的に血管炎と診断するのに難渋する例がある。

また，白質の異常信号を呈する血管症に，**可逆性後頭葉白質脳症** posterior reversible encephalopathy syndrome（PRES）がある[11, 12]。PRESは**可逆性脳血管攣縮症候群** reversible cerebral vasoconstriction syndrome（RCVS）の亜型とも考えられている[13, 14]。PRESが起こる仮説として，自律神経調節障害によるホメオスタシス（恒常性）の破綻により，細動脈，毛細血管で透過性亢進や血管内皮細胞障害をきたす結果，血液が間質に漏出することが原因と考えられている。主な危険因子としては重篤な高血圧，免疫抑制剤，妊娠が挙げられる。PRESの典型的な所見は，主に頭頂後頭葉優位に異常信号を認め〔posterior（後頭葉）の由来〕，危険因子を治療した後（血圧の正常化，免疫抑制剤の中止など），多くは改善する〔reversible（可逆性）の由来〕。重要なのは，必ずしも病変は後頭葉に現れず，すべてのPRESが後遺症なく改善するわけではないことである。病変部は時に頭頂後頭葉に認めず，前頭葉や小脳に現れることもある。PRESで脳出血を認めることはほとんどないため，もしも脳出血を認めた場合には，血管炎も鑑別として考慮すべきである。

文献

[1] Wright BLC, Lai JTF, Sinclair AJ. Cerebrospinal fluid and lumbar puncture：A practical review. J Neurol 2012；259(8)：1530-1545

[2] Verhey LH, Sled JG. Advanced magnetic resonance imaging in pediatric multiple sclerosis. Neuroimaging Clin N Am 2013；23(2)：337-354

[3] Miller TR, Mohan S, Choudhri AF, Gandhi D, Jindal G. Advances in multiple sclerosis and its variants：Conventional and newer imaging techniques. Radiol Clin North Am 2014；52(2)：321-336

[4] Wender M. Acute disseminated encephalomyelitis (ADEM). J Neuroimmunol 2011；231(1-2)：92-99

[5] Makhani N, Bigi S, Banwell B, Shroff M. Diagnosing neuromyelitis optica. Neuroimaging Clin N Am 2013；23(2)：279-291

[6] Jones KC, Benseler SM, Moharir M. Anti-NMDA receptor encephalitis. Neuroimag Clin N Am 2013；23(2)：309-320

[7] Rivas-Coppola MS, Shah N, Choudhri AF, Morgan R, Wheless JW. Chronological evolution of magnetic resonance imaging findings in children with febrile infection-related epilepsy syndrome. Pediatr Neurol. 2015 Sep 25. pii：S0887-8994(15)00437-3. doi：10.1016/j. pediatrneurol. 2015.09.003.［Epub ahead of print］PMID：26597039

[8] van Baalen A, Häusler M, Boor R et al. Febrile infection-related epilepsy syndrome（FIRES）：A nonencephalitic encephalopathy in childhood. Epilepsia 2010；51(7)：1323-1328

[9] Moharir M, Shroff M, Benseler SM. Childhood cen-

tral nervous system vasculitis. Neuroimaging Clin N Am 2013 ; 23(2) : 293-308

[10] Abdel Razek AAK, Alvarez H, Bagg S, Refaat S, Castillo M. Imaging spectrum of CNS vasculitis. Radiographics 2014 ; 34(4) : 873-894

[11] Bartynski WS. Posterior reversible encephalopathy syndrome, Part 1 : Fundamental imaging and clinical features. AJNR Am J Neuroradiol 2008 ; 29(6) : 1036-1042

[12] Bartynski WS. Posterior reversible encephalopathy syndrome, Part 2 : Controversies surrounding

pathophysiology of vasogenic edema. AJNR Am J Neuroradiol 2008 ; 29(6) : 1043-1049

[13] Miller TR, Shivashankar R, Mossa-Basha M, Gandhi D. Reversible cerebral vasoconstriction syndrome, Part 1 : Epidemiology, pathogenesis, and clinical course. AJNR Am J Neuroradiol 2015

[14] Miller TR, Shivashankar R, Mossa-Basha M, Gandhi D. Reversible cerebral vasoconstriction syndrome, Part 2 : Diagnostic work-up, imaging evaluation, and differential diagnosis. AJNR Am J Neuroradiol 2015 ; 36(9) : 1580-1588

11 水頭症
Hydrocephalus

11.1 はじめに

水頭症とは脳室に脳脊髄液が過剰に貯留した状態であり，その結果，髄液圧が亢進して脳室が拡大する。先天性と後天性とに分けられ，小児神経放射線

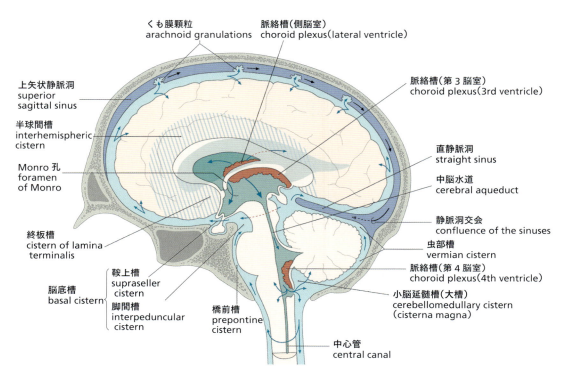

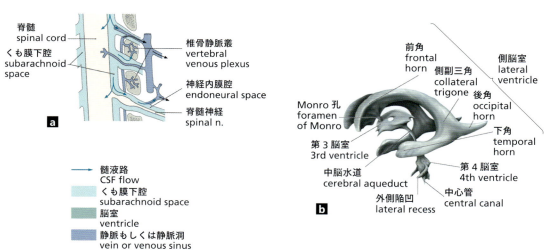

図 11.1 （a，b）脳脊髄液の循環路　Atlas of Anatomy, © Thieme 2012 より。イラスト：Karl Wesker

科ではよく目にする病態である。本章では、水頭症の基礎病態をまず把握したうえで、水頭症の疫学と複雑さを学ぶことで、病態生理と治療をさらに理解できるようになることを目標とする。

11.2 水頭症の基本原理

よく知られている脳脊髄液循環論は、古典的仮説で単純化され過ぎているとしても、水頭症を理解するための第一歩として知っておくべきである。主として両側脳室房の脈絡叢から、心収縮期に拍動性に動脈が拡張することで、血液が脳脊髄液に移行して産出される。脳脊髄液は Monro 孔を通じて第3脳室に入り（図 11.1）、さらに中脳水道（中脳被蓋と四丘板の間）、第4脳室へと流れて、Magendie 孔（正中孔）および Luschka 孔（外側孔）を経て大槽、迂回槽に出た後に次第に上行し、くも膜顆粒から静脈へ吸収される。

成人では1日に約 500 mL の脳脊髄液が産出されるとされる。脳脊髄液の総量が約 150 mL であるため、1日に脳脊髄液は複数回入れ替わることになる。それゆえ、髄液の産出・循環・吸収にはバランスが必要となる。このバランスが崩れると水頭症に陥る。

日常診療で最も多い水頭症の原因は、中脳水道の閉塞（**中脳水道狭窄症** aqueductal stenosis もしくは**中脳水道閉塞症** aqueductal obstruction）である（図 11.2）。中脳水道は脳室内出血、髄膜炎などの炎症性疾患で生じた細胞片、松果体腫瘍や中脳蓋神経膠腫など外部からの圧排により、狭窄もしくは閉塞することがある。中脳水道狭窄症は X 染色体連鎖性水頭症のように、遺伝性に生じる場合もある。

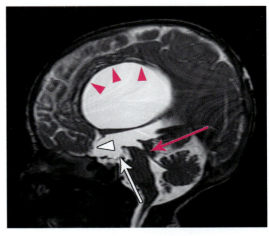

図 11.2 中脳水道狭窄症 水頭症を発症した日齢3の男児。FIESTA 矢状断像。中脳水道（赤矢印）が狭窄して脳脊髄液圧が亢進したため、第3脳室終板（白矢頭）が前方へ、第3脳室底（白矢印）が下方へ、脳梁（赤矢頭）が上方へ拡大している。第4脳室には拡大は認めない。

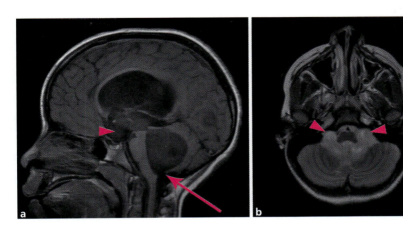

図 11.3 第4脳室流出路閉塞 （**a**）T2 強調矢状断像。第3脳室腔（赤矢頭）が拡大して、第3脳室と第4脳室内に著明な脳脊髄液のアーチファクトがみられる。Magendie 孔は開存しているようにみえるが、flow void ［訳注：アーチファクトの1つで、水の流れのある部分が無信号に描出される現象。特に T2 強調画像で生じやすい］がみられない（赤矢印）。（**b**）T2 強調横断像。Luschka 孔を覆う膜様組織が側方に膨隆している（赤矢印）。この膜組織が第4脳室流出路閉塞を起こし、結果として両側側脳室と第3脳室、第4脳室の拡大を伴う閉塞性水頭症を生じていると考えられる。脳室系とくも膜下腔の交通という点からは、中脳水道は開存しているものの、非交通性水頭症に分類される。

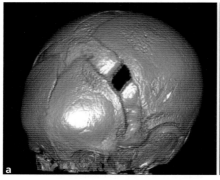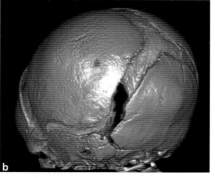

図11.4 頭蓋縫合離開 著明な大頭症の生後3か月男児。頭蓋骨CT三次元再構築画像。(**a**)斜め前からの画像。(**b**)斜め後ろからの画像。冠状縫合，矢状縫合，鱗状縫合，ラムダ縫合が広く離開しているのがわかる。

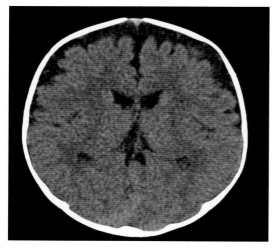

図11.5 良性乳児くも膜下腔拡大（BESSI） 大頭症の生後7か月患児。CT横断像。脳実質は正常所見だが，両大脳半球を覆うくも膜下腔に拡大を認める。くも膜下腔に皮質静脈を確認できる。脳室拡大や脳実質内の異常がないことより，BESSIと診断した。

rhombencephalosynapsis（第4章参照）は，後脳の分割過程の障害により下丘の側方移動が不完全となって下丘が近接している状態（mesencephalosynapsis）であり，中脳水道狭窄症を高率に合併する。

中脳水道の狭窄もしくは閉塞により，両側脳室と第3脳室に脳脊髄液が過剰に貯留した状態を"triventricular hydrocephalus"という。狭窄の程度により，側脳室前角，下角の拡大，第3脳室終板の前方偏位，第3脳室底の下方偏位，第3脳室視交叉陥凹，漏斗陥凹の拡大が観察される。中脳水道の狭窄もしくは閉塞では第4脳室の拡大は認め

ず，歴史的に「閉塞性水頭症」と呼ばれてきた。

それに対して第4脳室にも拡大を認めた場合（図11.3）は"tetraventricular hydrocephalus"と呼ばれ，中脳水道は開存していると予想される。かつては髄液の過産生もしくは吸収障害に起因していると推測されたため，歴史的に「非閉塞性水頭症」と呼ばれていたが，この名称は正しい表現とはいえず，誤解を招きかねない。tetraventricular hydrocephalusの多くには，ごく局所の脊髄くも膜肥厚（arachnoid web）や第4脳室流出路の膜様閉塞など，実は閉塞機転が存在することがわかっている（図11.3）。Blake's pouch cystも交通がなければ，tetraventricular hydrocephalusの原因となる（第4章参照）。髄膜炎では髄膜の刺激や炎症により，髄液の吸収障害が起こるため，tetraventricular hydrocephalusを起こす。その場合は脳実質外腔の拡大を伴う場合がある。脳実質外腔の拡大は，頭蓋縫合が離開しているために頭蓋が広がりやすい新生児で観察しやすい（図11.4）。

くも膜下腔拡大があっても脳室拡大がみられない場合，**外水頭症** external hydrocephalusと呼ばれることがある。しかし，ほとんどの外水頭症では脳脊髄圧は正常であり，この名称は混乱を招き，しばしば間違って使用されている。外水頭症の代わりに，**良性乳児くも膜下腔拡大**（BESSI）という用語が使用されつつある（図11.5）。

同様に水頭症と誤診する例として，脳脊髄液圧が正常で，脳脊髄液の産生，流出路，吸収にも異常がないにもかかわらず，脳室の拡大を認める場合があ

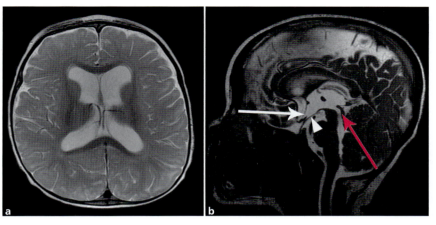

図 11.6 脳萎縮性脳室拡大 10 か月患児。(**a**)T2 強調横断像。軽度の両側側脳室の拡大を認める一方，大脳半球を覆う脳溝の拡大はない。(**b**)FIESTA 矢状断像。中脳水道は開存しており（赤矢印），第 3 脳室終板（白矢印）と第 3 脳室底（白矢頭）は正常であり，第 3 脳室視交叉陥凹，漏斗陥凹にも拡大は認めない。以上より，軽度の脳萎縮に伴う脳室拡大と診断した。水頭症と誤診しないように注意が必要である。

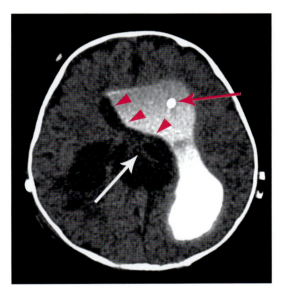

図 11.7 脳室内出血後多囊胞性水頭症 在胎 26 週で出生した 4 か月患児。CT 横断像。脳室シャントカテーテル（赤矢印）から造影剤を脳室内に注入後に撮影。左側脳室は造影されているが，膜様構造物が左右の側脳室の間に存在して（赤矢頭），右側脳室は造影されていない。中心部にみえる多囊胞性病変（白矢印）も増強効果がなく，左側脳室と連絡がないことが示唆される。以上より，出血後多囊胞性水頭症と診断した。

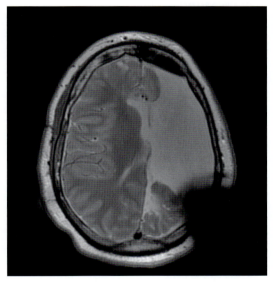

図 11.8 シャントアーチファクト 左機能的半球切除術の既往がある 17 歳女児。T2 強調横断像。シャントリザーバーによるアーチファクトにより，左頭頂後頭部の画像に一部欠損を認める。MRI 撮影時にシャントリザーバーの設定圧が磁場の影響を受ける可能性があるので，MRI 撮影後には設定圧を確認して再設定することを忘れてはいけない。

る。この原因で最も多いのは，脳室周囲の脳実質萎縮により起こる**脳萎縮性脳室拡大** ex vacuo enlargement である（図 11.6）。この疾患では脳室拡大はあるが，脳脊髄液圧亢進による水頭症ではない

ため，脳室腹腔シャントなど髄液を排出する手術は適応にならない。しかし，小児期で認める脳実質萎縮のほとんどは，早産児に合併する胚芽層出血や白質障害に起因しており，それらが（脳脊髄液圧亢進

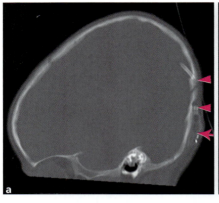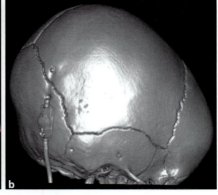

図 11.9　シャントカテーテルの断裂　（**a**）CT 矢状断像（骨条件）。シャントカテーテルが頭蓋外で断裂している（赤矢頭の間）。断裂部はシャントリザーバーより近位部（赤矢印）である。（**b**）CT 三次元再構築画像（3D）。シャントカテーテルと頭蓋骨の位置関係を別な角度から確認した画像。

に伴う）水頭症につながることもあるので，脳萎縮性脳室拡大と水頭症が同時に存在することもあり，時に鑑別が難しい。覚えておくべき鑑別点として，脳萎縮性脳室拡大であれば，脳脊髄液圧が正常であるために第 3 脳室の拡大がなく，中脳水道が開存していることに注意して読影する。

また，より複雑な水頭症として超低出生体重児に合併する脳室内出血後水頭症がある。出血による中脳水道の閉塞に加えて，側脳室に癒着や複数の囊胞をきたすため，囊胞開窓術や各側脳室に複数のシャント留置術が必要になる場合がある（図 11.7）。

11.3　水頭症の治療法

11.3.1　シャント留置術

水頭症の主な治療は，余分な髄液を排出することにある。最もよく行われる治療は脳室腹腔シャントで，カテーテルを留置して，脳室から腹腔内へ脳脊髄液を流す手術である。カテーテルには流量を調整する圧バルブが取り付けられてあり，脳脊髄液圧がある一定の高さ以上になったときのみ，脳脊髄液が流れるように設定している。圧可変式バルブでは，留置した後でも専用の圧変更器を体外から当てて，磁力を用いて設定を変更することが可能である。圧バルブは MRI 撮影時にアーチファクトを生じることがある（図 11.8）。また，MRI 撮影後は調整圧を確認して，脳脊髄液の流れに支障がないように注意

しなければならない。

脳脊髄液がシャントに過剰流出してしまうと頭蓋内圧が低下してしまい，側脳室が小さくなり，大脳半球を覆うくも膜下腔が広くなる。さらに頭蓋内圧低下が続くと，硬膜下血腫を発症する危険性も高くなる。頭蓋内圧低下症では硬膜外静脈叢拡張に伴い，MRI でびまん性硬膜増強効果を認める。

脳室腹腔シャントは最も多く選択されるシャントだが，腹腔以外にも胸腔や（脳室胸腔シャント），上大静脈/右房（脳室心房シャント）が選択されることもある。

シャントカテーテルが閉塞すると，水頭症を引き起こす。シャント機能不全で最たる原因はカテーテルの脳室側の閉塞であり，主に脈絡叢の成長により，カテーテルの側孔が塞がれてしまうことに起因する。脳室内でカテーテルが閉塞することを，近位シャント機能不全と呼ぶ。他にも，カテーテル端が脳室から脱落してしまう場合も近位シャント機能不全に含まれる。カテーテルが折れ曲がったり，破損したり，シャントリザーバーからカテーテルが外れてしまった際にも，脳脊髄液は漏出してしまう（図 11.9）。

シャントカテーテルの遠位端の閉塞もシャント機能不全を引き起こす（遠位シャント機能不全）。シャントカテーテルの遠位端が組織と癒着して，髄液仮性囊胞（CSF pseudocyst もしくは "CSFoma"）を合併することがある（図 11.10）。遠位端が肝臓などの

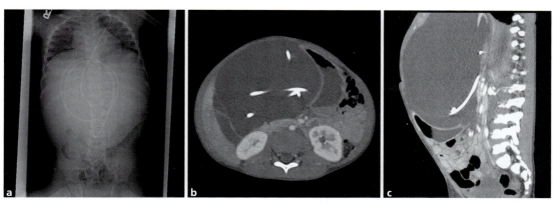

図 11.10　髄液仮性囊胞　シャント機能不全を呈した 3 歳男児。(**a**) 腹部単純 X 線写真。シャントカテーテルは渦状に巻いて腹腔内におさまり，腸管内ガス像は消失している。(**b**) 腹部 CT 横断像。(**c**) 腹部 CT 矢状断像。カテーテル先端が巨大囊胞内に位置しており，髄液仮性囊胞と診断した。

他臓器に迷入してシャント閉塞を起こす例もあるが，まれである。

シャント機能不全を起こす他の原因で忘れてはいけないのがシャント感染である。シャントが感染した場合は速やかに除去しなければならない。

水頭症患者のすべてがシャントを生涯必要とするわけではない。術後の急性管理や髄膜炎患者で，一定期間のみシャントが必要な場合もある。短期間のみ脳脊髄液ドレナージを行う目的で，シャント近位端を通常のシャントのように脳室に入れるが，シャント遠位端を体内に留めずに体外にドレナージすることがある。この術式は**脳室外ドレナージ** external ventricular drain（EVD）と呼ばれている。EVD とシャント留置術は術式の面から**脳室開窓術** ventriculostomy catheter と表現される場合もある。脳室腹腔シャントを有する患者が腹膜炎を起こした場合，感染が中枢神経に波及するのを防ぐために，ドレナージを腹腔内から EVD に変更することがある。その場合は，シャント近位端はそのままにして，シャント遠位端を EVD のように体外に移すことで，シャント機能は温存される。この手術は**シャントの外ドレナージ化** externalization of a shunt catheter と呼ばれている。

11.3.2　水頭症に対するその他の治療

水頭症に対する治療法はシャントに限らない。中脳水道に閉塞がある患者では，基本的な問題点は髄液の移動にあり，髄液の生産能，吸収能は問題がな

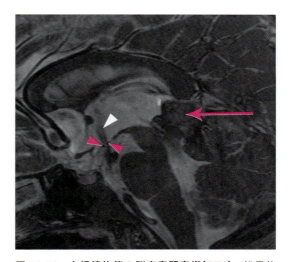

図 11.11　内視鏡的第 3 脳室底開窓術（ETV）　松果体腫瘍（赤矢印）が見つかった 7 歳男児。FIESTA 矢状断像。ETV と併せて腫瘍生検も行った。第 3 脳室底の開窓部（赤矢頭の間）を介して髄液の流出（白矢頭）が確認できる。生検結果は松果体芽腫であった。

いはずである。シャントカテーテル留置にはシャント不全の可能性がつきまとう。中脳水道閉塞の患者には，他の治療選択肢として**内視鏡的第 3 脳室底開窓術** endoscopic third ventriculostomy（ETV）がある。内視鏡で第 3 脳室底に穴を開けて，第 3 脳室から鞍上槽に髄液の流出路を作る手術であり（図 11.11），水頭症の原因が単に中脳水道閉塞のみであれば，この手術で治癒が望める。他にも ETV は松果体腫瘍が水頭症を合併した際に，生検と併せて施行されることがある。

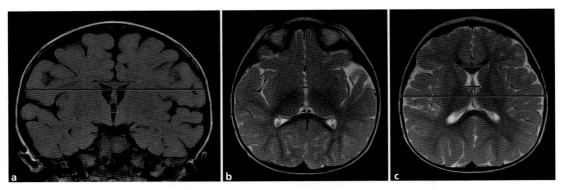

図 11.12 水頭症の測定 (a)FLAIR 冠状断像。赤線は上から両側側脳室体部幅，頭蓋内腔幅，第 3 脳室横径を示す。(b)T2 強調横断像。第 3 脳室横径を示す。(c)T2 強調横断像。上から両側側脳室前角間最大幅，両側側脳室体部の尾状核視床溝間最大幅，頭蓋内腔幅を示す。

シャント留置術や ETV よりも新しい手術で，医療資源が乏しい地域で行われることが多いのが，髄液産出を抑制する目的で行う脈絡叢焼灼術である。この手術はシャント留置術よりも治療成績が安定しないのが問題だが，シャント機能不全を減少すると報告されている。第三世界の非都市部では，シャント機能不全を修復する際に必要な画像機器や手術器具が手元にないため，脈絡叢焼灼術が唯一の水頭症治療法となる場合がある。技術が今後高まれば，脈絡叢焼灼術はこうした医療過疎地で水頭症治療法の中心的な役割として，またはシャントと併用した補助療法として，さらに普及するかもしれない。

11.4 シャント留置後の画像評価

シャント留置後に CT 画像や MRI 画像を評価する際に重要なのは，画像を注意深く分析して，以前の画像と比較することである。シャントカテーテル先端は以前の画像と変化がないか，必ず確認する。カテーテル先端が脳室内になければ，ドレナージは期待できない。カテーテル先端のみが脳脊髄液の排出孔ではなく，カテーテル先端付近に側孔があることにも留意する。カテーテルの走行は CT 画像で頭蓋内から頭蓋外まで可能な限り追跡して確認する。理想的には骨条件で矢状断像，冠状断像の両方を撮影するのが望ましい。

水頭症患者では 4 つの脳室のサイズを測定することが重要である。脳室のサイズを評価する際にきわめて重要なのは，脳の一部のみを評価するのではなく，脳全体を総合的に評価することである。枝葉にこだわってしまうと，真の脳室のサイズや形態の変化を見逃してしまう。脳室は実際のサイズもしくは比率を用いて測定する。比較する画像が互いに同一の撮影条件で撮影されているのであれば，実際の脳室のサイズや面積を測定したほうが，比率を用いるより正確である。しかし，現実には，患者の頭部の撮影角度が異なる場合があり，なかなか難しい。実際のサイズも測定する場合，両側側脳室体部の尾状核視床溝間最大幅(図 11.12)，両側側脳室間最大幅(前角間，下角間，房間)，第 3 脳室横径を測定する。第 3 脳室横径は特に冠状断像で非常に再現性が高く，側脳室とは異なり患者の頭が傾いていても計測に影響を受けにくい。第 3 脳室のサイズにわずかな違いがあっても臨床的に有意なことがあるため，水頭症の悪化やシャント留置術後の反応をフォローするのに適している。

脳室を測定する場合，特に超音波では脳室のサイズそのものを測定しても再現性が乏しく，対象間での比較が難しい。そのため，Evans' ratio(両側側脳室前角間最大幅と同一平面における頭蓋内腔幅の比)が日常でよく使用されている。しかし，Evans' ratio は頭蓋縫合がまだ癒合していない小児では頭蓋が変化するために，脳室の変化と必ずしも相関しない。そのため，脳室の形態や実際の脳室のサイズなど，他の部分にも細心の注意を払って，総合的に判断しなければならない。患者のカルテがあれば，頭囲の変化を確認することで，患者の水頭症の全体像をより理解できる。

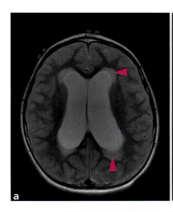
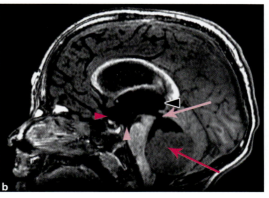

図 11.13　脳室周囲間質性浮腫　第 4 脳室腫瘍が見つかった 6 歳男児。(a)T2 強調横断像。側脳室前角と側脳室房周囲の白質に高信号を認める（濃赤矢頭）。脳室周囲間質性浮腫を示す所見である。(b)T1 強調矢状断像。第 4 脳室内に腫瘍が占拠した結果（濃赤矢印），第 4 脳室の上部と中脳水道が拡張している（薄赤矢印）。加えて，第 3 脳室終板の拡大（濃赤矢頭），第 3 脳室底の下方偏位（薄赤矢頭），松果体上陥凹の拡大（黒矢頭）も観察される。髄芽腫による急性水頭症と診断した。

乳幼児では頭蓋骨がまだ癒合していないので，脳室のサイズに急激な変化がある場合に頭囲が拡大する（図 11.4）。そのため，この年代の脳室のサイズを比較する際には，注意深く測定しなければならない。単に両側側脳室幅と頭蓋内腔幅の比を確認するだけでは，真の脳室変化に気づかないおそれがある。つまり，Evans' ratio のみを測定するだけでは，頭囲が脳室と並行して変化した場合に，水頭症の悪化（もしくは改善）を見過ごしてしまう。

シャント機能不全が起こった場合，脳神経外科医がカテーテルを回収する際に，癒着などのために頭蓋内にカテーテルを一部残さざるを得ない状況がある。これを "abandoned（遺棄された）" シャントという。画像で 2 つ以上のシャントカテーテルがみられた場合は，必ずシャントカテーテルを端まで追跡して，意図的に遺棄されたシャントをシャント脱落やシャント断裂と誤診しないよう心がける。確信できない場合には，別の画像検査や手術サマリーを参照するか，術者に直接問い合わせることが望ましい。

11.5　急性水頭症

急性水頭症 acute hydrocephalus は頭痛，嘔気，嘔吐，倦怠感，徐脈などさまざまな症状を引き起こす。急性水頭症を示す画像所見として**脳室周囲間質性浮腫** periventricular interstitial edema が有用であり（図 11.13），発症初期から側脳室前角，後角に隣接した白質に CT 画像で低吸収，T2 強調/FLAIR 画像で高信号として現れる。この所見は以前，"transependymal flow of CSF（上衣細胞層を介する脳脊髄液流）" と表現されていたが，この名称は病態生理の点から誤っており，使用すべきではない。現在では，脳実質に流入する脳脊髄液路が存在することが知られている。中枢神経にはリンパ系組織が存在しないため，髄液は間質組織から静脈系に直接吸収される。急性水頭症では，脳実質内で静脈系が圧迫されて，髄液吸収に支障が生じる。最近の研究では，急性水頭症で認める脳室周囲の浮腫は，間質からの髄液吸収障害に関連しており，間質組織に髄液が過剰流出しているわけではないことがわかってきている。そのため，"脳室周囲間質性浮腫" のほうが "transependymal flow of CSF" や "transependymal edema" よりも正確な表現といえる。

11.6　良性乳児くも膜下腔拡大（BESSI）

良性乳児くも膜下腔拡大 benign enlargement of the subarachnoid spaces of infancy (BESSI) は主に乳児期にみられ，脳の発達に対して頭蓋骨の発達が若干早いために，くも膜下腔が拡大してみえ

る所見である。典型的には，生後5～6か月頃に大頭症の精査で見つかることが多い。脳構造はほぼ正常だが，脳を覆うくも膜下腔が拡大している。BESSI は左右対称で，正中偏位や脳実質に異常を認めず，くも膜下腔に皮質静脈が走行しているのを確認できる（図 11.5）。皮質静脈がこの腔に存在しないときは，硬膜下水腫や硬膜下血腫を疑わなければならない。BESSI では軽度の脳室拡大を伴う例もある。一般的には，BESSI は自然に軽快して，生後1～2歳の間に頭囲も正常化する。

BESSI は水頭症ではないが，本章に記載するのは2つの理由がある。第1に，BESSI は生後5～6か月頃に大頭症を精査する際，水頭症がまず懸念される状況下で見つかることが多いからである。第2に，BESSI は時に外水頭症と表現されて臨床現場で混乱を招くが，この表現は正しくないからである。BESSI は成人期に正常圧水頭症を発症する危険因子であるという報告もあるが，現時点で広く受け入れられておらず，さらなる研究報告が望まれる。

また，BESSI は典型的には生後6か月頃に大頭症の精査で見つかる場合が多いが，生後3～4か月頃に別の理由（けいれんや外傷など）で頭部画像を撮影した場合にも，大頭症のない軽度の BESSI が偶然見つかることもある。

11.7　画像技術

新生児期では，大泉門からの頭部超音波が水頭症や関連疾患〔上衣下胚層出血（GMH）など〕の診断，フォローに主に選択される。MRI 画像は多嚢胞性水頭症（図 11.7）のシャント手術や先天性脳疾患など，超音波単独では判断が難しい例に使用される。CT 画像は緊急時かシャントカテーテルの位置確認以外では，超音波や MRI に比べてそれほど多くは撮影されない。

超音波は生後3～4か月を超えると大泉門が閉鎖し始めるので，画像が鮮明に描出できなくなる。その頃から CT 画像や MRI 画像が超音波に取って代わるようになる。過去には，CT 画像が水頭症患児の緊急時の評価やシャントカテーテルの評価に主に使用されてきた。CT 画像の代わりに MRI 画像が選択されることで，放射線被曝を避け，軟部組織の

画像情報もより鮮明に得られるようになった。スライス厚がさらに薄い thin-section MRI では，中脳水道の開存性，内視鏡下第3脳室底開窓術（ETV）の術前後評価，心拍同期脳脊髄液動態画像も可能になった。現在の MRI では従来の MRI とは異なり，T2 強調画像もしくはグラディエントエコー gradient echo 画像でほとんどのシャントカテーテルの同定が可能である。部分フーリエ法〔ハーフフーリエシングルショット高速スピンエコー法（HASTE法），もしくはシングルショット T2 強調画像など〕を用いて迅速に撮影できる水頭症プロトコールがあれば，1つのシークエンスにつき約10～20秒しかかからない。また，さまざまな角度で撮影できて，鎮静も必ずしも必要ない。撮影中に患者が動いたら，そのシークエンスを再度撮影すればよい。

11.8　脳脊髄液動態と Monro-Kellie 仮説

脳脊髄液動態を語る際には，重要な概念である Monro-Kellie 仮説をきちんと理解しておきたい。Monro-Kellie 仮説とは，頭蓋内は主に脳実質＋脳脊髄液＋血液容積の3つの構成要素から成り立ち，その容積は一定に保たれているという考え方である。頭蓋骨という1つの閉ざされた空間の中で，心収縮期に血管容積が増えれば，その分だけ脳脊髄液の量は減ることで埋め合わせをしている。脳脊髄液量が変化する主な2つの部位が脊髄と視神経鞘である。これらの部位は脂肪と静脈叢に囲まれているが，頭蓋骨には囲まれていない。以上の理由で，大後頭孔を通じて髄液動態に拍動が生じる（Chiari奇形Ⅰ型ではこの髄液動態が障害されている）。頭蓋骨癒合が起きる前（特に生後6か月より以前）では，泉門が開いているために Monro-Kellie 仮説は適応できない。そのため，早期乳児の CSF flow study では通常であればみられる髄液流速がみられないことがあるため，中脳水道狭窄と誤診しないように注意する必要がある。

11.9 さらに学習したい方のための参考資料

[1] Flannery AM, Mazzola CA, Klimo P Jr et al. Foreword：Pediatric hydrocephalus：systematic literature review and evidence-based guidelines. J Neurosurg Pediatr 2014；14 Suppl 1：1-2

[2] Mazzola CA, Choudhri AF, Auguste KI et al. Pediatric hydrocephalus：Systematic literature review and evidence-based guidelines. Part 2：Management of posthemorrhagic hydrocephalus in premature infants. J Neurosurg Pediatr 2014；14 Suppl 1：8-23

[3] Nikas DC, Post AF, Choudhri AF, Mazzola CA, Mitchell L, Flannery AM. Pediatric hydrocephalus：Systematic literature review and evidence-based guidelines. Part 10：Change in ventricle size as a measurement of effective treatment of hydrocephalus. J Neurosurg Pediatr 2014；14 Suppl 1：77-81

[4] Goeser CD, McLeary MS, Young LW. Diagnostic imaging of ventriculoperitoneal shunt malfunctions and complications. Radiographics 1998；18（3）：635-651

[5] Sivaganesan A, Krishnamurthy R, Sahni D, Viswanathan C. Neuroimaging of ventriculoperitoneal shunt complications in children. Pediatr Radiol 2012；42（9）：1029-1046

12 血管異常
Vascular Abnormalities

12.1 はじめに

頭蓋内血管に先天性もしくは後天性に異常が発生して，脳障害を引き起こすことがある．頭蓋内血管の正常解剖と（図12.1），先天性・後天性血管異常を知ることにより，血管異常に起因する脳障害の原因を理解して，脳障害を未然に防ぐことができるようになるのが本章の目的である．

12.2 正常解剖

12.2.1 動脈

脳血流を支配している血管は主に4本ある．前方循環系を担当する2本の内頸動脈と後方循環系を担当する2本の椎骨動脈である．内頸動脈は側頭骨錐体部，海綿静脈洞を通り，最初の枝である眼動脈を出す．そのあと，後交通動脈 posterior communicating artery (PCOM)を介して後大脳動脈 posterior cerebral artery (PCA)とつながり，前脈絡叢動脈が後交通動脈 (PCOM)分岐よりも末梢側から起始する．その後に2本の太い終枝である前大脳動脈 anterior cerebral artery (ACA)と中大脳動脈 middle cerebral artery (MCA)とに分枝する（図12.2）．前大脳動脈(ACA)は3つの区域(A1,

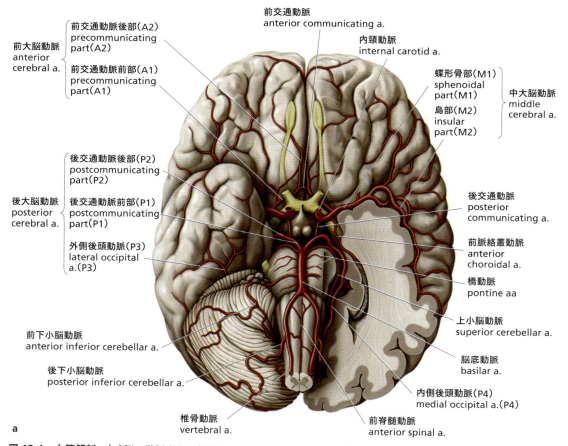

図12.1 血管解剖 （a）脳の動脈支配の解剖図．前方循環系〔主に内頸動脈より起始した前大脳動脈(ACA)，中大脳動脈(MCA)から分布〕，後方循環系〔主に椎骨動脈より起始した脳底動脈(BA)，後大脳動脈(PCA)から分布〕が脳底で吻合した Willis 動脈輪を含む．(b)主な静脈洞と関連静脈群を示した静脈解剖図（矢状断像）．(c)表面静脈の解剖図（側面像）．Atlas of Anatomy, © Thieme 2012 より．イラスト：Karl Wesker

A2，A3)に分けられる．A1区域は内頸動脈から分岐して前交通動脈anterior communicating artery(ACOM)まで，A2区域は前交通動脈(ACOM)から前頭極動脈の起始部まで，A3区域は前頭極動脈から脳梁縁動脈の起始部までである．最終的に前大脳動脈(ACA)は帯状回の上部(脳梁縁動脈)と下部(脳梁周囲動脈)に分布する．

中大脳動脈(MCA)は4つの区域(M1，M2，M3，M4)に分けられる．M1区域(蝶形骨部)は内頸動脈から分岐した後に蝶形骨小翼にほぼ水平に走行する．M2区域(島部)はSylvius裂内を島皮質に沿って上行する．M3区域(弁蓋部)は水平に走行してSylvius裂を抜ける．M4区域(終末部)は頭頂葉と前頭葉後部の側面を上行する(図12.2)．これら区画は歴史的にカテーテル血管造影によって名づけられており，大脳動脈には非常に多くの正常変異が存在する．

椎骨動脈のV4区域(硬膜内)から後下小脳動脈

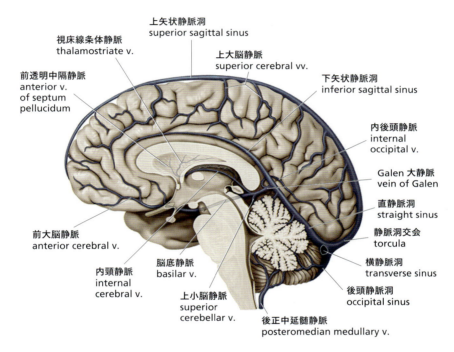

posterior inferior cerebellar artery(PICA)が分岐して小脳半球下部を栄養する。両側の椎骨動脈は後に合流して脳底動脈 basilar artery(BA)となる。脳底動脈(BA)から前下小脳動脈 anterior inferior cerebellar artery(AICA)が分岐して小脳中央部を栄養するが，前下小脳動脈(AICA)の解剖には多くの正常変異がある。脳底動脈(BA)は上小脳動脈を分岐して，小脳上部を栄養する。脳底動脈(BA)は橋前槽で終末となり，2本の後大脳動脈(PCA)に分岐して，中脳周囲の脚間槽，迂回槽を経て，後方に分布する(図12.2)。後大脳動脈(PCA)も各区域(P1，P2，P3，P4)に分けられる。P1区域は後大脳動脈(PCA)の起始部から後交通動脈(PCOM)まで，P2区域は迂回槽を走行して，P3区域は脳幹背部の四丘体槽を進み，P4区域はさらに進んで後頭部に至る。

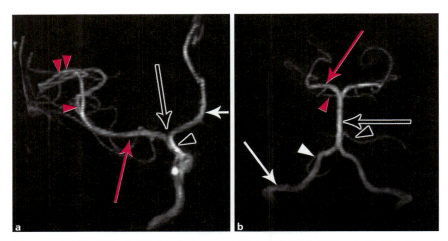

図12.2 動脈解剖図 (**a**)前方循環系の MRA(最大値投影法)(画像の三次元表示法の1つ)。床上部を上行する内頸動脈(黒矢頭)が内頸動脈終末部(黒矢印)で分岐して，前大脳動脈(ACA)(白矢印)，中大脳動脈(MCA)に分岐する。中大脳動脈(MCA)はM1区域(赤矢印)，M2区域(赤矢頭)，M3区域(赤矢頭)に走行する。(**b**)後方動脈系の MRA(最大値投影法)。椎骨動脈(白矢印)が後下小脳動脈(PICA)(白矢頭)に分枝を出した後，他側の椎骨動脈と合流して脳底動脈(BA)(黒矢印)となり，前下小脳動脈(AICA)(黒矢頭)，上小脳動脈(SCA)(赤矢頭)に分枝を出した後，左右の後大脳動脈(PCA)(赤矢印)に分かれる。

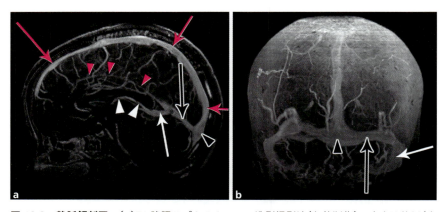

図12.3 静脈解剖図 (**a**)T1強調サブトラクション造影撮影法(矢状断像)。内大脳静脈(白矢頭)から Galen 大静脈(白矢印)に流れる静脈血流は下矢状静脈洞(赤矢頭)と合流して直静脈洞(黒矢印)となり，静脈洞交会(黒矢頭)で上矢状静脈洞(赤矢印)と合流する。(**b**)MRA 後部像(最大値投影法)。静脈血流が静脈洞交会(黒矢頭)から横静脈洞(黒矢印)を経て，S状静脈洞(白矢印)に注いでいる。

12.2.2　静脈

主要な頭蓋内の静脈洞は上矢状静脈洞である（図12.3）。上矢状静脈洞は大脳鎌の上縁に沿って下行した後，静脈洞交会で直静脈洞と合流して左右の横静脈洞に分かれる。横静脈洞は乳突蜂巣のそばをS状静脈洞となって下方に曲がり，頸静脈孔を通過して内頸静脈となる。横静脈洞/S状静脈洞は通常，右側が左側よりも優位であるため，右側のほうが静脈還流は多い。

深部灰白質の血流は視床線条体静脈に流入して，透明中隔前部を走行する前透明中隔静脈と合流して，前大脳静脈となる。前大脳静脈は後方に流れて，海馬付近からの Rosenthal 脳底静脈と上虫部静脈と合流して Galen 大静脈となる。Galen 大静脈は下矢状静脈洞と合流して直静脈洞となり，上述したように，上矢状静脈洞と静脈洞交会で合流した後，左右の横静脈洞に分かれる。

頭蓋には左右で対となる海綿静脈洞があり，浅中大脳静脈と上眼静脈からも血流を受けている。また，海綿静脈洞は後方の上錐体静脈と下錐体静脈を経てS状静脈洞に合流して，頸静脈球へと流れていく。頸静脈球とはS状静脈洞から内頸静脈へ移行する際に，頸静脈孔を通過する部位のことである。

多くの表面静脈が大脳半球表面を流れている。個体間で差異はあるが，一般的には上吻合静脈（Trolard 静脈）が大脳半球表面を上行して，多くの支流とともに上矢状静脈洞に合流する。また，下吻合静脈（Labbe 静脈）も大脳半球表面を後方に流れて，横静脈洞に合流する。

12.3　画像技術

12.3.1　超音波

超音波は頭蓋内の血管評価に使用される機会は決して多くはないが，重要な役割がいくつかある。経頭蓋超音波 Doppler 法は Galen 大静脈瘤の診断など，新生児の中枢神経血管画像で活躍する（図12.4）。前大脳動脈（ACA）の支流である脳梁周囲動脈の血流波形を分析することで，頭蓋内圧が推測できる（第5章参照）。経頭蓋超音波 Doppler 法は鎌状赤血球症患者の輸血のタイミングを決定する際にも用いられる。中大脳動脈（MCA）の血流速度が増

加すると脳梗塞の発症率が高くなるため，輸血が必要となる。

12.3.2　CT 血管造影法（CTA）

CT 血管造影法 CT angiography（CTA）の撮影にはヨード造影剤が必要で，放射線被曝は避けられない。造影剤を経静脈投与した直後に，造影剤が動脈系にまだ残っている間に動脈相を撮影する。CTAでは血管内腔を描出するため，血管狭窄や閉塞の評価が可能となる。動脈相でもわずかに静脈は描出されるが，造影剤を投与してから少し時間をおいたほうが静脈相はより鮮明に撮影できる。多断面再構成像 multiplanar reformatting や三次元再構築画像（3D）を作成して，任意の断面で血管を評価することも可能だが，投影画像によっては頭蓋底の血管周囲に頭蓋骨が存在するために，画像再構築時に頭蓋骨を完全に画像から除去できずに，血管を鮮明に描出できないこともある。

12.3.3　磁気共鳴血管造影法（MRA）

頭部の磁気共鳴血管造影法 MR angiography（MRA）は，3D-TOF 法（3D time of flight）を用いて，造影剤を経静脈投与せずに撮影されることが多い。MRA は流れる血管を画像化できるが，撮影に数分はかかるため，患者の動作によるアーチファクトが出やすい。血液の乱流や高血管狭窄でもアーチファクトの影響が出やすい。MRA の利点は放射線被曝がないことと，骨に隣接した血管でも描出が良好であることである。造影剤を用いると，乱流や少ない血流によるアーチファクトが改善する。加えて，静脈の描出能も高くなるが，これは利点にも欠点にもなる（動脈と静脈が混在した画像になってしまう）。動的 MRA は造影剤を静注しながら撮影する方法であり，従来のカテーテル血管造影法のように侵襲的でなく，放射線被曝もない。しかし，空間・時間分解能はカテーテル血管造影法に比べて低く，静脈を選択的に描出することはできない。

12.3.4　磁気共鳴静脈造影（MRV）

磁気共鳴静脈造影法 magnetic resonance venography（MRV）は頭蓋内の静脈走行を可視化する方法であり，2D-TOF 法（2D time of flight），

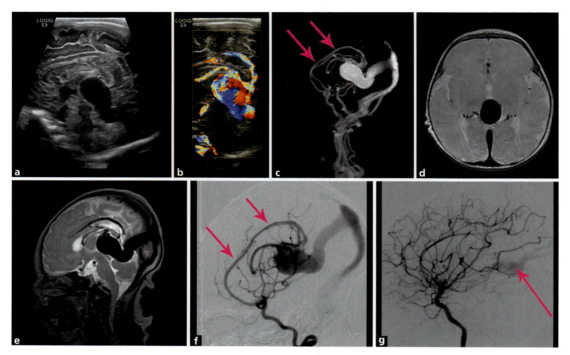

図 12.4　Galen 大静脈瘤（VGAM）と診断された新生児　（**a**）経頭蓋超音波矢状断像。四丘体槽周囲に単房性病変を認める。（**b**）Doppler 超音波。病変部は血管であり，上部に流入血管を認め，VGAM と診断した。（**c**）動的造影 MRA 矢状断像（最大値投影法）。前大脳動脈（ACA）から分岐する脳梁周囲動脈から遺残血管を通じて VGAM につながり，"persistent limbic arch" を呈している（赤矢印）。動脈相にもかかわらず，瘤状に拡張した静脈系血管に血流が流れている。脳実質への血流はまったくみられない。（**d**）T2 強調横断像。（**e**）T2 強調矢状断像。拡張した動脈と静脈からの flow void が観察できる。（**f**）脳血管造影側面像。内頚動脈から造影剤を注入したところ，動脈相で静脈血管の拡張を認め，シャントの存在が確認された。脳実質への血流がほとんど描出されていないことに注目。（c）と同じく persistent limbic arch を確認できる（赤矢印）。（**g**）血管内治療を施行して約 10 か月後に撮影した脳血管造影側面像。治療前に存在した静脈血管はごくわずかになり（赤矢印），脳実質への血流も著明に改善している。

phase-contrast 法を用いて造影剤がなくても撮影が可能である。MRV の欠点として，MRA と同様に血液の乱流や血管狭窄でアーチファクトが出現しやすい。また，静脈は動脈より流速が遅いため，さらにアーチファクトを認めやすい。静脈をより鮮明に描出したい場合は，造影剤を経静脈投与して撮影する。

12.3.5　デジタルサブトラクション血管造影（DSA）

血管を評価する際に最も信頼性が高く確実な検査といえば，かつては**デジタルサブトラクション血管造影** digital subtraction angiography（DSA）であり，カテーテルを用いて撮影されていた。しかし，この手技は侵襲的で放射線被曝を伴い，小児では鎮静が必要となり，脳梗塞などの合併症の危険性を常にはらんでいた。だが，現在も DSA の空間・時間分解能は血管画像検査において比類なく，血管を選択的に造影することもでき，その技術は血管内治療にも不可欠である。しかし，DSA は術前検査や他の血管画像検査で代替できない場合に選択すべきであり，一般的には第 1 選択となる血管画像検査ではない。

12.3.6　灌流画像

灌流画像 perfusion imaging は脳血流を評価する際に撮影する画像である。特に核医学分野で応用されており，放射性同位元素で標識した放射性薬剤（トレーサー）を経静脈投与してその集積を画像化することで，もやもや病のような脳血管障害，けいれん（発作間欠期，発作期）（第 9 章参照），脳死（脳血流の有無）（図 12.5）の評価に使用されている。

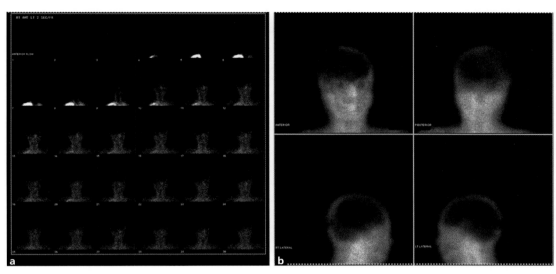

図 12.5 核医学的脳死判定　頭蓋外傷後の 11 歳男児。(**a**)^{99m}Tc-hexamethylpropylene amine oxime(HMPAO)を投与中に 2 秒ごとに正面撮影した SPECT 像。脳血流は検出されない。(**b**)多断面再構成像。顔面、頭皮の軟部組織に HMPAO が集積しているが、脳実質には集積を認めない。脳死に矛盾しない結果である。

近年、CT 灌流画像が新たに開発され、成人領域で急性脳卒中、血管攣縮の評価に広く使用されている。しかし、小児・成人間では基礎疾患や疫学が異なり、放射線被曝もあるために、小児領域ではまだ広まっていない。

血液灌流を評価する MRI 技術は 3 つに大別される。1 つ目は**動的磁化率造影法** dynamic susceptibility contrast(DSC)で、高濃度のガドリニウム造影剤を急速静注した後に脳組織で起こる T2* 効果の度合によって血流動態を評価する方法である。主に脳梗塞を始めとした脳血管疾患や腫瘍の鑑別に行われる。2 つ目は**ダイナミック造影検査** dynamic contrast enhancement(DCE)で、造影剤を静注しながら T1 強調画像を連続して撮影する方法である。腫瘍画像に広く用いられている。3 つ目は**動脈スピンラベル法** arterial spin labeling(ASL)で、造影剤を必要としない血液灌流画像である。頸動脈にラジオ波を照射して動脈血プロトンをラベリング(磁気的に標識)することで、内因性のトレーサーとして用いて、脳内の磁場の変化をもとに画像を構成する方法である。主に急性脳卒中、アテローム性動脈硬化症、血管攣縮、もやもや病などの脳血管疾患や、片頭痛の急性発作の評価にも使用されている。

12.4　頭蓋内血管疾患と合併症

12.4.1　脳動静脈奇形

脳動静脈奇形 arteriovenous malformation (AVM)は動脈と静脈がもつれ合った異常血管奇形であり、非常に早い血流が存在して動静脈シャントを合併する(図 12.6)。AVM には流入動脈と流出静脈がそれぞれ 1 つ、もしくは複数存在する。もつれ合った異常血管奇形の中心部である巣状部(nidus)は血管抵抗が低く、シャントが発症しやすい。典型的には巣状部に正常脳実質は存在しない。

AVM の治療は血管内治療(塞栓術)、手術、放射線治療である。AVM の多くはこれらを組み合わせて治療を行う。治療方針を検討する際に、手術が可能かどうかを数値化する Spetzler-Martin 分類がある。巣状部の大きさ、病巣部周囲の機能的重要度、流出静脈の分布の点数を合計する(表 12.1)。点数が低いほど手術で摘出できる可能性が高い。Spetzler-Martin 分類は手術の危険性について数値化したものであり、AVM による出血や脳梗塞を予測するものではない。大きな巣状部、徐々に大きくなる巣状部、流出静脈の狭窄、静脈瘤や巣状部内動脈瘤が存在すると、出血の危険性が増す。

AVM は偶然に見つかる場合もあれば、けいれん、脳出血で気づかれることもある。

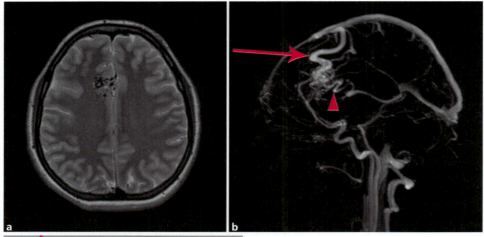

図 12.6 脳動静脈奇形 (**a**)T2 強調横断像。右前傍矢状部に flow void が蛇行している。(**b**)動的造影 MRA 矢状像(最大値投影法)。巣状部(nidus)に拡張した右前大脳動脈が流入している。拡張した流出静脈が上矢状静脈洞に向かって流れ(赤矢印)、さらに内大脳静脈に向けても流出静脈が存在する(赤矢頭)。(**c**)デジタルサブトラクション血管造影(DSA)側面像。ナイダス(白矢印)からの流出静脈は主に脳表面に向かっているが(赤矢印)、脳深部へも流れており(赤矢頭)、内大脳静脈(黒矢頭)、Galen 大静脈(黒矢印)、直静脈洞(白矢頭)まで至る。

表 12.1 脳動静脈奇形の Spetzler-Martin 分類

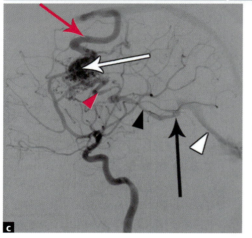

特徴	点数	
巣状部(nidus)の大きさ	小(<3 cm)	1
	中(3〜6 cm)	2
	大(>6 cm)	3
病巣部周囲の機能的重要度	重要でない	0
	重要である	1
流出静脈の分布	表在性のみ	0
	深在性	1

12.4.2 動静脈瘻(AVF)

動静脈瘻 arteriovenous fistula(AVF)は動静脈のシャントで、AVM とは異なり巣状部がなく、それぞれ 1 つずつの流入動脈と流出静脈が瘻孔を通じて結ばれている疾患である。瘻孔が 1 つの場合は"単孔(single hole)"と呼ばれる(図 12.7)。この瘻孔を手術、血管内治療で閉鎖すれば治癒できる可能性がある。瘻孔が複数存在する場合は、瘻孔をすべて描出することが困難な場合もある。硬膜の中で動脈と静脈が毛細血管を介さずに、何らかの原因で直接つながった状態は硬膜 AVF(dural AVF)と呼ばれる。

12.4.3 動脈瘤

小児では成人と異なり、頭蓋内動脈瘤はきわめてまれであり、小児動脈瘤の多くは膠原病や NF1、Loeys-Dietz 症候群など血管異形成と関連している[1]。それ以外にも、AVM や AVF では静脈瘤と並んで**動脈瘤** aneurysm も発症する。鎌状赤血球症も頭蓋内動脈瘤の危険因子である。感染性動脈瘤(真菌性動脈瘤)や外傷性動脈瘤(解離性もしくは仮性動脈瘤)も小児で起こることがある。

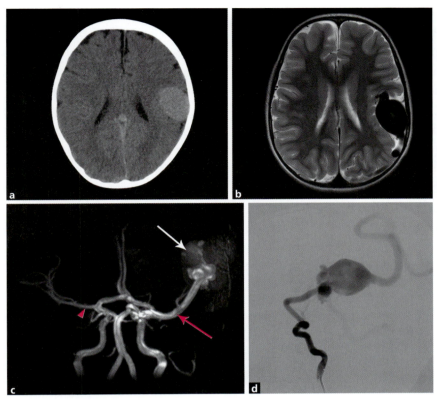

図 12.7 動静脈瘻（AVF） 7歳男児。(a)CT横断像。左頭頂葉下部の脳実質外に卵円形の高吸収域を呈する腫瘤を認める。dural tail サインは認めない。(b)T2強調横断像。びまん性に低信号を示す病変があり，血管病変の flow void と考えられる。(c)MRA 正面像（最大値投影法）。左中大脳動脈（赤矢印）が右中大脳動脈（赤矢頭）に比べて拡張して，非対称となっている。紡錘状動脈瘤内に血流（白矢印）も観察できる。(d)デジタルサブトラクション血管造影（DSA）側面像。動脈相で静脈の嚢状拡張とそれに続く流出静脈を認める。脳実質への静脈は造影されておらず，盗血現象（"steal" phenomenon）を示唆する所見である。動静脈シャントが単一で（流入動脈と流出静脈が1つずつ），毛細血管や巣状部（nidus）を介さないことから，動静脈瘻（AVF）と診断した。

12.4.4　Galen 大静脈瘤（VGAM）

Galen 大静脈瘤 vein of Galen aneurysmal malformation（VGAM）は脳血管奇形である動静脈シャントを通じて，頭蓋正中後部に静脈血が流出してしまう疾患である（図 12.4）[2]。名前とは裏腹に Galen 大静脈自体は「無実な傍観者」であり，真の犯人はシャント血管である。この血管が存在するために，血流が Galen 大静脈に多く流れ込み，二次的に Galen 大静脈と直静脈洞が拡張してしまう。

VGAM には2種類ある。脈絡叢血管系の AVM が関連する "脈絡叢型（choroidal type）" と，AVF が関連する "壁在型（mural type）" である。脈絡叢型は新生児早期から心不全が問題となる。壁在型は少し年齢の高い乳幼児期に発症するが，動静脈瘻が多くて大きいと発症年齢が早くなる。

VGAM を栄養する動脈は主に脈絡叢動脈である。前脈絡叢動脈に加えて，あまり知られていないが後大脳動脈（PCA）から分岐する後脈絡叢動脈からも血流を受ける。さらに，前大脳動脈（ACA）から分岐する脳梁周囲動脈の先に胎生期に退縮するはずであった血管が遺残していると，脳梁周囲動脈はその遺残血管を通じて VGAM につながり，"persistent limbic arch" を呈する（図 12.4c, f）。以上より，VGAM は前大脳動脈（ACA）/後大脳動脈（PCA）/前脈絡叢動脈（内頸動脈より分岐）から主に血流を受けるが，中大脳動脈（MCA）は一般的に関与しない。

VGAM の血流シャントは流出静脈の拡張を引き起こすが，それは Galen 大静脈そのものではない。本来であれば胎生期第 12 週までに消退して，その一部が Galen 大静脈や直静脈洞として残存する前脳正中静脈（median prosencephalic vein of Markowski）が遺残して拡張したものである。

VGAM の血管内治療は革命的な結果をもたらした。血管内治療が発明される以前の死亡率は 40％にも及び，多くの患児が亡くなったが，血管内治療が導入された現在，死亡率は 8％にまで低下している。また，約 1/3～半数の患児が正常な神経発達をたどるようになった。このように，VGAM は侵襲的な治療を要するが，新生児期に行うよりも成長を待ってから始めたほうがより治療が容易になるため，シャント血流と患児の成長度合いのバランスを見極めなければならない。VGAM は Bicêtre criteria[2] に則って心，脳，呼吸，肝，腎機能を数値化して，治療の功罪を考慮したうえで，その時点の最善の治療を適切な時期に段階的に計画性をもって行うべきである。

VGAM では側脳室拡大と水頭症が高い確率で起こる。その発症機序は複雑だが，脈絡叢に血流が増加することにより脳脊髄液の産生が増加することと，頭蓋内静脈圧の亢進により脳脊髄液の吸収が妨

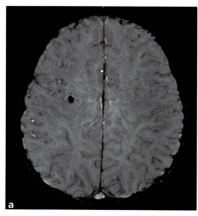

図 12.8　発生学的静脈形成異常（DVA）/海綿腫　10 歳男児。(a)SWI 横断像。右前頭葉後部に低信号域を認める。(b)造影 T1 強調冠状断像。拡張した静脈が脳表へ放射状に伸びている（赤矢頭）。DVA と海綿腫の合併と診断した。

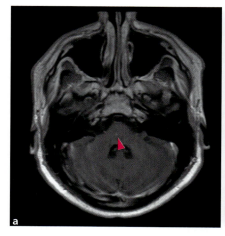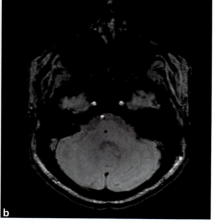

図 12.9　毛細血管拡張症　15 歳男児。(a)造影 T1 横断像。脳幹部にわずかに刷毛で払ったような増強効果を認める（赤矢頭）。(b)SWI 横断像。同部位に点状の低信号域を認め，毛細血管拡張症と診断した。

げられることが関係している。シャントカテーテル留置はこれらの原因そのものを治癒させるわけではなく，むしろ頭蓋内静脈圧が高い状況で脳脊髄液圧が減少すると，悲劇的な脳出血を引き起こしかねない。それゆえ，VGAM に合併した水頭症は原則としてシャントカテーテルを留置するよりも，初めに VGAM を治療して頭蓋内静脈圧を下げることから治療を開始する。

12.4.5　発生学的静脈形成異常（DVA）

発生学的静脈形成異常 developmental venous anomaly（DVA）はその名前の通り静脈の形成異常で，大脳皮質から深部静脈に流出する経路もしくは大脳白質から皮質静脈に流出する経路に好発する（図 12.8）。放射状の髄質静脈が 1 本の太い流出静脈に集まる**メデューサの頭** caput medusa sign が典型的である。ほとんどが無症候性で偶然見つかることが多い。海綿腫（次項参照）はしばしば DVA を合併するが，DVA 単独の場合とは異なり，症状を呈することがある。

12.4.6　海綿腫

海綿腫 cavernoma とは血管形成異常の集合体であり，微小出血を伴いやすい。中心部はさまざまな時期の出血が混在する不均一な領域（T1・T2 強調画像で高信号）が，ヘモジデリンの縁〔T2 強調画像・磁化率強調画像（SWI）で低信号〕に囲まれているのが特徴である（図 12.8）。海綿腫は孤発性，家族性いずれも報告されており，頭部への放射線治療後に合併する例もある。海綿腫のヘモジデリン沈着は皮質を刺激して，けいれんを引き起こすことがある。海綿腫は前述したように，DVA に合併して現れることがある（図 12.8）。

12.4.7　毛細血管拡張症

毛細血管拡張症 capillary telangiectasia は拡張した毛細血管の集合体である。T1・T2 強調画像だと所見は乏しいが，SWI が低信号として描出するため診断に有用である（図 12.9）。無症候性で経過して，偶然見つかることが多い。

12.4.8　脳梗塞

成人の脳梗塞の最たる原因であるアテローム性動脈硬化は小児ではまれだが，脳梗塞は小児でも起こることがあり，迅速な画像診断には DWI が最も有用である（図 12.10）。脳梗塞は先天性心疾患，溺水，動脈解離，血管攣縮，もやもや病などさまざまな疾患にも続発する。蘇生後にびまん性低酸素性虚血性脳症を罹患した患者の拡散強調画像では，大脳半球が左右対称にびまん性に障害される〔"DWI super-scan"（大脳半球がびまん性に高信号となり，一見しただけでは異常がわかりづらい拡散強調画像のこと）〕（図 12.11）。一般的に低酸素脳症では小脳は保たれる傾向があるため，大脳と小脳では信号強度に違いが生じることは覚えておきたい。

低血圧による灌流障害で脳梗塞が発症した場合

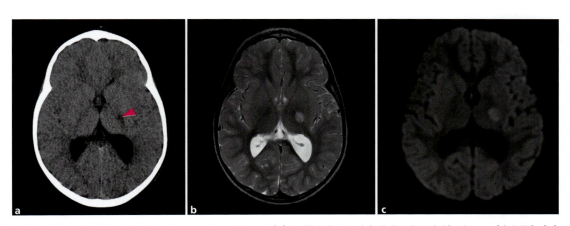

図 12.10　脳梗塞　右片麻痺を急に発症した 3 歳男児。（**a**）CT 横断像。左内包後脚に低吸収域を認める（赤矢頭）。（**b**）T2 強調横断像。同部位に高信号域を認める。（**c**）拡散強調横断像（DWI）。拡散が制限されて高信号を呈しており，脳梗塞（急性期）と診断した。内包後脚を灌流する前脈絡叢動脈が責任血管と考えられた。

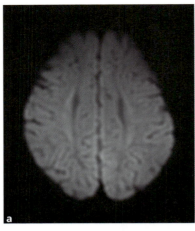 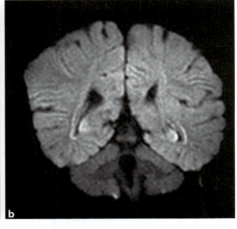

図 12.11　心停止蘇生後の生後 3 か月女児　(**a**) 拡散強調横断像（DWI）。両大脳半球にびまん性に高信号を認める。(**b**) 拡散強調冠状断像（DWI）。テント上（大脳半球）がテント下（小脳）に比べてびまん性に高信号を呈しており，細胞障害性浮腫が考えられる。(a) の拡散強調横断像は "superscan" であり，注意深く読影しないと，異常を見落としかねない。

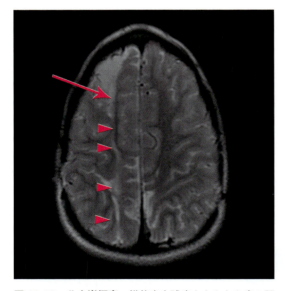

図 12.12　分水嶺梗塞　鎌状赤血球症ともやもや病の既往がある 7 歳男児。T2 強調横断像。右前大脳動脈と右中大脳動脈の境界域に沿って帯状の脳軟化症（赤矢印，赤矢頭）を認める。過去の分水嶺梗塞の後遺症である。

は，血流境界域の分水嶺（watershed）が罹患しやすい（図 12.12）。

12.4.9　もやもや病

　もやもや病 moyamoya disease は頭蓋内血管に狭窄もしくは閉鎖が起こり，その近傍に側副血行路としての血管増生を認める疾患群であり，多くは内頸動脈終末部に発症することが多い（図 12.13）。日本人に多く，発症原因はいまだに解明されていない。もやもや病と類似した血管変化が後天性もしくは基礎疾患と関連して発症した場合は，歴史的にもやもや症候群（広義のもやもや病）と呼んで区別してきた。"もやもや" とは日本語で本来「ぼんやりとした，かすみがかった（hazy）」もしくは「空気のような（ethereal）」を意味する言葉であり，血管造影で描出された異常側副血管網の様子から名付けられた。もやもや病を表す "puff of smoke（タバコをふかした煙）" という表現は，日本語の「もやもや」が誤って英訳された用語だが，英語圏の医療従事者に広く浸透している。

　遺伝性疾患のなかでも特に NF1 はもやもや病との関連がよく知られている。トリソミー21 も片側もしくは両側のもやもや病を合併することがある。トリソミー21 は**朝顔症候群** morning glory disc anomaly（第 21 章参照）をまれに伴い，その場合は患側にもやもや病を認めることがある。ヘモグロビン症，特に鎌状赤血球症ではもやもや病が起こりやすい。小児の頭部放射線治療後（頭蓋咽頭腫など）ももやもや病の危険因子である。小児では報告されていないが，成人ではアテローム性動脈硬化症の進行例にもやもや病がみられることがある。もやもや病

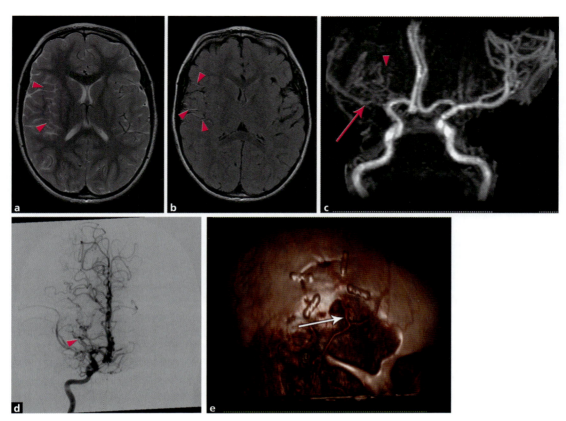

図 12.13　もやもや病　頭痛で来院した 6 歳男児。(**a**) T2 強調横断像。右 Sylvius 裂の中大脳動脈領域に flow void を認めない(赤矢頭)。(**b**) FLAIR 横断像。右中大脳動脈領域の脳溝に沿って側副血流の高信号を認める。(**c**) MRA 正面像(最大値投影法)。右中大脳動脈の M1 区域が先細りとなり(赤矢印)、閉塞端周囲よりレンズ核線条体動脈領域にかけて新生血管が増生している(赤矢頭)。(**d**) デジタルサブトラクション血管造影(DSA)正面像(右内頸動脈から造影剤を静注した動脈相)。レンズ核線条体動脈領域に穿通する側副血管(赤矢頭)が描出されており、もやもや病の所見である。(**e**) 血行再建術後の CTA を元に作成した三次元再構築画像(3D)。右浅側頭動脈(白矢印)の分枝がバーホール(burr hole)まで結ばれて、血流が通過することで分枝が拡張して側副血行路の役割を果たしている。間接頭蓋外・頭蓋内 extracranial-intracranial(EC-IC)バイパス術後の所見である。

は前方循環系に多いが、後方循環系でも起こることがある。しかし、後頭蓋窩にはほとんどみられない。

　もやもや病の初期診断は梗塞巣(局所性もしくは分水嶺)、出血を画像で見つけることが鍵となる。近年では灌流画像〔動脈スピンラベル法(ASL)〕で、脳血流分布から虚血の程度をより詳細に評価できるようになった[3]。また、血管画像を用いることで、血管狭窄の程度と側副血管の描出が可能になる。デジタルサブトラクション血管造影(DSA)ではカテーテルから選択的に血管を造影して、外頸動脈系(中硬膜動脈など)から硬膜を貫通して内頸動脈系に伸びる側副血行路をより鮮明に可視化できる。

　もやもや病の治療は主に内科的治療と外科的治療(直接・間接血行再建術)がある。間接血行再建術は浅側頭動脈の分枝と頭部の筋肉や硬膜を、バーホール(bur hole)から硬膜に縫い付ける手術である。血流豊富な組織を硬膜に密着させることで、外頸動脈系から新生血管を促して、中大脳動脈(MCA)領域に血流増加が期待できる。直接血管を縫い合わせる手術ではなく、新生血管が成熟するのを待たなければならないのが欠点である。浅側頭動脈・中大脳動脈バイパス術を代表とする直接血行再建術は、直接血管同士を縫い付けるため、術後より確実に血流が増加する。しかし、新生血管は生じないため、血流はこのバイパスに依存しなければならない。

12.4.10　血管炎

　血管炎 vasculitis は血管壁に炎症を起こす非感染

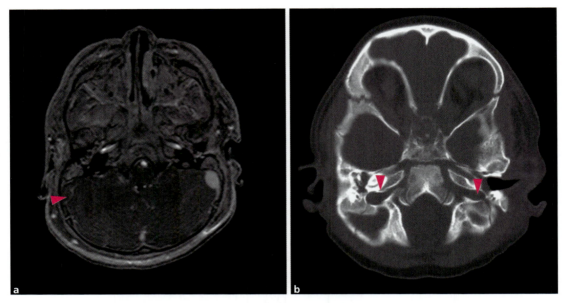

図 12.14　右 S 状静脈洞の静脈血栓症　白血病の 17 か月男児。(**a**) 造影 MRA/MRV 横断像。右 S 状静脈洞に血栓による欠損像が認められる（赤矢頭）。先天性静脈洞低形成と誤診しないように注意する。その鑑別点として，血栓周囲縁に増強効果を認める以外に (**b**) CT 横断像（骨条件）で頸静脈孔が左右対称に発達している（赤矢頭）ことを確認することが重要である。すなわち，S 状静脈洞/頸静脈球が左右ともに発達している所見であり，先天的に低形成をきたしているわけではないことがわかる。

性炎症性疾患であり，膠原病や自己免疫疾患に合併することがある。診断はしばしば難渋し，MRA・CTA よりもデジタルサブトラクション血管造影（DSA）のほうが血管炎所見を見つける感度は高いが，異常を同定できないことも多い。診断には脳生検が必要になることも多いが，病理で炎症所見を認めても，必ずしも確定診断には至るとは限らない。血管炎による脳実質の画像変化は急性散在性脳脊髄炎（ADEM）や他の非感染性炎症性疾患に類似することがあるので，注意が必要である[4]。

12.4.11　血管攣縮

　血管攣縮 vasospasm とは血管が一時的に狭窄する現象である。成人では脳血管攣縮の最も多い原因はくも膜下出血（SAH）であるが，小児では少ない。小児で最も多い原因は髄膜炎である。小児の髄膜炎が脳血流灌流異常や脳梗塞を合併するのは，おそらく脳血管攣縮が関与するためである。脳血管攣縮による内腔狭窄は画像では同定が困難である。脳血管攣縮の治療は感染症などの原疾患の治療が中心となる。

　片頭痛の一部において脳血管攣縮との関連が注目されており，自律神経もそれに関わっていると考えられている。片頭痛の脳血管攣縮を証明するには，片頭痛発作中に灌流画像〔動脈スピンラベル法（ASL）など〕で血液灌流が一過性に低下することを確認しなければならない。

12.4.12　動脈解離

　脳脊髄領域の**動脈解離** dissection は外傷に起因することがほとんどである。椎骨動脈 V2 区域の解離は椎骨骨折や椎骨脱臼，V3～V4 区域間の解離は頸椎に対する急激な加速減速損傷（acceleration deceleration injury）（カイロプラクティック療法など）に起因することが多い。椎骨動脈解離は後方循環系に血栓性塞栓を生じる危険性もある。

　前方循環系で最も動脈解離が起きやすいのは，内頸動脈が頸動脈管に入る部位である。頭蓋内動脈解離は重篤な外傷でない限りめったに起きないが，前大脳動脈（ACA）が大脳鎌に当たるか，もしくは後大脳動脈（PCA）が小脳テントに当たって剪断外力が作用して生じることがある。解離性動脈瘤（仮性動

脈瘤)の合併もみられる。

12.4.13 静脈系疾患

静脈洞血栓症は全身性疾患に合併する過凝固状態，血管外傷(外科手術を含む)，外部からの血管圧排，頭頸部感染症など，さまざまな原因で起こる(図12.14)。静脈系に血栓が生じると静脈性梗塞を起こして，出血も伴うことがある。その場合は出血性梗塞であっても，明らかな出血の増大傾向がなければ，抗凝固療法を考慮する。しかし，その投与は慎重に行う必要がある。脱水や多血症などが原因で血液が濃縮されると，CT画像で血液が高吸収域にみえるため，頭蓋内血管も高吸収域となる。頭蓋内血管が高吸収域にみえても，すべての血管が等しく高吸収域であれば，血栓症は考えづらい。

12.4.14 偽性脳腫瘍

偽性脳腫瘍 pseudotumor cerebri は特発性頭蓋内圧亢進症とも呼ばれており，頭蓋内圧が亢進して頭痛，うっ血乳頭，視力障害を起こす疾患である。原因は特発性以外にも，横静脈洞の一部が狭窄することで頭蓋内圧が亢進する例も報告されている。頭蓋内静脈圧が亢進すると，脳神経のうち最も長い距離を走行している外転神経が圧排されやすく，片側もしくは両側の外転神経麻痺を起こして，眼球内方偏位や複視を生じる。脳脊髄液圧が長期間にわたって上昇かつ拍動を続けると，下垂体がトルコ鞍底部に圧排されて平坦化した**トルコ鞍空洞症** empty sella を示す。トルコ鞍空洞症は無症候性で，剖検

やスクリーニング画像で偶然見つかる例もある。加えて，急性静脈洞血栓症も頭蓋内静脈圧を上昇させて，偽性脳腫瘍と類似した症状を起こす。

偽性脳腫瘍の主な治療は脳脊髄圧を低下させることに尽きる。腰椎穿刺を行い，脳脊髄圧をおよそ16～20 cmH$_2$O まで減少させる。偽性脳腫瘍の患者は肥満であることが多いため，腰椎穿刺は時に慣れない医師には(もしくは経験豊かな上級医でさえ)難しいことがある。その場合は画像ガイド下で腰椎穿刺を行うことを勧める。うっ血乳頭からの視力障害があれば，神経眼科医による**視神経鞘開窓術** fenestration や脳外科医によるシャント増設術を考慮する。最近の研究では，横静脈洞狭窄に伴う頭蓋内圧亢進症に対してステント留置が検討されているが，小児は適応外である。

文献

[1] Aeron G, Abruzzo TA, Jones BV. Clinical and imaging features of intracranial arterial aneurysms in the pediatric population. Radiographics 2012；32(3)：667-681

[2] Lasjaunias PL, Chng SM, Sachet M, Alvarez H, Rodesch G, Garcia-Monaco R. The management of vein of Galen aneurysmal malformations. Neurosurgery 2006；59(5) Suppl 3：S184-S194, discussion S3-S13

[3] Choudhri AF, Zaza A, Auschwitz TS, Klimo P, Mossa-Basha M. Noninvasive vascular imaging of moyamoya：Diagnosis, followup, and surgical planning. J Ped Neuroradiol 2014；3(1)：13-20

[4] Abdel Razek AAK, Alvarez H, Bagg S, Refaat S, Castillo M. Imaging spectrum of CNS vasculitis. Radiographics 2014；34(4)：873-894

13 トルコ鞍/松果体
Sella Turcica/Pineal Gland

13.1 はじめに

下垂体, 松果体は小さな器官でありながら多くの破格や異常を呈するため, 時に評価が難しい。本章では, 正常解剖と発生起源を理解することで, 下垂体や松果体に関連する疾患や変異の特徴を明らかにできるようになることを目標とする。

13.2 下垂体とトルコ鞍の解剖

下垂体は発生学的に起源が異なる2つの部分からなる内分泌臓器である。下垂体前葉(腺性下垂体)は腺組織由来で, 下垂体後葉(神経性下垂体)は神経組織由来である。下垂体は蝶形骨中心部(基蝶形骨)のトルコ鞍に位置する。下垂体は側面を海綿静脈洞(図13.1)で囲まれ, 下垂体茎(下垂体漏斗)を介して視床下部につながっている。

下垂体の発生は, 鼻咽頭粘膜が上方の基蝶形骨に陥入して(頭蓋咽頭管), 袋状のRathke嚢胞が形成され, 下垂体後葉の前方部に移動して下垂体前葉となる。頭蓋咽頭管の遺残組織はめったにみられないが, その痕跡は画像でしばしば確認できる(図13.2)。下垂体前葉は, 視床下部の正中隆起から下方に伸びている下垂体後葉と合わさり, 下垂体を形成する。下垂体前葉は視床下部に制御されながら, ホルモンを産生, 分泌している。視床下部は放出ホルモン系(表13.1)を分泌して, このホルモンは下垂体茎内の下垂体門脈によって下垂体前葉に運ばれる。下垂体前葉はこのように血流が豊富であるため, 均一に速く造影される。

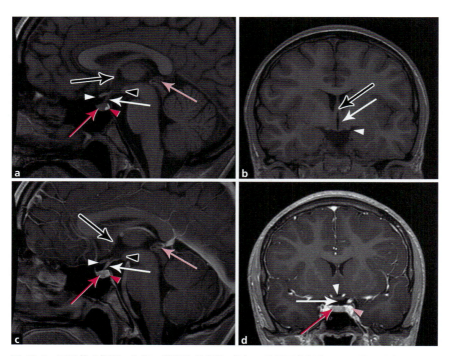

図13.1 下垂体の解剖 (**a**)T1強調矢状断像。(**b**)T1強調冠状断像。下垂体前葉(腺性下垂体)(赤矢印)と下垂体後葉(神経性下垂体)(赤矢頭)が下垂体茎(白矢印)を通じて視床下部につながっている。下垂体上部に視交叉(白矢頭)を認める。乳頭体(黒矢頭), 前交連(黒矢印), 松果体(薄赤矢印)も観察できる。(**c**)造影T1強調矢状断像。(**d**)造影T1冠状断像。下垂体前葉に増強効果を認める(下垂体, 下垂体茎は血液脳関門がないため造影される)。海綿静脈洞内で頸動脈が造影されている(薄赤矢頭)。

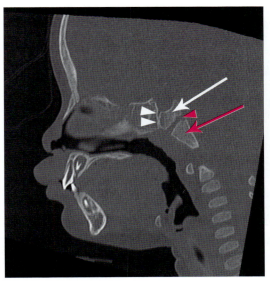
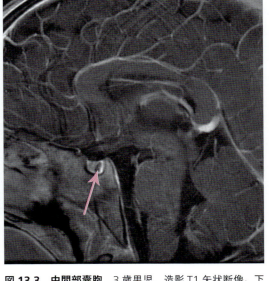

図 13.2 **トルコ鞍の CT 矢状断像** 遺残頭蓋咽頭管(白矢頭)は正常でもみられ、胎生期に下垂体前葉が発生した際の名残である。斜台はトルコ鞍が存在する基蝶形骨(白矢印)と其後頭骨(赤矢印)の 2 つの部位の間の蝶形骨後頭骨軟骨結合が閉鎖して作られる(赤矢頭)。

図 13.3 **中間部嚢胞** 3 歳男児。造影 T1 矢状断像。下垂体前葉と後葉の間に低信号域(薄赤矢印)を認める。中間部嚢胞と考えられる。

表 13.1 下垂体前葉から分泌されるホルモン

ホルモン	刺激ホルモン	標的臓器(効果)
甲状腺刺激ホルモン(TSH)	甲状腺刺激ホルモン放出ホルモン(TRH)	甲状腺
成長ホルモン(GH)	成長ホルモン放出ホルモン(GRH)	体の成長を促す
卵胞刺激ホルモン(FSH)	性腺刺激ホルモン放出ホルモン(GnRH)	生殖細胞の成熟
黄体形成ホルモン(LH)	性腺刺激ホルモン放出ホルモン(GnRH)	排卵誘発
副腎皮質刺激ホルモン(ACTH)	副腎皮質刺激ホルモン放出ホルモン(CRH)	副腎
プロラクチン(prolactin)*		乳腺発達、乳汁分泌

*プロラクチン分泌は通常、刺激ホルモンを必要としない。プロラクチン分泌はドパミンで抑制される。

13.3 下垂体病変

下垂体の増強効果が乏しい時は腫瘍(特に微小腺腫)をまず鑑別に挙げる必要がある。その一方で、下垂体前葉と後葉の間にできる良性の嚢胞性疾患でも増強効果が乏しいものが 2 つある。それらが**中間部嚢胞 pars intermedia cyst**(図 13.3)、Rathke 嚢胞(図 13.4)であり、両者とも無症候性で偶然に発見されることがほとんどである。中間部嚢胞は画像から診断が容易であり、経過観察や治療の必要がない良性疾患である。Rathke 嚢胞も原則として治療の必要はないが、時に嚢胞性腫瘍(特に頭蓋咽頭腫)との鑑別が問題となり、まれに大きな嚢胞となって手術が必要になることがある。

下垂体画像で覚えておきたい亜型として、下垂体がトルコ鞍底部で平坦化している場合がある(図 13.5)。CT や MRI でこの所見が見つかった当初は、**トルコ鞍空洞症 empty sella** と呼ばれていた。しかし、MRI の分解能の進歩に伴い、下垂体は平坦化しているだけで完全な空洞ではないことが認知されてきたため、"部分的なトルコ鞍空洞症 partially empty sella" という表現のほうがより適切に病態を表している。ほとんどが無症候性で偶然見つかることが多いが、**偽性脳腫瘍 pseudotumor cerebri** に関連して発症することがあるため、頭痛や第Ⅵ脳神経(外転神経)麻痺の精査でトルコ鞍空洞症が見つかった場合は、偽性脳腫瘍を鑑別として考慮するべきである。

小児の下垂体腫瘍は成人より非常にまれである。成人では下垂体腫瘍はほとんどが下垂体前葉より発

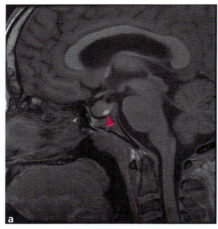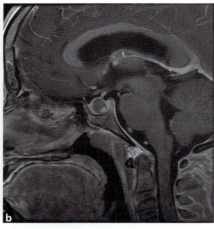

図 13.4　Rathke 嚢胞　14歳男児。(a)トルコ鞍のT1強調矢状断像。下垂体が上方に凸となって腫大している。下垂体後部に高信号(赤矢頭)の結節性病変を認める。(b)造影T1強調矢状断像。嚢胞壁に明らかな増強効果は認めない。結節性病変は嚢胞壁に囲まれており、明らかな増強効果を認めない [訳注：この結節は"waxy nodule"と呼ばれている。蛋白質とコレステロールが凝固したものと考えられており、Rathke嚢胞に特徴的な所見とされる]。以上より、Rathke嚢胞と診断した。

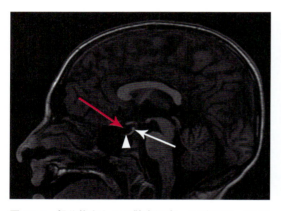

図 13.5　部分的なトルコ鞍空洞症　12歳男児。T1強調矢状断像。トルコ鞍は脳脊髄液(赤矢印)でほぼ占められており、下垂体前葉(白矢頭)と下垂体後葉(白矢印)はトルコ鞍底部に圧排されている。以上より部分的なトルコ鞍空洞症と診断した。

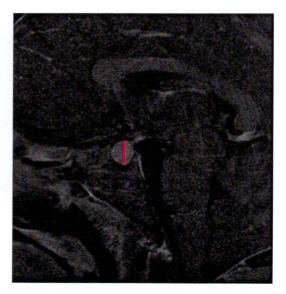

図 13.6　初潮を迎える頃の下垂体腫大　10歳女児。造影T1強調矢状断像。上縁が凸となって腫大している下垂体(下垂体高9mm)を認める。初潮前後の生理的下垂体腫大である。

生する。歴史的に下垂体腫瘍はサイズにより、微小腺腫(<10mm)、巨大腺腫(>10mm)と分類してきたが、サイズそのものよりも、どのような症状がなぜ起こるのかを理解するほうが重要と思われる。微小腺腫はサイズが小さいのでマスエフェクト mass effect は起こさない。そのため、最初に気づかれる主症状は内分泌作用(プロラクチン上昇など)であり、手術適応例では全摘出が望ましい。

巨大腺腫はマスエフェクトを呈するため、視交叉を圧排して両耳側性半盲をきたすことがある。マスエフェクトを起こすようなサイズを有する巨大腺腫は通常、非機能性腺腫である。その場合、外科的治療の主な目的は、マスエフェクトを取り除いて隣接する構造物の機能を温存することにある。非機能性腺腫を亜全摘出した場合、症状は改善しても遺残腺

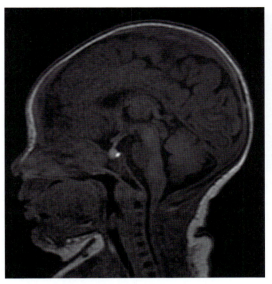

図 13.7 母体ホルモン刺激による下垂体腫大　生後3日の新生児。T1強調矢状断像。上縁が凸となって腫大している下垂体を認める。母体ホルモン刺激による下垂体腫大である。典型的には生後2週間頃に縮小する。

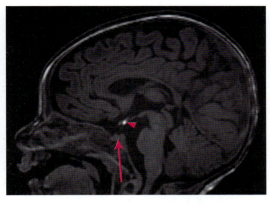

図 13.8 異所性下垂体後葉　耐糖能異常を呈した生後2か月患児。T1強調矢状断像。第3脳室漏斗陥凹に高信号病変を認める（赤矢頭）。下垂体茎は低形成で，トルコ鞍部に下垂体後葉は認めない（赤矢印）。以上より，高信号病変は異所性下垂体後葉と診断した。

表 13.2 下垂体後葉から分泌されるホルモン

ホルモン	分泌調整を司る部位	標的臓器	効果
バソプレシン〔抗利尿ホルモン(ADH)〕	浸透圧受容器	集合管 細動脈 血小板	利尿を妨げて体液を保持する 血管収縮 血小板凝集
オキシトシン	視床下部	子宮 乳腺 その他	子宮収縮 催乳反射 社会行動の変化

腫が再発して再手術が必要になる場合がある。巨大腺腫が機能性腺腫（成長ホルモン分泌腫瘍など）であった場合は，全摘出術が望ましい。その他の鞍上腫瘍（特に頭蓋咽頭腫）は第8章を参照してほしい。

下垂体腫大をみた場合，まず鑑別に挙がるのが下垂体腫瘍である。下垂体をきちんと描出するためにthin-section（1枚あたりの画像スライスを薄くする）で造影剤を用いて撮影する。下垂体のサイズは大まかな目安として下垂体高が6〜8 mmまでは正常といえる。しかし，表面不整や非対称な下垂体はたとえサイズが小さくてもさらに精査が必要である。女児が初潮を迎える頃，下垂体はホルモンの変化のために正常でも9〜10 mmまでは生理的腫大を認めることがある（図13.6）。他にも新生児期には，母体ホルモンの刺激のために下垂体が生理的に腫大して下垂体上部が凸状になり，典型的には生後2週間頃に縮小する（図13.7）。新生児期に下垂体腫瘍が存在しても，この生理的腫大の可能性を考慮しなければならない。

13.4　下垂体後葉（神経性下垂体）

下垂体後葉は下垂体前頭とは完全に異なる臓器とみなすほうがよい。下垂体後葉には視床下部の視索上核，室傍核から伸びる軸索が存在する。視床下部の神経細胞でペプチドホルモンであるバソプレシン（抗利尿ホルモン）とオキシトシンが産生された後（表13.2），下垂体茎の軸索に沿って運ばれて，下垂体後葉の分泌顆粒で蓄えられる。バソプレシンとオキシトシンはペプチドホルモンであるため，造影前T1強調画像で高信号を呈するのが特徴である（そのため，下垂体後葉はT1強調画像で高信号となる）。

下垂体後葉は発達段階でトルコ鞍に正常に遊走せずに，第3脳室底部にとどまることがある。この病態を異所性下垂体後葉 ectopic neurohypophysis と呼び，下垂体茎は欠損するか，あっても低形成である。T1強調画像で高信号域が確認できれば，視床下部とこの高信号域につながりがあり，ペプチ

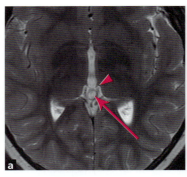 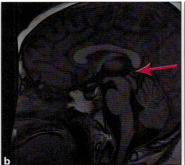 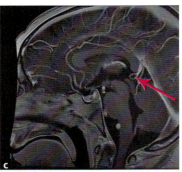

図 13.9　松果体の解剖　7歳男児。(**a**)T2強調横断像。松果体が手綱(赤矢頭)を介して視床につながっており，内部には囊胞を認める(赤矢印)。(**b**)T1矢状断像(造影前)。(**c**)造影T1矢状断像(造影後)。松果体囊胞に増強効果は認めず，壁も整である(赤矢印)。以上より病的意義は乏しいと考えられる。

ドホルモンが存在すると証明されたことになり，一般的には下垂体後葉機能は正常である。しかし，下垂体茎と下垂体門脈系の発達に支障があるため，下垂体前葉機能は異常であることが多い(成長ホルモンが最も障害を受けることが多い)。これらの関係をきちんと理解することで，内分泌科医，小児科医，患者とその家族に適切な画像情報を提供できるようになる。

時に異所性下垂体後葉はジャーミノーマ(胚腫)germinomaなどの脳腫瘍と間違われる。しかし，注意深く読影すれば，下垂体後葉の高信号がトルコ鞍にないこと，下垂体茎がないか，あっても低形成であることから，異所性下垂体後葉に気づくことができる(図13.8)。

成人神経科が診療することはまずないが，小児で主に問題となることがある下垂体疾患の1つに低身長がある。低身長の画像評価をする際に覚えておくべき要素が2つある。1つ目は下垂体と視床下部に発達異常と関連するような異常を見逃さないこと。2つ目はもしも下垂体腫瘍を認めた場合，成長ホルモン治療は禁忌になることである。しかし，偶発的に発見された病的意義がない下垂体所見を理由に，必要な治療を中止するような愚は冒してはいけない。

13.5　松果体

松果体は間脳由来の脳室周囲の臓器で，第3脳室の後部に位置している。松果体は両側の視床と手

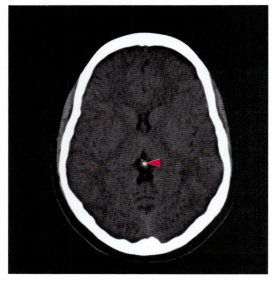

図 13.10　松果体石灰化　15歳女児。CT横断像。松果体に(5歳頃から)生理的石灰化を認める(赤矢頭)。

綱で結ばれており(図13.9)，松果体と手綱を合わせて視床上部と呼ぶ。松果体の正確な機能や重要性はまだ謎が多い。しかし，メラトニン分泌を通じて概日リズムを調整していることはよく知られている。動物実験で松果体には光受容能があり，日中の光を感知していることがわかっている。そのため，動物が光受容能を高度に発達させる以前では，松果体はおそらく第3の眼として機能していたという仮説がある。松果体は網膜と発生学的に類似性があるせいか，網膜芽細胞腫を罹患しやすい遺伝子を有する患児は，網膜芽細胞腫/未分化神経胚葉性腫瘍(PNET)と関連した松果体腫瘍も発症しやすい。両

側網膜芽細胞腫と松果体腫瘍を合併した場合，"三側性(trilateral)"網膜芽細胞腫と呼ぶ。

松果体嚢胞は小児領域でよく出会う所見で，時には診断と治療をどうすべきかジレンマに陥るかもしれない（図 13.9）。特に松果体嚢胞が大きくて，腫瘍との鑑別が必要な場合は心配になるのも無理はない。実は新生児や胎児でさえ，剖検で小さな松果体嚢胞が存在することがわかっている。また，3 テスラの MRI を施行した小児の 50％以上に松果体嚢胞を認めたという報告もある[1]。それゆえ，松果体嚢胞は病的意義がない生理的なものといえる。嚢胞内容物に蛋白成分が含まれている場合は，FLAIR 画像で完全に嚢胞内部の信号が抑制されずに層構造を呈することもある。一般的には，松果体嚢胞が 5 mm 以下であれば放射線レポートにも書く意義がなく，5〜10 mm であれば所見として報告してもよいが，特別に強調する必要はない。10 mm 以上であれば読影レポートの診断（impression）には記載すべきではあるが，フォローアップ画像が本当に必要なのかどうかは，いまだに意見が分かれている。造影 MRI を 1 年後にフォローアップするように勧められることはあっても，まずほとんどの場合で臨床的意義は乏しい。周囲へのマスエフェクトを伴わない松果体嚢胞は，たとえ 10〜15 mm であっても，悪性を疑う画像所見（壁在結節，壁在もしくは壁に向かって広がるような石灰化の存在）がなければ，まず偶発的に発見された病的意義のないものである。しかし，松果体腫瘍を疑う所見を認めた場合は，脳脊髄液の腫瘍マーカーを採取するように勧めるのがよいだろう。

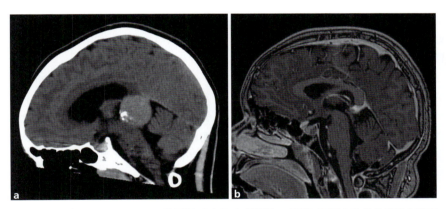

図 13.11　ジャーミノーマ　11 歳男児。(a)CT 矢状断像。前部に石灰化を伴う松果体腫瘍を認める。生検結果はジャーミノーマであった。(b)造影 T1 強調矢状断像。(a)から 4 か月後（放射線治療後）。腫瘍は著明に縮小している。

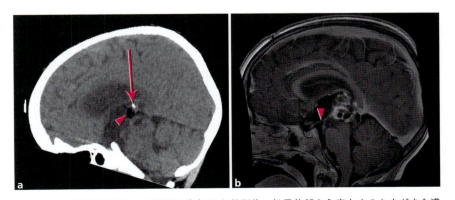

図 13.12　松果体奇形腫　4 歳男児。(a)CT 矢状断像。松果体部を主座とするさまざまな濃度が混在した腫瘍性病変を認める。内部に石灰化（赤矢印）と脂肪濃度（赤矢頭）が存在する。(b)造影 T1 強調矢状断像。腫瘍性病変は多嚢胞性であり，嚢胞内部の信号は一様ではない。内視鏡的第 3 脳室底開窓術による開窓部（赤矢頭）を認める。最終診断は奇形腫であった。

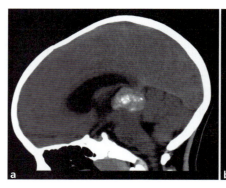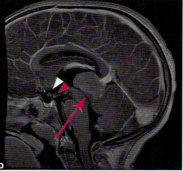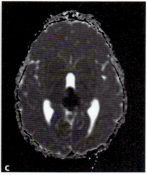

図 13.13　松果体芽腫　3 歳女児。(**a**)CT 矢状断像。松果体部を主座とする大きな腫瘤性病変を認める。内部はさまざまな濃度が混在しており，石灰化も認める。(**b**)造影 T1 強調矢状断像。病変内部に軽度の増強効果が存在する。腫瘍により中脳水道（赤矢印）は圧排されており，視交叉陥凹，漏斗陥凹の拡大（白矢頭，赤矢頭）を呈している。(**c**)ADC map 横断像。病変部は低信号を呈している。ADC 値は約 475×10^{-6} mm^2/秒と低値であり，後に松果体芽腫と診断された。

　年齢を経るにつれて，松果体には生理的石灰化が現れるようになる。成人までには約半数以上に CT で石灰化を認める（図 13.10）。かつては，生理的石灰化は 6 歳未満ではみられず，その年齢で石灰化を認めた場合は松果体腫瘍を考慮すべきといわれた時代があった。しかし，最近の CT を用いた研究では，3 歳からでも石灰化が観察できることが報告されている[2,3]。松果体腫瘍の石灰化は腫瘍周囲に広がる傾向があるが，松果体嚢胞の石灰化ではそのような傾向は認めない（図 13.11）。

　松果体実質細胞に由来する松果体腫瘍（松果体実質腫瘍）と松果体発生の胚細胞腫瘍を鑑別するには，松果体実質腫瘍では ADC 値が低値となる傾向があるため，ADC 値が鑑別の一助となる[4,5]。しかし，松果体腫瘍の厳密な組織学的診断は，明らかな脂肪の存在（奇形腫）（図 13.12）や網膜芽細胞腫患者に発生する松果体腫瘍など，他の特徴がない限り，実際は困難である。松果体発生の胚細胞腫瘍は圧倒的に男児に多く発生する（男児：女児＝14：1）ことも，鑑別点として覚えておきたい。

　小児の松果体実質腫瘍は成人よりも悪性度腫瘍である可能性が高い（**松果体芽腫** pineoblastoma）（図 13.13）。松果体実質腫瘍の治療は，一般的には腫瘍減量手術である。ジャーミノーマは非外科的補助療法に感受性が高いため，診断がつくと手術による摘出よりも放射線治療が優先される。ジャーミノーマは生検もしくは脳脊髄液の腫瘍マーカーで診断される。**松果体奇形腫** pineal teratoma は外科的摘出術が行われ，完全摘出された場合には補助療法が必要ないこともある。

　小児で組織由来不明の松果体腫瘍をみた場合は，適切な治療アルゴリズムを決定するのに生検が必要となる。生検時には，松果体腫瘍による中脳水道の閉塞をバイパスするために，内視鏡的第 3 脳室底開窓術を行うこともある。

文献

[1] Whitehead MT, Oh CC, Choudhri AF. Incidental pineal cysts in children who undergo 3-T MRI. Pediatr Radiol 2013；43(12)：1577-1583
[2] Zimmerman RA, Bilaniuk LT. Age-related incidence of pineal calcification detected by computed tomography. Radiology 1982；142(3)：659-662
[3] Whitehead MT, Oh CC, Raju AD, Choudhri AF. Physiologic pineal region and choroid plexus calcifications in the first decade of life. Am J Neuroradiol 2015；36(3)：575-580
[4] Dumrongpisutikul N, Intrapiromkul J, Yousem DM. Distinguishing between germinomas and pineal cell tumors on MR imaging. AJNR Am J Neuroradiol 2012；33(3)：550-555
[5] Choudhri AF, Whitehead MT, Siddiqui A, Klimo P Jr, Boop FA. Diffusion characteristics of pediatric pineal tumors. Neuroradiol J 2015；28(2)：209-216

14 代謝性疾患
Metabolic Disorders

14.1 はじめに

代謝性疾患は比較的まれであるとはいえ，患者が集まる大きな小児病院であれば，実際に診療する機会に事欠かないだろう。多くの代謝性疾患では身体診察所見と画像所見は非特異的であり，それだけでは診断が困難であるが，一部の代謝性疾患では非常に特徴的で，覚えておくと診断に早く結びつけることができる。鍵となる身体診察所見，画像所見の特徴に精通しておけば，鑑別疾患を狭めることが可能となる（表14.1）。代謝性疾患の多くは遺伝性疾患であるため，その分布には地域性，民族性がみられることがある。特徴的な特色をもつ代謝性疾患は，たとえ統計的にまれであっても，試験問題の選択肢によく出題される。本章では画像診断という観点から，代謝性疾患について知っておくべき基本的な点に言及する。実際の臨床で代謝性疾患に出会った際には，より該博な文献が必要になるだろう。

代謝性疾患と白質ジストロフィーは非常に幅広い臨床経過や画像所見を呈するため，それぞれを1冊の本にまとめられるほど多様性に富む。本章では成書ほど徹底的に網羅はしない。代わりに代謝性疾患の発症機序や特徴をまとめた参考文献も併記し，学びを深めたい読者が必要に応じてさらなる情報を探索できるよう配慮した。代謝性疾患を扱う臨床医（神経科医，遺伝科医，その他の専門科医）と緊密に連絡をとることも，診断に必要な情報を最大限に集めるために必要である。しかし，三次医療機関でさえ，先天性代謝異常症/白質ジストロフィーの半数程度しか確定診断できていないという現実は知っておくべきである。

14.2 専門用語

代謝性疾患の特徴を詳しく述べるためには，専門用語の理解が不可欠である。**白質ジストロフィー** leukodystrophy とは神経の白質（leuko）が障害される髄鞘疾患であり，先天性も後天性も存在する。**灰白質ジストロフィー** poliodystrophy は神経の灰白質が障害される疾患である（ポリオウイルスによる**急性灰白髄炎** poliomyelitis と混同しないこと）。白質も灰白質も障害される場合は**汎ジストロフィー** pandystrophy と呼ぶ[1]。

脱髄性疾患 demyelinating disease とは，一度は正常に形成された髄鞘に障害が起きる疾患であり，第10章で前述したように，非感染性，免疫介在性，炎症性過程が関与する。

髄鞘形成不全疾患 dysmyelinating disease とは，髄鞘形成そのものが不完全な疾患である。

先天性代謝異常症 inborn errors of metabolism とは，何らかの代謝経路に問題が生じた結果，ある物質の生成が障害され，身体に悪影響をもたらす物質の排出障害，蓄積が起こる疾患である。有機酸血症，アミノ酸血症，ライソゾーム病，ペルオキシソーム病が代表的である。

ミトコンドリア病とは，ミトコンドリアの呼吸鎖機能に障害が起きた結果，細胞でのエネルギー産生能が低下する疾患である。エネルギーは白質よりも灰白質でより必要とされるため，ミトコンドリア病は灰白質優位に障害が生じる。

14.3 画像技術

代謝性疾患の画像評価で最も有用なのはMRIである。CTは急性期に撮影されることが多く，特に石灰化の確認に適している。他にも代謝性疾患が疑わしい際に有用な画像技術の1つに**MRスペクトロスコピー**（MRS）がある。有機化学の分野で使用される核磁気共鳴 nuclear magnetic resonance（NMR）と似た画像技術である（そして，おそらく医師人生で有機化学の知識が表舞台に立つ唯一の瞬間だろう！）。MRSには single-voxel 法と multi-voxel 法がある。single-voxel 法は対象臓器の1か所のみから定量性の高いスペクトルを得ることができて，局在性の精度も高い。multi-voxel 法は対象臓器の複数領域からスペクトルを得ることができるが，スペクトルの定量性の低下が認められる。一般

表 14.1 主な代謝性疾患のまとめ

疾患名	主な画像所見のまとめ	臨床のポイント
メープルシロップ尿症	白質に髄鞘内浮腫(特に新生児期では内包後脚から脳幹にみられる。月齢が進むにつれて,異常部位は広範囲となる)。MRS で BCAA(分岐鎖アミノ酸)のピーク(0.9 ppm),乳酸のピーク(1.3 ppm)を認める	BCAA の代謝異常により,有害な代謝物が髄鞘を障害する。治療は分岐鎖アミノ酸の制限食。髄鞘浮腫は制限食で改善することもある。奏効しないと重篤な中枢神経障害を残す
Canavan 病	頭囲拡大。増強効果なし。MRS で NAA ピーク上昇	巨頭症,髄鞘形成不全,白質脳症,aminoacylase-2 欠損
Alexander 病	頭囲拡大。増強効果あり。MRS で NAA ピークを認めない	巨頭症,髄鞘形成不全,白質脳症
X 連鎖性副腎白質ジストロフィー(X-ALD)	脳梁膨大部が侵される。後頭葉から前頭葉に向かって進行していく	長鎖脂肪酸の代謝異常
異染性白質ジストロフィー(MLD)	U-fiber は保たれる。tigroid pattern。脳神経/馬尾に増強効果	髄鞘形成不全を起こすライソゾーム病。2 歳未満で発症。尿中 arylsulfatase 検査は偽陰性を示すことがある
Pelizaeus-Merzbacher 病	tigroid pattern。connatal type(先天型)では髄鞘化の進行が停止	髄鞘化が停止する白質ジストロフィー。X 連鎖性遺伝。2 歳未満で発症
非ケトン性高グリシン血症(NKH)	拡散能低下。MRS でグリシンのピーク(3.56 ppm)を認める	血漿,尿中グリシン増加
グルタル酸尿症 1 型	頭囲拡大。前頭頭頂弁蓋の低形成(Sylvius 裂開大)。硬膜下出血の合併	硬膜下血腫,網膜出血を伴った場合は虐待(非偶発的外傷)との鑑別が必要。リジン,ヒドロキシリジン,トリプトファンが増加
L-2-ヒドロキシグルタル酸尿症	U-fiber が最初に侵され,徐々に求心性に(深部白質へ)進行。わずかに前方優位。歯状核は常に異常	脳腫瘍を合併する危険性あり。歯状核異常が他疾患との鑑別点
Menkes 症候群	脳血管の蛇行。前頭頭頂葉の白質異常。硬膜下出血の存在	硬膜下血腫を伴った場合は虐待(非偶発的外傷)との鑑別が必要。捻れた毛髪。血清銅低下。X 連鎖性劣性遺伝
Krabbe 病	U-fiber は末期まで保たれる。CT で視床が高濃度。馬尾/視神経に増強効果	グロボイド細胞白質ジストロフィー。発症年齢により 3 型に分類(乳児型,若年型,成人型)。けいれんを伴う。やがて植物状態に陥る
Fahr 病	深部灰白質(基底核)に対称的な石灰化	10 代頃に不随意運動,精神症状を発症
ムコ多糖症(MPS)	多数の拡大した脳血管周囲腔。網膜異常	欠損する酵素によりさまざまな病型に分類(Hunter 症候群,Hurler 症候群,Sanfilippo 症候群)。デルマタン硫酸,ヘパラン硫酸の尿中排泄増加(Morquio 症候群を除く)
Leigh 脳症	深部灰白質(基底核)の拡散能低下。MRS で乳酸上昇	緩徐に進行して呼吸不全,難治性けいれんを発症。病状の進行速度は発症年齢と相関
Zellweger 病	上衣下嚢胞。髄鞘形成不全。多小脳回,厚脳回。肝腫大,腎皮質小嚢胞	血漿長鎖脂肪酸の増加。肝内胆管異形成。腎皮質小嚢胞。黄疸。生後 1 年以内に死亡
MELAS	皮質の拡散能低下。血管支配域に一致しない梗塞様病変	ミトコンドリア病。発症年齢 2〜11 歳
Wilson 病	パンダの顔徴候〔中脳 T2 強調横断像で黒質と赤核(正常信号)が中脳被蓋に(高信号)に囲まれて,パンダの顔のようにみえる〕。両側外包の高信号域(T2 強調横断像)	銅の代謝異常。ジストニア。精神症状。肝機能障害
神経セロイドリポフスチン症	画像は非特異的所見のみ	発症年齢により 4 型に分類〔乳児型(6 か月〜2 歳),遅発性乳児型(2〜4 歳),若年型もしくは Batten 病(4〜8 歳),成人型〕
一酸化炭素中毒	T2 強調画像で淡蒼球の高信号	一酸化炭素中毒の曝露歴は常に証明できるわけではない

140

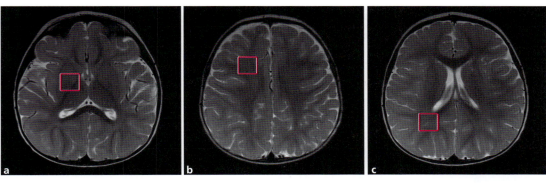

図14.1　voxel 設置箇所　single-voxel 法 MRS で voxel を設置できる箇所を示した3つの T2 強調横断像。(**a**) 右レンズ核に設置。(**b**) 右前頭葉白質に設置。(**c**) 右頭頂葉白質に設置。脳 MRS では頭蓋骨の板間層の骨髄にある脂肪の存在がスペクトルに影響を与えるため，voxel の周囲に saturation band を設置して，脂肪信号を抑制する処置を行う必要がある。

的に，multi-voxel 法は脳腫瘍画像や脳生検手術の計画時に，single-voxel 法は代謝性疾患の評価により有用とされる。MRS は short（～35ミリ秒），medium（～144ミリ秒），long（～288ミリ秒）とエコー時間（TE）を調整して，撮影条件を最適にする（図14.1）。エコー時間とは MRI のパラメーターの1つで，磁気共鳴パルスをかけてから，化学物質内の原子核が回転することで生じる磁化（スピン）の信号を取得するまでの時間のことである。

　脳を対象とした MRS で同定できる主な3つの代謝物はコリン（ピークが3.2 ppm に存在），クレアチン（3.0 ppm），NAA（N-アセチルアスパラギン酸 N-acetyl aspartate）（2.0 ppm）である。コリンは細胞膜の構成成分であるフォスファチジルコリンやスフィンゴミエリンの合成に必要な有機陽イオンであり，細胞増殖が盛んな腫瘍で上昇する。クレアチンはエネルギー代謝の指標となる。NAA は神経細胞にのみ存在するアミノ酸であり，神経細胞の成熟度や密度を表す指標と考えられており，神経障害で低下する。出生時には NAA は低値であり，生後6か月から1歳にかけて上昇する。しばらくした後にコリン，クレアチン，NAA が上昇して，それぞれのピークを結ぶと，右上がりの直線状になる。この角度を Hunter's angle という。それ以外の代謝物では乳酸（1.33 ppm 周囲に二峰性ピーク），ミオイノシトール myoinositol（myoI）（3.55 ppm）などがある。他にもキャリブレーション機能（測定装置が正しい結果を示すように調整する機能）に長けた

表14.2　代謝性疾患画像の異常所見の特徴と出現部位

中心白質優位の異常
異染性白質ジストロフィー（MLD）
X 連鎖性副腎白質ジストロフィー（X-ALD）
白質消失病（vanishing white matter disease）
神経セロイドリポフスチン症
フェニルケトン尿症
非ケトン性高グリシン血症（NKH）

白質と灰白質ともに異常（汎ジストロフィー）
Canavan 病
Alexander 病
Krabbe 病
メープルシロップ尿症
Leigh 脳症
尿素サイクル異常症
グルタル酸尿症

前頭葉優位
Alexander 病
L-2-ヒドロキシグルタル酸尿症

頭頂後頭葉優位
X 連鎖性副腎白質ジストロフィー（X-ALD）
ムコ多糖症

増強効果あり
Krabbe 病（脳神経，馬尾）
異染性白質ジストロフィー（MLD）（脳神経，馬尾）
X 連鎖性副腎白質ジストロフィー（X-ALD）
Alexander 病

拡散強調画像で拡散低下
Leigh 脳症
ミトコンドリア病
メープルシロップ尿症
Canavan 病
異染性白質ジストロフィー（MLD）
X 連鎖性副腎白質ジストロフィー
非ケトン性高グリシン血症（NKH）

表 14.3　白質ジストロフィーを疑った際に注目すべきポイント

注目すべきポイント	ポイントのまとめ
対称 vs. 非対称	病変部は大脳半球に左右対称に分布しているか
前方優位 vs. 後方優位	病変部は前方優位（前頭葉優位）か，後方優位（頭頂後頭葉優位）か，白質全般か，もしくは特に規則性なく散在しているか
融合性 vs. 多巣性（散在性）	病変部は融合しているか，それとも散在しているか
灰白質 vs. 白質 vs. 両方	病変部は灰白質優位か，白質優位か，それとも両方にみられるか
U-fiber を含む皮質下白質障害の有無	病変部が白質優位であれば，その病変は U-fiber にも障害が及んでいるか，もしくは保たれているか
拡散能の有無	拡散強調画像で拡散能の低下があるか
増強効果の有無	増強効果はあるか。もしあるなら，特異的な造影パターンを呈していないか*
大脳半球 vs. 小脳	異常部位は大脳半球か，小脳半球か，もしくは両者に見られるか
巨頭症 vs. 小頭症	頭囲は年齢に比して大きいか，小さいか，もしくは正常か
発症年齢	発症年齢は何歳か（新生児期？　乳幼児期？）
進行性 vs. 非進行性	病変部は経時的に変化したり，広がったりしていないか
発達遅滞 vs. 退行	患児の発達が遅れているとしても，経時的に発達に進行がみられるか，もしくはいったん獲得した発達に退行はないか

*図 14.4　X 連鎖性副腎白質ジストロフィーを参照されたい。

MRI では，さまざまな代謝物の詳細な評価が可能だが，本章の目的の範疇を超えるので，必要であれば成書を参考にしてほしい。また，MRS は深部灰白質や深部白質（前頭葉，頭頂後頭葉）でも測定が可能である（図 14.1）。

14.4　代謝性疾患の異常所見パターン

代謝性疾患を疑った際に，中枢神経画像の異常所見パターンから鑑別疾患を狭めることができる（表 14.2）。代謝性疾患の画像は一見難しそうにみえるが，異常所見をその特徴と出現部位でまず分類すれば，思いつきで行き当たりばったりの読影にならずに，適切な診断と治療に近づくことが可能となる。白質ジストロフィーの中枢神経画像で評価すべき点を表 14.3 にまとめる。

14.5　代謝性疾患：各論

14.5.1　メープルシロップ尿症

メープルシロップ尿症 maple syrup urine disease（MSUD）は分岐鎖アミノ酸 branched-chain amino acids（BCAA）（ロイシン，イソロイシン，バリン）（図 14.2）の代謝異常で発症する先天性代謝異常症である。BCAA の異常集積により，髄鞘障害，

髄鞘内浮腫を引き起こす。髄鞘浮腫は拡散能低下を起こし，拡散強調画像（DWI）で高信号，ADC map で低信号を呈する。髄鞘内浮腫で観察できる拡散能低下は，必ずしも梗塞や細胞性浮腫を示唆するわけではない[2]。髄鞘浮腫はすでに髄鞘化している領域に起こるため，新生児の MSUD では，早期から髄鞘化がみられるレンズ核後部，視床外腹側核，内包後脚に拡散能低下を認める（図 14.2）。髄鞘浮腫の予防・治療は分岐鎖アミノ酸の制限食である[2,3]。

14.5.2　Canavan 病

Canavan 病 Canavan disease は巨頭症，髄鞘形成不全，白質脳症を呈する白質ジストロフィーの 1 つである。常染色体劣性遺伝疾患で，aminoacylase-2 欠損により，髄鞘のリン脂質に変性が生じるために発症する。原因遺伝子は 17 番染色体に位置している。MRI では U-fiber を含む皮質下白質を主体とした両側性広範性白質病変が特徴的で（T2 高信号），後頭蓋窩にも異常信号がみられる（図 14.3）[2,3]。Canavan 病では増強効果はみられない。MRS で NAA の増加を認める。Canavan 病を疑う新生児の MRS 結果は，その解釈に注意が必要である。新生児では通常，NAA は非常に低値であり，Canavan 病であっても NAA がまだ十分に蓄積されておらず，ごくわずかの上昇を認めるにすぎない

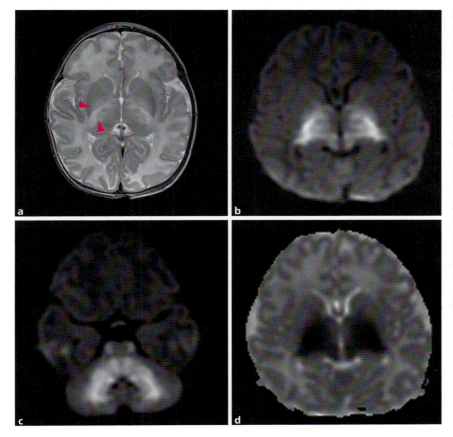

図 14.2　メープルシロップ尿症（MSUD）　意識障害，筋緊張低下を呈して来院した生後 12 日男児。(**a**)T2 強調横断像。内包後脚，レンズ核後部，視床後外側腹側核（VPL）に高信号域を認める。早期に髄鞘化を生じる部位に一致する。(**b**, **c**)拡散強調横断像（DWI）。これらの異常部位に加えて，脳幹，小脳にも拡散能低下を示す高信号を認める。(**d**)ADC map 横断像。(a)の高信号域が著明な低信号を呈している。最終的にメープルシロップ尿症に伴う髄鞘内浮腫と診断した。

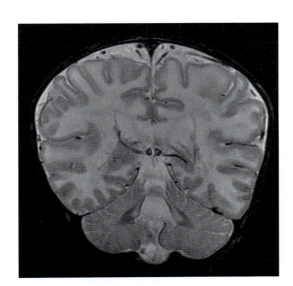

図 14.3　Canavan 病　発達遅滞，巨頭症の精査で来院した 18 か月女児。T2 強調冠状断像。白質にびまん性の高信号を認める。後に Canavan 病と診断した。

例もあるからである。Canavan 病の新生児の NAA ピークは，成人の NAA ピークよりも低値であることは覚えておきたい。

14.5.3　Alexander 病

Alexander 病 Alexander disease は巨頭症，髄鞘形成不全，白質脳症を呈する白質ジストロフィーの 1 つである。同じく巨頭症を呈する Canavan 病とは異なり，白質病変は前頭部優位に分布して，増強効果がみられる[2,3]。また，MRS で NAA 増加は認めない。常染色体優性遺伝で，17 番染色体に位置する *GFAP*（glial fibrillary acidic protein）遺伝子の異常に起因する。発症年齢により乳児型（最多）・若年型・成人型に分類され，若年型・成人型では脳幹病変がテント上病変に先行することもある。

14.5.4 X連鎖性副腎白質ジストロフィー（X-ALD）

X連鎖性副腎白質ジストロフィーX-linked adrenoleukodystrophy（X-ALD）は髄鞘形成不全を呈する遺伝性疾患であり，その遺伝形式から男児に主に発症する（図14.4）[2,3]。病変は後頭葉，脳梁膨大部から主に始まり，病状が進行するにつれて線維方向に沿って前頭葉，前交連まで広がる。X-ALDの中枢神経病変は3層に分けられる。病変の中心部はすでに髄鞘も軸索も崩壊して，グリオーシスからなる層であり，増強効果は認めない。その周囲の層は血管周囲を中心として炎症が起こり，血液脳関門の障害により増強効果が観察される。一番外側の層は髄鞘が崩壊しつつある領域で，炎症はまだ乏しいため，増強効果は認めない。X-ALDは極長鎖脂肪酸の代謝異常が原因であるため，治療は極長鎖脂肪酸を減じるための食事療法に焦点が置かれる。1992年の映画"Lorenzo's Oil"（邦題：「ロレンツォのオイル/命の詩」，1993年）はあるX-ALD患児とその両親の実話がもとになっている［訳注：現在では，発症早期であれば造血細胞移植（骨髄移植や臍帯血移植）も治療選択肢として考慮される］。

14.5.5 異染性白質ジストロフィー（MLD）

異染性白質ジストロフィーmetachromatic leukodystrophy（MLD）は髄鞘形成不全を呈するライソゾーム病であり，典型的には1〜2歳の間に発症する（図14.5）[2,3]。arylsulfatase Aの欠損により，その基質であるスルファチドが体内に蓄積することで発症する。尿中arylsulfatase A検査は比較的安価で，診断に有用な検査の1つであるが，時に偽陰性を呈する。MLD画像は脳室周囲から深部白質に病変部を認めるが，U-fiberは保たれる傾向がある。T2強調画像で脳室周囲から放射状に縞模様が観察されることがある（tigroid pattern）。脳神経と馬尾に増強効果が存在する例が報告されている。

14.5.6 Pelizaeus-Merzbacher病

Pelizaeus-Merzbacher病Pelizaeus-Merzbacher diseaseは髄鞘化の進行が停止する白質ジストロフィーである[2,3]。T2強調画像で両側大脳白質にびまん性に高信号を認め，MLDと同様にtigroid patternが存在することもある。大脳白質の萎縮の結果，脳溝の拡大を認める。脳幹と小脳も侵される。

14.5.7 非ケトン性高グリシン血症（NKH）

非ケトン性高グリシン血症nonketotic hyperglycemia（NKH）は，常染色体劣性遺伝のグリシン代謝異常症である（図14.6）[4,5,6]。過剰なグリシンが中枢神経に蓄積されて神経症状を呈する。血漿と尿からもグリシンが検出される。グリシンの蓄積は特に内包後脚に拡散能低下を生じる。MRSではグリシンのピークを3.55 ppmで認める。MRS撮影の

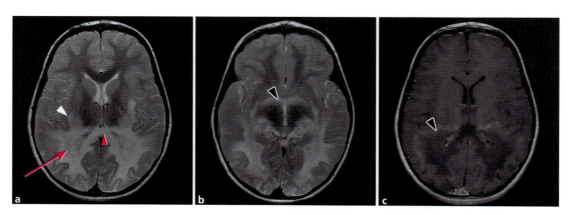

図14.4　X連鎖性副腎白質ジストロフィー（X-ALD） 5歳男児。(**a**)T2強調横断像。後頭葉優位に高信号の異常部位（赤矢印）を認める。脳梁膨大部（赤矢頭），島葉皮質下白質（白矢頭）にも高信号が及んでいる。(**b**)さらに尾側のレベルで撮影したT2強調横断像。前交連を横切る高信号の異常部位（黒矢印）が観察される。(**c**)造影T1強調横断像。異常部位の辺縁に沿って増強効果を認める（黒矢頭）。炎症反応に伴う血液脳関門の破綻を示唆する所見で，活動性の脱髄病変を表しており，X-ALDに特徴的な所見である。

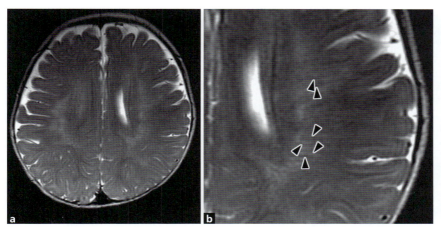

図 14.5 異染性白質ジストロフィー（MLD） 発達遅滞の精査で来院した 8 か月女児。(a)T2 強調横断像。大脳半球白質に高信号域を認める。U-fiber を含む皮質下白質は保たれている。(b) 拡大した同画像。脳室周囲から放射状に縞模様が観察される（tigroid pattern）（黒矢頭）。後に MLD と診断された。

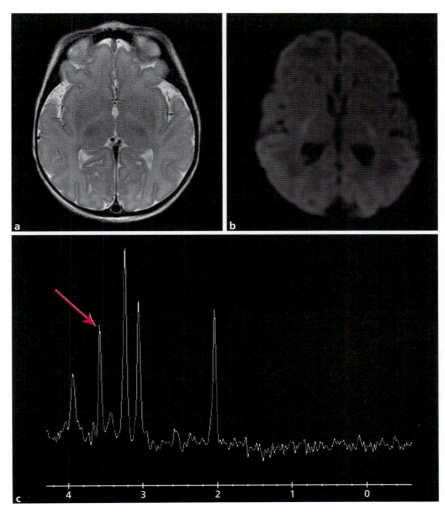

図 14.6 非ケトン性高グリシン血症（NKH） 意識障害の精査のために入院した生後 4 日の新生児。(a)T2 強調横断像。内包後脚に高信号を認める。(b)拡散強調横断像（DWI）。同じく内包後脚が高信号を呈している。(c)single-voxel 法 MRS（右深部灰白質）。エコー時間 144 ミリ秒で撮影。乳酸の増加が観察される（3.5 ppm）（赤矢印）。後に NKH と診断された。

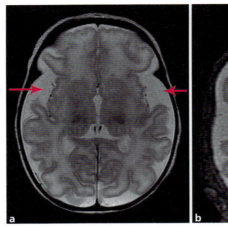
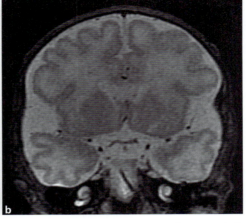

図 14.7 グルタル酸尿症 1 型（GA-1） 先天性代謝性異常等スクリーニング検査で異常結果が出た生後 8 日新生児（女児）。(a)T2 強調横断像。Sylvius 裂開大（赤矢印）のために島皮質がむき出しになっている。(b)STIR 冠状断像。通常は島皮質を覆う前頭弁蓋が低形成で Sylvius 裂が開大している。後に GA-1 と診断した。

際には，エコー時間が短いとグリシンのピークがミオイノシトールと重複してしまうため，エコー時間を長めに設定する必要がある。

14.5.8 グルタル酸尿症 1 型（GA-1）

グルタル酸尿症 1 型 glutaric aciduria type 1（GA-1）はアミノ酸であるリシン，ヒドロキシリジン，トリプトファンの代謝過程の障害で生じる常染色体劣性遺伝疾患である。中枢神経画像の特徴は巨頭症に加えて，前頭頭頂弁蓋が低形成になることでSylvius 裂が開大して，島皮質がむき出しになる点が挙げられる（図 14.7）[7]。他にも頭蓋内に（時に側脳室内にも）くも膜下囊胞が合併する。硬膜下出血はさまざまな年齢でみられるため，虐待（非偶発的外傷）との鑑別が必要になることがある。

14.5.9 Menkes 病

Menkes 病 Menkes syndrome は X 連鎖性遺伝疾患で腸管での銅輸送障害が原因であり，結果として銅欠乏症に陥る[2,3]。この疾患の特徴的所見に，色素脱もしくは赤茶色のもろく捻れた毛髪があり，この疾患が "Menkes kinky hair disease" と呼ばれる理由となっている。Menkes 病は GA-1 同様に硬膜下血腫が発症しやすいために，虐待（非偶発的外傷）との鑑別が必要になることがある。その際は特徴的な毛髪が鑑別点となる。

14.5.10 Krabbe 病

Krabbe 病 Krabbe disease はグロボイド細胞白質ジストロフィーとも呼ばれ，14 番染色体に位置する *GALC* 遺伝子の変異により，ガラクトシルセラミダーゼ galactosylceramidase が欠損して，スフィンゴ脂質の代謝が障害されるために発症する[2,3]。T2 強調画像で脳室周囲の白質にびまん性に高信号を認める。U-fiber は末期まで保たれる傾向にある。CT で深部灰白質（特に視床）と小脳が高吸収域として描出される。増強効果は認めない。2 歳未満で発症する（乳児型）のが典型的だが，若年発症および成人発症の例も報告されている。

14.5.11 Fahr 病

Fahr 病 Fahr disease は両側の深部灰白質（基底核）に病的な石灰化が生じる疾患である。石灰化が他の領域（大脳白質，皮質，小脳）まで分布する例もある。石灰化の分布は一般的に左右対称的である[2,3,8]。Fahr 病はほとんどが成人発症であるが，若年発症例も存在する。

14.5.12 ムコ多糖症

ムコ多糖症 mucopolysaccharidosis（MPS）はグリコサミノグリカン（狭義のムコ多糖）の分解に必要なライソゾーム酵素の異常もしくは欠損によって，全身組織にグリコサミノグリカンが蓄積するライソ

ゾーム蓄積症の総称である。グリコサミノグリカンは骨，皮膚，結合組織，角膜などさまざまな組織の形成に必要とされる。中枢神経画像では多数の拡大した脳血管周囲腔が非常に特徴的であり，ムコ多糖症を疑う契機となる[9, 10]。ムコ多糖症は臨床所見に準じてさまざまな病型に分類される。ムコ多糖症1型（MPS-1）であるHurler症候群は，脳萎縮とそれに伴う脳室拡大，信号異常が特徴的である。他の病型の画像所見は非常にさまざまである。

14.5.13 Leigh 脳症

Leigh脳症 Leigh disease は，1951年に英国のLeigh医師が亜急性壊死性脳脊髄症として初めて報告した疾患で，今ではミトコンドリア機能不全による神経変性疾患と判明している。病因は単一ではなく，さまざまな遺伝学的機序が関与しており，さまざまな中枢神経画像を呈する。臨床経過は進行性で予後不良である（図14.8）[2, 3]。Leigh脳症にはさまざまな遺伝形式があり，ミトコンドリアDNA変異による母系遺伝を呈する例もある。中枢神経画像は基底核や脳幹部に両側対称性の拡散能低下，T2強調画像高信号，CT低吸収域がみられる。病変部はのちに壊死して萎縮する。

14.5.14 Zellweger 症候群

Zellweger症候群 Zellweger syndrome はペルオキシソーム病の一種で，中枢神経系を中心に肝臓，腎臓などさまざまな臓器に障害を起こすため，脳肝腎症候群とも呼ばれる。中枢神経画像では，髄鞘低形成を反映してT2強調画像で大脳半球白質に高信号を認め，側脳室拡大，上衣下嚢胞も観察される[11]。他にもSylvius裂周囲を主座とした多小脳回，中心溝周囲の厚脳回など皮質形成異常も伴う[12]。

14.5.15 MELAS（ミトコンドリア脳筋症・乳酸アシドーシス・脳卒中様発作症候群）

MELAS（mitochondrial myopathy, encephalopathy, lactic acidosis, stroke-like episodes）はミトコンドリアDNAの変異によって起こるミトコンドリア病で，母系遺伝を呈する（図14.9）。病状は周期的に卒中様発作と間欠期を繰り返し，中枢神経画像では血液血管支配域に一致しない梗塞様病変を認めるが，通常の梗塞とは異なり，可逆的である場合もある。意識障害をきたして，けいれんも起こす。血液と髄液に乳酸が増加する。重篤な例では認知症に陥る。浸透率は変異ミトコンドリアDNAの量に依存しており，ばらつきがある。卒中様発作の急性期では，脳回は腫大してT2強調画像で高信号を呈する。増強効果を認めることもある。他のミトコンドリア病と同様に，MELASでは灰白質（大脳皮質）が主に侵される。時に皮質下白質も障害を受ける。卒中様発作の急性期では，拡散強調画像（DWI）で高信号を呈するが，典型的にはADC mapで信号低下を認めない。ADC mapで信号低下を認めた場合は細胞性浮腫を表し，"卒中様"ではなくて本当の梗塞を反映すると考えられる。

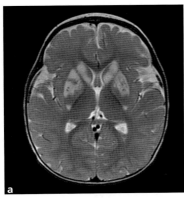
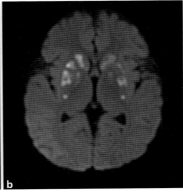
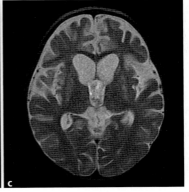

図14.8 Leigh脳症 発達遅滞の精査のために来院した8か月女児。(**a**)T2強調横断像。対称性で散在性の高信号域を被殻，尾状核，淡蒼球に認める。(**b**)拡散強調短軸断像（DWI）。同部位に多数の高信号を認める。(**c**)1年後のT2強調横断像。異常信号を認めた部位に著明な脳萎縮が生じている。Leigh脳症の経過に矛盾しない。

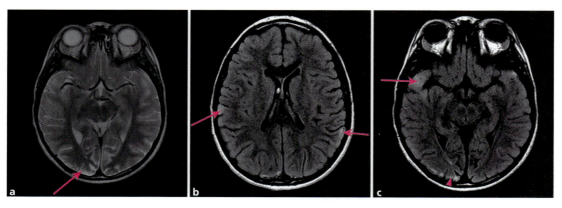

図 14.9　MELAS　けいれんの既往がある 8 歳男児。(**a**)T2 強調横断像。右後頭葉の萎縮を認める（赤矢印）。(**b**, **c**) FLAIR 横断像。複数の高信号（赤矢印）を認める。けいれん，代謝異常に伴う皮質浮腫を反映している。また，右後頭極（赤矢頭）にも高信号を認める。以前の発作によるグリオーシスと考えられる。これらの画像所見は MELAS によるものである。

14.5.16　Wilson 病

Wilson 病 Wilson disease は常染色体劣性遺伝を呈する先天性銅代謝異常症であり，レンズ核や肝臓が障害を受けるために，**肝レンズ核変性症** hepatolenticular degeneration と呼ばれることもある。臨床症状はジストニア，パーキンソニズムに類似した症状，小脳失調，精神症状など多彩である。CT は一般的に異常所見を示さないので有用ではない。MRI の T2 強調画像でレンズ核に高信号を認める。中脳 T2 強調横断像で黒質と赤核（正常信号）が中脳被蓋に（高信号）に囲まれて，パンダの顔のようにみえる"パンダの顔徴候"がよく知られている。

14.5.17　神経セロイドリポフスチン症（NCL）

神経セロイドリポフスチン症 neuronal ceroid lipofuscinosis（NCL）はさまざまな責任遺伝子の変異に起因して，神経毒性があるリポフスチンが蓄積するライソゾーム蓄積病を呈する疾患群の 1 つであり，病理学的に神経変性をきたして幅広い症状を生じる（図 14.10）。さまざまな病型があり，発症年齢により 4 型に分類される〔乳児型（6 か月～2 歳），遅発性乳児型（2～4 歳），若年型もしくは Batten 病（4～8 歳），成人型〕。それぞれの有病率は人種や国により異なる。歴史的に NCL は T2 強調画像で視床が低信号になるといわれてきたが，これは決して信頼に足る所見ではない。むしろ NCL では神経変性疾患の中でも非特異的な画像所見（脳萎縮など）

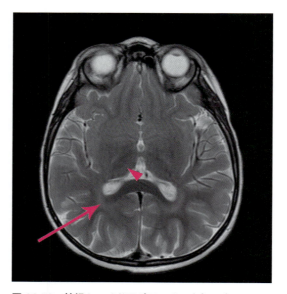

図 14.10　神経セロイドリポフスチン症（NCL）　けいれんと著しい発達遅滞がある 3 歳男児。両側視床の萎縮（赤矢頭），側脳室房周囲の白質低形成（赤矢印）を認める。これらの画像所見は非特異的であり，診断にそれほど貢献しない。後に遺伝子検査で NCL と確定診断された。

を示すことが多く，診断は臨床経過や遺伝子検査を中心に行うべきである。

14.5.18　L-2-ヒドロキシグルタル酸尿症

L-2-ヒドロキシグルタル酸尿症 L-2-hydroxyglutaric aciduria は有機酸血症で，白質脳症をきたす遺伝性代謝性疾患である。退形成性星細胞腫，

膠芽腫，PNET など高悪性度脳腫瘍を発症する傾向がある[13~16]。それゆえ，L-2-ヒドロキシグルタル酸尿症を疑ったら，すぐに頭部画像を撮影しなければならない[17]。L-2-ヒドロキシグルタル酸尿症の画像所見は，T2 強調画像で高信号病変が U-fiber から始まり，徐々に求心性に（深部白質へ）進行する白質脳症である（やや前方優位）。また，異常信号が淡蒼球，尾状核，被殻に対称性に現れる。加えて特徴的な所見として，歯状核の異常信号が挙げられる。原因不明の代謝性疾患で歯状核に異常がある場合，L-2-ヒドロキシグルタル酸尿症も鑑別に入れて，代謝検査を考慮しなければならない。歯状核，尾状核，被殻に異常信号が現れる点が Canavan 病との画像上の鑑別点である。

14.6 後天性代謝性疾患

小児代謝性疾患の教科書で議論にのぼることはあまりないが，実は**後天性代謝性疾患**は先天性代謝性疾患よりも頻度が高い。こうした疾患の画像を知っておけば，今まで臨床で疑いもしなかった疾患を将来，見逃さずに診断できるようになるだろう。

14.6.1 一酸化炭素中毒

一酸化炭素中毒の画像の特徴は淡蒼球の浮腫であり，CT で低信号，T2 強調/FLAIR/拡散強調画像で高信号を示す[18]。一酸化炭素中毒は淡蒼球のみに異常が現れる点が非常に特徴的なため，「基底核の異常」とだけ報告するのは避けるべきである。淡蒼球以外のさまざまな基底核にも異常所見が存在する場合は，一酸化炭素中毒以外の疾患をまず考えなければならない[19]。

14.6.2 低血糖

重度の**新生児低血糖**は主に後頭葉優位に障害を起こして，脳浮腫による拡散能低下をきたす（図 14.11）[20]。フォローアップ画像で障害部位に脳軟化症を認めることがある。

14.6.3 Wernicke 脳症

チアミン（ビタミン B_1）欠乏症は代謝性脳症を起こして，画像で視床内側，中脳水道周囲，乳頭体に高信号を示すのが特徴的である（図 14.12）。治療はチアミン投与であり，早期投与で予後が改善できるかもしれない（チアミン投与はグルコースの前に行う）。チアミン欠乏症は成人領域でより多く遭遇す

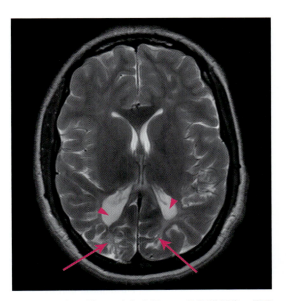

図 14.11 **低血糖** 思春期患児。T2 強調横断像。後頭葉白質の萎縮（赤矢頭），皮質の薄化（赤矢印）を認め，それに伴う側脳室後角の拡大（ex vacuo）が存在する。周産期低血糖の後遺症にみられる画像所見である。

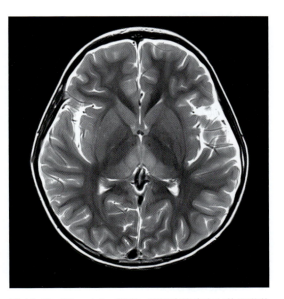

図 14.12 **Wernicke 脳症** 脳腫瘍治療中に静脈栄養を長期間受けた後，運動失調をきたした 5 歳男児。T2 強調横断像。両側視床に対称性に異常高信号を認める。長期間の非経口栄養で生じた Wernicke 脳症と診断した。

るが（特に栄養不全やアルコール中毒の患者において），小児にも起こることがある。チアミンは安価で危険性が低いことから，説明のつかない両側視床の異常信号をみた際には，まずチアミン投与を考慮すべきである。

14.6.4　薬剤に関連した脳症

ビガバトリンを投与した後に，淡蒼球，視床下部，中心被蓋路に髄鞘内浮腫を認めることがある（第9章参照）。この画像所見を覚えておくと，2つの利点がある。（1）この髄鞘内浮腫を虚血性障害（脳梗塞）や代謝性疾患と誤診せずに済む。（2）神経内科医に連絡して，ビガバトリンの減量もしくは中止を検討してもらうことで，患者の治療にも携わることができる（第9章参照）。

14.6.5　浸透圧性脱髄症候群

急に血漿浸透圧に変化が起きると（低ナトリウム血症や高ナトリウム血症の補正など），**浸透圧性脱髄症候群** osmotic demyelination syndrome が発症する。特に橋の中心部が障害を受けやすいが（"橋中心髄鞘崩壊症 pontine myelinolysis"），テント上の深部灰白質にも障害が起こる。浸透圧性脱髄症候群の病変は比較的対称的で，腫脹に乏しく，増強効果がなく，典型的には拡散能低下はきたさない（拡散能は促進していると考えられる）。しかし，確定診断には画像のみではなく，臨床経過との照合が重要である。

14.6.6　加齢に伴う生理的石灰化

加齢に伴う淡蒼球のわずかな石灰化は，成人神経放射線科では日常茶飯事の所見である。しかし，小児の淡蒼球の石灰化は常に異常所見としてとらえるべきであり，Fahr病などの代謝性疾患や過去の脳卒中，感染症を念頭に置かなければならない。淡蒼球以外の深部灰白質の石灰化は，いかなる年齢においても常に病的所見である。

14.7　さらに学習したい方のための参考資料
[1] Yang E, Prabhu SP. Imaging manifestations of the leukodystrophies, inherited disorders of white matter. Radiol Clin North Am 2014；52(2)：279-319

文献
[1] Patay Z. Metabolic disorders. In：Tortori-Donati P, Rossi A eds. Pediatric Neuroradiology-Brain, Head, Neck, and Spine. New York, NY：Springer；2005：543-721

[2] Patay Z. Diffusion-weighted MR imaging in leukodystrophies. Eur Radiol 2005；15(11)：2284-2303

[3] Smith AB, Smirniotopoulos JG, Rushing EJ. From the archives of the AFIP：Central nervous system infections associated with human immunodeficiency virus infection：Radiologic-pathologic correlation. Radiographics 2008；28(7)：2033-2058

[4] Khong P-L, Lam BCC, Chung BHY, Wong K-Y, Ooi G-C. Diffusion-weighted MR imaging in neonatal nonketotic hyperglycinemia. AJNR Am J Neuroradiol 2003；24(6)：1181-1183 ［Internet］

[5] Viola A, Chabrol B, Nicoli F, Confort-Gouny S, Viout P, Cozzone PJ. Magnetic resonance spectroscopy study of glycine pathways in nonketotic hyperglycinemia. Pediatr Res 2002；52(2)：292-300

[6] Mourmans J, Majoie CBLM, Barth PG, Duran M, Akkerman EM, Poll-The BT. Sequential MR imaging changes in nonketotic hyperglycinemia. AJNR Am J Neuroradiol 2006；27(1)：208-211

[7] Nunes J, Loureiro S, Carvalho S et al. Brain MRI findings as an important diagnostic clue in glutaric aciduria type 1. Neuroradiol J 2013；26(2)：155-161

[8] Lincoln CM, Bello JA, Lui YW. Decoding the deep gray：A review of the anatomy, function, and imaging patterns affecting the basal ganglia. Neurographics 2012；2(3)：92-102

[9] Kwee RM, Kwee TC. Virchow-Robin spaces at MR imaging. Radiographics 2007；27(4)：1071-1086

[10] Zafeiriou DI, Batzios SP. Brain and spinal MR imaging findings in mucopolysaccharidoses：A review. AJNR Am J Neuroradiol 2013；34(1)：5-13

[11] Unay B, Kendirli T, Ataç K, Gül D, Akin R, Gökçay E. Caudothalamic groove cysts in Zellweger syndrome. Clin Dysmorphol 2005；14(3)：165-167

[12] Stutterd CA, Leventer RJ. Polymicrogyria：A common and heterogeneous malformation of cortical development. In：Mirzaa GM, Paciorkowski AR (eds). Am J Med Genet C Semin Med Genet. 2014 May 28；166(2)：227-239

[13] Patay Z, Mills JC, Löbel U, Lambert A, Sablauer A, Ellison DW. Cerebral neoplasms in L-2 hydroxyglutaric aciduria：3 new cases and meta-analysis of literature data. AJNR Am J Neuroradiol 2012；33(5)：940-943

[14] Barbot C, Fineza I, Diogo L et al. L-2-Hydroxyglutaric aciduria：Clinical, biochemical and magnetic resonance imaging in six Portuguese pediatric patients. Brain Dev 1997；19(4)：268-273

[15] Steenweg ME, Salomons GS, Yapici Z et al. L-2-Hydroxyglutaric aciduria：Pattern of MR imaging ab-

normalities in 56 patients. Radiology 2009 ; 251 (3) : 856-865

[16] Steenweg ME, Jakobs C, Errami A et al. An overview of L-2-hydroxyglutarate dehydrogenase gene (L2HGDH) variants : A genotype-phenotype study. Hum Mutat 2010 ; 31(4) : 380-390

[17] Patay Z, Orr BA, Shulkin BL et al. Successive distinct high-grade gliomas in L-2-hydroxyglutaric aciduria. J Inherit Metab Dis 2015 ; 38(2) : 273-277

[18] Beppu T. The role of MR imaging in assessment of brain damage from carbon monoxide poisoning : A review of the literature. AJNR Am J Neuroradiol 2014 ; 35(4) : 625-631

[19] Ho VB, Fitz CR, Chuang SH, Geyer CA. Bilateral basal ganglia lesions : pediatric differential considerations. Radiographics 1993 ; 13(2) : 269-292

[20] Ma J-H, Kim Y-J, Yoo W-J et al. MR imaging of hypoglycemic encephalopathy : Lesion distribution and prognosis prediction by diffusion-weighted imaging. Neuroradiology 2009 ; 51(10) : 641-649

15 頭蓋骨と頭皮
Skull and Scalp

15.1 はじめに

脳は生存に欠かせない臓器である。脳を物理的な外傷から保護するために，頭皮，頭蓋骨，髄膜などの骨や軟部組織が存在する。小児領域では頭蓋骨や頭皮の先天性もしくは後天性異常をしばしば診療する機会があるが，成人領域ではめったに遭遇することがない。本章ではこうした頭蓋骨と頭皮の異常になじみがない多くの放射線科医や臨床医のために，頭蓋骨と頭皮の異常をまとめる。

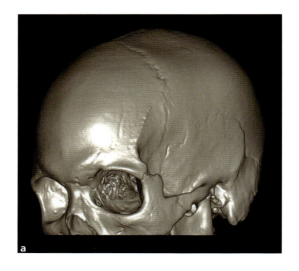

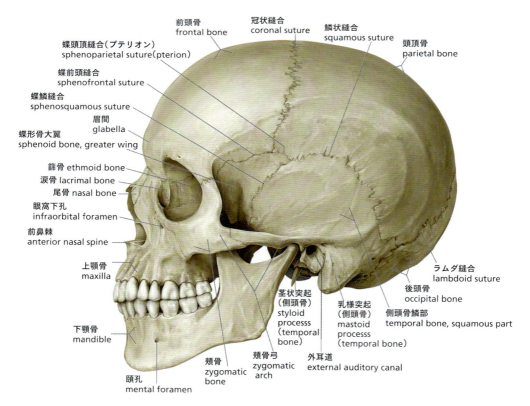

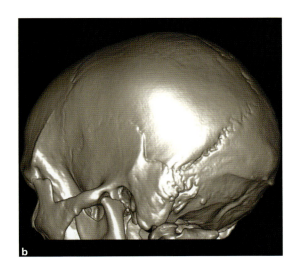

図 15.1 （a, b）17歳の成熟した頭蓋骨画像。頭蓋縫合はすでに癒合しており，前頭縫合，正中後頭裂（midline occipital fissure），mendosal裂はこの画像では確認できない。(c)頭蓋骨側面像のイラスト。頭蓋骨，顔面骨とその縫合を示す。(d)頭蓋骨後面像のイラスト。頭頂骨と後頭骨の位置関係を示す。(c)と(d)は Atlas of Anatomy, © Thieme 2012 より。イラスト：Karl Wesker

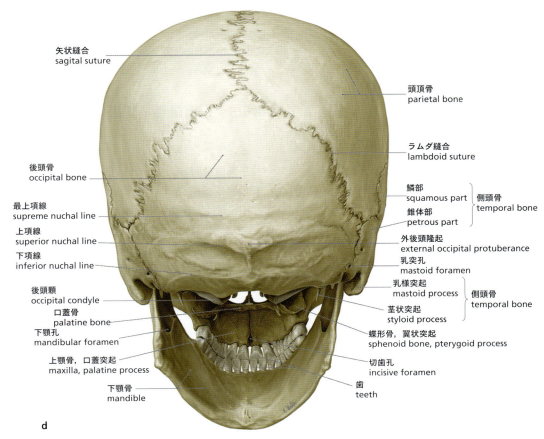

153

15.2　正常頭蓋骨

頭蓋骨は複数の骨から構成され，その骨もいくつかの部位に分かれている。頭蓋骨は**神経頭蓋** neurocranium と**内臓頭蓋** viscerocranium とに分かれる。

神経頭蓋
- 篩骨（篩状板）
- 前頭骨
- 後頭骨
- 頭頂骨
- 蝶形骨
- 側頭骨（錐体部，鱗部）

内臓頭蓋
- 篩骨
- 舌骨
- 下鼻甲介
- 涙骨
- 蝶形骨（翼状突起）
- 側頭骨
- 鋤骨
- 下顎骨
- 上顎骨
- 鼻骨
- 口蓋骨

ここで留意すべきは，上記の骨のいくつかは神経頭蓋，内臓頭蓋の両方に属していることである（篩骨は主に内臓頭蓋，蝶形骨は主に神経頭蓋，側頭骨はほぼ等しく神経頭蓋と内臓頭蓋に分かれている）。発生学と頭蓋骨の発達を正しく理解すると，病的な状態をきちんと診断できて，正常発達所見を異常所見と誤診することを防ぐことができる[1~5]。

頭蓋骨の発達と解剖を理解するには，まず成熟した頭蓋骨から説明を始めるのがよいだろう（図15.1）。生まれて間もない新生児の頭蓋縫合は癒合しておらず（図15.2），ある程度の個人差はあるものの，一般的には規則性を伴って左右対称性に成熟していく。頭蓋骨の解剖を知るには，三次元再構築CT画像（3D）が最もわかりやすいが，まずは通常の二次元CT画像（および単純X線写真）に慣れるこ

とが異常所見を診断できるようになる近道である。

生まれてすぐは頭蓋骨の板間層が発達しておらず，CTで頭蓋骨は単層にしかみえない（図6.9）。年齢を重ねるにつれて，頭蓋骨は発達して皮質骨である外板，内板とそれらの間にある海綿骨である板間層からの3層ができあがる。新生児の頭蓋骨が骨折しやすい理由の1つは，頭蓋骨が薄くて単層しかないからである。頭蓋骨が強固になるためには，単純に頭蓋骨が厚くなるよりも，むしろ皮質（外板，内板）と板間層の3層形成がより重要な役割を果たしている。頭蓋骨の板間層の役割は，ダンボールの中芯の役割と同じであり，単純に厚い紙で形成されるよりも，中芯があることでダンボールはさらに強固になっている。新生児は骨折を生じやすいため，たとえ軽微な頭蓋外傷でも読影には細心の注意を払わなければならない。そして，解剖学的知識がないと，小児の頭蓋骨骨折の診断は非常に難しい。

生後3~6か月の間に，両前頭骨の間に位置する前頭縫合が癒合して，生まれて2年以内に大泉門は閉鎖する。矢状縫合が閉鎖する時期には個人差はあるが，一般的には2歳以後である。残りの頭蓋縫合の閉鎖時期はかなり個人差が大きい。しかし，頭囲と頭蓋骨形態が正常であれば，一般的には頭蓋縫合は問題ないと考えてよい。

15.3　頭蓋縫合早期癒合症

頭蓋縫合の早期癒合もしくは異常癒合は**頭蓋縫合早期癒合症** craniosynostosis と呼ばれ，頭蓋骨に変形をもたらす原因となる（図15.3）[6, 7]。最も多い早期癒合は矢状縫合早期癒合症であり，頭蓋骨が広がるのが妨げられ，代償として前後に長くなり，**舟状頭** scaphocephaly/**長頭** dolichocephaly となる（図15.4）。舟状頭に何らかの症状を伴う場合は，頭蓋を拡大するための手術が必要である。手術の主な目的は頭蓋形態を正常にして外見を改善することと，頭蓋を拡大して頭蓋内圧の亢進を防ぐことにある。矢状縫合早期癒合症以外に異常を認めない場合は散発性が疑われるため，遺伝的要因は考えにくい。しかし，その他の早期癒合症は（矢状縫合早期癒合症の有無に関わらず）遺伝的要因を考慮する必要がある。

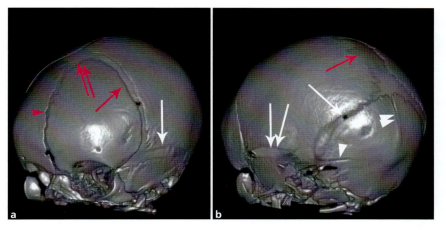

図15.2 新生児（日齢1女児）の正常頭蓋骨と正常縫合パターン （a）三次元再構築画像（3D）。開存した前頭縫合（赤矢頭）が大泉門（赤矢印×2）で冠状縫合（赤矢印）と合流する。頭頂骨と側頭骨鱗部の間を後方に横切るのが鱗状縫合（白矢印）である。（b）頭蓋骨後方からの画像。鱗状縫合（白矢印×2）が確認できる。矢状縫合（赤矢印）が後方に伸びてラムダ縫合（白矢印）と小泉門で合流する。小泉門から下方に正中後頭裂（白矢頭×2）が伸びている。Mendosal裂（白矢頭）が後頭鱗の側面を横切っている。

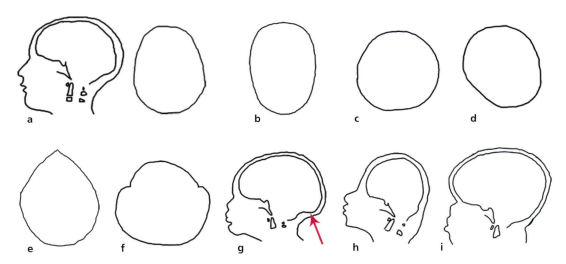

図15.3 頭蓋形態のまとめ （a）正常頭蓋形態。（b）舟状頭/長頭。幅に比して前後径が長い。矢状縫合早期癒合症の有無を横断像で確認する。矢状縫合早期癒合症は一般的には散発性で遺伝しない。（c）短頭。幅に比して前後径が短い。横断像で観察しやすい。冠状縫合早期癒合症の有無を確認する。（d）斜頭もしくは「絶壁頭」。横断像で観察しやすい。斜頭が頭頂後頭部にみられ，頭蓋縫合の早期癒合がない場合は，斜頭のほとんどが頭位性斜頭症である。鑑別疾患は片側ラムダ縫合早期癒合症である。（e）三角頭。前頭縫合早期癒合症のために前頭の正中部が竜骨のように突出して，横断像で三角形を呈する。前頭縫合は生後6か月までに癒合するため，一般的には生後数か月以内に気づかれることが多い。（f）クローバー様頭蓋（Kleeblattschädel, clover-leaf skull）。横断像もしくは三次元再構築画像（3D）で観察しやすい。他の先天奇形や中枢神経異常を合併することが多い。（g）段頭。後頭部基底部の一部が後方に張り出している。矢状断像で観察しやすい。正常範囲内と考えられ，多くが散発性にみられ，臨床的意義に乏しい。（h）塔状頭。頭蓋が上下に長くなり，塔のような外見になる。矢状断像で観察しやすい。両側の冠状縫合もしくはラムダ縫合の早期癒合症の有無を確認する。（i）前頭隆起。眼窩や鼻翼より前方に前頭部が突出する。矢状断像で観察しやすい。骨異形成疾患（特に軟骨無形成症）では顔面正中部が低形成となるため，前頭隆起を呈することがある。

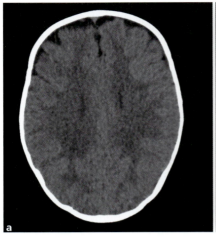
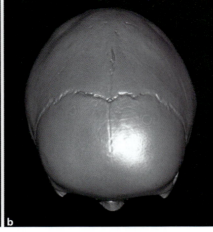

図 15.4　矢状縫合癒合症　(a) CT 横断像。頭蓋の前後径は幅に比して非常に長く，舟状頭を呈している。(b) 大泉門早期閉鎖と舟状頭に気づかれた 8 か月男児の三次元再構築画像 (3D)。矢状縫合が癒合しており，矢状縫合早期癒合症と診断された。

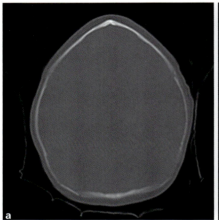
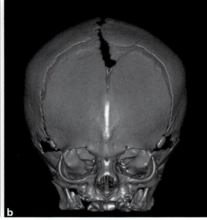

図 15.5　三角頭　前頭部の突出に気づかれた日齢 1 女児。(a) CT 横断像（骨条件）。前頭骨が正中部で癒合して角ばった形をしている。前頭縫合早期癒合症による三角頭と診断した。(b) 三次元再構築画像 (3D)。前頭縫合の下半分が癒合しているのが観察できる。

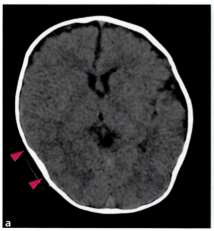
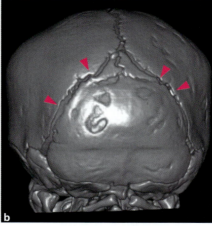

図 15.6　斜頭　頭蓋変形の精査に来院した生後 2 か月女児。(a) CT 横断像。右頭頂後頭部が平坦となっている（赤矢頭）。(b) 三次元再構築画像 (3D)。ラムダ縫合はまだ開存しているため（赤矢頭），ラムダ縫合早期癒合症は否定的である。頭位性斜頭症と診断した。

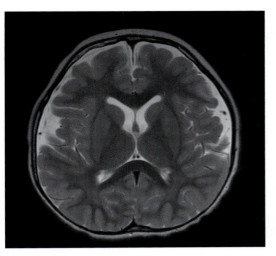

図 15.7 **短頭** けいれんと小頭症の既往がある4歳患児。T2強調横断像。頭蓋の前後径が短縮して横径とほぼ等しく、全体として丸い印象を受ける。短頭の所見である。

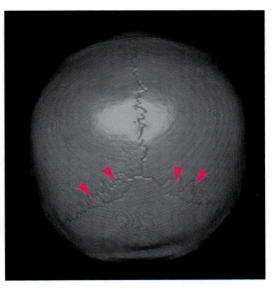

図 15.8 **ウォルム骨** 3歳男児。三次元再構築画像（3D）。両側ラムダ縫合内に骨小片をいくつか認める（赤矢頭）。正常範囲内変異である。

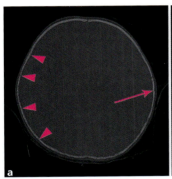
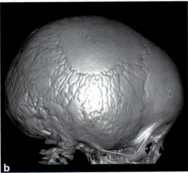
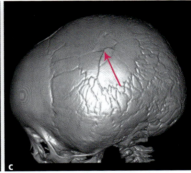

図 15.9 **骨形成不全症** 29か月女児。(**a**)CT横断像（骨条件）。左頭頂骨にわずかな陥没骨折と（赤矢印）、右頭頂骨に非陥没性の透過性が亢進した部位を複数認める（赤矢頭）。(**b**)三次元再構築画像（3D）の右側面像。(a)で観察された透過性亢進部は無数の頭蓋内縫合内小骨（ウォルム骨）であることがわかる。(**c**)左側面図。同様に無数のウォルム骨が観察される中、わずかな陥没骨折とその上に覆い重なる頭蓋骨（赤矢印）を認める。

　前頭縫合が早期癒合した場合、船の龍骨に似た外見を呈して、**三角頭** trigonocephaly となる（図15.5）[8]。三角頭が単独で発症して他に奇形を認めなければ、軽度の三角頭は正常範囲であることが多い。冠状縫合、ラムダ縫合は片側もしくは両側に存在する。片側ラムダ縫合が早期に癒合した場合は、非対称な頭頂後頭扁平を起こす。**斜頭** plagiocephaly（俗に言う「絶壁頭」）は頭蓋の片側が扁平化している状態であり、特に新生児や乳児がいつも決まった側に頭を向けて寝ていると生じる（頭位性斜頭症）。日常臨床において、乳幼児の頭位性斜頭症と早期癒合症による頭蓋変形を鑑別するために単純X線写真やCTを撮影することは珍しくない。頭位性斜頭症は片側ラムダ縫合早期癒合症よりもはるかに頻度が高く、頭蓋縫合の発達は正常であることが鑑別点となる（図15.6）。両側冠状縫合早期癒合症はApert症候群やCrouzon症候群と関連がある。Apert症候群とCrouzon症候群は両疾患ともに*FGFR2*遺伝子変異が原因であり、頭蓋骨の前後への成長が妨げられるため、**短頭** brachycephaly を

呈する(図 15.7)。頭蓋顔面の異常を主徴とする症候群とFGFR2遺伝子については第 18 章を参照されたい。頭蓋骨が発達している間に頭蓋縫合内にモザイク状の小骨(ウォルム骨)が観察されることがある。ウォルム骨は主にラムダ縫合にみられることが多く(図 15.8)，高分解能CTの出現でさらに認知されるようになった。ウォルム骨が過度に多いと代謝性骨疾患(**骨形成不全症** osteogenesis imperfectaなど)の可能性がある(図 15.9)[9]。他にも全身性もしくは代謝性骨疾患と関連して小児の頭蓋にみられる異常所見として，過剰歯，鎖骨低形成もしくは無形成が特徴的な鎖骨頭蓋異形成症に関連して起こる前頭縫合遺残が知られている。

前頭部が突出して(前頭隆起 "frontal bossing")，大後頭孔が狭窄するのは骨異形成疾患(特に軟骨無形成症)にみられる特徴である(図 15.10)。軟骨無形成症ではさらに顔面正中部の低形成，頸静脈孔の狭窄を伴う。頸静脈孔狭窄は頭蓋内静脈圧を上昇させ，交通性水頭症の原因となる。

15.4 頭蓋骨の欠損に伴う異常

頭蓋骨や脊椎の一部に欠損があり，その欠損部から髄膜が嚢胞を作って突出する状態が**髄膜瘤** meningoceleである(図 15.11)。嚢胞には脳脊髄液が含まれるが，神経組織は含まれない。頭蓋骨欠損部から脳実質が脱出した状態が**脳瘤** encephaloceleであり(図 15.12)，脳室が含まれると**脳嚢瘤** encephalocystoceleという。先天性脳瘤は一般的には正中部に起こり，白色人種では後頭部正中に多く，東アジア人では前頭部正中に起こることが多い(図 15.13)。脳瘤が正中部でない場合は，**経蝶形骨脳瘤** sphenoid encephaloceleが最も多い(図 15.14)。

手術後や外傷などで脳脊髄液が硬膜欠損部もしくは裂傷部から軟部組織中に流出して貯留した状態を**偽性髄膜瘤** pseudomeningoceleという(図

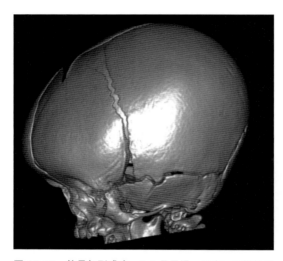

図 15.10 軟骨無形成症 3 か月男児。三次元再構築画像(3D)の左側面像。顔面正中部の低形成と前頭隆起を認める。

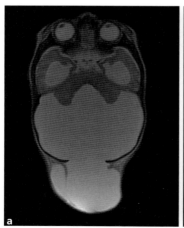
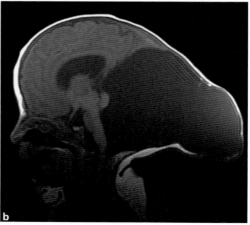

図 15.11 髄膜瘤 日齢 1 女児。(**a**)T2 強調横断像。(**b**)T1 強調矢状断像。小脳半球は左右に広がり，低形成の小脳虫部が挙上している。Dandy-Walker 奇形を示す所見である。拡大した後頭蓋窩嚢胞が硬膜と脳脊髄液とともに，頭蓋骨欠損部から後方へ突出しているが，脳組織は逸脱していない。髄膜瘤と診断された。

15.15）。偽性髄膜瘤は髄膜瘤とは異なり，硬膜には覆われていない。外傷後に発症した偽性髄膜瘤は創部治癒を妨げる要因となり，**脳軟膜嚢胞** leptomeningeal cyst とも呼ばれ，骨折縁を頭蓋内圧の拍動で次第に拡大させていく難治性の**拡大性骨折** growing fracture を起こすことがある（図 15.16）。

Langerhans 細胞組織球症 Langerhans cell histiocytosis（LCH）は，骨髄由来の Langerhans 細胞が他組織に遊走して，腫瘍性増殖をきたす疾患である。かつては**好酸性肉芽腫症** eosinophilic granuloma, Hand-Schüller-Christian 病と呼ばれたが，いずれも Langerhans 細胞が関わる疾患であることがわかり，現在ではまとめて LCH と呼ばれている。頭蓋骨では境界明瞭な溶骨性変化がみられ，時

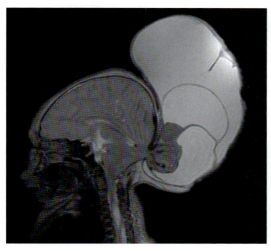

図 15.12 脳瘤 日齢 1 男児。T2 強調矢状断像。後頭骨欠損部から後方に脳脊髄液と脳実質が脱出している。後頭部脳瘤の所見である。

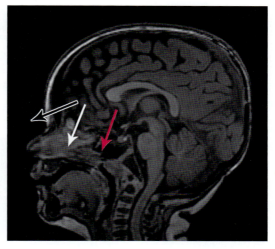

図 15.13 前頭部脳瘤 脳瘤が前頭正中部に発生した場合，脱出する方向で以下に分類できる。篩骨前部の鶏冠前部から脱出した場合は前頭蓋底部脳瘤（黒矢印），篩骨から脱出した場合は前頭篩骨部脳瘤（白矢印），蝶形骨平面から脱出した場合は前頭蝶形骨部脳瘤（赤矢印）である。

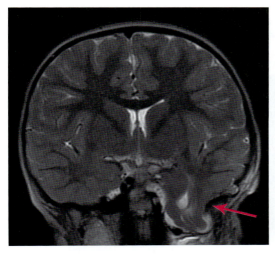

図 15.14 経蝶形骨脳瘤 4 歳男児。STIR 冠状断像。蝶形骨左翼の欠損部から硬膜と左側頭葉が脱出している（赤矢印）。経蝶形骨脳瘤の所見である。

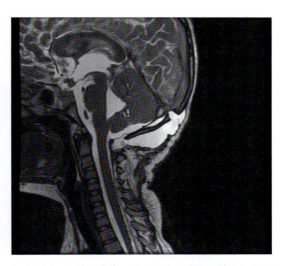

図 15.15 偽性髄膜瘤 第 4 脳室髄芽腫を摘出した既往がある 5 歳女児。FIESTA 矢状断像。硬膜外，頭蓋外に液体貯留を認める。偽性髄膜瘤の所見である。また，第 3 脳室の漏斗陥凹に観察される腫瘍性病変は髄芽腫の播種病変と考えられる。

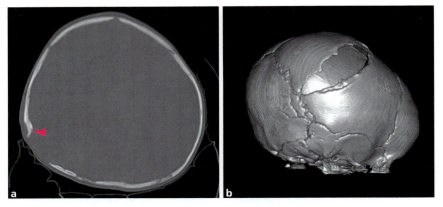

図 15.16 脳軟膜嚢胞　外傷後の 6 か月男児。(**a**)CT 横断像(骨条件)。右頭頂骨後部に比較的平滑な縁に囲まれた間隙がある。間隙前縁がわずかに外反している(赤矢頭)。(**b**)三次元再構築画像(3D)の側面像。脳軟膜嚢胞の頭蓋内圧の拍動によって次第に大きくなった拡大性骨折が確認できる。

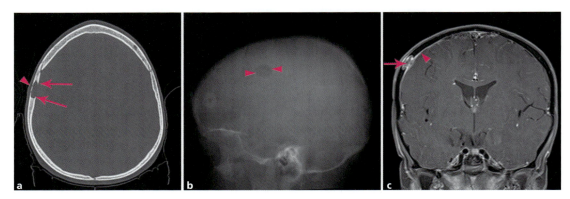

図 15.17 Langerhans 細胞組織球症(LCH)　(**a**)CT 横断像(骨条件)。右頭頂骨に内板から外板に向けて伸展する溶骨性病変を認める。内板縁は鋭であり("beveled")、外板にも侵食し始めている(赤矢頭)。(**b**)thick-section CT から再構成した矢状断像。右頭頂骨に境界明瞭な溶骨性病変を認める(赤矢頭)。(**c**)造影 T1 強調冠状断像。増強効果がある軟部組織成分とそれに伴う溶骨性変化(赤矢印)に加えて、反応性硬膜肥厚(赤矢頭)を認める。

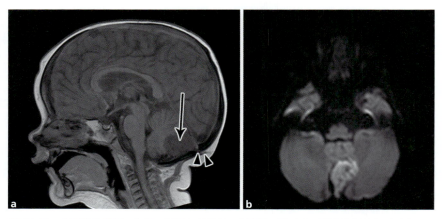

図 15.18 先天性皮膚洞　(**a**)T1 強調矢状断像。後頭骨に隣接する頭蓋外腫瘤(黒矢印)が、頭蓋骨欠損部を経て先天性皮膚洞につながっているのが観察される(黒矢頭)。(**b**)拡散強調横断像(DWI)。腫瘤は拡散能低下を示し、類上皮嚢胞が考えられる。

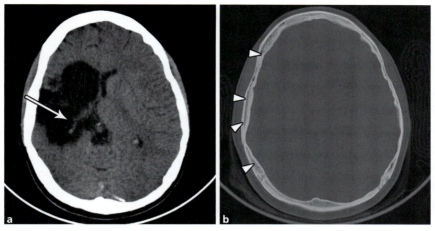

図 15.19　Dyke-Davidoff-Masson 症候群　16歳女児。(**a**)右中大脳動脈(MCA)支配域に脳軟化症を認める(白矢印)。(**b**)CT横断像(骨条件)。頭蓋骨の右側で板間層が肥厚している(白矢頭)。Dyke-Davidoff-Masson 症候群の所見である。

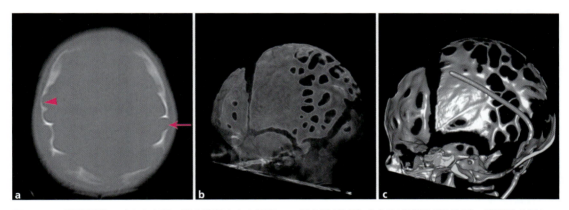

図 15.20　裂孔頭蓋　Chiari 奇形Ⅱ型と診断された日齢1の新生児(男児)。(**a**)CT横断像(骨条件)。頭蓋骨内板にホタテ貝の辺縁のような弧状圧痕が多数観察される(赤矢頭)。頭蓋骨全層にわたる骨欠損像 craniofenestra も存在する(赤矢印)。裂孔頭蓋の所見である。(**b**)三次元表面再構築画像(3D)。無数の裂孔頭蓋を認める。(**c**)頭蓋骨内部からの三次元表面再構築画像(3D)。多数の骨欠損像と脳室腹腔シャントカテーテルが観察される。

に内板と外板が不均衡に侵された結果，面取りのように角が削られた縁取りがみられることがある(図15.17)[10]。

　皮膚欠損症 cutis aplasia は頭蓋骨を覆う頭皮が一部欠損している状態であり，典型的には正中部もしくは頭頂後頭部にみられる。皮膚欠損症はわずかな脱毛症のみの軽症例から，軟部組織欠損，または頭蓋骨欠損を伴う重症例まで，その程度はさまざまである。軽症例であれば神経学的障害は合併しないため，治療は皮膚閉鎖と感染予防にとどまる。

　胎児期の一次神経管閉鎖に局所的な障害が生じると，**先天性皮膚洞** dermal sinus tract が発症する

ことがある。一般的には体の後面に発生することが多いが(図 15.18)，鼻腔，副鼻腔前面に起こる例もある(図 15.13)。東アジア人では前頭部正中部の脳瘤の報告が多い。先天性皮膚洞は上矢状静脈洞瘻を合併する例があり，さらに髄膜瘤，**閉鎖性頭瘤** atretic cephalocele(胎生期に頭蓋骨欠損部から脱出した髄膜や脳由来の組織が頭皮下で退縮かつ変性した状態)，**類上皮嚢胞** epidermoid cyst，**類皮嚢胞** dermoid cyst の合併例も報告されている(図 15.18)。これらの画像評価は一般的にはまず超音波とMRIを組み合わせて行い，上矢状静脈洞の評価が必要であればMRVを追加する。また，骨欠損

の評価には CT が望ましい。

　頭蓋内の静脈は頭蓋骨を貫く導出静脈を介して頭皮の静脈にも灌流している。導出静脈は主に小さな皮質静脈と連結しており，通常は頭皮静脈に拡張はきたさない。しかし，大きな頭蓋内静脈や静脈洞が時に頭蓋骨を超えて頭蓋外に交通すると，頭皮下に**頭蓋骨膜洞** sinus pericranii を呈することがある。

　頭蓋骨は他の骨と同様に，長期間にわたって何らかの圧力を受けていると，形態を変化させる能力がある（リモデリング）。例えば，長い間，頭蓋骨がくも膜下嚢胞や脳軟化症の嚢胞性病変から圧力を受けていると，その部分が局所的に肥厚する場合があり（**図 15.19**），Dyke-Davidoff-Masson 現象として知られている。この現象は，その下にみられる脳病変が急性に発生したものではなく，長期にわたって存在していることを表す。

　Chiari 奇形 II 型では高い確率で（～80％）頭蓋骨内板の異形成を生じて，**裂孔頭蓋** lacunar skull を合併する（**図 15.20**）。時に外板の発達も障害されることもある。水頭症が長期にわたると後天性に頭蓋骨内板にホタテ貝の辺縁のような**弧状圧痕** scalloping を生じる。弧状圧痕は脳回が頭蓋骨内板に圧排してできた後天性のリモデリングであり，先天性異形成である裂孔頭蓋とは似て非なるものである。弧状圧痕は鍛金技法で製作された銅の調理器具のような外見から "copper-beaten skull" と呼ばれる。

　良性乳児くも膜下腔拡大（BESSI）も頭蓋骨の発達と関連がある疾患である。大頭症精査で水頭症を除外診断したい際によく遭遇する（第 11 章「水頭症」参照）。

15.5　さらに学習したい方のための参考資料

[1] Morón FE, Morriss MC, Jones JJ, Hunter JV. Lumps and bumps on the head in children：Use of CT and MR imaging in solving the clinical diagnostic dilem-ma. Radiographics 2004；24(6)：1655-1674

文献

[1] Som PM, Naidich TP. Development of the skull base and calvarium：An overview of the progression from mesenchyme to chondrification to ossification. Neurographics 2013；3(4)：169-184

[2] Glass RBJ, Fernbach SK, Norton KI, Choi PS, Naidich TP. The infant skull：A vault of information. Radiographics 2004；24 (2)：507-522.〈http://radiographics.rsnajnls.org/cgi/doi/10.1148/rg.242035105〉(accessed 20 February, 2019)

[3] Som PM, Naidich TP. Illustrated review of the embryology and development of the facial region, Part 1：Early face and lateral nasal cavities. AJNR Am J Neuroradiol 2013；34(12)：2233-2240

[4] Som PM, Naidich TP. Illustrated review of the embryology and development of the facial region, Part 2：Late development of the fetal face and changes in the face from the newborn to adulthood. AJNR AmJ Neuroradiol 2014；35(1)：10-18

[5] Som PM, Streit A, Naidich TP. Illustrated review of the embryology and development of the facial region, Part 3：An overview of the molecular interactions responsible for facial development. AJNR Am J Neuroradiol 2014；35(2)：223-229

[6] Attaya H, Thomas J, Alleman A. Imaging of craniosynostosis from diagnosis through reconstruction. Neurographics 2011；1(3)：121-128

[7] Blaser SI. Abnormal skull shape. Pediatr Radiol 2008；38 Suppl 3：S488-S496

[8] Meulen J. Metopic synostosis. Childs Nerv Syst 2012；28 (9)：1359-1367.〈http://link.springer.com/10.1007/s00381-012-1803-z〉(accessed 20 February, 2019)

[9] Khandanpour N, Connolly DJA, Raghavan A, Griffiths PD, Hoggard N. Craniospinal abnormalities and neurologic complications of osteogenesis imperfecta：Imaging overview. Radiographics 2012；32 (7)：2101-2112

[10] Zaveri J, La Q, Yarmish G, Neuman J. More than just Langerhans cell histiocytosis：A radiologic review of histiocytic disorders. Radiographics 2014；34 (7)：2008-2024

16 頭蓋底と脳神経
Skull Base and Cranial Nerves

16.1 はじめに

脳神経は神経活動の重要な役割を担っており，解剖学的に頭蓋底と密接に関連している。脳神経と頭蓋底のどちらかに何らかの支障が生じると，もう一方にも支障が生じる。脳神経はそれぞれに特徴的な働きがあり，脳神経に異常が起きると特異的もしくは非特異的な症状を呈する。脳神経と頭蓋底の解剖を知ることで，神経学的異常がどうして起こっているのかをさらに理解することができる。脳神経はそれぞれ求心性（感覚性），遠心性（運動性），特殊な感覚（味覚），副交感神経の働きがある。

脳神経から伸びる神経線維は主に以下の各区域に分類される。神経核（図 16.1），脳実質内部，槽部，硬膜内部，孔部，孔外部（図 16.2）[1~3]。ある特定の脳神経に障害を生じる疾患がある一方で，非特異的に脳神経に障害を生じる疾患もある。本章では 12 対ある脳神経の各々の機能や解剖学的特徴を紹介し，脳神経障害をきたす疾患についても言及する。

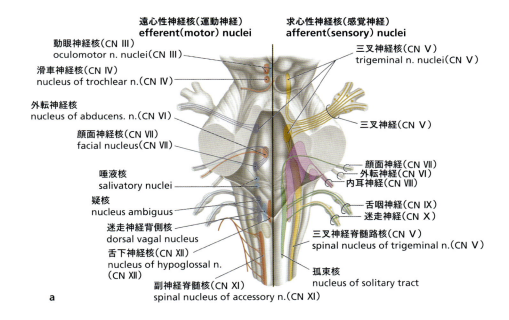

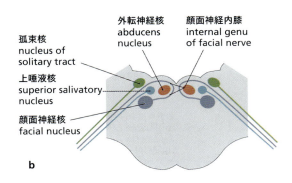

図 16.1 脳幹の解剖図 （a）脳神経と脳幹部の神経核の図。左側に遠心性神経核（運動神経），右側に求心性神経核（感覚神経）を示す。（b）顔面神経と外転神経の位置関係を示した橋中部の図。腹側に位置する顔面神経核（CN Ⅶ）から出た運動神経は，外転神経核（CN Ⅵ）の周囲を回った後に孤束核，上唾液核と合流する。Atlas of Anatomy, © Thieme 2012 より。イラスト：Kahl Wesker

163

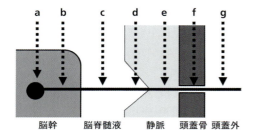

図 16.2　Blitz 区画　脳神経の走行を理解するための簡略図。脳神経はそれぞれ(**a**)神経核、(**b**)脳実質内部、(**c**)槽部、(**d**)硬膜静脈洞、(**e**)硬膜外部、(**f**)孔部、(**g**)孔外部の順に走行する。それぞれの脳神経で若干異なる点はあるが、この簡略図を覚えておくと、脳神経の障害がどこで起こっているかが理解しやすい。Blitz Am, Choudhri AF, Chonka ZD, et al. Anatomic Considerations. Nomenclature, and Advanced Cross-sectional Imaging Techniques for Visualization of the Cranial Nerve Segments by MR Imaging. Neuroimaging Clin. N. Am. 2014：241：1-15 より許可を得て掲載

まず頭蓋底の解剖の基本的なおさらいから始める。

16.2　頭蓋底の解剖

頭蓋底の定義はさまざまだが、主に蝶形骨と側頭骨から構成される部分に、さらに後頭骨、前頭骨が加わってできた脳の底を支える部分といえる（図16.3）[4〜8]。前頭蓋底には嗅神経（CN Ⅰ）が貫く篩板（前頭骨と篩骨から構成される）と眼窩上壁（前頭骨と蝶形骨から構成される）が含まれる。蝶形骨の中央部である基蝶形骨にはトルコ鞍が存在する。基蝶形骨と基後頭骨は蝶形後頭軟骨結合（spheno-occipital synchondrosis）で連結されており、思春期以後に骨化して斜台を構成する。基蝶形骨と蝶形骨小翼の間に視神経管〔視神経（CN Ⅱ）が通過〕があ

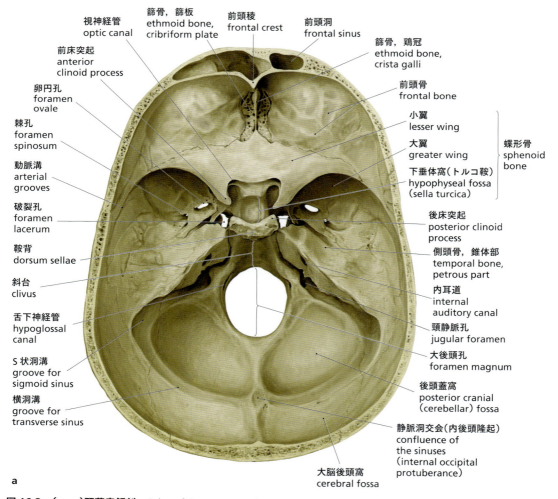

図 16.3　(a〜c)頭蓋底解剖　Atlas of Anatomy. © Thieme 2012 より。イラスト：Karl Wesker（続く）

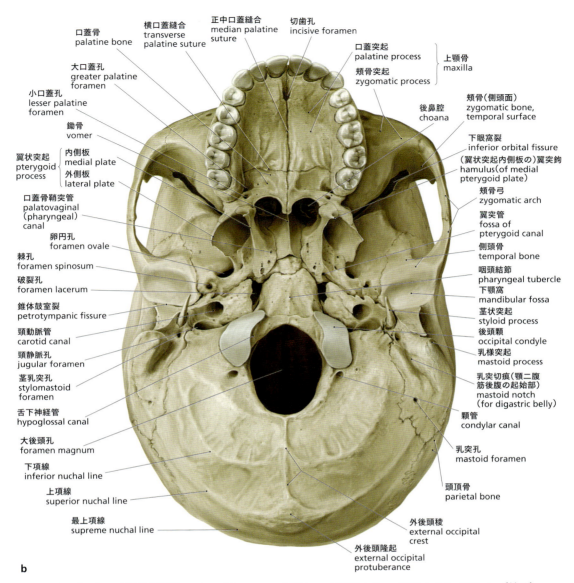

図 16.3（続き）（a～c）頭蓋底解剖 Atlas of Anatomy. © Thieme 2012 より。イラスト：Karl Wesker（続く）

り，基蝶形骨と蝶形骨大翼の間に上眼窩裂〔動眼神経（CN Ⅲ），滑車神経（CN Ⅳ），三叉神経第1枝である眼神経（CN V₁），外転神経（CN Ⅵ）が通過〕が存在する。蝶形骨大翼には前方に向いた正円孔〔三叉神経第2枝である上顎神経（CN V₂）が通過〕と，下方に向いた卵円孔〔三叉神経第3枝である下顎神経（CN V₃）が通過）がある。卵円孔の後外側には棘孔があり，中硬膜動脈が通過する。

側頭骨錐体部には内耳道があり，顔面神経（CN Ⅶ）と内耳神経（CN Ⅷ）が通過する。内耳が存在する側頭骨と斜台の間には錐体尖部と呼ばれる部位があり，通常では骨髄を認めるが，時に蜂巣状に含気化されていることがある。この部分に感染が起こると**錐体尖炎** petrous apicitis を引き起こす〔本章の「外転神経（CN Ⅵ）」で後述するGradenigo症候群を参照〕。含気化された側頭骨に液体が貯留すると，コレステリン肉芽腫との鑑別が問題となることがある。MRIで錐体尖部の含気化が非対称である場合，含気化されてない側頭尖部の骨髄がT1強調画像で高信号を呈するため，病的所見と誤診されることがある。CTを撮影して錐体尖部の含気の有無を確認すれば，誤診を防ぎ，必要のない手術を避ける

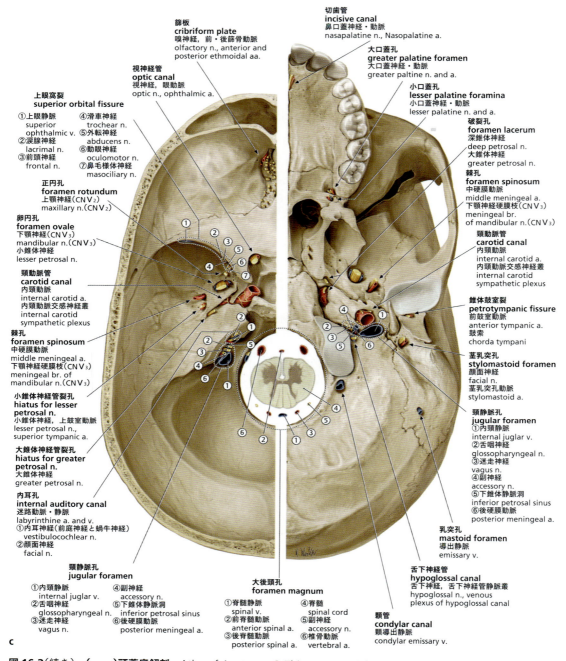

図 16.3（続き）（a～c）頭蓋底解剖　Atlas of Anatomy. © Thieme 2012 より。イラスト：Karl Wesker

ことができる。また，錐体部には頸動脈管も存在する。

頸静脈孔は側頭骨と後頭骨からなり，錐体部と乳突部の間に位置しており，内部に頸静脈球が存在する。頸静脈球とはS状静脈洞から内頸静脈へ移行する際に，頸静脈孔を通過する部位のことである。頸静脈孔は頸静脈孔内突起により前後に分かれてい

る。前部は小さく，**神経部** pars nervosa と呼ばれ，舌咽神経（CN IX）が通過する。後部は大きく，**静脈部** pars venosa と呼ばれ，頸静脈球，迷走神経（CN X），副神経（CN XI）が通過する。後頭骨外側部には舌下神経管があり，舌下神経（CN XII）が通過する。

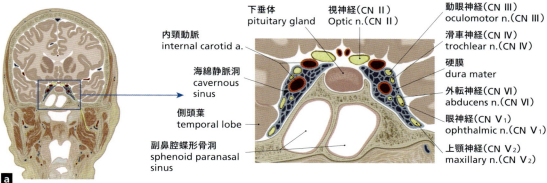

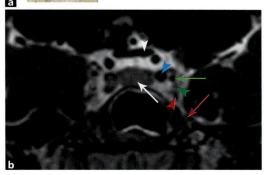

図 16.4 海綿静脈洞 （a）海綿静脈洞のイラスト。（b）比較のための造影 FIESTA 冠状断像。下垂体（白矢印）の横に海綿静脈洞を認める。海綿静脈洞の内部に内頸動脈（青矢頭），外転神経（CN VI）が存在する。海綿静脈洞の側壁に沿って動眼神経（CN III）（緑矢印），滑車神経（CN IV）（緑矢頭），眼神経（CN V₁）（赤矢頭），上顎神経（CN V₂）（赤矢印）が通る。参照のために視交叉を白矢頭で示すが，視神経は海綿静脈洞の内部を通過しない。（a）は Atlas of Anatomy, © Thieme 2012 より。イラスト：Karl Wesker

16.2.1 海綿静脈洞

海綿静脈洞 cavernous sinus はトルコ鞍の両側に存在する静脈のネットワークであり，この海綿静脈洞の間に内頸動脈が通過する。海綿静脈洞の側壁に沿って動眼神経（CN III），滑車神経（CN IV），眼神経（CN V₁），上顎神経（CN V₂）が通る。外転神経（CN VI）は海綿静脈洞の内部を通過する（図 16.4）。

16.2.2 翼口蓋窩

頭蓋底で特に詳しく説明しなければならない部分が，蝶形骨大翼と翼状突起の間に存在する**翼口蓋窩** pterygopalatine fossa である（図 16.5）。その理由は，数多くの神経や血管が通過するため，それらを通じて顔面，頭蓋底，脳に病変が伸展することがあるため，解剖学的に重要であるためである。翼口蓋窩の後部には正円孔〔上顎神経（CN V₂）が通過〕，翼突管（翼突管神経が通過）が開放している。顔面神経（CN VII）からの節前副交感神経線維と深錐体神経からの節後交感神経線維が合流して翼突管神経となり，翼口蓋神経節へ入り，節後線維とシナプスを形成した後に上行して下眼窩裂を経て眼窩後部に至る。翼口蓋窩の前部には下眼窩裂が開放して，上顎神経（CN V₂）の分枝である眼窩下神経が通過する。翼口蓋窩の下部には大口蓋管，小口蓋管が開放して，それぞれ大口蓋神経，小口蓋神経が通過して口蓋を神経支配している。翼口蓋窩の外側部には翼上顎裂が開放して，顎動脈が通過する。翼口蓋窩の内側部は蝶口蓋孔を通じて鼻腔に開放しており，顎動脈の分枝がここを通過して鼻腔粘膜に至る。血流豊富で反復性片側性鼻出血の原因となる**若年性鼻咽腔血管線維腫** juvenile nasopharyngeal angiofibroma（JNA）が，鼻腔から翼口蓋窩に伸展する際に蝶口蓋孔を通過することは知っておきたい。

16.3 脳神経の解剖と病態生理

16.3.1 第Ⅰ脳神経：嗅神経（CN Ⅰ）

嗅神経は嗅覚を司る求心性神経である。厳密には中枢神経の延長であり，末梢神経ではない。中枢神経であるため，**乏突起膠細胞** oligodendrocyte により髄鞘化を受ける。嗅神経は篩板上部の嗅溝を通過する（図 16.6）。そのため，頭蓋底中心部に骨折が起こると嗅神経は障害を受けやすい。嗅神経が先天的に欠損すると**嗅覚消失** anosmia を起こす。

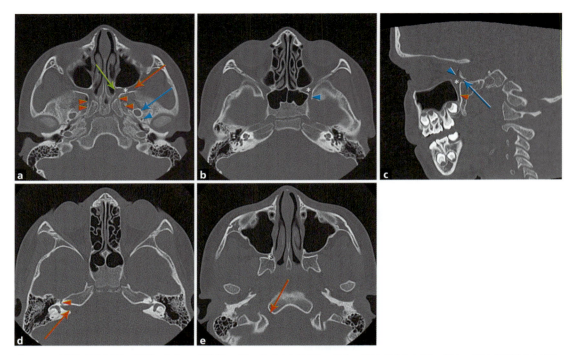

図 16.5 頭蓋底孔と翼口蓋窩 (a)CT 横断像。翼口蓋窩(白星印)の後方に翼突管(赤矢頭),側方に翼上顎裂(赤矢印),内側に蝶口蓋孔(緑矢印)がそれぞれつながっている。卵円孔(青矢印),棘孔(青矢頭)も確認できる。(b)CT 横断像。翼口蓋窩(白星印)の後方に正円孔(青矢頭)が連続する。(c)CT 矢状断像。翼口蓋窩(白星印)の後方に正円孔(青矢頭),眼窩先端部に向かって上方に下眼窩裂(青矢頭),下方に口蓋管(赤矢印)が連続する。(d)CT 横断像。内耳道(赤矢印)と顔面神経(迷路部)が通過する顔面神経管(赤矢頭)を認める。(e)CT 横断像。舌下神経管(赤矢印)が確認できる。蝶形骨の翼状突起前方に翼口蓋窩(白星印)を認める。

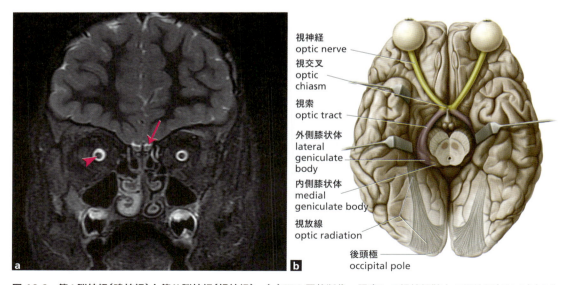

図 16.6 第Ⅰ脳神経(嗅神経)と第Ⅱ脳神経(視神経) (a)STIR 冠状断像。眼窩にて視神経鞘内で視神経(CN Ⅱ)(赤矢頭)が髄液に囲まれている。篩板上壁に沿って左嗅神経(CN Ⅰ)(赤矢印)が確認できる。(b)脳を下部から観察したイラスト。視神経路が外側膝状体から前方に伸びて,視交叉で交わった後に視神経となる。嗅神経は直回に隣接して走行する。(b)は Atlas of Anatomy, © Thieme 2012 より。イラスト:Karl Wesker

Kallmann 症候群 Kallmann syndrome では先天性嗅覚消失に加えて，性腺刺激ホルモン放出ホルモン（GnRH）低下に伴う性腺機能低下を合併する．嗅神経の低形成は**中隔視神経形成異常症** septo-optic dysplasia でも認める．他にも嗅神経に障害が起こると，**味覚障害** dysgeusia を引き起こす．

16.3.2　第Ⅱ脳神経：視神経（CN Ⅱ）

視神経は視覚を司る求心性神経である（図16.7）．視神経は眼球後部の視神経乳頭から始まり，視神経管を通って視交叉に至る．網膜の内側部（鼻側）に始まった視神経線維は視交叉で交叉するが，網膜の外側部（耳側）から出た視神経線維は視交叉で交叉しない．これらの線維が視交叉で合流した後に視索となり，外側膝状体に向かう．

嗅神経と同様に，視神経も厳密には中枢神経の延長であって末梢神経ではないため，Schwann細胞ではなく，乏突起膠細胞により髄鞘化を受ける．それゆえに，視神経腫瘍は**視神経膠腫** glioma であり，視神経鞘腫ではない．加えて，中枢神経に炎症や脱髄をきたす疾患〔多発性硬化症，急性散在性脳脊髄炎（ADEM），視神経脊髄炎（NMO）など〕では，視神経にも影響が出ることがある．トルコ鞍・トルコ鞍上部に発生する腫瘍（下垂体巨大腺腫や頭蓋咽頭腫など）では視交叉を圧排して，両耳側性半盲を呈することがある．

16.3.3　第Ⅲ脳神経：動眼神経（CN Ⅲ）

動眼神経は運動神経と副交感神経からなり，中脳の正中部付近に位置する動眼神経核から発する（図16.8）．動眼神経は中脳から大脳脚の内側に沿って出て脳槽部に入った後に，後大脳動脈（PCA）と上小脳動脈（SCA）の間を通過して，後交通動脈（PCOM）に沿って走行して，硬膜と脳脊髄液に包まれたまま海綿静脈洞の上側壁に侵入する（**動眼神経槽** oculomotor cistern）．海綿静脈洞から上眼窩裂を経て眼窩に入り，6つある外眼筋のうち，4つ（上直筋，内直筋，下直筋，下斜筋）の筋を神経支配して，さらに上眼瞼挙筋にも分布して上眼瞼を挙上する作用をもつ．動眼神経の副交感神経線維は毛様体神経節に伸びて，虹彩や毛様体の運動に関与する．動眼神

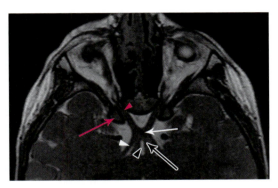

図16.7　第Ⅱ脳神経（視神経）　FIESTA 横断像．視神経（CN Ⅱ）（赤矢頭）が前床突起内側の視神経管内（赤矢印）を走行して，その後部にある視交叉（白矢印）に合流する．視交叉から後外側に向かって視索（白矢頭）が伸びている．第3脳室の視交叉陥凹（黒矢頭）の側部にある視床下部が視交叉に接している（黒矢印）．

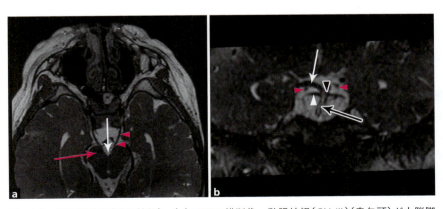

図16.8　第Ⅲ脳神経（動眼神経）　（a）FIESTA 横断像．動眼神経（CN Ⅲ）（赤矢頭）が大脳脚（赤矢印）と脚間槽（白矢印）の縁から出て脳槽内を走行している．（b）FIESTA 冠状断像．脳底動脈（黒矢印）の終末部（黒矢頭）から出ている後大脳動脈（PCA）（白矢印）と上小脳動脈（SCA）（白矢頭）の間を，動眼神経（赤矢頭）が走行している．

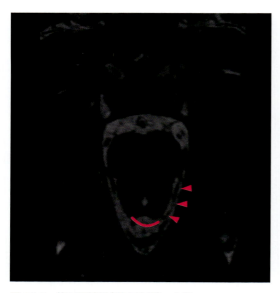 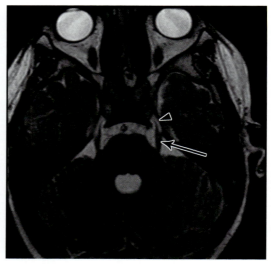

図 16.9　第Ⅳ脳神経（滑車神経）　中脳レベルの FIESTA 斜位横断像。左滑車神経（CN Ⅳ）（赤矢頭）が迂回槽内を走行している。滑車神経の近位部はこの画像では確認できないが，図中の赤線に沿って走行すると予想される。

図 16.10　第Ⅴ脳神経（三叉神経）　FIESTA 横断像。橋から伸びた三叉神経（CN Ⅴ）（黒矢印）が脳槽内を前方に走行して，Meckel 腔に入っている（黒矢頭）。

経が脳槽部で側頭部鈎部の近くを通過するため，鈎ヘルニアの初期症状として動眼神経麻痺が起こる。動眼神経が完全麻痺を起こすと，眼球は外側下方に偏位して，瞳孔は散大する（"down, out, and dilated"）。成人患者で動眼神経麻痺を診た場合，まず後交通動脈瘤を考慮するのは鉄則であるが，小児ではまれである。動眼神経の外周部に副交感神経線維，内部に外眼筋および上眼瞼挙筋を支配する運動線維がそれぞれ分布している。そのため，周囲からの圧排では副交感神経がまず障害され（対光反射障害），糖尿病などによる血流障害では内部が虚血の影響を受けるため，運動神経がまず障害される（外眼筋，上眼瞼挙筋障害）。

16.3.4　第Ⅳ脳神経：滑車神経（CN Ⅳ）

滑車神経は非常に解像度が高い画像を撮影できるMRIを用いるか，もしくはよほど運が良くない限り，まず確認することはできない（図 16.9）。しかし，画像で確認できなくても，滑車神経の走行を理解しておくことは非常に重要である。まず，脳幹の背側から発する唯一の脳神経が滑車神経である。さらに，視神経以外で左右交叉するのは滑車神経だけである。また，脳神経で脳槽内部の走行距離が最も長いのが滑車神経である。選択テストでよく出る滑車神経のこの3つの特徴の他にも覚えておくと臨床で役に立つ点がある。滑車神経は中脳の背側から発して，左右交叉し，中脳周囲を迂回した後，海綿静脈洞の側部で動眼神経のすぐ下を走行する。脳槽内を通過する部分が長いことから，直接外傷，加速減速損傷のいずれであっても，頭部外傷の影響を受けやすい。滑車神経は上斜筋を神経支配する（上斜筋は滑車という場所で向きを変えるため，この筋を司る神経が滑車神経と名称された）。滑車神経に麻痺が起こると，眼球の下転，内旋に障害が起きるため，上下複視に加えて，回旋複視を訴える。眼球の上転制限が起こる疾患として Brown 症候群 Brown's syndrome がある。必ずしも先天性のみならず後天性でも起こり，その原因は異なる。先天性 Brown 症候群は上斜筋自体の短さ，非弾力性などが原因であるのに対して，後天性 Brown 症候群は，上斜筋の筋腹，滑車，腱のいずれかに炎症（外傷や線維化など）が起こったことによる機械的伸展障害が原因と考えられている。

16.3.5　第Ⅴ脳神経：三叉神経（CN Ⅴ）

三叉神経は脳神経で最大の神経で，脳幹にいくつ

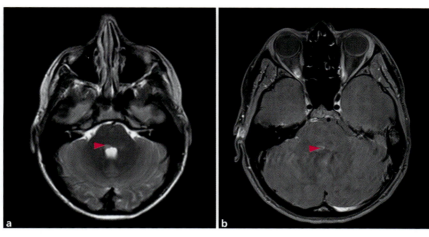

図 16.11　顔面神経丘に発症した多発性硬化症　（a）右第Ⅵ脳神経（外転神経）麻痺を発症した多発性硬化症の 15 歳女児。T2 横断像。右顔面神経丘に高信号域を認める（赤矢頭）。（b）強調 T1 横断像。同部位に増強効果を認め，活動性の脱髄病変と診断した。

もの三叉神経核が存在する（上部脊髄まで伸びる三叉神経核もある）（図 16.10）。三叉神経は運動神経，感覚神経からなる。三叉神経自体には副交感神経は含まれないが，他の脳神経からの副交感神経線維が三叉神経の走行に合流する。三叉神経は複数の小さな神経線維が束となり，脳幹の橋側部から脳槽に出て，次第に 3 つの神経束に分かれ始める。これらの束が硬膜の開口部である三叉神経孔を経て，脳神経の硬膜洞で最も大きな Meckel 腔に入る。ここから三叉神経は 3 つの神経束に分岐する。三叉神経第 1 枝の眼神経（CN V₁）は海綿静脈洞の外側部を通過して（滑車神経の下），上眼窩裂から眼窩に至る。眼神経は顔面上部と前頭部の感覚を支配する。三叉神経第 2 枝の上顎神経（CN V₂）も同様に，海綿静脈洞の外側部を通過して（眼神経の下），正円孔から翼口蓋窩に到達し，そこからさまざまな分枝に分かれていく。最大の分枝は眼窩下神経であり，眼窩下管を通り，眼窩下孔に抜け，顔面中部の感覚を支配する。また，翼口蓋窩で大口蓋神経，小口蓋神経が分岐して下方に向かい，口蓋の感覚を支配する。三叉神経第 3 枝の下顎神経（CN V₃）は Meckel 腔から海綿静脈洞は通過せずに，卵円孔を出て側頭下窩に入り，いくつかの枝に分かれる。そのうち，最大の分枝が下歯槽神経であり，側頭下窩から下顎体後部の内側を通過して，下顎管に至る。側頭下窩では下顎神経の分枝の 1 つである舌神経が顔面神

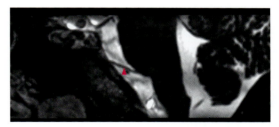

図 16.12　第Ⅵ脳神経（外転神経）　CISS 斜位矢状断像（CISS については図 3.13 参照）。脳槽を通過する外転神経（赤矢頭）が，橋延髄溝から斜台後部に向かって走行しているのがわかる。

経の枝である鼓索神経と合流して，舌前 2/3 に到達する（舌神経は舌前 2/3 の感覚，鼓索神経は舌前 2/3 の味覚を司る）。他にも，下顎神経は咀嚼筋（側頭筋，咬筋，内側・外側翼突筋）や，咀嚼を補助する筋（顎舌骨筋，顎二腹筋前腹）にも分枝を送っている。

　第 9, 10 章で述べたように，Meckel 腔の Gasser 神経節（三叉神経節）は HSV-1 の再活性が起こる部位であり，HSV 脳炎の初期では Meckel 腔に隣接した側頭葉内側が最初に侵されやすい。三叉神経の分枝は前頭蓋窩と中頭蓋窩の硬膜に分布するため，頭痛の発生にも関与している。

16.3.6　第Ⅵ脳神経：外転神経（CN Ⅵ）

　外転神経は橋後部で表面が凸凹した部分（第 4 脳室底の"こぶ"）である顔面神経丘（図 16.11）のすぐ

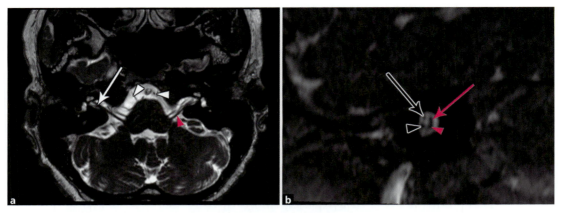

図 16.13　第VII脳神経（顔面神経）と第VIII脳神経（内耳神経）　(a)内耳道の CISS 横断像．外転神経（白矢頭）と，第VII・VIII脳神経（赤矢頭）が脳槽部を通過して，内耳道（白矢印）に入っていくのがわかる．(b)内耳道の FIESTA 斜位矢状断像．内耳道の前上部に顔面神経（黒矢印），前下部に蝸牛神経（黒矢頭）が存在する．また，後上部（赤矢印），後下部（赤矢頭）に前庭神経がみられる．

下にある外転神経核から出ている．外転神経は前側方に向かって走行して，橋延髄溝から脳槽に出る（図16.12）．脳槽内を前上方へ向かい，斜台後方で硬膜を貫いて下錐体静脈洞に沿って進み，蝶錐体靱帯（"Gruber 靱帯"）の下にある Dorello 管を通り，海綿静脈洞に入る．その後に上眼窩裂を通じて，外直筋に至る．外転神経に障害が起こると内斜視となり，眼球を障害側に注視した際に複視を自覚する．先天性に外転神経が障害されている疾患に Duane 症候群がある．外転神経の代わりに動眼神経が外直筋を支配するために眼球の内転・外転障害が起こるのが特徴である．

　頭蓋内圧亢進があると（偽性脳腫瘍，海綿静脈洞血栓症など），外転神経は海綿静脈洞を走行する際に圧排を受けやすいため，頭蓋内圧亢進患者は"外転神経麻痺"，"内斜視"，"複視"という主訴で受診することが多い．先天性外転神経麻痺は，斜視を専門とする眼科医（一般的に小児眼科医もしくは神経眼科医）によって，外直筋の位置矯正術や短縮術で治療されることがある．

　外転神経は斜台後方で錐体尖の近くを通過する．外転神経が錐体尖で障害が起こると片側性の外転神経麻痺を起こすのに対して，斜台で障害が起こると両側性の外転神経麻痺を生じる．錐体尖の含気部に感染が起こると，発熱とともに，感染側の眼球周囲痛（三叉神経痛），感染側の外転神経麻痺による複視，耳漏を伴う中耳炎を三主徴とした Gradenigo 症候群が起こることがある．

16.3.7　第VII脳神経：顔面神経（CN VII）

　顔面神経は運動神経，副交感神経，感覚神経からなり，それぞれ異なる核から起始している（図16.13）．橋中心部にある運動核（顔面神経核）は表情筋を神経支配しており，運動核から出た運動神経線維は顔面神経丘のレベルで外転神経核の周囲を回る．副交感神経核（上唾液核）から副交感神経線維，感覚核（孤束核）から味覚を司る感覚神経線維が出る．顔面神経の副交感神経線維と感覚神経線維は，外転神経核の周囲を回った後に運動神経線維に合流する．そのために，顔面神経丘に障害が起こった場合，障害側の外転神経麻痺と顔面神経麻痺は現れても，味覚や副交感神経に障害がみられないことがある．

　顔面神経は脳幹を出て小脳橋角部を横切り（脳槽部），内耳神経と並走して内耳道に入る（内耳道部）．内耳道の中で顔面神経は内耳神経から前外側へとそれて離れ，蝸牛と前庭の間の顔面神経管を通過し（迷路部），膝神経節に至る．副交感神経核（上唾液核）から出た副交感神経線維は膝神経節でシナプスを形成せずに頸動脈管の前内側を走行し，大浅錐体神経となる．そして，深錐体神経からの節後交感神経線維と合流して翼突管神経となった後，翼突管を経て，翼口蓋神経節に入る．さらに，顔面神経の副交感神経線維は翼口蓋神経節でシナプスを形成した後に，下眼窩裂を経て上行して，上顎神経（CN V₂）と合流

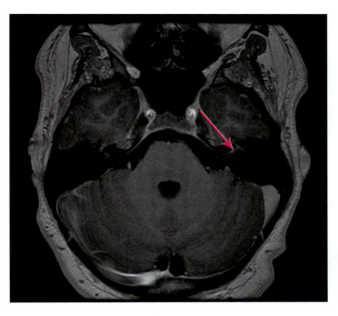

図 16.14　Bell 麻痺　17 歳男児の左顔面神経麻痺。内耳道の造影 T1 強調画像。左顔面神経の迷路部（赤矢頭）に異常増強効果を認める。Bell 麻痺の画像所見として矛盾しない。

して眼窩に分布して，流涙などの働きをする。

　顔面神経の体性運動神経線維は膝神経節でシナプスを形成して，鼓室の上壁に沿って後方に進む（鼓室部）。鼓室に分枝を出した後，側頭骨乳突部を下方に進んで（乳突部），側頭骨の乳様突起と茎状突起の間に位置する茎乳突孔から頭蓋外に出て，耳下腺と表情筋に分布する。耳下腺は顔面神経の位置から浅葉と深葉とに分けられる。顔面神経を画像で描出することは（不可能ではないが）困難であるため，顔面神経に近接する下顎後静脈が顔面神経の同定に代用される。

　顔面神経は側頭骨乳突部から鼓室にも分枝を出して，鼓索神経となり，下顎神経（CN V₃）の分枝である舌神経と合流して，舌前 2/3 に到達する（舌神経は舌前 2/3 の感覚，鼓索神経は舌前 2/3 の味覚を運ぶ）。鼓索神経の副交感神経線維は舌神経から分かれ，顎下神経節でシナプスを形成して顎下腺，舌下腺に分布する。また，顔面神経は乳突部からアブミ骨筋にも分枝を出している。

　造影 MRI では顔面神経の膝神経節や鼓室部に沿って（時に側頭骨の乳突部にも）増強効果が現れることがある。顔面神経が増強効果を受ける理由として，膝神経節では血液脳関門が欠如していること，鼓室部や乳突部では顔面神経を取り巻く静脈叢が増強効果を受けること（顔面神経が直接造影されてい

るわけではない）が挙げられる。それ以外の部位の顔面神経や，他の脳神経に増強効果を認めた場合，一般的には異常所見とみなされる（各施設の画像機器や造影プロトコールにより，増強効果が異なって現れる場合があるため，施設ごとにその意味を解釈してほしい）。Bell 麻痺として知られる顔面神経麻痺は，ウイルス再活性化が関連して発症すると考えられているが，顔面神経の迷路部や内耳道部末梢側に表面円滑な増強効果を認めることが知られている。この Bell 麻痺の増強効果は，患側のみならず，健側の顔面神経にも認められることがあり，麻痺がないようにみえる健側の顔面神経にも炎症が存在する可能性を示唆している（図 16.14）。

　他にも顔面神経に関連する疾患として Möbius（メビウス）症候群 Möbius syndrome がある。両側の外転神経と顔面神経が欠損（もしくは低形成）するため，生まれつき両神経に麻痺を認める，まれな疾患である。

16.3.8　第Ⅷ脳神経：内耳神経（蝸牛神経と前庭神経）（CN Ⅷ）

　内耳神経は 2 つの異なった神経からなる。1 つは蝸牛神経で，蝸牛から脳幹まで聴覚を伝える求心性神経である。もう 1 つは前庭神経（一般的に上前庭神経，下前庭神経に分けられる）で，平衡機能を司

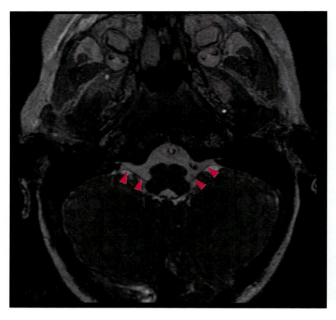

図 16.15　**第Ⅸ脳神経(舌咽神経)と第Ⅹ脳神経(迷走神経)**　延髄の FIESTA 横断像。第Ⅸ脳神経(舌咽神経)と第Ⅹ脳神経(迷走神経)が脳槽を通過して(赤矢頭)，頸静脈孔に向かっている。

る(図 16.13)。蝸牛神経は脳幹の小脳橋角部から出て(脳槽部)，内耳道の前下部に沿って進み(内耳道部)，蝸牛神経管に至る。蝸牛神経は蝸牛軸に存在するらせん神経節を経て，蝸牛神経管を通り，らせん器の感覚上皮に至る。蝸牛神経管に狭窄がある場合(第 22 章参照)，蝸牛神経の低形成もしくは欠損を示唆する所見であり，直径 1 mm 未満は異常とされる。蝸牛神経に形成不全があると，人工内耳の効果が期待できないため，蝸牛神経管の狭窄は見逃してはいけない重要な所見である。

　蝸牛神経と同様に，前庭神経も脳幹の小脳橋角部から出て，内耳道の後部に沿って進む。前庭神経は上前庭神経と下前庭神経からなるが，1 本の太い神経束のようにみえることもある。前庭が内耳道の後部に位置することを覚えておけば，前庭神経が内耳道の後部に沿って進むことが理解できると思う。同じように，蝸牛が内耳道の前部に位置しているため，蝸牛神経は内耳道の前部に沿って走行する。内耳道底から前上部に向かって顔面神経の迷路部につながることを知っておけば，顔面神経が蝸牛神経の上部に位置することも理解できる〔加えて，脳神経は数の順に上から下に向かって配置するので，顔面神経(CN Ⅶ)が蝸牛神経(CN Ⅷ)の上に位置するのは自明の理である〕。

　神経線維腫症 2 型(NF2)で**神経鞘腫** schwanno-ma が前庭神経から発生することがある(前庭神経鞘腫)。この良性腫瘍はしばしば**聴神経腫瘍** acoustic neuroma と呼ばれるが，実際には聴神経(すなわち蝸牛神経)から発生することはほとんどない。また，神経鞘から発生するため，真の**神経腫瘍** neuroma ではない。両側前庭神経鞘腫が存在するか，または片側前庭神経鞘腫に加えて NF2 の家族歴(1 親等)がある場合，NF2 の診断が確定する(第 7 章参照)。

16.3.9　第Ⅸ脳神経：舌咽神経(CN Ⅸ)

　舌咽神経は延髄の側面から出て，横延髄槽を走行して頸静脈孔前部の神経部 pars nervosa から頭蓋外に出る。頸静脈孔は下錐体静脈洞や S 状静脈洞が内頸静脈へ移行している部位でもある(静脈球)(図 16.15)。舌咽神経は遠心性副交感神経線維を介して耳下腺の唾液の分泌を司る他に，遠心性体性運動神経線維を介して茎突咽頭筋を支配して嚥下に関与する。他にも，舌咽神経は舌後 1/3 の味覚，体性感覚と，鼓膜，中咽頭の体性感覚を司る。このように舌咽神経には幅広い役割があるため，脳幹内には複数の舌咽神経核が存在する。舌咽神経は迷走神経とともに咽頭神経叢を介して口腔咽頭粘膜に分布する。舌咽神経と迷走神経は咽頭反射，副神経は頸動脈洞反射に関与する。Eagle 症候群(茎状突起過

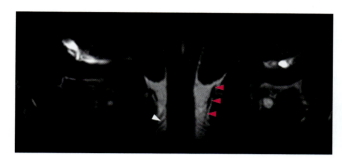

図 16.16 第XI脳神経(脊髄副神経) 大後頭孔のCISS冠状断像。副神経(CN XI)が上行して(赤矢頭)，頸静脈孔に伸びている。第1頸髄神経根が確認できる(白矢頭)。

長症)では，茎状突起の過長により舌咽神経が圧排されて，舌咽神経痛を起こして耳痛，頸部痛，嚥下痛を呈する。

16.3.10 第X脳神経：迷走神経(CN X)

迷走神経は延髄の側面から舌咽神経の直下より出て，頸静脈孔後部の静脈部 pars venosa から頭蓋外に出る(図 16.15)。迷走神経の副交感神経線維は頸部，胸部，腹部，骨盤のほぼ全領域に分布する。また，口蓋，咽頭，喉頭の運動を支配する他に，外耳道，鼓膜，後頭蓋窩硬膜の体性感覚，喉頭蓋の味覚を伝える役割がある。迷走神経の重要な分枝である反回神経は，頸静脈孔より頭蓋外に出て下行した後，右反回神経は右鎖骨下動脈を，左反回神経は大動脈弓を反回した後に上行して(心房正位 situs solitus，左大動脈弓の場合)，甲状腺と喉頭に分布する。縦隔腫瘍による圧排や，甲状腺・副甲状腺手術で反回神経が障害されると患側の声帯麻痺が起こる。

16.3.11 第XI脳神経：脊髄副神経(CN XI)

脊髄副神経は頸髄上部から起こり，脊柱管内を上行して大後頭孔を通って，頭蓋腔へ入った後に，舌咽神経，迷走神経とともに頸静脈孔後部の静脈部 pars venosa から頭蓋外に出る(図 16.16)。脊髄副神経は僧帽筋，胸鎖乳突筋を支配する。胸鎖乳突筋麻痺が起こると，頭部の健側への回旋が障害される。

16.3.12 第XII脳神経：舌下神経(CN XII)

舌下神経は延髄の前外側溝から出て，脳槽部を短く通り抜けた後，舌下神経管に入る(図 16.17)。舌下神経は同側の舌の動きを支配している。舌下神経麻痺では挺舌させたとき，患側に舌が偏位する。舌下神経の急性脱神経所見として患側の舌浮腫，慢性

脱神経所見として患側の舌脂肪変性がみられることがある。

16.4 病理(一般)

前述した疾患以外にも，脳神経障害と関連する疾患は数多く存在する。ライム病はスピロヘータの一種である *Borrelia burgdorferi* による感染症であり，脳槽部でさまざまな脳神経に平滑な増強効果を認め，脳神経麻痺の原因となる。他にも，Guillain-Barré 症候群の亜型である **Miller-Fisher 症候群** Miller-Fisher syndrome でも，脳神経に障害が起きることが知られている。画像のみならず，現病歴も聴取したうえでこれら疾患を鑑別する必要がある。脳神経の増強効果が滑らかではなく，肥厚もしくは結節状であった場合は，肉芽腫性病変(サルコイドーシスなど)や腫瘍など，他の鑑別疾患も考慮しなければならない。

NF2 で前庭神経鞘腫が合併することは知られているが，前庭神経鞘腫が単独で現れることは少なく，むしろ他の脳神経にも神経鞘腫を合併していることが多い。病理学的に覚えておく重要な点として，脳神経は脳幹もしくは脊髄から出てから，中枢性髄鞘(乏突起膠細胞)から末梢性髄鞘(Schwann 細胞)へ移行する。この移行部位は形態学的に Obersteiner-Redlich 帯と呼ばれている。神経鞘腫はこの移行部より中枢側には発生しない。内耳神経の Obersteiner-Redlich 帯は脳神経の中でも中枢神経から最も離れて位置するため(一般的に 10 mm 以上)，前庭神経鞘腫は常に内耳道に及び，小脳橋角部のみに現れることはない。

脳出血の理由の如何に関わらず〔外傷，上衣下胚層出血(GMH)，動脈瘤，血管奇形，手術後など〕，

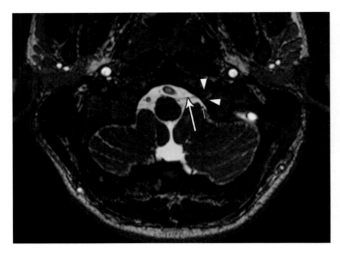

図 16.17 第XII脳神経（舌下神経） 延髄の CISS 横断像。左舌下神経（CN XII，白矢印）が脳槽を通過して，舌下神経管（白矢頭）に向かっている。脊髄副神経（CN XI，赤矢頭）が大後頭孔を上行している。

脳槽部や内耳道など脳神経が走行する通路にヘモジデリン沈着が起きると，脳表ヘモジデローシスとなり，非特異的な脳神経障害が生じる原因となる。磁化率強調画像（SWI）で最も鮮明に観察することができる（図 5.12e）。

16.5　さらに学習したい方のための参考資料

[1] Chandra T, Maheshwari M, Kelly TG et al. Imaging of pediatric skull base lesions. Neurographics 2015；5(2)：72-84
[2] Razek AA, Huang BY. Lesions of the petrous apex：Classification and findings at CT and MR imaging. Radiographics 2012；32(1)：151-173

文献

[1] Blitz AM, Choudhri AF, Chonka ZD et al. Anatomic considerations, nomenclature, and advanced cross-sectional imaging techniques for visualization of the cranial nerve segments by MR imaging. Neuroimaging Clin N Am 2014；24(1)：1-15
[2] Blitz AM, Macedo LL, Chonka ZD et al. High-resolution CISS MR imaging with and without contrast for evaluation of the upper cranial nerves：Segmental anatomy and selected pathologic conditions of the cisternal through extraforaminal segments. Neuroimaging Clin N Am 2014；24(1)：17-34
[3] Soldatos T, Batra K, Blitz AM, Chhabra A. Lower cranial nerves. Neuroimaging Clin N Am 2014；24(1)：35-47
[4] Choudhri AF, Parmar HA, Morales RE, Gandhi D. Lesions of the skull base：Imaging for diagnosis and treatment. Otolaryngol Clin North Am 2012；45(6)：1385-1404
[5] Som PM, Naidich TP. Development of the skull base and calvarium：An overview of the progression from mesenchyme to chondrification to ossification. Neurographics 2013；34：169-184
[6] Som PM, Naidich TP. Illustrated review of the embryology and development of the facial region, Part 1：Early face and lateral nasal cavities. AJNR Am J Neuroradiol 2013；34(12)：2233-2240
[7] Som PM, Naidich TP. Illustrated review of the embryology and development of the facial region, Part 2：Late development of the fetal face and changes in the face from the newborn to adulthood. AJNR Am J Neuroradiol 2014；35(1)：10-18
[8] Som PM, Streit A, Naidich TP. Illustrated review of the embryology and development of the facial region, Part 3：An overview of the molecular interactions responsible for facial development. AJNR Am J Neuroradiol 2014；35(2)：223-229

Part 3

頭頸部画像

17	頸部軟部組織	179
18	頭蓋顔面異常	188
19	頭頸部の血管異常	194
20	副鼻腔	199
21	眼窩	206
22	側頭骨	216
23	口腔	225

17 頸部軟部組織
Neck Soft Tissue

17.1　はじめに

　頸部軟部組織の画像は難しいと思われがちで，どうしても及び腰になってしまうが，小児では無数の先天性・後天性頸部疾患があり，その評価には画像診断が欠かせない。小児の頸部軟部組織の解剖，疾患の病態生理，臨床経過や治療をきちんと理解することで，この領域の画像も系統的に読影できるようになるだろう。

17.2　解剖

　頸部軟部組織画像の読影に不安を感じる理由の多くは，頸部の解剖にまだ慣れていないからだろう。さまざまな頸部画像を通して頸部の正常解剖をまず理解することが，頸部読影の不安を取り除く第1歩である。頸部をわかりやすく読影するために，頸部を支える筋肉をもとに，系統だって各区域に分類する方法（外科的アプローチ，もしくは頸部と他部との解剖学的な関連による区域分類など）が知られている。頭頸部の解剖を詳述するとそれだけで1冊の教科書になりかねない（というか，すでに出版されている）ため，本章では小児画像に関連した頭頸部の解剖を必要最小限にまとめてみたい（図17.1）。

　本書の読者である皆さんも，頸部が組織の境界や筋肉をもとにして，前頸三角，後頸三角に分けられるのを教科書でみたことがあるだろう。**前頸三角**は頸部正中，胸鎖乳突筋前縁，下顎骨に囲まれた区域を指す。対して，**後頸三角**は胸鎖乳突筋後縁，僧帽筋前縁，鎖骨に囲まれた区域を指す。さらに，深頸筋，特に顎二腹筋と肩甲舌骨筋により，前頸三角はオトガイ下三角，顎下三角，頸動脈三角，筋三角に，後頸三角は後頭三角，鎖骨上三角に細分される。この分類は一見理解しやすいが，それぞれの三角が異

なる高さや深さに位置するため，断層画像の読影にはあまり役に立たない。**筋膜面** fascial planes をもとにして組織や臓器を解剖学的に区分するほうが，頸部を表面から深部まで断層画像で評価する際にはよりわかりやすい。

17.3　筋膜面

　頸部の皮下組織（浅筋膜）には結合組織，神経，血管が存在する。頭頸部は他部位とは異なり，皮下組織に筋肉（表情筋と広頸筋）が含まれる。浅筋膜の奥に，特定の頸部筋群を包み込む深筋膜である被覆筋膜が存在する。被覆筋膜は顎下腺，胸鎖乳突筋，僧帽筋を完全に包み込み，耳下腺咬筋筋膜と連続する。被覆筋膜のさらに奥には頸動脈鞘があり，頸動脈，頸静脈，迷走神経を包んでいる。頸動脈鞘のさらに中央奥に進むと，気管前筋膜があり，気管，食道，甲状腺を包んでいる。その後部には，椎前筋膜があり，椎骨と傍脊柱筋群を包んでいる。気管前筋膜と椎前筋膜の間のスペースは，口腔から縦隔へ感染が波及する際の通路となるので重要である（第23章参照）。

　頸部疾患に応じて，筋膜面，前頸・後頸三角，もしくは特定の解剖構造（頸動脈分岐など）をそれぞれ使い分け，病状を描出するのは当然といえる。放射線科医であれば頸部軟部組織の読影の際に，これらの解剖学的用語を上手に利用して，病変部のありかを相手に伝えるようにしたい。

17.4　先天性頸部疾患

　小児の先天性頸部疾患で知っておくべき疾患の代表に，頭頸部を形成する原器である**鰓器官** branchial apparatus に由来する嚢胞がある。この先天性嚢胞は実際の臨床で出会う機会よりも，試験で目にする機会のほうが多いかもしれない。鰓器官由来の組織は頭側から順に番号がつけられており，第1鰓弓～第6鰓弓に分けられる（**表 17.1**）。解剖学用語にうるさい方のなかには，「鰓（branchial）」の代わりに「咽頭（pharyngeal）」を使う方もいるだろう。この両用語は本質的に互換性があり，「鰓」のほうが臨床的にも学術的にも目にする機会が多い。そのため，本書では鰓に統一している。

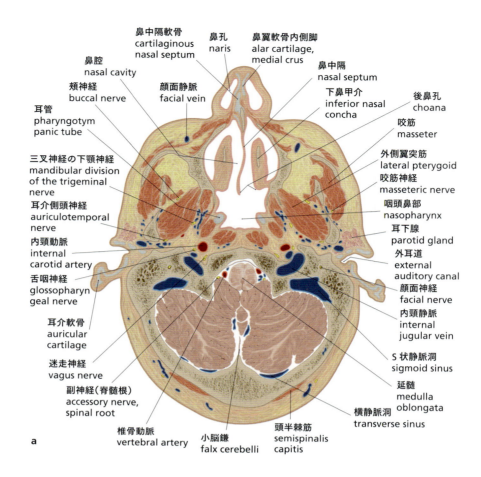

表 17.1　鰓器官由来の組織

鰓器官	筋肉	神経	血管	骨軟部組織
第1鰓弓（下顎弓）	咀嚼筋，顎二腹筋前腹，顎舌骨筋，鼓膜張筋，口蓋帆張筋	三叉神経（CN V）	顎動脈	上顎骨，下顎骨，頬骨，キヌタ骨，ツチ骨
第2鰓弓（舌骨弓）	表情筋	顔面神経（CN VII）	アブミ骨動脈，舌骨動脈	アブミ骨，茎状突起（一部）
第3鰓弓	茎突咽頭筋	舌咽神経（CN IX）	総頸動脈，内頸動脈	茎状突起（一部），胸腺，下副甲状腺
第4鰓弓	輪状甲状筋，軟口蓋筋（口蓋帆張筋を除く）	迷走神経（CN X）	鎖骨下動脈（右），大動脈弓（左）	上副甲状腺，甲状軟骨
第6鰓弓	喉頭筋（輪状甲状筋を除く）	迷走神経（CN X），反回神経	肺動脈，動脈管（左）	輪状軟骨，披裂軟骨

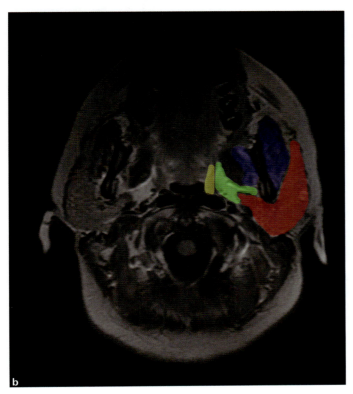

図 17.1 （a）上咽頭のイラスト。（b）同レベルの造影 T1 強調横断像（角度は若干異なる）。副咽頭間隙（緑色），咽頭粘膜間隙（黄色），耳下腺間隙（赤色），咀嚼筋間隙（紫色），咽後間隙（灰色）をそれぞれ示す。（a）は THIEME Atlas of Anatomy, Head and Neuroanatomy, © Thieme 2010 より。
イラスト：Marcus Voll

　6つの鰓弓のうち，最初の第1〜第4鰓弓では**先天性鰓嚢胞** congenital branchial cyst が発生することがある。これらは胎生期の**鰓裂** branchial cleft が遺残したために起こる嚢胞であり，通常は瘻管が存在する［訳注：そのために**鰓裂嚢胞** branchial cleft cyst と呼ばれることもある。なお，鰓弓嚢胞と訳されている書籍もあるが，鰓嚢胞は鰓弓そのものには由来していないので，鰓弓嚢胞は正しい表現ではない］。第1・2鰓嚢胞では皮膚表面に，第3・4鰓嚢胞では気道や消化管の粘膜に瘻孔がつながっている。先天性嚢胞が存在すると，瘻孔はほぼ消失して皮膚表面にわずかな小さな穴として痕跡を残すだけのこともあれば，嚢胞と完全につながっていることもあり，瘻孔の程度はさまざまである。鰓嚢胞は周囲組織を圧排したり，触れてわかるか，みただけでもわかるほどに腫大したり，感染を合併したりするとその存在に気づかされる。腫れた直後では，化膿したリンパ節か，軟部組織の膿瘍か，感染した鰓嚢胞かをすぐに識別することは困難である。感染を起こした鰓嚢胞は膿瘍のようにみえる。しかし，感染した鰓嚢胞は，壊死リンパ節の膿瘍に比べると，形状が丸くて境界線が明瞭である。通常は治療を開始した後に感染が治癒したかを画像でフォローアップするのが一般的である。

　第1鰓嚢胞（第1鰓裂嚢胞）は発生学的に外耳道と関連がある。瘻孔は外耳道に伸びることもあれば（第1鰓嚢胞A型），**耳前瘻孔** preauricular pit となって現れることもある（第1鰓嚢胞B型）。瘻孔は耳下腺内に及ぶこともある。

　第2鰓嚢胞は下顎骨角あたりの上頸部に皮膚瘻孔を合併するが，その瘻孔の位置はかなりばらつきがある。第2鰓嚢胞はその発生部位からさらにⅠ〜

181

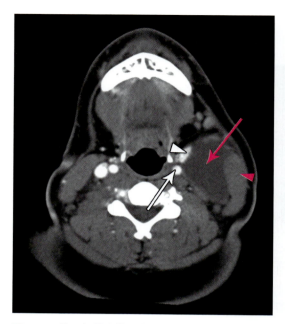

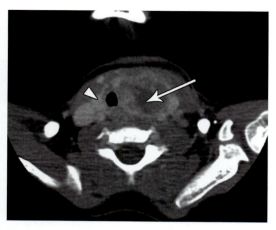

図17.3　甲状腺膿瘍　3歳男児の頸部造影CT横断像。甲状腺左葉に液体貯留（白矢印）が存在して、その周囲に不均一な増強効果を認める。甲状腺膿瘍の所見である。甲状腺右葉は正常である（白矢頭）。このように、甲状腺左葉に膿瘍を認めた場合は、第3・4鰓裂囊胞の存在を疑い、左梨状窩に通じる瘻孔を検索しなければならない。

図17.2　第2鰓囊胞（第2鰓裂囊胞）　17歳女児の頸部造影CT横断像。境界明瞭で増強効果がない低吸収域を呈する囊胞性病変（赤矢印）が、胸鎖乳突筋（赤矢頭）より深く、内頸静脈（白矢頭）と総頸動脈（白矢印）より浅い部位に存在する。第2鰓囊胞B型に一致する所見である。

Ⅳ型の4つのサブタイプ（Bailey分類）に分けられるのが一般的だが、著者はA～D型と呼んでいる。そうすることで、第2鰓囊胞Ⅰ型を意味するつもりが、間違って第1鰓囊胞Ⅱ型と入れかえて読んでしまうことを防ぐことができ、代わりに鰓囊胞2A型、鰓囊胞1B型と呼ぶほうがわかりやすいと感じられる。第2鰓囊胞は鰓囊胞で最も多く、鰓囊胞のほぼ95％を占めるので、これらの分類とその内容に精通しておくことが望ましい。

第2鰓囊胞（第2鰓裂囊胞）は皮膚からの深さ、外側からの距離によって4つのサブタイプ（ここではⅠ～Ⅳ型の代わりに、A～D型と表記する）に分けられる。A型が最も表面で、D型が最も深くに位置する（図17.2）。A型は広頸筋の後方、胸鎖乳突筋の前方に位置する。B型が最も多く、内頸動脈と内頸静脈の2つに接している。C型は内頸動脈と外頸動脈の間に位置する。D型は内頸動脈と外頸動脈より内側にあり、咽頭壁に接する。

鰓囊胞に類似する頸部囊胞性疾患、特に囊胞状リンパ節転移を除外診断することはきわめて重要である。リンパ節転移は小児期にはまれだが、特に甲状

腺乳頭癌やヒトパピローマウイルス（HPV）関連の頭頸部腫瘍の青年期から中年期の患者にみられることがある。それゆえ、小児期から囊胞の存在が確認されていない限り、青年期以降の患者に鰓囊胞と安易に診断するのは慎むべきである。10代半ば～後半の患者に頸部囊胞性疾患を見つけた場合は、鰓囊胞に鑑別を絞らず、他の鑑別疾患も考慮する必要がある。

第4鰓囊胞（第4鰓裂囊胞）は甲状腺上部に発生して、瘻孔が左梨状窩に通じている。第4鰓囊胞はまれではあるが、臨床的には甲状腺の左上葉の膿瘍（急性化膿性甲状腺炎）として発症することが多い（図17.3）。第4鰓囊胞を疑った場合、耳鼻咽喉科医に直接喉頭鏡を依頼するか、バリウムを用いた咽頭透視により、梨状窩瘻を確認することが確定診断に必要である。最近では、この囊胞は実際には第4鰓器官に由来するのではなくて、第3鰓器官に由来するという説もある。

さらに、鰓器官と関係のない3つの先天性頸部囊胞についても説明したい。まず1つ目は**重複囊胞 duplication cyst**である。重複囊胞は消化管もしくは気道組織に由来した囊胞であるが、組織学的検査で囊胞の上皮層を確認しない限り、どちらに由来したかを鑑別するのは困難である。正確な組織学的由来がはっきりしないときは、ひとまとめに**上部**

気道消化管重複嚢胞 upper aerodigestive duplication cyst と呼ぶこともある。重複嚢胞は食道，咽頭，気管・気管支に隣接して発生する。無症状で偶然発見されるか，感染して膿瘍を起こしてから気づかれる。嚢胞が気道もしくは消化管と交通がある場合は，その瘻孔を通じて感染を惹起する場合がある。

2つ目は甲状舌管に関連した嚢胞である。甲状舌管とは，甲状腺が胎生期に舌後底部の舌盲孔から頸部前面正中部を通り，舌骨を経て，通常の位置に下降する際の経路である。この経路のどこかに嚢胞状の遺残物が残ったものを**甲状舌管嚢胞** cyst of the thyroglossal duct（正中頸嚢胞）という（図 17.4）。舌骨より上部に嚢胞ができた場合は常に正中部に発生するが，舌骨より下部にできた場合は正中部から外れることがある。甲状舌管嚢胞を疑った場合は，甲状腺の形態評価と併せて，**異所性甲状腺**の有無を確認しなければならない。もしも甲状舌管嚢胞の内部に甲状腺組織があり，本来あるべき位置に甲状腺がない場合，嚢胞を摘出すると甲状腺機能低下症が生涯続くことになる。^{99m}Tc-sestamibi（MIBI）を用いた核医学で甲状腺組織の位置を確認することができる。甲状舌管嚢胞を摘出する際には，再発を防ぐために甲状舌管すべてを取り除き，かつ舌骨の中央部1/3を切除する必要がある。この手技をSistrunk法と呼ぶ。

3つ目は**先天性胸腺嚢胞** congenital thymic cyst

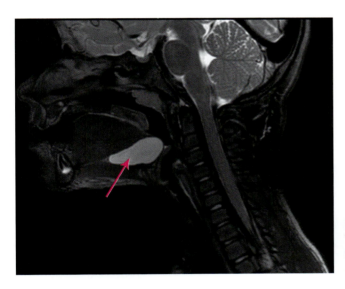

図 17.4 甲状舌管嚢胞 5歳女児の脂肪抑制T2強調矢状断像。境界明瞭な大きな嚢胞性病変を舌後根部に認める。甲状舌管嚢胞の所見である。

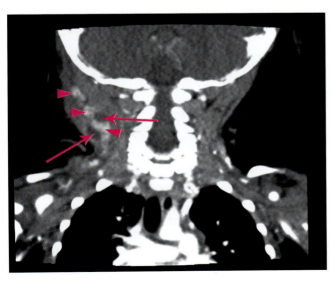

図 17.5 化膿性リンパ節炎 4か月女児の造影CT冠状断像。右頸部に増強効果を伴う多数のリンパ節（赤矢頭）と低吸収域を呈する化膿性リンパ節を2つ（赤矢印）認める。この時点ではまだ膿瘍までは至っていない。

で，下部頸部に発生する。ほとんどが無症状だが，感染を契機に見つかることがある。この部位の先天性胸腺嚢胞はほとんどが単房性で，嚢胞壁に沿って胸腺組織を認める。多房性で感染徴候がない場合には，血管組織を由来としたリンパ奇形（リンパ管腫もしくは嚢胞性ヒグローマ）や静脈奇形（以前は海綿状血管腫と呼ばれていた）が鑑別に挙がる。これらについては第19章で後述する。

17.5 後天性頸部疾患

頸部疾患に遭遇した際に，先天性疾患を鑑別に挙げ，外科的治療の適応やさらなる精密検査について考えを巡らせることは重要ではあるが，実は小児領域で最も多い頸部疾患は感染症である。後天性頸部疾患には他に外傷もあるが，ここでは感染性疾患に焦点を当てたい。

小児の頸部感染性疾患で最も多いのは**反応性リンパ節腫大** reactive lymphadenopathy であろう。反応性リンパ節のサイズ測定は主に成人の頭頸部腫瘍の経験に基づいて行われているが，小児科の臨床でリンパ節のサイズ測定そのものが治療に大きな影響を与えることはあまりない。加えて，頭頸部のリンパ節のサイズをいろいろ測定しても，それは腫瘍の病期（ステージング）や治療計画の立案から派生したものであって，感染性疾患の治療や診断にはそれほど貢献しないことが多い。

感染性リンパ節は時に化膿性変化をきたし（図17.5），比較的丸みを帯び，CTで中心部が低吸収域を呈するようになる。この段階ではまだ膿瘍にはなっておらず，**化膿性リンパ節炎** suppurative lymph adenitis といえる。さらに感染が進むと，リンパ節周囲まで炎症が波及し，**蜂窩織炎** phlegmon となる（図17.6）。蜂窩織炎の段階では画像で境界ははっきりせず，液体貯留の存在はないか，あってもごくわずかでドレナージはできない。炎症組織に不均一な増強効果はあっても，液体周囲には膿瘍のような明らかな増強効果は認めない。蜂窩織炎がさらに進行し，液体貯留が明らかとなった時点で初めて膿瘍と診断できるようになる。膿瘍であれば，穿刺吸引もしくはドレナージチューブ留置により，膿瘍の排出や炎症組織のサイズの減少が可能なので，蜂窩織炎と膿瘍の鑑別を行うことは重要である。蜂窩織炎や膿瘍の進行度に関わらず，感染巣は周囲組織に大きな影響を与える場合がある。例を挙げると，頸部感染が内頸静脈を部分的に（もしくは

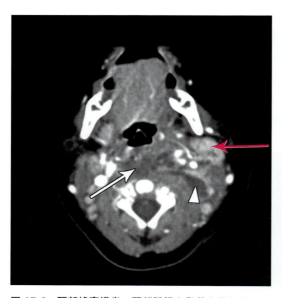

図17.6　頸部蜂窩織炎　頸部腫脹と発熱を呈した5か月男児の造影CT横断像。咽後間隙（白矢印）が低吸収域を呈する液体貯留のために厚くなり，炎症が深部軟部組織（白矢頭）まで伸展して，その周囲には不均一な増強効果を認める。明瞭な膿瘍壁がまだ存在していないので，この段階では膿瘍ではなく，蜂窩織炎と診断した。炎症の波及により，左顎下腺が腫脹していることも気づいてほしい（赤矢印）。

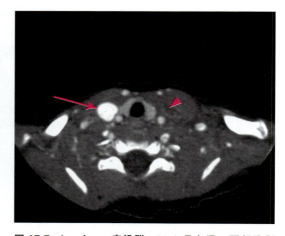

図17.7　Lemierre症候群　11か月女児の頸部造影CT横断像。右内頸静脈（赤矢印）の内腔が正常に造影されているのに対して，左内頸静脈（赤矢頭）の内腔には増強効果を認めない。左内頸静脈の敗血症性血栓静脈炎，もしくはLemierre症候群の所見である。

完全に）圧排すると，**敗血症性血栓静脈炎** septic thrombophlebitis を引き起こす。その際に，口咽頭部の嫌気性菌である壊死桿菌 *Fusobacterium necrophorum* が血行感染を起こし，**敗血症性肺塞栓症** septic pulmonary embolism（図17.7）につながることがある。このように，嫌気性菌による口咽頭部感染症が内頸静脈血栓症を引き起こした結果，全身性の敗血症性塞栓症を合併する疾患群を **Lemierre 症候群** Lemierre's syndrome と呼ぶ。さらに，頸動脈やその分枝に炎症が及ぶと血管攣縮も合併する。

咽頭後壁が腫脹すると気管を圧排する。側面単純 X 線写真が最初に気づくきっかけとなる場合があり，なぜ咽頭後隙が腫脹しているのか，その理由を判断することが重要である。側面単純 X 線写真を吸気時，嚥下時に撮影した場合や，軟部組織が非対称である場合は，単純 X 線写真で咽頭後隙が拡大してみえることがあるが，その場合でも **咽後膿瘍** retropharyngeal abscess を除外診断することをまず優先したい。咽後膿瘍が確定された場合には，頸椎を骨条件で撮影し，頸椎骨髄炎，椎間板狭窄，椎間板炎の有無を確認する必要がある。硬膜外膿瘍も合併する例がある（第25章参照）。咽後膿瘍も他の膿瘍と同様に，膿瘍縁に増強効果を認め，内部は低濃度となる。咽頭後壁に増強効果が乏しい液体貯留が存在する場合は，浮腫や組織の炎症を表しており，膿瘍の前段階である。

唾液腺周囲の軟部組織に感染が波及すると，続発性に **唾液腺炎** sialadenitis を起こすことがある（図17.6）。中耳炎の頭蓋外合併症である Bezold 膿瘍は，乳様突起から骨瘻孔を経て胸鎖乳突筋に膿瘍をきたす病態である。中耳炎，乳様突起炎，胸鎖乳突筋膿瘍のいずれの疾患も治療が必要となる。

副咽頭間隙 parapharyngeal space は茎状突起とその付着筋群により，前区（茎突前区）と後区（茎突後区）とに分けられる。副咽頭間隙後区に膿瘍ができると治療は困難を極める。外科的に直接アプローチしようとすると耳下腺が邪魔になり（顔面神経を含む），口腔内部からはアプローチできない。副咽頭間隙の下方からアプローチは可能だが，主要な血管や神経が存在するため，術式は複雑となる。CT ガイド下ドレナージも治療の選択肢として考慮する。副咽頭間隙膿瘍は時に "扁桃周囲 peritonsillar" 膿瘍と表現されることがあるが，必ずしも解剖学的に正しいとは限らないため，使用を避けたほうが無難である。口蓋扁桃の感染性疾患については第23章で後述する。

17.6 頸部線維腫症 fibromatosis colli

乳児の頸部疾患で遭遇する頻度が高い疾患に **斜頸** torticollis がある。胸鎖乳突筋の非感染性炎症性線維腫が原因と考えられている。この疾患の画像検査は超音波が最もふさわしい。斜頸の超音波では胸鎖乳突筋に肥厚を認めても，境界明瞭な腫瘤は存在しない点に特徴がある（図17.8）。斜頸では頭部が患側に傾き，顔面が健側へと回旋する。臨床的に斜頸

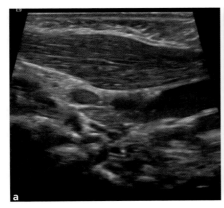 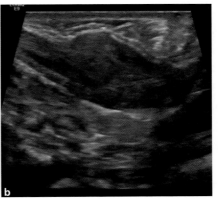

図17.8　頸部線維腫症　頸部超音波の矢状断像。(**a**)右胸鎖乳突筋。(**b**)左胸鎖乳突筋。右胸鎖乳突筋は正常であるのに対して，左胸鎖乳突筋は腫大して不整な内部エコーを示している。

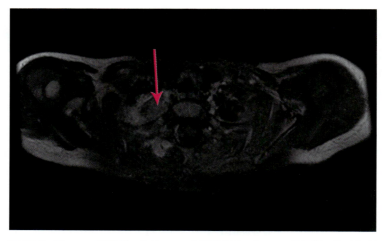

図 17.9　Horner 症候群　右 Horner 症候群を呈した 16 か月男児の脂肪抑制造影 T1 強調横断像（頸部）。右肺尖部に腫瘍（赤矢印）が存在する。後に神経鞘腫と確定された。Horner 症候群は脳、頸椎、頸部、胸部（大動脈弓より上部）のいずれの病変でも起こるため、これらすべての部位を撮影する必要がある。

として矛盾せず、超音波で典型的な所見を認めた場合、他の画像検査を追加する必要はない。

17.7　甲状腺

正常甲状腺は頸部前面に位置して、右葉と左葉は中央の峡部を通じてつながっている。甲状腺はヨードを含有しているため、非造影 CT 画像で高吸収域となる。甲状腺が通常の位置に存在せず、舌後底部から甲状舌管の経路のどこかに存在する**異所性甲状腺** ectopic thyroid の患者では、^{99m}Tc-sestamibi（MIBI）を用いた核医学で甲状腺組織の位置を同定できる。超音波、CT、MRI で甲状腺が通常の位置にあり、形態が正常であれば、異所性甲状腺の可能性は低いため、核医学は必要ない。成人では甲状腺に小囊胞や小結節を認めることは珍しくないが、小児ではまれである。小児で甲状腺に局所性病変を認めた場合は、甲状腺機能の血液検査と超音波による甲状腺の画像検査が勧められる。小児でも甲状腺機能亢進症や低下症（橋本病）が存在するが、その臨床症状と画像所見は成人と同様である。

17.8　腫瘍性病変

生後 1 年以内では**(乳児)毛細血管腫**を除き、頸

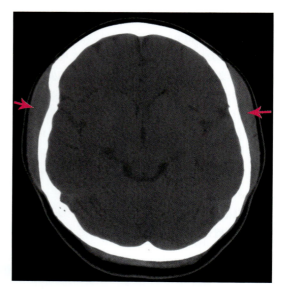

図 17.10　歯ぎしり　頭痛を訴える 16 歳女児の頭部 CT 横断像。両側の咬筋が肥大している（赤矢印）。歯ぎしりによる筋肥大である。

部の腫瘍性病変はまれである（第 19 章参照）。ただし、頸部の腫瘍性病変で気をつけたいものに神経芽細胞腫の頸部転移がある。CT で石灰化がしばしば存在して、拡散強調画像（DWI）で低信号を呈する。**横紋筋肉腫様腫瘍** rhabdoid tumor と**肉腫** sarcoma も頸部腫瘍性病変の鑑別となり、さまざまな画像所見を呈する。

17.9 Horner 症候群

Horner 症候群 Horner syndrome は眼瞼下垂，縮瞳，発汗低下を三徴とする疾患であり，交感神経路の障害によって生じる。上瞼板筋（別名 Muller 筋）が障害されて患側の眼瞼下垂が起こり，瞳孔拡張筋が障害されて患側の縮瞳が起こる。片側の縮瞳により，左右で瞳孔不同となる。また，発汗低下が顔面の患側にみられる。節前交感神経線維は脳幹から出て上部頸髄に下行した後，神経節でシナプスを形成し，節後線維として頸動脈を上行する。深錐体神経の一部は大浅錐体神経〔顔面神経（CN Ⅶ）からの節前副交感神経〕と合流して翼突管神経となり，翼口蓋神経節へ入り，上行して下眼窩裂を経て眼窩に至る。他にも頸動脈から海綿静脈洞を経て，上眼窩裂から眼窩に至る神経路もある。これらの交感神経路のいずれが障害されても Horner 症候群が起こるため，脳，頸椎，頸部，胸部（大動脈弓より上部）すべての部位を撮影する必要がある（補足資料の「MRI プロトコール」参照）（図 17.9）。

他にも眼瞼下垂の鑑別疾患として動眼神経（CN Ⅲ）障害がある。動眼神経が支配する上眼瞼挙筋，瞳孔括約筋が障害されると，それぞれ眼瞼下垂，散瞳を生じる。加えて，動眼神経が障害されると，典型的には眼位異常を呈する（外側下方に偏位して散瞳 "down, out, and dilated"）。動眼神経の副交感神経線維は瞳孔括約筋を介して縮瞳を司るが，交感神経線維は眼球機能には直接は関与していない。

17.10 その他

歯ぎしり bruxism がひどいと，側頭筋や咬筋の肥大が画像に現れることがある（図 17.10）。側頭筋や咬筋の肥大は頭痛とも関連する。また，歯ぎしりは下顎頭と関節円板の変性や顎関節症を起こす原因となる。

17.11 さらに学習したい方のための参考資料

[1] LaPlante JK, Pierson NS, Hedlund GL. Common pediatric head and neck congenital/developmental anomalies. Radiol Clin North Am2015；53（1）：181-196

[2] Hegde SV, Armstrong LK, Ramakrishnaiah RH, Shah CC. A space-based approach to pediatric face and neck infections. Neurographics 2014；4(1)：43-52

[3] Warshafsky D, Goldenberg D, Kanekar SG. Imaging anatomy of deep neck spaces. Otolaryngol Clin North Am 2012；45(6)：1203-1221

[4] Kanekar SG, Mannion K, Zacharia T, Showalter M. Parotid space：Anatomic imaging. Otolaryngol Clin North Am 2012；45(6)：1253-1272

[5] Gamss C, Gupta A, Chazen JL, Phillips CD. Imaging evaluation of the suprahyoid neck. Radiol Clin North Am 2015；53(1)：133-144

[6] Johnson JM, Moonis G, Green GE, Carmody R, Burbank HN. Syndromes of the first and second branchial arches, Part 1：Embryology and characteristic defects. AJNR Am J Neuroradiol 2011；32(1)：14-19

[7] Johnson JM, Moonis G, Green GE, Carmody R, Burbank HN. Syndromes of the first and second branchial arches, Part 2：Syndromes. AJNR Am J Neuroradiol 2011；32(2)：230-237

[8] Ludwig BJ, Foster BR, Saito N, Nadgir RN, Castro-Aragon I, Sakai O. Diagnostic imaging in nontraumatic pediatric head and neck emergencies. Radiographics 2010；30(3)：781-799

[9] Meuwly J-Y, Lepori D, Theumann N et al. Multimodality imaging evaluation of the pediatric neck：Techniques and spectrum of findings. Radiographics 2005；25(4)：931-948

[10] Tumu AY, Chandra T, Maheshwari M, Kelly TG, Segall HD. Imaging of pediatric aerodigestive tract disorders. Neurographics 2014；4(1)：33-42

18 頭蓋顔面異常
Craniofacial Abnormalities

18.1　はじめに

　先天性もしくは後天性頭蓋顔面異常症は，解剖が複雑であり，臨床所見や画像所見が重複するために鑑別疾患に富み，とても悩ましい疾患である。しかし，頭蓋顔面異常症のなかには，画像所見が身体所見や遺伝子検査に並んで診断を確定する重要なきっかけとなるものもある。

18.2　解剖

　頭蓋顔面の発生学を学ぶことは解剖を理解するうえで必ずしも必要ではないが，頭蓋顔面に形態異常が起こった背景を理解するのに有益である。例えば，胎生4～6週の間に内側鼻隆起とその両側の上顎隆起が癒合して上唇ができるが，この癒合が障害されると口唇裂となる。他にも発生学と頭蓋顔面異常が関連する代表的な疾患として，第17章で前述した鰓嚢胞（鰓裂嚢胞）がある。本書では頭蓋顔面の発生学については深くは掘り下げないが，必要であれば章末にまとめた文献を参考にしてほしい。

　胎生期から出生後を通じて人体の頭蓋顔面は形成される。以下，本章では主に頭蓋顔面の骨解剖を中心に言及する。

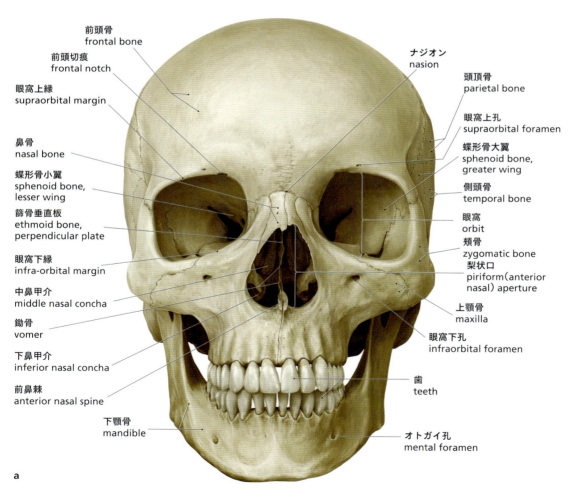

図 18.1　（a, b）顔面骨　顔面と眼窩を形成する骨群のイラスト。Atlas of Anatomy, © Thieme 2012 より。イラスト：Karl Wesker（続く）

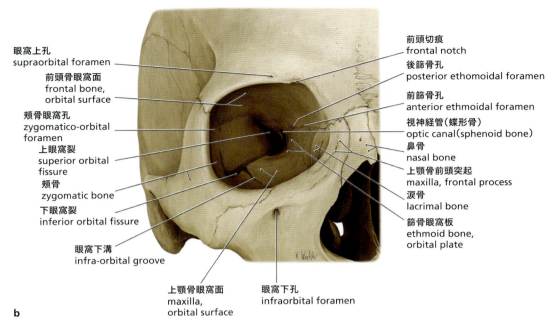

図 18.1（続き）（a, b）顔面骨　顔面と眼窩を形成する骨群のイラスト。Atlas of Anatomy, © Thieme 2012 より。イラスト：Karl Wesker

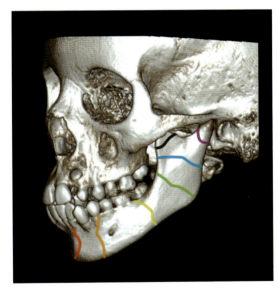

図 18.2　下顎骨骨折が起きる主な部位　さまざまな下顎骨骨折を示す三次元再構築画像（3D）。オトガイ結合部（赤），傍オトガイ結合部（橙），下顎体部（黄），下顎角（緑），下顎枝（青），関節突起（紫），筋突起（黒）に分けられる。

顔面の主要な骨に下顎骨と上顎骨がある（図18.1a）。眼窩は上顎骨，前頭骨，頬骨，蝶形骨，涙骨，口蓋骨といった複数の骨からなる（図18.1b）。鼻は上顎骨，鼻骨，鼻中隔（鋤骨，篩骨），軟骨からなる。前頭部は主に前頭骨と後頭鱗からなる。頬部の主要な骨は頬骨で，上顎骨，側頭骨，前頭骨，蝶形骨と固く連結している。頭蓋は頭頂部（頭蓋冠）を構成する扁平骨と頭蓋底を構成する骨群からなる。頭蓋骨，眼窩，口腔の解剖に関する詳細は，それぞれ第 15, 21, 23 章を参照してほしい。

18.3　顔面外傷

顔面外傷の特徴やその治療は小児と成人でも大きく違いはないが，小児のまだ成熟していない骨は成人の成熟した骨よりも読影が難しい。加えて，小児を対象に画像を撮影する場合は，放射線被曝を最小限にすることも重要である。

下顎骨骨折が単独で起きることは少ないため，下顎骨骨折を診た際には，他にも骨折が隠れていないか，顎関節損傷・脱臼が起きていないかを確認することが重要である（図 18.2）。下顎骨骨折は脊椎骨折に合併することもある。また，小児では若木骨折は四肢のみならず，顔面骨にも起こる。

顔面骨多発骨折で比較的起こりやすい骨折のパターンを Le Fort（ルフォー）骨折といい，形成外科医に説明する際に役に立つ。Le Fort 骨折のすべて

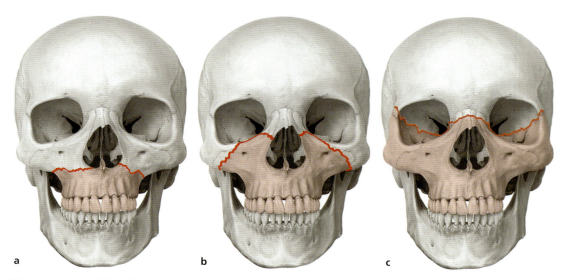

図 18.3 Le Fort 骨折分類 （**a**）Le Fort I 型骨折。上顎骨下部から翼状突起下部に達する横断骨折である。口蓋が頭蓋骨と離れてしまうため、浮遊口蓋 floating palate と呼ばれる。（**b**）Le Fort II 型骨折。鼻骨を横断して、上顎、眼窩下縁、翼状突起に至る錐体型骨折である。（**c**）Le Fort III 型骨折。篩骨を横断して頬骨弓、眼窩側壁、翼状突起に至る横断骨折である。顔面骨が頭蓋骨と離れてしまうため、浮遊顔面 floating face と呼ばれる。Atlas of Anatomy, © Thieme 2012 より。イラスト：Karl Wesker

の型が翼状突起骨折と関わっていることから、翼状突起を診る際には Le Fort 骨折の存在を疑い、並存する骨折を確認して、Le Fort 骨折を分類する必要がある。例えば、Le Fort I 型骨折は梨状口下部から後側方に上顎洞、頬骨上顎移行部を横切って翼状突起下部に至る。前面からみると、Le Fort I 型骨折は「口ひげ」のようにみえる。Le Fort II 型骨折は鼻翼をまたいで両側の眼窩に向かい、眼窩下縁から頬骨上顎移行部を経て翼状突起に至る。前面から見ると、Le Fort II 型骨折が鼻翼をまたぐ様子は、眼鏡の「ブリッジ（左右の眼鏡を結ぶ鼻にかかるパーツ）」のようである。Le Fort III 型骨折も鼻翼をまたいで両側の眼窩に向かうが、そのまま眼窩側壁から頬骨弓を経て翼状突起に至る。前面からみると、Le Fort III 型骨折は「眼鏡」のように広がるのがわかる（図 18.3）。

典型的には、Le Fort 骨折は両側性であるため、片側である場合は区別するために、"hemi-Le Fort（片側性の Le Fort 骨折）" という単語が使われることがある。まとめると、① Le Fort 骨折は I〜III 型のすべてにおいて、翼状突起の骨折を含む。② Le Fort I 型は梨状口下部、Le Fort II 型は眼窩下縁、Le Fort III 型は眼窩側壁、頬骨弓を含む点が、鑑別するうえで重要である[1]。

他にも顔面の骨折で重要なものに、頬骨上顎骨複合 zygomaticomaxillary complex（ZMC）骨折がある。骨折が眼窩下縁、眼窩側壁、頬骨弓に至るため、**三脚骨折** tripod fracture と呼ばれるが、これは実態とそぐわない名称である。なぜなら、この骨折は3か所にとどまらないからである。すでに前述したように、頬骨は4つの顔面骨（前頭骨、蝶形骨、側頭骨、上顎骨）と固く連結している。これらの部分に何らかの強い力が加わると、以下の縫合部のいずれにも骨折が起こる可能性がある。(1) 頬骨前頭縫合（眼窩側壁）、(2) 蝶頬骨縫合（眼窩底）、(3) 頬骨側頭縫合（頬骨弓）、(4) 頬骨上顎縫合（上顎洞、眼窩下縁）。この部位に骨折を認めた際は、これら4か所の縫合すべてに注意を払い、それぞれの縫合の変位の程度や縫合周囲の組織損傷についても確認する必要がある。

眼窩外傷（眼窩底骨折や眼窩内側壁骨折など）は第21章で後述する。

18.4 頭蓋顔面症候群

頭蓋顔面の発達が先天的に障害されると、骨や軟

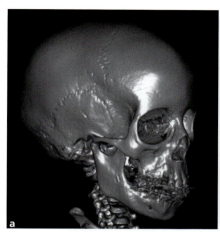 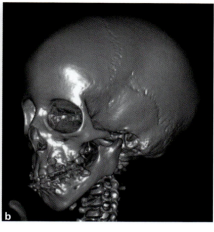

図 18.4　顔面片側萎縮症　三次元再構築画像（3D）。(**a**) 右前斜位撮影。(**b**) 左前斜位撮影。左下顎骨が右下顎骨に比べて低形成であることがわかる。

表 18.1　顔面片側萎縮症に対する OMENS 外科スコア[a]

眼窩（Orbit）	
O0	眼窩のサイズ，位置ともに正常
O1	眼窩のサイズが異常
O2	眼窩の位置が異常
O3	眼窩のサイズ，位置ともに異常

下顎骨（Mandible）	
M0	下顎骨が正常
M1	下顎骨，下顎窩が小さく，下顎枝が短い
M2	下顎枝が短く，変形を伴う
2A	下顎窩の位置が正常
2B	顎関節が下内側方に偏位して，下顎頭が前方に脱臼して著しく低形成である
M3	下顎枝，下顎窩，顎関節が完全に欠損している

耳（Ear）	
E0	耳が正常
E1	わずかな低形成を伴うが，すべての構造物が存在する
E2	外耳が欠損して，耳介の変形を伴う
E3	耳介が欠損して耳垂の位置異常を呈する。通常，耳垂の遺残物は前下方にみられる

顔面神経（Facial nerve）	
N0	顔面神経に障害なし
N1	上部顔面の顔面神経枝（側頭枝，頬骨枝）に障害あり
N2	下部顔面の顔面神経枝（頬筋枝，下顎縁枝もしくは頸枝）に障害あり
N3	すべての顔面神経枝に障害あり

軟部組織（Soft tissue）	
S0	軟部組織もしくは筋肉の欠損なし
S1	軽度の軟部組織もしくは筋肉の欠損が存在
S2	中等度の軟部組織もしくは筋肉の欠損が存在
S3	重度の軟部組織もしくは筋肉の欠損が存在

[a] OMENS：orbit, mandible, ear, nerve（CN Ⅶ），soft tissue
Vento AR, et al., The O.M.E.N.S classification of hemifacial microsomia, 1991, Cleft Palate Craniofac, J 28, p.68-76 より許可を得て掲載

部組織に特徴的な変化を呈する。**顔面片側萎縮症** hemifacial microsomia は，第1・第2鰓器官の発達障害に起因する顔面片側の低形成を特徴とする疾患群である。**Goldenhar 症候群** Goldenhar syndrome は脊椎奇形を伴う顔面片側萎縮症であり，下顎骨，上顎骨，眼窩，外耳，顔面軟部組織，顔面神経（CN Ⅶ）に異常を呈する（図 18.4）。内耳プラコード otic placode）（表層外胚葉の一部）から発生する内耳は，Goldenhar 症候群では正常に発達する。OMENS は，**頭蓋顔面症候群** craniofacial syndrome の異常部位の程度をスコア化したもので，orbit（眼窩），mandible（下顎骨），ear（耳），facial nerve（顔面神経），soft tissue（軟部組織）の頭文字からなる（表 18.1）。

Treacher-Collins 症候群 Treacher-Collins syndrome は下顎骨，頬骨の低形成に加えて，外耳と中耳の異常を伴う疾患である。伝音性難聴を伴い，口蓋裂を合併することも多い。Treacher-Collins 症候群では顔面神経は侵されず，顔面の変形がきわめて対称性である点が，両側性の顔面片側萎縮症との鑑別点となる。

Pierre Robin シークエンス Pierre Robin sequence（もしくは Robin シークエンス）は，口蓋裂，小顎症，舌根沈下などの奇形を伴う疾患である（図 18.5）。このシークエンスが生じる主原因は小顎症と考えられており，これによって舌根沈下が起こり，次いで硬口蓋の発達が妨げられる。発生学の観点から，下顎低形成などのある奇形が発端となり，そこから連続してさまざまな奇形が連なって生じること

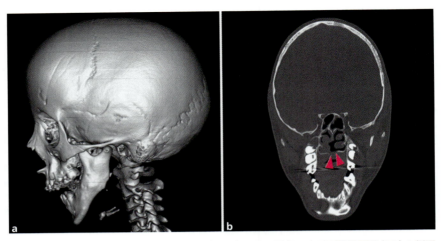

図 18.5　Pierre Robin シークエンス　(a)11 歳男児の頭部三次元再構築画像(3D)の側面像。下顎前突を伴う下顎骨低形成を認める。(b)CT 冠状断像(骨条件)。硬口蓋の中央に欠損部を認める(赤矢頭)。

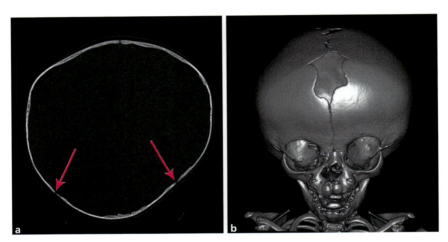

図 18.6　両側冠状縫合早期癒合症(bilateral coronal craniosynostosis)　(a)Crouzon 症候群と診断された 10 か月女児。頭部 CT 横断像。ラムダ縫合は両側ともにまだ離開しているが(赤矢印)、冠状縫合は癒合しており同定できない。(b)三次元再構築画像(3D)の正面像。冠状縫合の部位がわずかに隆起しており、すでに骨癒合しているのが観察できる。前頭縫合はまだ離開しており、大泉門も広く開いている。

をシークエンス sequence と呼ぶ。

　軟骨無形成症 achondroplasia では、顔面中部後退以外にも、前額部の突出、大後頭孔・頸静脈孔狭窄、腰部脊柱管狭窄症を呈する。

　近年、遺伝子検査の発達により、Pfeiffer 症候群、Apert 症候群、Crouzon 症候群(図 18.6)、軟骨無形成症など、**線維芽細胞増殖因子** fibroblast growth factor receptor(FGFR)と関連する多くの骨系統疾患の分類が進んできた。FGFR と関連する頭蓋顔面症候群を表 18.2 にまとめる。この表以外にも多くの頭蓋顔面症候群が存在するが、いずれの症候群においても診断過程で大切なのは、下顎骨・上顎骨・眼窩・側頭骨の画像所見に加えて、他の筋骨格系画像にも特徴的な所見がないかをきちんと確認することである。

　頭蓋顔面症候群では眼窩の位置に異常をきたすこともあり、両眼が近寄りすぎたり(眼球近接 hypotelorism)、両眼が離れすぎたり(眼間開離 hypertelorism)する例がある。大体の目安として、両眼窩の内壁間の距離が眼球の幅と同じであれば、一般

表 18.2 頭蓋顔面発達に影響を与える症候群

名称	所見	関連遺伝子
Pfeiffer 症候群	頭蓋縫合早期癒合症，指趾の発達異常	*FGFR1, FGFR2*
Apert 症候群	頭蓋顔面の発達障害（第1・2鰓器官）。尖頭合指症	*FGFR2*
Crouzon 症候群	頭蓋顔面の発達障害，口蓋裂。手足は正常	*FGFR2*
軟骨無形成症	長管骨の成長障害	*FGFR3*
Goldenhar 症候群	頭蓋顔面の発達障害（第1・2鰓器官）。軟口蓋，口唇，椎骨の異常。顔面片側萎縮症のサブタイプ	
Treacher-Collins 症候群	頭蓋顔面の発達障害。小顎症。外耳道閉鎖症。顔面神経（CN Ⅶ）は正常	*TCOF1*

的には正常といえる。しかし，眼窩間の距離は個人差も大きい。顔貌の特徴は画像単独で判断せずに，臨床的にまず評価すべきであり，画像にのみ頼りすぎてはいけない。

18.5 裂(cleft)

　数多くの**顔面裂** facial cleft の存在が知られている。最も多いのは**口唇裂** cleft lip と**口蓋裂** cleft palate であろう。口唇裂を伴わない片側口蓋裂は，何らかの遺伝症候群が背景に潜んでいることが示唆されるため，独立した疾患群と考えたほうがよい。口唇裂は片側性もしくは両側性に分けられ，さらに口唇裂が上顎骨の歯槽，上唇から鼻底まで達する完全口唇裂，達しない不完全口唇裂に分類される[2]。

　顔面の骨軟部組織に生じる裂を詳細に分類した Tessier 分類があるが，これらはまれな疾患であり，本章では割愛する。

18.6 さらに学習したい方のための参考資料

[1] Som PM, Naidich TP. Illustrated review of the embryology and development of the facial region, Part 1 : Early face and lateral nasal cavities. AJNR Am J Neuroradiol 2013 ; 34(12) : 2233-2240

[2] Som PM, Naidich TP. Illustrated review of the embryology and development of the facial region, Part 2 : Late development of the fetal face and changes in the face from the newborn to adulthood. AJNR Am J Neuroradiol 2014 ; 35(1) : 10-18

[3] Som PM, Streit A, Naidich TP. Illustrated review of the embryology and development of the facial region, Part 3 : An overview of the molecular interactions responsible for facial development. AJNR Am J Neuroradiol 2014 ; 35(2) : 223-229

[4] Johnson JM, Moonis G, Green GE, Carmody R, Burbank HN. Syndromes of the first and second branchial arches, Part 1 : Embryology and characteristic defects. AJNR Am J Neuroradiol 2011 ; 32(1) : 14-19

[5] Johnson JM, Moonis G, Green GE, Carmody R, Burbank HN. Syndromes of the first and second branchial arches, Part 2 : Syndromes. AJNR Am J Neuroradiol 2011 ; 32(2) : 230-237

[6] Alcalá-Galiano A, Arribas-García IJ, Martín-Pérez MA, Romance A, Montalvo-Moreno JJ, Juncos JMM. Pediatric facial fractures : Children are not just small adults. Radiographics 2008 ; 28 (2) : 441-461, quiz 618

[7] Winegar BA, Murillo H, Tantiwongkosi B. Spectrum of critical imaging findings in complex facial skeletal trauma. Radiographics 2013 ; 33(1) : 3-19

文献

[1] Rhea JT, Novelline RA. How to simplify the CT diagnosis of Le Fort fractures. AJR Am J Roentgenol 2005 ; 184(5) : 1700-1705

[2] Abramson ZR, Peacock ZS, Cohen HL, Choudhri AF. Radiology of cleft lip and palate : Imaging for the prenatal period and throughout life. Radiographics 2015 ; 35 : 2053-2063 Published online 10.1148/rg. 2015150050

19 頭頸部の血管異常
Vascular Abnormalities of the Head and Neck

19.1 はじめに

　頭頸部の血管奇形や血管腫瘍のなかには小児科臨床で遭遇するものが数多くあり，そうした疾患に精通しておくと臨床現場で役に立つ。このような血管奇形と血管腫瘍を表現するための専門用語はなじみが薄いために混乱を招きやすいが，発症年齢，画像の特徴，治療によって使い分けることがあるため，専門用語をきちんと理解することが望まれる。加えて，外傷や感染による合併症が頭頸部の主要な血管構造に重大な影響を与えることがあり，そうした画像所見を見逃さずに診断できなければならない。

19.2 解剖

　主要な頭頸部の血管は両側頸動脈と椎骨動脈である（図 19.1）。総頸動脈は頸部半ばで内頸動脈と外頸動脈に分岐する。内頸動脈は主に頭蓋内に，外頸動脈は主に顔面・頸部に走行する。椎骨動脈は主に頸髄から後頭蓋窩にかけて血流を供給して，脳幹，小脳にわたり，さらに視床や後頭葉にも循環する。

19.3 乳児血管腫

　頭頸部の血管奇形は小児期に診療することが多く，何らかの症状を呈して見つかることもあれば，無症状で偶然見つかることもある。血流のために膨隆して周囲組織を圧排したために発見されることもあれば，皮膚の色の変化で発見される例もある。しかし，小児期で多い頭頸部の血管奇形の大多数は小さな血管腫で，臨床的に診断できるため，画像検査が必要になることはほとんどない。

　毛細血管腫 capillary hemangioma は血管奇形に分類されることがあるが，発生学上はむしろ血管腫瘍である。それに対して，成人の眼窩などにみられる**海綿状血管腫** cavernous hemangioma は血管腫瘍ではなく，むしろ血管奇形である（そのため，この疾患に血管腫という名称はふさわしくなく，「海綿状血管腫」という用語の使用は避けるべきである）。「海綿状」という接頭語は，非血管腫を表す単語に使用するのが本来は一般的である［訳注：血管腫・脈管奇形の国際学会が提唱する ISSVA 分類では，海綿状血管腫は静脈奇形に統一されている］。

　毛細血管腫にはいくつかの種類がある。「いちご状血管腫」として知られる**乳児血管腫** infantile hemangioma は出生直後には目立たないが，生後 6〜12 か月にかけて大きくなり（増殖期），さまざまな大きさに達してしばらくした後（プラトー期），次第に退縮していく（退縮期）。毛細血管腫は T2 強調画像では特徴的な高信号を呈し，内部にフローボイド flow void を伴い，増強効果がみられる（図 19.2）。ダイナミック造影検査では，主に動脈相で増強効果を認める。Doppler 超音波で血管腫内に多くの血流が表示される。

　毛細血管腫は自然に退縮するが，β遮断薬（プロプラノロール）で退縮期間をさらに早めることができる。プロプラノロールを毛細血管腫に使用する例として，サイズが大きく，急速に大きくなる傾向があり，気管や重要な血管などに圧排傾向がある場合

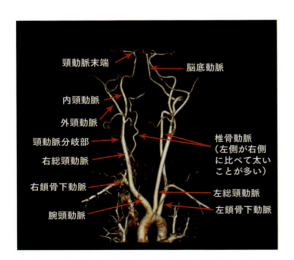

図 19.1　頸部の動脈解剖　CT 三次元再構築画像（3D）正面像。大動脈弓から腕頭動脈，左総頸動脈，左鎖骨下動脈が分岐する。腕頭動脈から右鎖骨下動脈と右総頸動脈が分岐する。左右の総頸動脈は頸部半ばで内頸動脈と外頸動脈にさらに分岐する。左右の鎖骨下動脈から椎骨動脈が分岐する。

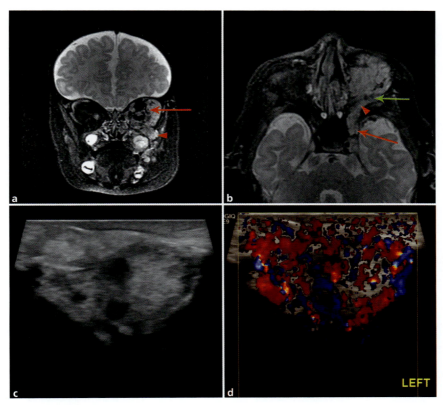

図 19.2　毛細血管腫　(**a**) 1 か月女児の頭部脂肪抑制 T2 強調冠状断像。左眼窩の高信号域（赤矢印）が，咀嚼筋隙（masticator space）に及んでいる（赤矢頭）。(**b**) 脂肪抑制 T2 強調横断像。病変部が翼口蓋窩（赤矢頭）から後方の正円孔を経て海綿静脈洞（赤矢印）まで伸びている。また，翼上顎裂（緑矢印）を介して側方にも伸展している。(**c**) 超音波グレースケール像。(**d**) 超音波 Doppler 像。病変の眼窩下部に一様に血流が増加しているのが観察される。毛細血管腫（乳児血管腫）の所見である。

などが挙げられる。また，たとえサイズが小さくても，眼球周囲の毛細血管腫が眼球運動や眼瞼挙上に影響を与えるおそれがある際には，弱視を防ぐ目的でプロプラノロールを使用することもあれば，純粋に美容的な目的でも使用することがある。

　MRI や超音波が毛細血管腫の評価に補助的に使用される場合もある。CT は放射線の影響も懸念され，他の画像検査で代用が効くために一般的には使用されない。

　毛細血管腫には乳児血管腫以外にも，**先天性毛細血管腫** congenital hemangioma がある。乳児血管腫とは対照的に，先天性毛細血管腫は出生時から存在する。主に 2 つの種類に分けられ，1 つは自然に急速に退縮する**急速退縮型先天性血管腫** rapidly involuting congenital hemangioma (RICH) と，もう 1 つは退縮しない**非退縮型先天性血管腫** non-involuting congenital hemangioma (NICH) である。しかし，フォローアップなしでは，先天性毛細血管腫がこのうちいずれに属するかを診断するのは不可能といえる。

19.4　静脈奇形

　静脈奇形 venous malformation の内部の血流は遅く，一般的に動脈相より静脈相で染まる傾向がある。毛細血管腫と同様に，血管奇形は T2 強調画像で高信号となりやすい（図 19.3）。他にも，静脈奇形の輪郭は分葉状になることが多く，内部に**静脈結石** phlebolith が存在することがある。静脈奇形はかつて海綿状血管腫と呼ばれていたが，前述したように実際は血管腫（腫瘍）ではない。本来は血管腫瘍である毛細血管腫が乳幼児期に見つかることが多い

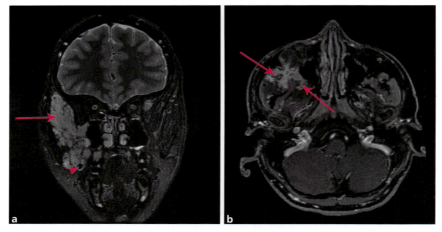

図 19.3　静脈奇形　(a)顔面腫脹を呈した 17 歳男児。脂肪抑制 T2 強調冠状断像。右顔部に多分葉状腫瘤(赤矢印)を認め，内部の一部に静脈結石(phlebolith)と考えられる低信号域を認める(赤矢頭)。(b)脂肪抑制造影 T1 強調横断像。病変部の内部が不均一に増強効果を呈している(赤矢印)。以上より静脈奇形と診断した。

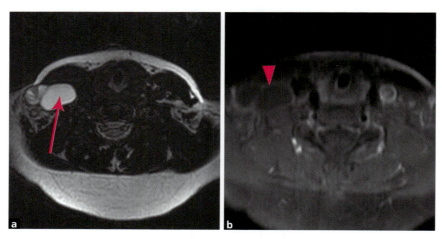

図 19.4　リンパ管奇形　(a)頸部腫脹のため来院した 10 歳男児。T2 強調横断像。右鎖骨上に囊胞性病変を認める(赤矢印)。(b)脂肪抑制造影 T1 強調横断像。病変部の縁に増強効果を認めるが(赤矢頭)，内部は造影されていない。リンパ管奇形の所見である。

のに対して，血管奇形である静脈奇形は小児期後期から青年期にかけて見つかることが多い。静脈奇形はエタノールやテトラデシル硫酸ナトリウムを用いた経皮的硬化療法や外科的切除術，もしくはそれらを組み合わせた方法などで治療される。

　他にも，**静脈リンパ管奇形** venolymphatic malformation と呼ばれ，リンパ管奇形に似ているが，内部が造影される静脈奇形の性質をもつものがある。静脈リンパ管奇形には，主に静脈の成分が占めるものや，逆に主にリンパ管の成分が占めるものがあり，多かれ少なかれ，両者の成分が混在している。

そのため，静脈リンパ管奇形に遭遇した際には，適切に治療するために，どの部分が静脈成分で，どの部分がリンパ管成分かをきちんと診断することが望ましい［訳注：リンパ管奇形は囊胞状もしくは管腔状に拡張することがあり，本来は増強効果が乏しいのが特徴である］。一見増強効果が乏しい静脈リンパ管奇形でも，遅延相で増強効果がみられる場合は，その部位は静脈奇形である可能性が示唆される。

19.5 リンパ管奇形

小児血管奇形として，他にも**リンパ管奇形** lymphatic malformation が挙げられる。リンパ管成分は肉眼的にも顕微鏡的にも囊胞状の形態をしている（図 19.4）。内部に出血が起こると，ヘマトクリット成分のために層状を呈する。リンパ管奇形の周囲壁や隔壁は増強効果を呈することはあっても，腫瘍状に染まることはない。リンパ管奇形は経過観察をする場合も少なくないが，治療が必要であれば硬化療法（エタノール，ブレオマイシン，ドキシサイクリン，OK-432）や外科的摘出を行う。

19.6 外傷性血管損傷

頸部外傷，特に貫通性外傷では動脈損傷が問題となる。小児の鈍的外傷は成人ほど血管損傷は多くない[1]。外傷により動脈解離をきたした場合は（図 19.5），血栓症や脳梗塞につながるおそれがある。貫通外傷は動脈瘤（もしくは仮性動脈瘤）を起こすことがある（図 19.5）。頭蓋に急激な加速または減速が発生すると，内頸動脈が側頭骨錐体部に入る頭蓋底部で剪断力を受けるために，内頸動脈損傷が起きやすい。

頸部外傷では内頸動脈のみならず，椎骨動脈にも損傷が生じる。頸椎骨折の骨折線が横突孔まで及んで椎骨動脈解離をきたす例が報告されており，その関係性が議論されている。椎骨動脈解離は Tourette 症候群のチック，カイロプラクティックの手技，鼻をかむ動作，またはくしゃみに及ぶまで，外傷に限らず，さまざまな首の動作が原因として起こることが知られている。椎骨動脈解離は後方循環の脳梗塞につながり，後下小脳動脈（PICA）に及ぶと Wallenberg 症候群（延髄外側症候群）を引き起こす。Wallenberg 症候群は同側失調（後索と下小脳脚の障害），同側の咽頭反射減弱，嚥下障害（疑核障害），同側顔面の温痛覚障害（脊髄三叉神経核障害）と対側体幹および上下肢の温痛覚障害が特徴である。加えて，めまいや非特異的な脳幹症状も伴う[2]。

19.7 頸部の静脈異常

口咽頭部感染症は内頸静脈に敗血症性血栓静脈炎を引き起こして（図 17.7），全身性の敗血症性塞栓症を合併することがある。Lemierre 症候群と呼ばれており，Gram 陰性桿菌の *Fusobacterium necrophorum* が関与する。

内頸静脈には局所的に下方に拡張する**静脈拡張症** phlebectasia がみられることがある（図 19.6）。怒責時（Valsalva 法）に出現して，安静時に消失する場合は診断が容易である。静脈が延長蛇行して結節状に拡張する静脈瘤とは異なる。静脈うっ血所見がない限り，経過観察してよい。

19.8 さらに学習したい方のための参考資料

[1] Tekes A, Koshy J, Kalayci TO et al. S. E. Mitchell vascular anomalies flow chart (SEMVAFC): A visual pathway combining clinical and imaging findings for classification of soft-tissue vascular anomalies. Clin Radiol 2014; 69(5): 443-457

[2] Bonekamp D, Huisman TAGM, Bosemani T et al. Gadofosveset trisodium and TWIST for the evaluation of pediatric head and neck soft tissue vascular anomalies. Neurographics 2013; 3(1): 33-40

[3] Griauzde J, Srinivasan A. Imaging of vascular lesions of the head and neck. Radiol Clin North Am 2015; 53(1): 197-213

[4] Puttgen KB, Pearl M, Tekes A, Mitchell SE. Update on pediatric extracranial vascular anomalies of the

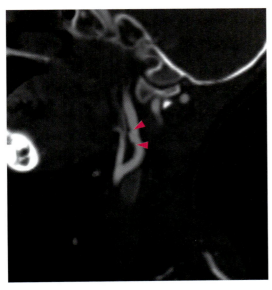

図 19.5　**大動脈解離（解離性動脈瘤）**　頸部外傷の 6 歳男児。CTA 矢状断像。内頸動脈前縁が不整であり（赤矢頭），大動脈解離をきたしている（仮性動脈瘤）。

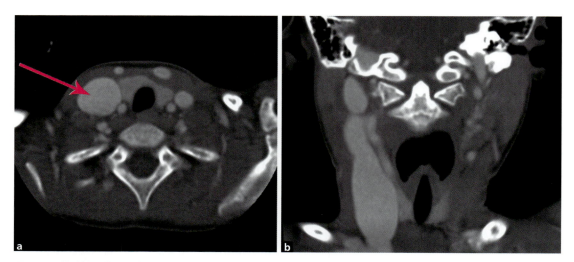

図 19.6　静脈拡張症　無痛性で熱感もない頸部腫瘤を主訴に来院した 6 歳男児。(a)造影 CT 横断像。(b)造影 CT 冠状断像。右内頸静脈(赤矢印)が左内頸静脈に比べて，著明に拡張している。明らかな狭窄部は認めない。臨床的にも怒責時に拡張するため，特発性静脈拡張症と診断した。病的意義は乏しいと考えられた。

head and neck. 2010；10；26（10）：1417-1433. 〈http://link.springer.com/10.1007/s00381-010-1202-2〉(accessed 19 February, 2019)
［5］Lowe LH, Marchant TC, Rivard DC, Scherbel AJ. Vascular malformations：Classification and terminology the radiologist needs to know. Semin Roentgenol 2012；47(2)：106-117

文献
［1］Desai NK, Kang J, Chokshi FH. Screening CT angiography for pediatric blunt cerebrovascular injury with emphasis on the cervical "seatbelt sign." AJNR Am J Neuroradiol 2014；35(9)：1836-1840
［2］Kim JS. Pure lateral medullary infarction：Clinical-radiological correlation of 130 acute, consecutive patients. Brain 2003；126(Pt 8)：1864-1872

20 副鼻腔
Sinuses

20.1 鼻腔と副鼻腔

副鼻腔は顔面骨内部の空洞である．吸気の湿度調節や感染防御機構を担い，さらに顔面骨を空洞化することで頭蓋の重量を減らす役割もある．成人と同様に，幼少期から青年期を通じてさまざまな感染性疾患，炎症性疾患，そして腫瘍性疾患がこの副鼻腔領域に発生する．加えて，副鼻腔には先天性異常が潜んでいることもある．副鼻腔の撮影時にはこれらの疾患を意識して読影するとよい．

20.2 解剖

顔面を形成する骨内部に4つの副鼻腔が存在する（図20.1）．最大の副鼻腔は上顎洞であり，鼻腔の側方，眼窩の下方，上顎歯槽部の上方に位置する．上顎洞は osteomeatal complex（OMC）（上顎洞，

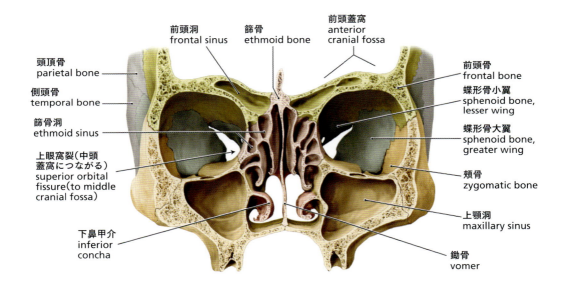

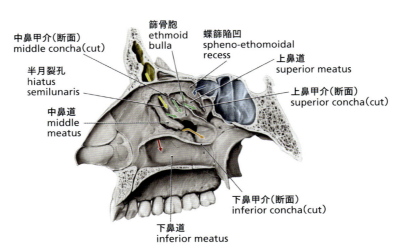

図 20.1 **副鼻腔解剖** （a）前頭洞，篩骨洞，上顎洞の冠状断図．それぞれの副鼻腔を構成する顔面骨と鼻腔，眼窩との位置関係を表す．（b）鼻腔の矢状断図．副鼻腔からの分泌物が半月裂孔と鼻甲介を経て排出される通路を表す．Atlas of Anatomy, © Thieme 2012 より．イラスト：Karl Wesker

表 20.1　副鼻腔

副鼻腔と鼻涙管	鼻腔の開口部	通路
蝶形骨洞	蝶篩陥凹	直接開口
篩骨洞（後部）	上鼻道	直接開口
篩骨洞（前部，中部）	中鼻道	篩骨胞の表面に開口
前頭洞	中鼻道	鼻前頭管から半月裂孔に開口
上顎洞	中鼻道	半月裂孔に開口
鼻涙管	下鼻道	直接開口

Gilroy A, MacPherson B, Ross L. Head & Neck：Nasal Cavity and Nose. In：Gilroy A, MacPherson B, Ross L, eds. Atlas of Anatomy. 2nd ed. New York, NY：Thieme；2012：552 より許可を得て掲載

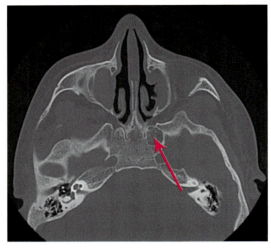

図 20.3　蝶形骨洞の含気腔の発達停止　12 歳女児の頭部 CT 横断像。蝶形骨洞が本来あるべき箇所に，溶骨病変のような所見を認める（赤矢印）。周囲は境界明瞭で骨縁が硬化しており，内部の吸収域は不均一である。溶骨性病変ではなく，蝶形骨洞の含気化が停止したことによる正常範囲内の所見である。

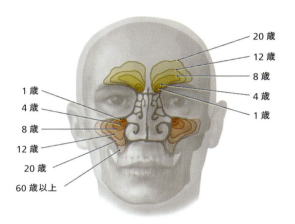

図 20.2　副鼻腔の発達　前頭洞と上顎洞の発達時期を表す。副鼻腔の発達には非常に個人差があることに留意してほしい。Atlas of Anatomy, © Thieme 2012 より。イラスト：Karl Wesker

前頭洞の開口部と鼻腔の交通路から構成される部位）を通じて鼻腔に交通する。篩骨洞は鼻腔の上方，眼窩の内方に位置しており，内部に多くの隔壁を有する。篩骨洞と眼窩は紙様板（文字通り，眼窩壁で最も薄い）で隔てられる。また，篩骨上部は篩状板と篩骨蓋窩で前頭蓋窩と隔てられる。前頭洞は眼窩前上部の前頭骨の内部にあり，鼻前頭管から半月裂孔を経て鼻腔に交通する。蝶形骨洞は篩骨の後方の基蝶形骨の内部に存在する。蝶形骨洞は蝶篩陥凹を経て後部篩骨洞に交通する（表 20.1）。

　副鼻腔は小児期を通じて発達する。篩骨洞は出生時から存在する。上顎洞も出生時から認めるが，サイズはわずかでしかない。上顎洞は生後 10 年の間に次第に大きくなり，次いで蝶形骨洞と前頭洞が発達してくる（図 20.2）。蝶形骨洞は基蝶形骨の内部

で発達して，時に含気は側方の翼状突起まで至ることがある。蝶形骨洞の含気化は個人差，左右差が大きく，蝶形骨洞の含気腔の発達が止まると左右非対称にみえる場合がある（図 20.3）。この画像所見を覚えておくと，頭蓋底の病変と誤診せずに済む。

20.3　副鼻腔感染症

　副鼻腔感染症は小児期に非常に多い疾患である。画像で副鼻腔内の粘膜肥厚を見ても，必ずしも急性細菌性副鼻腔炎とは限らない。副鼻腔内部に球形の粘膜肥厚を見つけたら，たいていは鼻ポリープ（鼻茸）ではなくて**貯留嚢胞** retention cyst である（図 20.4）。断層写真で鼻ポリープのみが単独に映ることはほとんどない。液体貯留や泡沫状分泌物は急性細菌性副鼻腔炎の可能性を示唆する所見である。しかし，液体貯留は非特異的な所見であり，水泳をした後でも認めることがある。副鼻腔から分泌物が排出される通路が閉塞すると，副鼻腔炎の症状は悪化し（図 20.5），骨びらんを起こすこともある。

　急性細菌性副鼻腔炎の代表的な合併症を 3 つ覚えておいてほしい。1 つは紙様板を経て眼窩を侵す**眼窩蜂窩織炎** orbital cellulitis である（図 20.6）。

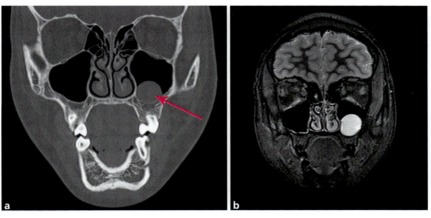

図 20.4　粘液貯留囊胞　(**a**)CT 冠状断像(骨条件)。左上顎洞下部に境界明瞭で内部吸収域が均一の円形腫瘤を認める(赤矢印)。(**b**)STIR 冠状断像。腫瘤は高信号を呈している。粘液貯留囊胞の所見である。

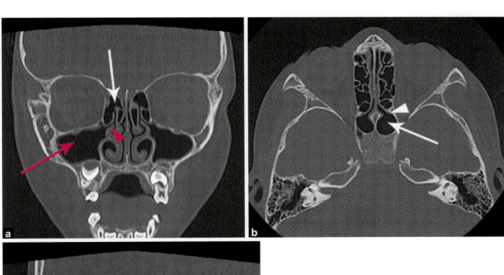

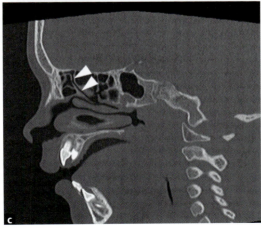

図 20.5　副鼻腔の解剖と通路　6 歳女児。(**a**)副鼻腔 CT 冠状断像。上顎洞(赤矢印)が osteomeatal complex(OMC)(赤矢頭)を通じて中鼻道に開口する。篩骨洞中部(白矢印)も OMC を経て中鼻道に通じる。(**b**)CT 横断像。蝶形骨洞(白矢印)は蝶篩陥凹(白矢頭)に開口する。(**c**)CT 矢状断像。前頭陥凹(白矢頭)が中鼻道に通じている。しかし，この写真では前頭洞はまだ十分に発達していない。

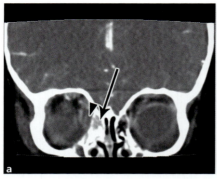
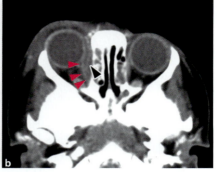

図20.6 眼窩膿瘍・蜂窩織炎 21か月女児。(a)造影CT冠状断像。右上顎洞に粘液貯留（黒矢印）と右眼窩筋円錐外に液体貯留（黒矢頭）を認める。(b)CT横断像。眼窩の紙様板に接して液体貯留（黒矢頭）を認め，骨膜下膿瘍の可能性が高いと考えられる。内直筋が側方に圧排されている（赤矢頭）。

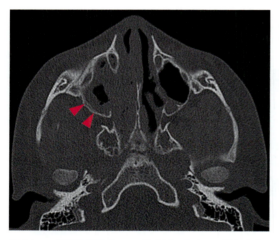

図20.7 慢性副鼻腔炎 10歳男児の頭部CT横断像（骨条件）。右上顎洞の内部は低吸収域を呈する粘液貯留で占められている。上顎洞後壁に肥厚（赤矢頭）を認め，慢性副鼻腔炎に伴う所見である。

他の2つは **Pott腫脹性腫瘍** Pott's puffy tumorと**硬膜外・硬膜下膿瘍**である。Pott腫脹性腫瘍とは，前頭洞炎から前頭部の軟部組織に感染が波及して，前頭部に腫瘤を形成する疾患である（図10.2）（腫瘍と名前がついているが，実際は腫瘍ではない）。前頭洞炎が後方に進んで頭蓋内に広がると硬膜外・硬膜下膿瘍を合併する場合があり（図10.2），緊急手術を考慮する必要がある。

慢性副鼻腔炎 chronic sinusitisでは副鼻腔骨壁に肥厚と硬化を認める（図20.7）。

アレルギー性真菌性副鼻腔炎 allergic fungal sinusitis（図20.8）は慢性副鼻腔炎の一種であり，CT画像で高吸収域を呈するのが特徴である。非侵襲性菌糸が分泌するメタロプロテアーゼがこの高吸収域に関連していると考えられている。慢性的に副鼻腔内に充満して，眼間開離につながる例もある（図20.8）。この診断を疑った際には，「アレルギー性真菌性副鼻腔炎」とはっきり述べて，急速に増悪する**侵襲性真菌性副鼻腔炎** invasive fungal sinusitisと区別するべきである。侵襲性真菌性副鼻腔炎は主に免疫抑制患者にみられ，緊急手術を考慮しなければならない疾患であり，緊急度が異なる。

上顎洞のOMCが部分的に閉塞すると，一方向弁となる場合がある。副鼻腔から空気が外に出る一方で，副鼻腔内に空気が入りにくくなると，副鼻腔内が慢性的に陰圧となるために拡張できなくなり，副鼻腔が非対称的に小さくなる。この状態は**無症候性副鼻腔症候群** silent sinus syndrome（図20.9）と呼ばれ，慢性副鼻腔炎の合併症として知られている。眼窩底の高さが非対称になり，複視など視覚障害の原因となる。

20.4 腫瘤と腫瘍

小児でも副鼻腔腫瘍は発症することはあるが，成人と比べると非常にまれである。小児期で知っておくべき副鼻腔腫瘍の代表は**若年性鼻咽腔血管線維腫** juvenile nasopharyngeal angiofibroma（JNA）である。若年性鼻咽腔血管線維腫は血管に富んだ腫瘍

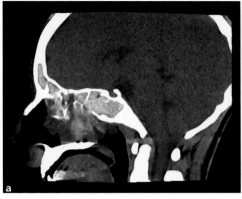
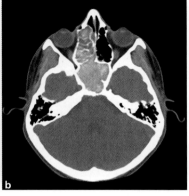

図 20.8　アレルギー性真菌性副鼻腔炎に合併した眼間開離　(a)頭痛を主訴に来院した14歳男児のCT矢状断像。右前頭洞，篩骨洞，蝶形骨洞に高吸収域を呈する病変を認める。(b) CT横断像（軟部組織条件）。副鼻腔は高吸収域を呈する物質で占められ，いささか拡大している。アレルギー性真菌性副鼻腔炎と多発鼻ポリープ（鼻茸）と診断した。

で，蝶口蓋孔付近から発生して，翼口蓋窩や鼻腔に浸潤する（図 20.10）。この腫瘍は内頸動脈の分枝から血流を受けており，血管塞栓術後に腫瘍摘出術を行うことがある。繰り返す鼻出血が代表的な症状で，思春期の男性に多く，女性にみられることはほとんどない。若年性鼻咽腔血管線維腫を女性に認めた場合は，病理診断を確認するか，患者の性別を染色体検査で確認する必要がある［訳注：女性にも発症しないわけではないが，女性に認めた場合には詳細な検討が必要なくらいまれという意味である］。

　他にも覚えておくべき副鼻腔腫瘍として**後鼻孔ポリープ** antrochoanal polyp が挙げられる（図 20.11）。上顎洞から発生して後鼻孔に伸展したポリープを指す。画像ではポリープ辺縁が造影されることがあっても，内部までは造影されない。位置と形態から，若年性鼻咽腔血管線維腫と腫瘍を鑑別することが重要である。

　副鼻腔の分泌物の通路が塞がれると，副鼻腔内に分泌物が貯留する。副鼻腔が完全に分泌物で占められてしまうと，副鼻腔が内部からの圧力で膨張して，**粘液嚢胞** mucocele を生じる（図 20.12）。粘液嚢胞のCT画像の特徴は，内部が低吸収域の膨張性嚢胞性腫瘤で，中心部に増強効果がないことである。

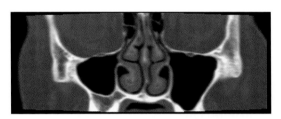

図 20.9　無症候性副鼻腔症候群　頭痛を主訴に来院した13歳女児のCT冠状断像。右上顎洞が左上顎洞に比べて低形成である。患者に明らかな副鼻腔炎の既往はなく，画像で osteomeatal complex (OMC) は開存しているが，無症候性副鼻腔症候群がまず疑われる所見である。

20.5　その他の先天性もしくは後天性鼻腔疾患

　新生児が鼻腔をCTで精査しなければならない状況が主に2つある。1つはチューブが鼻から咽頭に通過せず，鼻腔の発達異常が疑われる時である。もう1つは哺乳中に呼吸が苦しくなって口呼吸を呈する場合であり，これも鼻腔の発達異常を疑う根拠となる。こうした状況は**後鼻孔閉鎖** choanal atresia もしくは **後鼻孔狭窄** choanal stenosis（図 20.13）でみられる。後鼻腔の低形成が片側もしくは両側に起きる状態で，鋤骨の肥厚，翼状突起内側板や鼻腔側壁の内方転位のために後鼻腔の横径が狭くなり，約3.5 mm未満になることが原因である。

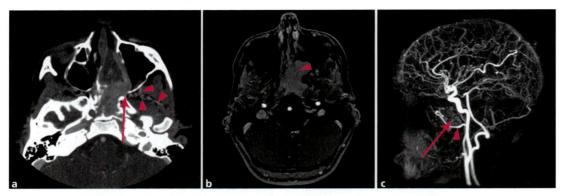

図 20.10　若年性鼻咽腔血管線維腫（JNA）　繰り返す鼻出血を主訴に来院した 11 歳男児。(a)造影 CT 冠状断像。左蝶口蓋孔（赤矢印）から後鼻孔にかけて増強効果を認める腫瘤性病変を認める。同側の内顎動脈の分枝（赤矢頭）が発達している。(b)脂肪抑制造影 T1 強調横断像。腫瘤内部に均一な増強効果を認める（赤矢印）。(c)ダイナミック造影画像（動脈相）から再構成した最大値投影矢状断像 maximum intensity projection（MIP）。腫瘤内部の蛇行血管（赤矢印）と内顎動脈（赤矢頭）が描出されている。

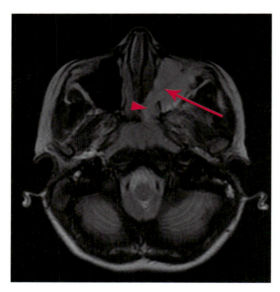

図 20.11　後鼻孔ポリープ　15 歳女児。頭部 T2 強調横断像。左上顎洞を占拠する腫瘤性病変（赤矢印）が鼻腔に伸展して鼻咽頭に向かっている（赤矢頭）。後鼻孔ポリープの所見である。

後鼻腔が骨性完全閉鎖をきたす例もあるが，より多いのは骨性狭窄である。骨性狭窄は膜性閉鎖と合併する場合もある。一般的に膜性閉鎖のほうが骨性閉鎖より手術で開放しやすい。後鼻孔閉鎖・狭窄を疑って CT を撮影する際の心得として，撮影前にしっかりと鼻腔の吸引をしておくことが重要である。もし鼻腔内に分泌物が貯留していると，後鼻腔の開存性が画像で曖昧になり，膜性閉鎖か骨性狭窄かの判断が困難に（時にほぼ不可能に）なってしまうからである。

他に新生児の鼻腔精査が必要になるもう 1 つの状況がある。後鼻腔に問題がなくとも，鼻腔から下咽頭までしっかりと観察をして，前鼻腔の狭窄である **梨状孔狭窄** pyriform aperture stenosis を見逃さないようにしたい（図 20.14）。診断は梨状孔の横径を測定して，10 mm 未満で疑い，8 mm 未満でほぼ確定となる。梨状孔狭窄には顔面正中部の形成異常（全前脳胞症スペクトラム，下垂体異常，単一中切歯など）を合併することがある。

20.6　さらに学習したい方のための参考資料

[1] Daniels DL, Mafee MF, Smith MM et al. The frontal sinus drainage pathway and related structures. AJNR Am J Neuroradiol 2003；24(8)：1618-1627
[2] Som PM, Naidich TP. Illustrated review of the embryology and development of the facial region, Part 1：Early face and lateral nasal cavities. AJNR Am J Neuroradiol 2013；34(12)：2233-2240
[3] Hanna M, Batra PS, Pride GL Jr. Juvenile nasopharyngeal angiofibroma：Review of imaging findings and endovascular preoperative embolization strategies. Neurographics 2014；4(1)：20-32

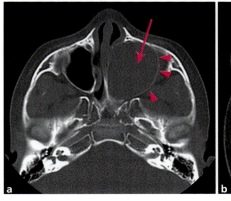
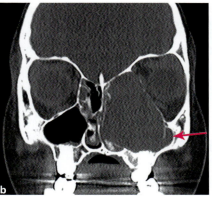

図 20.12 粘液嚢胞 複視を主訴に来院した 9 歳女児。(**a**)頭部 CT 横断像。副鼻腔に内部濃度が均一な嚢胞性病変を認める(赤矢印)。腫瘤周囲の骨壁は拡張して再構築(リモデリング)されている(赤矢頭)。粘液嚢胞に矛盾しない所見である。(**b**)CT 冠状断像。紙様板が粘液嚢胞の腫大によりリモデリングを起こし,押された上顎洞が著しく圧排変形している(赤矢印)。以上より,この粘液嚢胞は(上顎洞由来ではなく)篩骨洞由来であることがわかる。

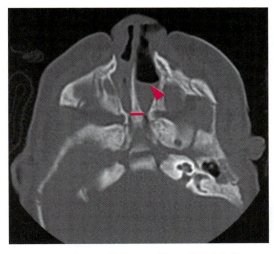
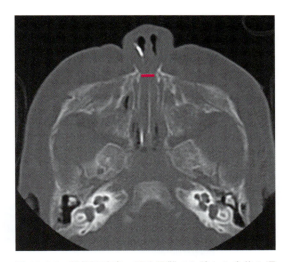

図 20.13 後鼻孔閉鎖 呼吸困難で入院した日齢 10 の女児。CT 横断像。鋤骨の肥厚(赤線。横径 4 mm)と翼状突起の内方転位から右後鼻孔閉鎖と左後鼻孔骨性狭窄(および膜性閉鎖)と診断した。左鼻腔内に分泌物貯留による液面形成(赤矢頭)を認める。

図 20.14 梨状孔狭窄 呼吸困難で入院した生後 2 週の男児。CT 横断像。梨状孔に狭窄を認め(赤線),上顎骨が内方転位して,上顎骨前頭突起(鼻翼部の骨)が外反している。

21 眼窩
Orbits

21.1 画像技術

眼窩とは頭蓋骨前面の眼球が入っているくぼみであり，視覚に携わっている。眼窩の画像は眼球，眼窩，脳のさまざまな急性，慢性，先天性疾患の診断や管理に大きな役割を果たしている。CTは主に骨の描写に優れて迅速に撮影できるのに対して，MRIは脳神経や軟部組織の描写に優れている。

眼窩領域の外傷や感染症の急性期に第1に選択される画像はCTであることが多い。外傷では一般的には造影剤は必要ない。しかし，感染症で膿瘍を合併している症例では，造影剤を用いたほうが病巣部をより鮮明に描出できる。CTには放射線被曝が伴うため，単純＋造影の2回撮影することは基本的には避ける。眼窩や周囲の軟部組織の評価は単純CTがなくとも，造影CTだけで評価が十分可能である。

MRIは眼窩を侵す炎症性疾患，腫瘤性病変(腫瘍，非腫瘍を問わず)，先天性疾患の評価にきわめて有用である。眼窩MRIは単純＋造影の2回撮影することが一般的で，ともに脳も撮影することが多い。

21.2 解剖

画像で眼球を詳しく観察すると，いくつかの部分に分類される。眼球前面には水晶体があり，その前方には前眼房がある(図21.1，図21.2)。眼球運動は6つの外眼筋からなり，そのうち5つは眼窩先端部に向かって後方に円錐状に伸びるのに対して(図21.1，図21.2)，下斜筋のみ眼窩前縁に付着する。外眼筋から形成されるこの円錐(筋紡錘)は眼窩周囲の解剖を述べる際によく引用される。視神経，上眼静脈，球後脂肪は筋紡錘内に，その他の脂肪と涙腺が筋紡錘外に含まれる(図21.1，図21.2)

21.3 眼球のサイズと位置

眼球の大きさ(眼軸長)は角膜前面から視神経が眼球に至る部位までを測定する(図21.1a，図21.2)。眼球は幼少期を通じて大きくなる。小頭症の患者では頭部に比べて眼球が大きくみえるため，眼球を正

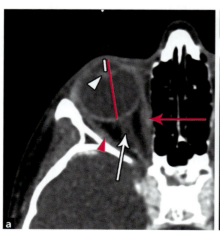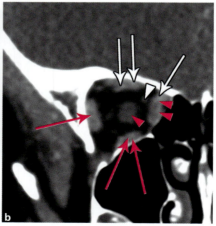

図21.1 眼球と眼窩の解剖 (a)右眼窩のCT横断像。水晶体(白矢頭)から測定した前房深度(白線)と眼軸長(赤線)を示す。内直筋(赤矢印)，外直筋(赤矢頭)，視神経(白矢印)も観察できる。(b)CT冠状断像。眼窩中心に視神経(赤矢頭)が位置して，その上に上眼静脈(白矢頭)がある。内直筋(赤矢頭×2)，外直筋(赤矢印)，下直筋(赤矢印×2)，上直筋・上眼瞼挙筋(白矢印×2)，上斜筋(白矢印)を示す。下斜筋は他の外眼筋とは異なり，眼窩後方に位置しないため，眼窩前縁のみでしか確認できない。

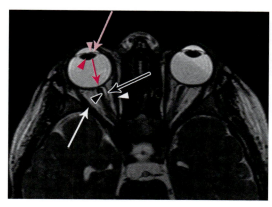

図 21.2　眼窩解剖の FIESTA 横断像　虹彩（薄赤矢印）とそれに囲まれた瞳孔縁（薄赤矢頭）が水晶体（濃赤矢頭）の前面に存在する。視神経（黒矢頭）が網膜に入り，視神経乳頭（濃赤矢印）となる。視神経は視神経鞘（黒矢印）という膜に覆われており，それと視神経の間には脳脊髄液（CSF）が存在する。内直筋（白矢頭），外直筋（白矢印）が確認できる。

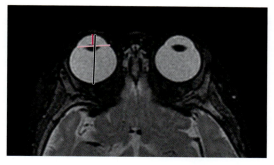

図 21.3　緑内障　先天性緑内障の 5 か月女児。脂肪抑制 T2 強調横断像。前房深度（4.5 mm，濃赤線）と眼軸長（23 mm，黒線）が著明に拡大して，角膜幅（14 mm，薄赤線）が広くなっているのが確認できる。

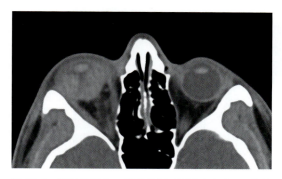

図 21.4　硝子体出血　眼窩外傷で搬送された 16 歳男児。CT 横断像。硝子体に出血が存在する。前房深度が浅くなっており，開放性眼外傷が疑われる。

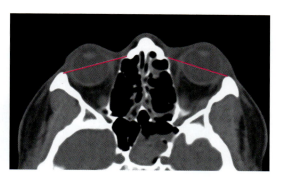

図 21.5　眼球突出・眼球後部血腫　頭部外傷で来院した 13 歳女児。左眼球の中心部が内側と外側の眼窩縁を結んだ線（赤線）より前方に位置しており，左眼球突出の所見である。

確に測定して眼球が正しい大きさに成長しているかを確認することが重要である。幼少期には眼軸長は約 18 mm で，約 10 歳頃には成人と同じ約 24 mm まで成長する。

　角膜前縁から水晶体までの深さを測ることで，前房深度を確認できる。画像上での前房深度は水晶体がわずかに斜めになっているために不正確になりがちだが，一般的には 2～3.5 mm である。4 mm を超えると**緑内障** glaucoma が疑われる（図 21.3）。逆に前房深度が浅いと角膜損傷の可能性を考慮すべきであり，特に**開放性眼外傷** open globe injury では画像で唯一の手がかりになる場合がある（図 21.4）。

　眼球の中心は眼窩内側縁と外側縁を結んだ線上もしくはやや後方に位置するのが正常である（図 21.5）。眼球の中心がこの線より前方に偏位している場合は**眼球突出** proptosis であり，眼球後部に腫瘍，血腫，甲状腺眼症による外眼筋肥大がないかを除外診断しなければならない。

　画像上では，正常眼球の後部輪郭は円状にみえる。眼球後部の輪郭が外部に凸となっている場合には，**コロボーマ** coloboma もしくは**朝顔症候群** morning glory disc anomaly の可能性を考慮する。写真を参照してほしい（図 21.6）。眼球後部の輪郭が内部に凸となっている場合にまず考えるのは**うっ血乳頭** papilledema である。眼底検査で確定診断して，頭蓋内圧亢進の原因を検索しなければならない（図 21.7）。

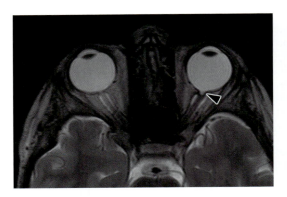
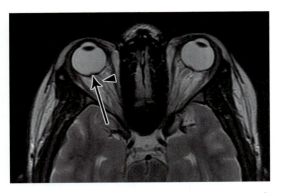

図 21.6　**朝顔症候群**　8 歳女児。T2 強調横断像。左眼球の視神経乳頭部が拡大，陥没している（黒矢頭）。朝顔症候群の所見である。

図 21.7　**うっ血乳頭**　偽性脳腫瘍の既往がある 16 歳女児の T2 強調横断像。うっ血乳頭（黒矢印）が腫大隆起しており，実際の眼底所見とも一致した。視神経鞘（黒矢頭）に囲まれた脳脊髄液（CSF）も顕著であり，頭蓋内圧亢進の画像所見として矛盾しない。

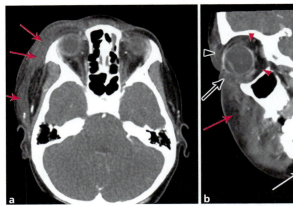
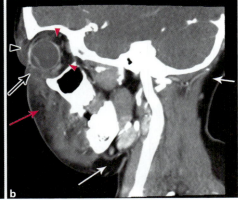

図 21.8　**眼窩隔膜前蜂窩織炎**　右眼窩周囲の発赤腫脹のため来院した 10 歳男児。造影 CT 横断像。皮下組織に高吸収域（赤矢印）を認めるが，明らかな液体貯留や膿瘍は認めない。(b) 造影 CT 矢状断像。皮下軟部組織の高吸収域（赤矢印）が下眼瞼（黒矢印）と上眼瞼（黒矢頭）まで伸びている。しかし，眼窩後部の脂肪組織（赤矢頭）は頭頸部の正常な脂肪組織（白矢印）の吸収域と変わりない。以上より，眼窩後部には炎症は及んでおらず，明らかな膿瘍も認めないことから眼窩隔膜前蜂窩織炎と診断した。

21.4　眼窩感染症

　眼窩周囲に感染徴候を認めた場合，感染源は主に 2 つ考えられる。1 つは顔面の軟部組織からであり，もう 1 つは眼窩内部の篩骨洞からである。篩骨洞に感染が起こると，紙様板を通じて眼窩内部の筋紡錘外まで波及することがある。その際に紙様板には骨離開，脱灰がみられる。しかし，脱灰が起こったから炎症が波及したのか，静脈路から血流感染を起こした後に骨離開を呈したのかは定かではない。いずれにせよ，眼窩感染症は視力を脅かし，膿瘍があれば緊急手術が必要になることもある。眼窩部位の蜂窩織炎や膿瘍をまとめて**眼窩感染症**と呼ぶ。眼窩前縁には，眼球から眼窩前縁にかけて眼窩隔膜があり，これより前部を眼窩隔膜前 preseptal，後部を眼窩隔膜後 postseptal と呼ぶ。日常診療では，**眼窩蜂窩織炎** orbital cellulitis と**眼窩隔膜後蜂窩織炎** postseptal cellulitis は同義として扱われるため，注意したい。

　眼窩隔膜前蜂窩織炎 preseptal cellulitis は主に顔面と眼窩隔膜前部に感染が及ぶ蜂窩織炎であり，眼窩隔膜より後部には感染は及んでおらず，正常で

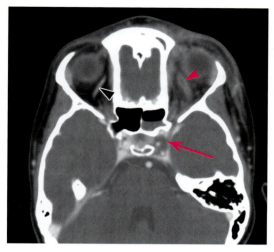

図 21.9　**海綿静脈洞血栓症**　発熱と眼痛のため来院した 11 歳患児。造影 CT 横断像。右上眼静脈（黒矢頭）は正常だが，左上眼静脈（赤矢頭）が拡張しており，内部に造影欠損部を認める。左海綿静脈洞（赤矢印）にも造影欠損部を認める。左上眼静脈血栓症・左海綿静脈洞血栓症と診断した。

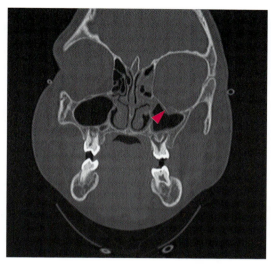

図 21.10　**眼窩底骨折**　頭部外傷で搬送された 6 歳女児。CT 冠状断像（骨条件）。左眼窩底が不整であり（赤矢頭），左眼窩底骨折と診断した。

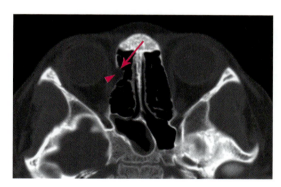

図 21.11　**陳旧性眼窩骨折**　頭痛で来院した 8 歳男児。CT 横断像。右紙様板にわずかな欠損（赤矢印）を認める。その欠損部に等吸収域の筋紡錘外の脂肪組織が入り込んでいる（赤矢頭）。明らかな外傷歴は確認できなかったが，紙様板の陳旧性骨折と考えられた。

ある（図 21.8）。

いかなる眼窩感染症でも，顔面や眼窩の静脈に**敗血症性血栓静脈炎** septic thrombophlebitis を合併することがあるため注意しなければならない。すべての画像で特に上眼静脈と海綿静脈洞は必ず，静脈径と血栓の有無を確認する必要がある（図 21.9）。眼窩周囲に感染を認めた場合の読影上のチェックリストを以下に示す。

1. 眼窩隔膜前か眼窩隔膜後か
2. 蜂窩織炎か膿瘍か
3. 頭蓋骨に脱灰や離開はないか
4. 篩骨洞に問題はないか
5. 上眼静脈，海綿静脈洞に血栓はないか

21.5　眼窩外傷

眼窩外傷で最も多い二大外傷は**眼窩底骨折** fracture of orbital floor と**紙様板骨折** fracture of lamina papyracea である[1]。眼窩底骨折では上顎洞に血性貯留を伴うことがあり，たとえわずかな骨折でも気づくきっかけとなる（図 21.10）。眼窩底骨折では下直筋血腫に加えて，脂肪組織や下直筋の逸脱が起こるおそれがある。下直筋が眼窩底骨折部に絞扼されると，眼球上転障害を生じる。いずれにせよ，画像単独では下直筋の絞扼を診断することは困難であり，臨床診察できちんと確認する必要がある。

同様に，眼窩内壁に骨折が起こると，内直筋内部に血腫や内直筋の逸脱が起こることがある（図 21.11）。新鮮骨折では副鼻腔内に血性貯留があり，筋紡錘外の脂肪組織の CT での吸収域の変化や MRI での信号変化を認める。陳旧性骨折では脂肪組織が骨欠損部に陥入していても，副鼻腔には血性貯留や脂肪組織の吸収域および信号変化を認めない（図 21.11）。

眼窩外傷で眼球後部に血腫（球後血腫）ができると

眼球突出を呈する。球後血腫が筋紡錘内の脂肪組織にできると，ただの細い糸状血腫から眼窩壁に沿って凸状の骨膜下血腫に至るまで程度はさまざまである。こうした所見を見逃さないように，眼窩外傷の評価は骨条件，軟部組織条件の両方で確認する。

　画像で眼球のサイズや形が正常であっても，開放性眼外傷は除外診断できず，最終的には身体診察が鍵を握る。角膜裂傷から開放性眼外傷を起こしていたとしても，画像で眼球に異常所見が出るとは限らない。そのため，読影レポートで，「眼球は異常なし」と決して答えてはいけない。言えることはただ「画像上では眼球の形態に明らかな異常を認めない」ということだけである。「潰れたブドウ squished-grape」のような開放性眼外傷はわずか数％にすぎない。貫通性眼外傷の場合は眼球に異物が混入していないかを確認することが重要である。留意すべきことに，木は通気性があって内部に空気を含むため，木製異物（棒，つまようじ，鉛筆の破片など）はCTで空気に似た画像所見を呈することがあり，注意深く読影しないと見誤ってしまう[2]。

21.6　腫瘤と腫瘍

　先天性に**封入嚢胞** inclusion cyst が眼窩周囲に生じることがあり，特に前頭頬骨縫合付近に多くみられる（図 21.12）。組織学的に**類皮嚢胞** dermoid

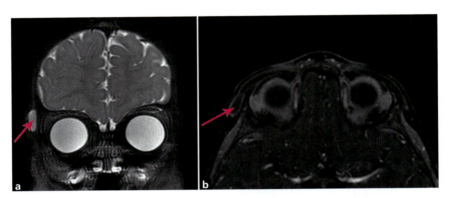

図 21.12　眼窩類皮嚢胞　1歳男児。（**a**）脂肪抑制T2冠状断像。境界明瞭な卵円形の病変（赤矢印）を前頭頬骨縫合の側縁に認める。（**b**）脂肪抑制造影T1横断像。中心部には明らかな増強効果を認めない（赤矢印）。類皮嚢胞に矛盾しない所見である。

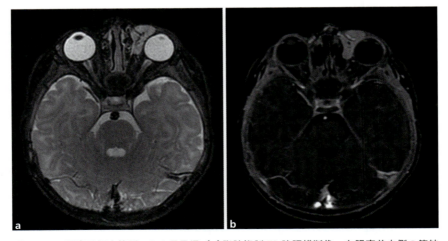

図 21.13　眼窩毛細血管腫　2か月男児。（**a**）脂肪抑制T2強調横断像。左眼窩前内側の筋紡錘外に境界明瞭な高信号病変を認める。（**b**）脂肪抑制造影T1強調横断像。均一に増強効果を認め，毛細血管腫と診断した。左眼球を側方に圧排してはいるが，眼球の形に大きな変化がみられないことから，病変からの物理的圧力はそれほど高くないと考えられる。

cyst もしくは**類上皮嚢胞** epidermoid cyst である場合が多い。肉眼的に脂肪や石灰化の存在が認められれば類皮嚢胞が示唆されるが，画像のみでこの2つを見極めることはかなり難しい。先天性封入嚢胞は境界明瞭で，画像評価にはCT, MRI，超音波のいずれも使用される。眼窩周囲の封入嚢胞を評価する際に重要なポイントは，嚢胞のサイズ，眼球や周囲構造物との位置関係，頭蓋内伸展を示唆する頭蓋骨欠損の有無である。頭蓋内伸展を疑うような所見があれば，外科的摘出の前に必ずMRIを行い，脳瘤や硬膜と連続する瘻孔がないかを綿密に評価して，髄膜炎や髄液漏出の可能性を最小限にしなければならない。

毛細血管腫 capillary hemangioma（図21.13）は小児の血管腫瘍の代表疾患であり，出生直後には目立たないが，生後6〜12か月にかけて大きくなり（増殖期），しばらくサイズの変化が数年間止まった後（プラトー期），次第に退縮していく（退縮期）。毛細血管腫については第19章を参照してほしい。臨床的に重要なのは，眼窩周囲に毛細血管腫や何らかの病変が存在する場合には，弱視を予防するために治療介入すべきであるということである。たとえ視路そのものに問題がなくとも，幼少期から眼瞼閉眼や眼球運動に障害を起こすような病変が存在すると，脳の視覚皮質の発達に問題が起こり，弱視が生じてしまう。

網膜芽細胞腫 retinoblastoma は小児の眼球悪性腫瘍では最も多く，一般的には6歳未満に発症する（図21.14）。13番染色体上にある癌抑制遺伝子である*Rb*遺伝子の対立遺伝子の両方に突然変異が生じると網膜芽細胞腫が発生する。たとえ突然変異が対立遺伝子のうち一方のみであったとしても，網膜芽細胞腫が発生する危険性がある。網膜芽細胞腫は多病巣性に発生することがあり，両側の眼球に生じたり，1つの眼球内に複数生じたりする例もある。

網膜芽細胞腫は画像では増強効果のある腫瘤として描出され，しばしば石灰化を伴う。逆に言えば，眼球内に石灰化を認めた場合は，網膜芽細胞腫の可

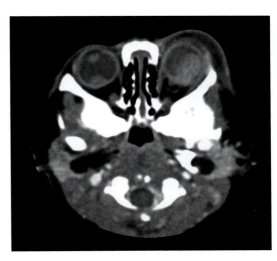

図21.14　網膜芽細胞腫　2か月女児。CT横断像。左眼球内部の腫瘤性病変に加えて，左眼球突出と眼窩周囲の浮腫を認める。右眼球内部にも小さな腫瘤性病変を認める。両側に網膜芽細胞腫が存在することより，おそらく13番染色体*Rb*遺伝子に生殖細胞系突然変異が存在すると考えられた。

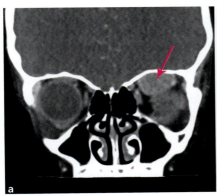
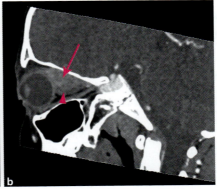

図21.15　横紋筋肉腫　わずかな期間に無痛性眼球突出が進行してきた7歳男児。（**a**）造影CT冠状断像。（**b**）造影CT矢状断像。上直筋（赤矢印）が腫瘤のように肥厚して，視神経（赤矢頭）を下方に圧排している。後に横紋筋肉腫と確定診断した。

能性を常に頭に入れなければならない。CTのほうが石灰化の検出能に優れているが，臨床的に網膜芽細胞腫を疑った場合は，石灰化同定が絶対に必要という場合でない限り，まずMRIを第1選択としたい。遺伝性の網膜芽細胞腫は放射線に感受性が高いため，CT撮影などで放射線に曝露させるとさらなる網膜芽細胞腫を生み出す危険性が高くなるからである[3]。

最も頻度が高い小児の眼窩内腫瘍（眼球腫瘍を除く）は**横紋筋肉腫** rhabdomyosarcomaである。平均発症年齢は8歳前後で，わずかに男児に多い。典型的には感染徴候のない無痛性の眼球突出で気づかれることが多い。眼窩内横紋筋肉腫は眼窩上半部にみられることが多い。外眼筋から原発する例もある。周囲の外眼筋に浸潤する反面，比較的境界明瞭な場合もある（図21.15）[4]。

21.7　神経皮膚症候群

第7章で詳述したように，神経皮膚症候群の多くが特徴的な眼球および眼球所見を呈する。神経皮膚症候群の患者全員にこうした所見がみられるわけではないが，眼科診察が不可欠であることは言うまでもない。逆に，眼科診察で明らかな異常を認めなくても，画像検査で初めてわかる場合もある（表21.1）。

21.8　その他の先天性もしくは後天性眼窩疾患

白色瞳孔 leukocoriaは文字通り"白いひとみ"を指し，赤色反射がみられない状態である。白色瞳孔はさまざまな原因で起こるが，小児期でまず除外診断すべき疾患は網膜芽細胞腫である。白色瞳孔の原因を以下に示す。

- 網膜芽細胞腫（通常は6歳までに発症するが，その多くは3歳までにみられる）
- 第1次硝子体過形成遺残
- Coat病
- TORCH症候群〔toxoplasma（トキソプラズマ），others（その他），rubella（風疹），cytomegalovirus（サイトメガロウイルス），herpes（ヘルペス）〕
- 未熟児網膜症（早産の既往がある場合のみ）
- 白内障
- コロボーマ

第1次硝子体過形成遺残 persistent hyperplastic primary vitreous（PHPV）では，眼球における胎児血管である硝子体血管が適切に退縮せずに残存した状態である。結果として組織障害を起こして，白色瞳孔に加えて**小眼球症** microphthalmos（図21.16）を生じる。画像では網膜剝離を認めて，FLAIR画像で硝子体内の高蛋白成分の信号が抑制不十分となる。

コロボーマは眼球組織の一部が発生過程の異常で欠損した状態であり，さまざまな遺伝性疾患と関連することが知られている。そのうち，視神経が眼球に進入する部位が陥入する疾患がある。眼底所見が朝顔の花のようにみえるため，**朝顔症候群**と呼ばれている（図21.6）[5]。朝顔症候群はコロボーマの一部と考えられることもあれば，独立した疾患概念としてとらえられることもある。

Coat病 Coat's diseaseは網膜血管の異常拡張により，網膜に滲出性病変を起こして網膜剝離，白色瞳孔を呈する疾患である。Coat病の眼球は通常小さく，眼底所見で網膜血管の拡張や蛇行を認める。Coat病では，眼球内に増強効果のある腫瘤性病変を認めることはない。認めた場合は，まず網膜芽細胞腫を考える。

未熟児網膜症 retinopathy of prematurityは出生後の酸素分圧の変化により，早産児の網膜に新生血管が異常増殖した結果，網膜発達に障害が出る疾患である。未熟児網膜症は眼底検査で経過をフォローするのが一般的だが，他の理由で脳画像を撮影

表21.1　神経皮膚症候群の眼科疾患

神経皮膚症候群	眼球および眼窩に現れる所見
神経線維腫症1型（NF1）	視神経神経膠腫，蔓状神経線維腫，牛眼，蝶形骨翼低形成
神経線維腫症2型（NF2）	若年性後囊下・水晶体・皮質白内障
von Hippel-Lindau病	網膜血管芽腫
結節性硬化症（TSC）	網膜過誤腫
Sturge-Weber症候群	脈絡膜血管腫，緑内障，太田母斑

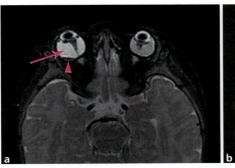
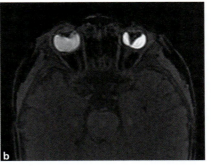

図 21.16　第 1 次硝子体過形成遺残　4 か月男児。(**a**)脂肪抑制 T2 強調横断像。両側網膜・脈絡膜剥離(赤矢印)と液面形成(赤矢頭)を認める。(**b**)脂肪抑制 T1 強調横断像。両側眼球内の網膜・脈絡膜下の液体が高信号を呈しており，高蛋白もしくは血性成分の存在が疑われる。両側の PHPV と小眼球症であり，Norrie 症候群と診断された。

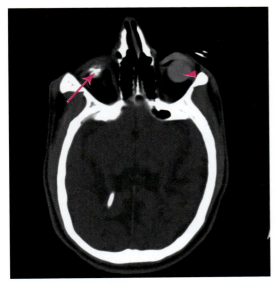

図 21.17　未熟児網膜症・眼球癆　早産歴のある乳児。CT 横断像。右眼球は萎縮して，内部に石灰化を伴っている(赤矢印)。眼球癆の所見である。左眼窩は眼球摘出後に義眼が挿入されている(赤矢頭)。頭蓋内に未熟児脳室内出血後水頭症の脳室シャントの一部と白質軟化症を認める。

した際に，未熟児網膜症に関連する異常画像所見を認めることがある。軽度の未熟児網膜症は画像で異常を認めないが，進行すると網膜剥離がみられる。最重症例では眼球癆となり，眼球は萎縮して石灰化を伴い，視覚器として機能しなくなる。眼球癆は眼球の重度外傷や感染症からも発生する(図 21.17)。

21.9　眼窩の炎症性疾患

　MRI は非感染性炎症性眼窩疾患の同定や描出に使用される主要な画像検査である。臨床現場で最も多く出会う非感染性炎症性眼窩疾患は**視神経炎** optic neuritis であろう。多発性硬化症(MS)，急性散在性脳脊髄炎(ADEM)，Devic 病で視神経炎を合併する(図 21.18)。視覚障害と眼痛を呈して，画像所見で視神経に浮腫と増強効果を認める。患側の視神経は健側に比べてわずかに腫大するが，腫瘤像は呈さない。

　炎症性眼窩偽腫瘍 inflammatory orbital pseudotumor は特発性の炎症性疾患で，感染や腫瘍に類似する腫瘤性病変をきたす(それゆえ，名前が"偽腫瘍"である)。頭蓋内圧亢進を呈する**偽性脳腫瘍** pseudotumor cerebri と名前が似ているが，まったく異なる疾患である。炎症性眼窩偽腫瘍はステロイドが有効とされる。発症して間もない時期には診断はまず困難だが，感染徴候を伴わないことがポイントとなる。

21.10　その他

　偽性脳腫瘍(特発性頭蓋内圧亢進症)は頭蓋内圧が亢進する疾患である。脳脊髄液を通じて視神経鞘まで圧力が及び，視神経鞘の拡張とうっ血乳頭を呈する(図 21.7)。第 12 章でも詳述したので参照してほしい。

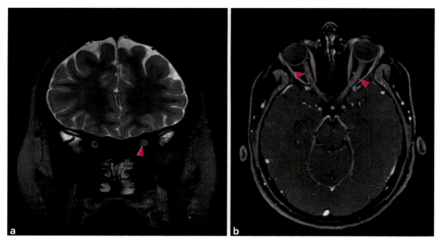

図 21.18　視神経炎　眼痛のため来院した 17 歳女児。(**a**)脂肪抑制 T2 強調冠状断像。左眼窩内の視神経が高信号かつ輪郭が不明瞭となっている(赤矢頭)。(**b**)脂肪抑制造影 T1 強調横断像。眼窩内の視神経に両側とも増強効果を認める。左視神経は右視神経よりさらに腫大している(赤矢頭)。視神経炎(両側)と診断した。

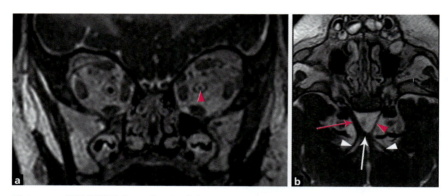

図 21.19　視神経低形成　1 歳男児。(**a**)FIESTA 冠状断像。眼窩内の左視神経(赤矢頭)が右視神経に比べて小さく，視神経低形成が疑われる。(**b**)視交叉の FIESTA 斜位横断像。左視神経(赤矢頭)が右視神経(赤矢印)に比べて明らかに小さく，左視神経低形成の診断が確定された。視交叉(白矢頭)より後部の視索(白矢印)も両側ともに通常より小さい。この患児の視神経低形成の原因は不明であった。

他にも眼窩疾患には**視神経低形成** optic nerve hypoplasia がある(図 21.19)。視神経の発達障害か，もしくは視神経炎の既往があればそれによる萎縮が原因として考えられる。中隔視神経形成異常症(図 3.17)では視神経低形成が両側にみられる。中隔視神経形成異常症では視神経以外にも，透明中隔が欠損していないか，下垂体の形状は通常か，目をこらして読影する必要がある。

21.11　さらに学習したい方のための参考資料

[1] Jacquemin C, Bosley TM, Svedberg H. Orbit deformities in craniofacial neurofibromatosis type 1. AJNR Am J Neuroradiol 2003；24(8)：1678-1682

文献

[1] Sung EK, Nadgir RN, Fujita A et al. Injuries of the globe：What can the radiologist offer?Radiographics 2014；34(3)：764-776
[2] Shelsta HN, Bilyk JR, Rubin PAD, Penne RB, Carrasco JR. Wooden intraorbital foreign body injuries：Clinical characteristics and outcomes of 23 patients.

Ophthal Plast Reconstr Surg 2010 ; 26 (4) : 238-244

[3] Razek AAKA, Elkhamary S. MRI of retinoblastoma. Br J Radiol 2011 ; 84(1005) : 775-784

[4] Chung EM, Smirniotopoulos JG, Specht CS, Schroeder JW, Cube R. From the archives of the AFIP : Pediatric orbit tumors and tumorlike lesions : Nonosseous lesions of the extraocular orbit. Radiographics 2007 ; 27(6) : 1777-1799

[5] Ellika S, Robson CD, Heidary G, Paldino MJ. Morning glory disc anomaly : Characteristic MR imaging findings. AJNR Am J Neuroradiol 2013 ; 34 (10) : 2010-2014

22 側頭骨
Temporal Bone

22.1 はじめに

側頭骨の解剖は複雑で，その機能も多岐にわたるため，側頭骨の断層画像には及び腰になりがちである。そのため，側頭骨解剖の基本を理解し，側頭骨が関わる疾患に系統的にアプローチすることで，不安を解消し，画像診断をより適切に行えるようにな

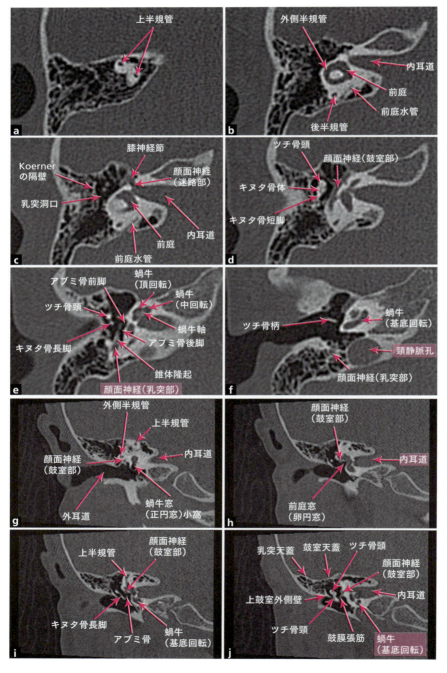

図22.1　側頭骨解剖

右側頭骨CT横断像（骨条件）。〔(a)（頭側）から(f)（尾側）を順に表示〕。(a)乳突蜂巣，上半規管の前脚・後脚。(b)内耳道，前庭，外側半規管（内部に中心骨島を認める）。(c)顔面神経が側頭骨内部に入り始める（迷路部と膝神経節）。(d)耳小骨がみえ始める。キヌタ骨体にツチ骨頭が重なって映っている。"アイスクリーム（ツチ骨）が乗ったアイスクリームコーン（キヌタ骨の体と短脚）"のようにみえる。(e)アブミ骨脚が前庭窓，蝸牛に向かって伸びている。蝸牛軸と内耳道の間に蝸牛神経管がある。(f)蝸牛基底回転，ツチ骨柄，頸静脈孔（頸静脈球）。

右側頭骨CT冠状断像（骨条件）。〔(g)（後側）から(j)（前側）を順に表示〕。(g)蝸牛窓（正円窓）小窩の垂直断，顔面神経（鼓室部）と鼓室の位置関係を表示。(h)顔面神経（鼓室部）と前庭窓（卵円窓）の関係を表示。(i)下向きのキヌタ骨長脚と上向きのアブミ骨の位置関係を表示。アブミ骨は前庭窓（卵円窓）に接している。(j)ツチ骨（頭・頸）と上鼓室外側壁，その間の耳小骨外側腔（Prussak腔）の位置関係を表示。

ることが本章のねらいである。

小児で側頭骨画像を撮影する疾患がいくつかある。まず1番初めに挙がるのは難聴である。その他の疾患として感染症，外傷，顔面神経障害が挙げられる。側頭骨の画像で最も多く使われるのはCTとMRIである。

22.2 解剖

側頭骨は複雑な解剖に基づいた頭蓋骨の1つである。側頭骨は主に錐体部，鼓室部，乳突部から構成され，これらすべてが頭蓋骨の鱗部，頬部の一部になる（図22.1）。鼓室部には中耳腔（鼓室）が存在する。錐体部は迷路部と錐体尖部とに分けられる（錐体尖部に関わる疾患については第16章参照）。外耳道は中耳につながり，鼓膜で両者が隔てられている。

中耳にはツチ骨，キヌタ骨，アブミ骨の3種類の耳小骨が存在し（図22.1d, e, f, i, j），鼓膜の振動を前庭窓（卵円窓）に伝える役割を担う。内耳には蝸牛，前庭，3つの半規管がある（図22.1e, f）。蝸牛は蝸牛軸を中心に約2回転と1/4回転，もしくは2回転半ほど渦を巻いている。蝸牛軸に分布する蝸牛神経節は蝸牛神経となり，蝸牛神経管から内耳道を通り，小脳橋角部から脳幹に投射する。

内耳道と小脳橋角部には顔面神経と2本の前庭神経も通過する（図16.13b）。顔面神経は蝸牛と前庭の間の顔面神経管を通過して（迷路部），膝神経節で顔面神経線維のほとんどがシナプスを形成する。その後，鼓室上部に沿って走行して（鼓室部），鼓室と乳突蜂巣の間を下行した後に（乳突部），茎乳突孔から頭蓋外に出る。

中耳腔（鼓室）の主な部分は**中鼓室** mesotympanum と呼ばれ，その上には**上鼓室** epitympanum が存在する（図22.1b, c, h, i, j）。上鼓室は後方の乳突洞口から乳突蜂巣につながり，乳突洞口の側面でKoernerの隔壁が乳突蜂巣を隔てている（図22.1c）。上鼓室の前方では耳管を介して咽頭部につながっている。上鼓室の耳小骨と**上鼓室外側壁** scutum の間の小さな空間は Prussak 腔と呼ばれている（図22.1h, i, j）。

22.3 耳の発生学

中耳と外耳は第1・2鰓弓に由来する。そのため，これらの鰓弓に異常が生じた場合，中耳と外耳の両

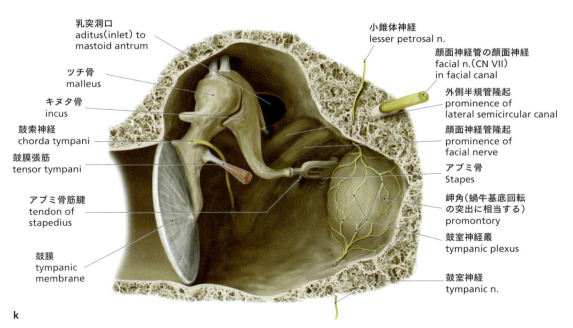

図22.1（続き）（k）側頭骨の中耳腔の解剖図。(k)は Atlas of Anatomy, © Thieme 2012 より。イラスト：Karl Wesker

方に奇形が起こりうる．例えば，外耳に奇形がある場合には耳小骨にも奇形がみられる傾向がある．

22.4 聴覚障害

小児診療で側頭骨画像が必要な状況として，第1に聴覚障害が挙げられる．聴覚障害は聴覚学もしくは耳科学の観点から伝音性難聴，感音性難聴，そして混合性難聴に分類される．これら難聴のタイプ，臨床経過の期間，患側がどちらかをきちんと把握することがまず重要である．後天性難聴であれば，臨床経過が急性か，進行性か，感染症や脳神経障害など関連する症状がないかも確認する．こうした聴覚障害に関わる臨床情報が，耳の画像を撮影する際に適切な画像検査を選ぶ鍵となり，さらに造影剤を使用すべきかどうかの判断材料となる．

伝音性難聴は一般的に外耳もしくは中耳（耳小骨など）に何らかの問題がある．伝音性難聴の画像評価はCTがまず第1選択であり，90％の確率で原因を特定できる．換言すれば，伝音性難聴の精査目的でCT撮影をした場合に何も異常が同定できなければ，目を凝らして何度も画像を確認しなければならない（前提として聴覚検査で伝音性難聴が確定診断されていなければならない．音叉を用いた身体診察だけでは伝音性か感音性かを確実に判断することは難しく，身体診察のみで診断された伝音性難聴の場合は，画像で外耳もしくは中耳に異常を指摘できるとは限らない）．

22.4.1 感音性難聴

成人に発症する感音性難聴は聴神経鞘腫など腫瘍を除外するためにまず造影MRIを撮影するのが鉄則だが，先天性感音性難聴の場合はCTとMRI両方とも撮影するのがよい．骨迷路に異常を伴う内耳

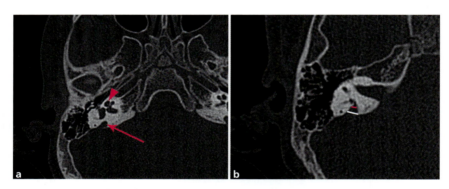

図22.2　不完全隔壁II型（Mondini奇形）　右側感音性難聴の小児．(a)CT横断像．蝸牛の頂・中回転が囊状であり（赤矢頭），前庭水管拡大を伴っている（赤矢印）．不完全隔壁II型の所見である．(b)CT横断像．前庭水管の中間径（赤線）と後頭蓋窩開口径（白線）の測定法を示す．

表22.1　先天性感音性難聴の内耳奇形の分類

内耳奇形	奇形が生じる在胎週数	所見
迷路無形成（Michel奇形）	在胎3週	内耳（蝸牛，前庭，半規管）無形成
蝸牛無形成	在胎3〜4週	蝸牛無形成．前庭は存在．半規管は形成異常
共通腔奇形	在胎4週	隔壁のない蝸牛と前庭の囊状共通腔
囊状蝸牛前庭奇形（不完全隔壁I型）	在胎5週	蝸牛軸や隔壁がない囊状蝸牛．半規管に異常があり，囊状前庭を伴う
蝸牛低形成	在胎6週	蝸牛と前庭は独立して存在するが低形成
不完全隔壁II型（Mondini奇形）	在胎7週	蝸牛の頂・中回転が囊状で1回転半のみ．前庭水管拡大あり．前庭と半規管に異常を認めないこともある
前庭水管拡大	不明	前庭水管拡大．内耳（蝸牛，前庭，半規管）に明らかな異常を認めない

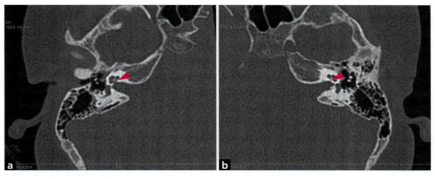

図 22.3　蝸牛神経管狭窄症　(a)右側頭骨 CT 横断像。正常の蝸牛神経管を示す(赤矢頭)。(b)左側頭骨 CT 横断像。蝸牛神経管の開存が不明瞭である(赤矢頭)。左蝸牛神経無形成に伴う蝸牛神経管狭窄症の所見である。

奇形があれば，CT でその異常を描出できる。ただし，伝音性難聴は CT で異常部位を同定できる可能性が高いが，感音性難聴の約半数は CT，MRI の両方ともに正常である。小児の感音性難聴には特発性も多く，最後まで原因が特定できないこともしばしばある。

発達過程で迷路構造に奇形が生じることがあり，迷路構造が完全に欠如するもの(Michel 無形成)から，蝸牛内部の基底回転の部分のみ骨性隔壁が存在するが，中回転と頂回転では骨性隔壁を欠いて前庭水管の拡大を伴うもの(不完全隔壁 II 型 incomplete partition type II。従来は Mondini 奇形と呼ばれていた)まで，さまざまな奇形が知られている(図 22.2)[1,2]。

蝸牛と前庭の形成異常について，最重症型から軽症型まで，それぞれの特徴的な異常所見とともに表 22.1 に示す。また，章末の文献にも詳細にまとまっているので参照してほしい[3]。

内耳に何らかの奇形が存在した場合，前庭水管の拡大を伴うことがあり(図 22.2)，内耳奇形では最も多くみられる所見である。くも膜下腔の脳脊髄液は前庭水管を介して内耳の外リンパ液と交通している。そのため，聴力障害がない人でも，前庭水管が存在する場合は後に感音性難聴を発症する危険性があるとされる。外傷との関連も報告されているため，前庭水管に拡大がある場合，対戦相手との接触により身体に衝撃がかかるスポーツ(コンタクトスポーツ)は避けることが望まれる。

蝸牛神経に欠損もしくは低形成があると，蝸牛神経管に狭窄が生じて，蝸牛神経管径が 1.5 mm 以下となる(図 22.3)。蝸牛神経管狭窄を疑った場合は，MRI で蝸牛神経欠損あるいは低形成の鑑別が重要となる。蝸牛神経欠損であれば，人工内耳の効果は期待できず，一般的に適応とはならないからである。

22.5　伝音性難聴

先天性・後天性のいずれにせよ，外耳や中耳に異常が起こると伝音性難聴を引き起こす。第 1・2 鰓弓に発生異常が生じた場合，耳小骨や中耳に奇形が起こり，伝音性難聴の原因となる。外耳に奇形があれば，中耳にも奇形を疑う根拠となる。

外耳道が閉鎖している場合は，骨性閉鎖か単なる膜様閉鎖かを画像で見極めなければならない。骨性閉鎖であれば，耳鼻咽喉科に報告すべきこととして，**骨閉鎖板** atresia plate の厚さが挙げられる(図 22.4)。この厚さが外耳道の再建術の方針に影響するからである。耳鼻咽喉科は手術に先立って，Jahrsdoerfer grading scale score に準じて外耳道閉鎖の程度を 10 点満点でスコア化する(表 22.2)。スコアが 5 点もしくは 6 点以下であれば，外耳道形成術は難しいとされる。加えて，外耳道形成術の適応には，さまざまな要因(片側性 vs. 両側性など)も考慮される。

先天性伝音性難聴は耳小骨に奇形が生じることで起こる。後天性伝音性難聴は慢性中耳炎，真珠腫性中耳炎(図 22.5)，外傷による耳小骨破壊などが原

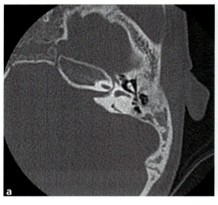
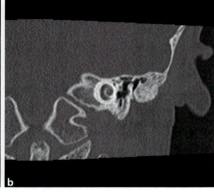

図 22.4　外耳道閉鎖症　(a)左小耳症を認める患児の頭部 CT 横断像。外耳道に骨性かつ膜様閉鎖を認める。(b)CT 冠状断像。ツチ骨頸・柄が骨閉鎖板につながっている。

表 22.2　先天性外耳道閉鎖の Jahrsdoerfer grading scale score

構造	スコア
アブミ骨	2
前庭窓（卵円窓）の開存	1
中耳腔	1
顔面神経	1
ツチ骨とキヌタ骨の連続性	1
乳突蜂巣の含気	1
キヌタ骨とアブミ骨の連続性	1
蝸牛窓（正円窓）	1
外耳道	1
合計点数	10

Jahrsdoerfer RA, Yeakley JW, Aguilar EA, Cole RR, Gray LC. Grading system for the selection of patients with congenital aural atresia. Am J Otol. 1992；13(1)：6-12 より許可を得て掲載

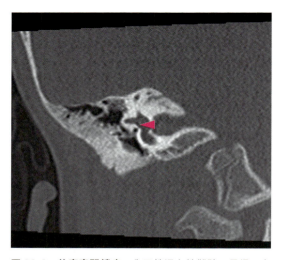

図 22.6　前庭窓閉鎖症　先天性混在性難聴の男児。右側頭骨の CT 冠状断像（骨条件）。前庭窓が存在せず（赤矢頭），前庭窓閉鎖症と診断した。

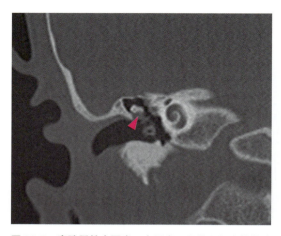

図 22.5　真珠腫性中耳炎　中耳炎の既往と伝音性難聴を認める患児の右側頭骨 CT 冠状断像。上鼓室外側壁とツチ骨頸の間に軟部組織像が存在する（赤矢頭）。真珠腫性中耳炎の所見である。耳鏡検査で鼓膜奥に白色塊を認めた。

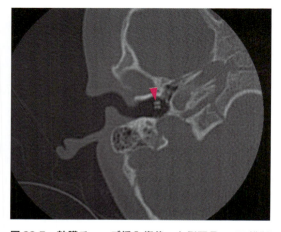

図 22.7　鼓膜チューブ挿入術後　右側頭骨の CT 横断像（骨条件）。鼓膜チューブ（赤矢頭）が画像で確認できる。

因で発症する。

22.5.1 混合性難聴

混合性難聴とは，伝音性と感音性の両方の難聴が混在して存在することをいう。混在性難聴を起こす疾患の例として，前庭窓（卵円窓）閉鎖が挙げられる。前庭窓閉鎖では，前庭窓の欠損とアブミ骨形成異常を認める（図 22.6）。

22.6 側頭骨感染症

小児期には中耳炎がよく起こるが，一般的に画像が必要になることは少ない。画像を撮影した場合には，鼓室と乳突蜂巣に液体貯留を認める。中耳貯留液が改善せずに長引いた場合には，鼓膜チューブ挿入術（もしくは鼓膜切開術）を行うが，このチューブは CT でも確認できる（図 22.7）。中耳炎が慢性化すると乳突蜂巣の皮質骨に炎症が及び，**骨融解像を伴う乳様突起炎** coalescent mastoiditis を呈することがある（図 22.8）。乳突蜂巣から周囲に感染が広がる場合，いくつかのルートがあることは覚えておきたい。まず 1 番目は高位頸静脈球と中耳腔の間の骨壁 sigmoid plate を通じて，感染が中耳から後内側へ伸展するルートである（図 22.8a）。S 状静脈洞の敗血症性血栓静脈炎の原因となる。2 番目は鼓室蓋と乳突蓋を通じて，感染が中耳から上行するルートである（図 22.8b）。中蓋窩に沿って硬膜蓋膿瘍を形成する原因となり，側頭葉まで感染が及ぶお

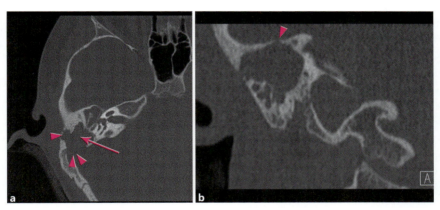

図 22.8 骨融解を伴う乳様突起炎 （a）反復性右乳様突起炎の既往がある患児。右側頭骨 CT 冠状断像（骨条件）。乳突蜂巣内部に骨融解像を認め（赤矢印），乳突洞骨皮質（赤矢頭）と高位頸静脈球と中耳腔の間の骨壁（赤矢頭×2）に瘻孔が生じている。（b）右側頭骨 CT 冠状断像。乳突蓋にも骨瘻孔を確認できる（赤矢頭）。

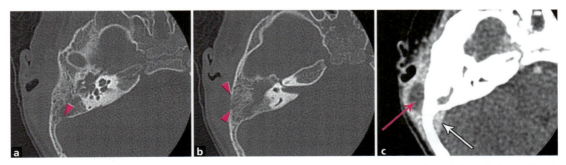

図 22.9 乳様突起炎の外側伸展 （a）発熱，右耳後部腫脹を呈した患児。頭部 CT 横断像（骨条件）。右乳突蜂巣の含気低下と，高位頸静脈球と中耳腔の間の骨壁の瘻孔を認める（赤矢頭）。（b）（a）よりわずかに下方で撮影した CT 横断像（骨条件）。乳突洞の骨皮質に融解像を認める（赤矢頭）。（c）（b）と同じレベルで撮影した造影 CT 横断像（軟部組織条件）。骨融解像を覆うように耳介後部に膿瘍（赤矢印）を認める。幸いにも S 状静脈洞は開存していた（白矢印）。

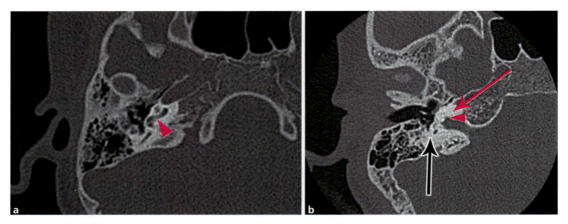

図 22.10　骨化性内耳炎　(a)髄膜炎罹患後に難聴を発症した患児。右側頭骨 CT 横断像（骨条件）。蝸牛の基底回転に沿ってわずかに高吸収域を認める（赤矢頭）。骨化性内耳炎の初期像である。この段階で発見できれば，人工内耳留置はまだ望みがある。(b)進行した骨化性内耳炎の例。髄膜炎罹患後に難聴を発症した別の患児の右側頭骨 CT 横断像（骨条件）。蝸牛神経管（赤矢頭）が確認できるため，蝸牛が本来はここに存在するはずだが，今や蝸牛（赤矢印）も前庭（黒矢印）も骨化してしまっている。

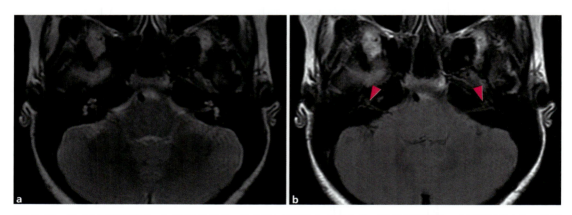

図 22.11　ウイルス性内耳炎　(a)回転性めまいを主訴に来院した 4 歳女児。T2 強調横断像。内耳構造そのものは正常である。(b)FLAIR 横断像。蝸牛（赤矢頭），前庭，半規管の信号が完全に抑制されておらず，リンパ内に蛋白質が混在していることが予想される。回転性めまいが主訴であり，増強効果を認めないことから，ウイルス性内耳炎が最も考えやすい。

それがある。3 番目に感染が乳様突起から骨瘻孔を経て外側の耳介後部に感染が進むルートである（図 22.8，図 22.9）。この頭蓋外に伸展した感染が胸鎖乳突筋に沿って下行すると，Bezold 膿瘍を引き起こす。

細菌性髄膜炎は聴力障害を引き起こす。この原因はおそらく感染が膜様迷路（蝸牛，前庭，半規管）まで影響したためと考えられる。これら内耳器官に炎症が起こった状態を**内耳炎** labyrinthitis と呼ぶが，造影 MRI で同定できることがある。また，感染を契機に内耳に骨化性変化が生じた状態が**骨化性内耳炎** labyrinthitis ossificans であり，CT で観察できる（図 22.10）。早期の段階では画像所見は乏しいが，非可逆性の聴力障害の原因となるため，見逃さないようにしたい。早期に見つけた場合は，速やかに人工内耳の適応を考慮しなければならない。

内耳感染症の原因は細菌に限らない。ウイルス感染が契機となり内耳炎を起こして，めまいを主訴に来院する患者は少なくない。原則として，ウイルス性内耳炎では画像で異常所見を同定できる例は少ない。しかし，FLAIR 画像で内耳の異常部位（出血などによる微細なリンパ内の蛋白質）が増強効果を伴

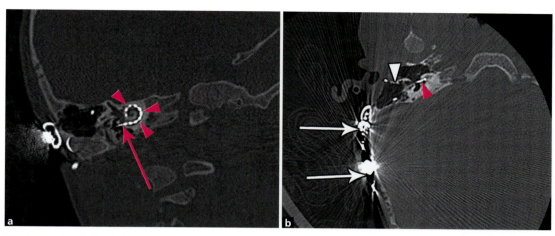

図 22.12　人工内耳　(a)人工内耳を留置した患児。右頭部 CT 斜位冠状断像（骨条件）。リード線が蝸牛窓（赤矢印）から内耳に入り，蝸牛内部で 1 回転している（赤矢頭）。(b)右頭部 CT 横断像（骨条件）。頭蓋外に人工内耳が留置されている（白矢印）。リード線が蝸牛窓小窩（赤矢頭）に入っている。乳突洞削開部の前縁は外耳道壁の後壁（白矢頭）に近いが，外耳道骨壁は保たれている（外耳道後壁骨を保存して乳突洞を処理する手術法は canal wall up 法と呼ばれる）。

わない不完全な信号抑制部位として，鋭敏に検出できることがある（図 22.11）。

Bell 麻痺は主にウイルス感染を契機に発症する顔面神経麻痺であり，第 16 章で詳述したので参照してほしい。

22.7　真珠腫性中耳炎

中耳炎を繰り返すと，鼓膜が陥没して上皮細胞が存在しないはずの鼓室内に上皮細胞が侵入してしまい，角化物質であるケラチンが腫瘤を形成することがある。これを**真珠腫性中耳炎** cholesteatoma と呼ぶ。真珠腫性中耳炎は組織学的に類上皮腫と同一であり，腫大して周囲の骨構造を破壊する。好発部位は Prussak 腔（上鼓室の耳小骨と上鼓室外側壁の間の小さな空間）であり，まず上鼓室外側壁やツチ骨頸・頭が侵される（図 22.5）。組織学的には類上皮腫であるため，拡散強調画像（DWI）で高信号を呈する。しかし，周囲の骨や空気によるアーチファクトが影響するため，撮影に時間がかかるがアーチファクトが少なくなる non-echo-planar imaging (non-EPI) による拡散強調画像が真珠腫性中耳炎の診断に有用である。non-EPI は手術後に真珠腫性中耳炎が再発していないかどうかを確認するためにも用いられる。再発性真珠腫性中耳炎は拡散強調

画像で高信号を呈するが増強効果がないのに対して，肉芽組織は増強効果があるが拡散強調画像で高信号を呈さない。術後に伴う液体貯留は増強効果がなく，拡散強調画像で高信号を呈さない[4]。

22.8　人工内耳

人工内耳 cochlear implant は先天性もしくは後天性難聴のいずれにも適応となる。人工内耳インプラントから伸びるリード線は乳突洞削開部を通って，蝸牛窓から内耳に入り，蝸牛内で 1 回転から 1 回転半する（図 22.12）。人工内耳の手術前検査では耳全体，頭頸部の解剖に目を通して，特に内頸動脈の破格や高位頸静脈球，顔面神経管裂隙（顔面神経管にしばしば存在する骨欠損部。中耳手術の際の顔面神経麻痺の原因となる）がないことを確認しなければならない[5,6]。

22.9　外傷

側頭骨骨折で聴力障害が起こる場合がある。耳小骨連鎖離断では伝音性難聴，内耳を含む**耳囊** otic capsule が影響すると感音性難聴がそれぞれ生じる[7]。側頭骨骨折は骨折線の方向により，錐体骨長軸に沿う縦骨折，これに直行する横骨折に分類され

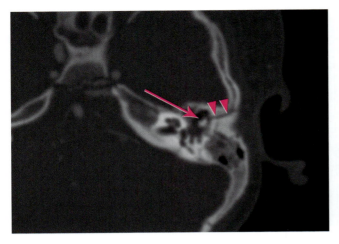

図 22.13　側頭骨骨折（斜骨折）・耳小骨連鎖離断　高エネルギー外傷のために搬送された患児。左側頭骨 CT 横断像。側頭骨を横切る斜骨折（赤矢頭）を認め，ツチ骨頭が本来あるべき位置からキヌタ骨体の前方に偏位している（赤矢印）。

るが，実際は斜めであることも多い（図 22.13）。側頭骨骨折の画像で聴力障害と関与する注意点を以下に示す。

1. 頸動脈管：頸動脈管に骨折が及ぶと，内頸動脈が錐体部で損傷する場合がある
2. 耳嚢：骨折が内耳を包む耳嚢に及んでしまうと，聴力障害は不可逆となる可能性が高い。たとえ画像で明らかな骨折がなくても，**内耳気腫** pneumolabyrinth の存在は耳嚢骨折を疑う所見である。
3. 耳小骨連鎖離断 ossicular dissociation：ツチ骨とキヌタ骨（横断像が最も鮮明に描出できる）（図 22.13），キヌタ骨とアブミ骨（冠状断像がわかりやすいことが多い）の間の耳小骨連鎖を確認する。
4. 気脳症 pneumocephalus：気脳症があれば，まず間違いなく，乳様突起，鼓室，副鼻腔のいずれかから頭蓋内にかけて骨折が存在する。髄膜炎や髄液漏出の危険性があるため，絶対に見逃してはいけない。
5. 顎関節内骨折：側頭骨から下顎窩にかけて顎関節内骨折が存在する場合，もしくは顎関節が左右非対称の場合には，顎関節腔に血腫を呈して，不整咬合をきたすおそれがある。

文献

[1] Mondini C. Minor works of Carlo Mondini：The anatomical section of a boy born deaf. Am J Otol 1997；18(3)：288-293
[2] Sennaroglu L, Saatci I. A new classification for cochleovestibular malformations. Laryngoscope 2002；112(12)：2230-2241
[3] Huang BY, Zdanski C, Castillo M. Pediatric sensorineural hearing loss, Part 1：Practical aspects for neuroradiologists. AJNR Am J Neuroradiol2012；33：2117
[4] Baráth K, Huber AM, Stämpfli P, Varga Z, Kollias S. Neuroradiology of cholesteatomas. AJNR Am J Neuroradiol 2011；32(2)：221-229
[5] Young JY, Ryan ME, Young NM. Preoperative imaging of sensorineural hearing loss in pediatric candidates for cochlear implantation. Radiographics 2014；34(5)：E133-E149
[6] Fishman AJ. Imaging and anatomy for cochlear implants. Otolaryngol Clin North Am 2012；45（1）：1-24
[7] Zayas JO, Feliciano YZ, Hadley CR, Gomez AA, Vidal JA. Temporal bone trauma and the role of multidetector CT in the emergency department. Radiographics 2011；31(6)：1741-1755

23 口腔
Oral Cavity

23.1 口腔，唾液腺，咽頭

口腔は食べ物を体内に取り入れるための玄関であり，呼吸や発声にも関与するため，結果として感染物が体内に侵入する門戸になる。物理的バリア機構（舌，声門など），免疫バリア機構（Waldeyer 咽頭輪など）は，望まれない侵入者から体を守る役割を果たしている。唾液腺は口腔内に潤いを与え，酸性度を調整する以外に，殺菌などの作用も行っている。口腔・咽頭領域では小児では何といっても感染症が多いのに対して，成人では腫瘍の発生が問題となる。しかし，成人でもこの部位に感染症は起こり，小児でも腫瘍は発生する。

23.2 解剖

口腔は前方は口唇，下方は舌と口底，上方は硬口蓋，軟口蓋，歯列弓，側方は頬粘膜でそれぞれ囲まれた空間であり，口腔後部は中咽頭につながっている（図 23.1）。口腔後部の側方には口蓋扁桃，口蓋

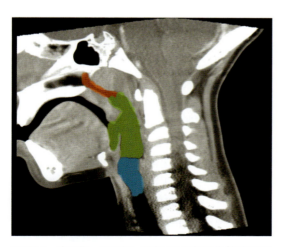

図 23.1　中咽頭・下咽頭　頸部 CT 矢状断像（軟部組織条件）。上咽頭（赤色），中咽頭（緑色），下咽頭（青色）を示す。

ひだ，咽頭ひだが存在する（図 23.2）。中咽頭は上咽頭，下咽頭に連続する。

耳下腺は咀嚼筋隙の表層，胸鎖乳突筋の前内側に位置する。顎下腺は下顎下縁を一辺とした顎下三角に位置し，口腔底を形づくる顎舌骨筋の後縁を取り巻いている。舌下腺は口腔底の舌基部に位置する。これら耳下腺，顎下腺，舌下腺に加えて，何千もの唾液腺が存在する。

以上，唾液腺の解剖について説明したが，さらに唾液腺の排泄管について簡単に説明したい。唾液腺それぞれに固有の排泄管が存在する。耳下腺唾液は耳下腺管（Stensen 管）と呼ばれる排泄管を通り，頬筋を貫いて，上顎第 2 臼歯のすぐ側方に排出される。顎下腺唾液は顎下腺管（Wharton 管）を通り，口腔底の舌下小丘に排出される。舌下腺からは排出される唾液は多くの管を通り，それらの数やサイズは個体間で差があるが，すべて口腔底に排出される。

副咽頭間隙 parapharyngeal space の定義は医師間でもばらつきがあるため，ここで述べる必要がある（図 23.3）。副咽頭間隙とは，重要な神経や血管が走行して頭部から頸部を結ぶ比較的大きな交通路である。下方は下顎角，上方は頭蓋底まで至り，側方は咀嚼筋隙，内側は咽頭に囲まれた部位を指す。教科書によっては，茎状突起と口蓋帆張筋などの付着筋群により，副咽頭間隙は前区（茎突前区）と後区（茎突後区）とに分類されることもある。**耳下腺間隙** palotid space と**頸動脈間隙** carotid space という単語もしばしば使用されることがあるが，実質上はそれぞれ前区（茎突前区）と後区（茎突後区）とほぼ同義である。

これらの単語が臨床で統一されていない原因の 1 つは，前区（茎突前区）と後区（茎突後区）のいずれにも粘膜下結合組織と副咽頭脂肪組織が含まれていないからだろう。こうした組織まで含めた粘膜下の部位を，一部の頭頸部の教科書や口腔顎顔面外科医が副咽頭間隙と呼んでおり，咽頭まで含んだ部位こそがまさに副咽頭間隙と呼ぶにふさわしいと唱える専門家もいる。しかし，本来の副咽頭間隙の定義は粘膜下結合組織や副咽頭脂肪組織を含んでいないため，これらの組織部位は"**咽頭粘膜下間隙** pharyngeal submucosal space"と別に呼ぶのがふさわしい。この粘膜下間隙が重要な理由は 2 つある。

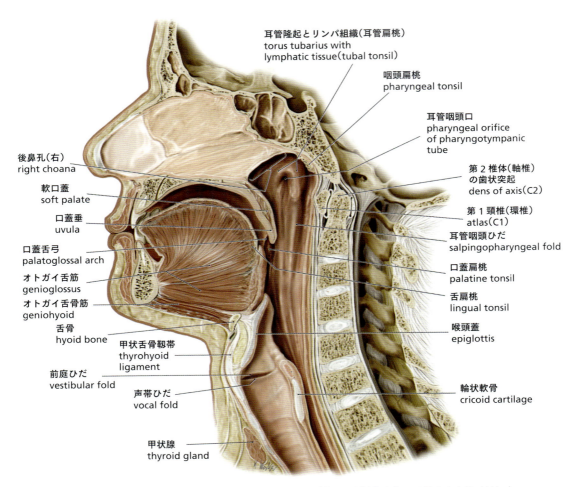

図 23.2 口腔と咽頭の矢状断イラスト Atlas of Anatomy, © Thieme 2012 より。イラスト：Karl Wesker

(1)CT や MRI で粘膜下間隙の脂肪が病巣部に圧排されている場合，これら病巣部を同定する鍵となる。(2)粘膜下間隙は口腔から頸部や縦隔に歯性感染症が広がる際の通り道となる。

　茎突前区(耳下腺間隙)の病変は一般的には耳下腺起源が多い。耳下腺の一部が下顎後縁と茎突下顎靱帯の間(茎突下顎トンネル)から内部に入り，時に副咽頭脂肪を前内側に，頸動脈を後方に圧排する。

　茎突後区(頸動脈間隙)の病変は血管原性腫瘍，神経原性腫瘍，**傍神経節腫** paraganglioma などさまざまある。この部位の神経原性腫瘍は，頸動脈の背部に沿って走行する迷走神経に由来することが多い。副咽頭間隙に腫瘍を認めた場合，腫瘍が頸動脈を前方に圧排する，もしくは腫瘍が茎状突起の後方から茎突後区まで伸展していれば，茎突後区由来の腫瘍に鑑別が絞られる。

　咽後間隙 retropharyngeal space は粘膜下間隙の一部であり，椎前筋膜と気管前筋膜の間の部位で(第 17 章参照)，縦隔に続いているため，口腔から縦隔へ感染が波及する際の通路となる。

23.3　唾液腺

　耳下腺原発の乳児毛細血管腫を除くと，一般的に唾液腺原発腫瘍は小児期にはまれである。唾液腺の炎症により，唾液腺が腫脹することは小児期でもみられる。唾液腺内部の導管に**唾石症** sialolith が生じると，唾液の流出が妨げられて**唾液腺炎** sialadenitis を引き起こす。舌下腺の導管が障害されて，唾液腺が粘膜下に漏洩すると，結合組織間に貯留し

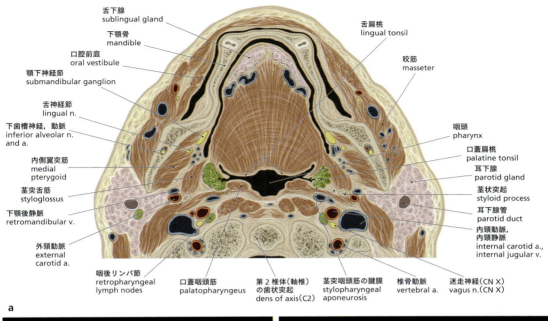

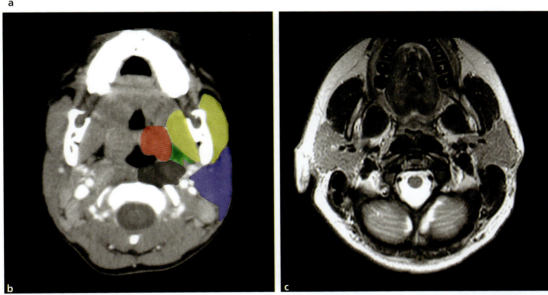

図 23.3　頸部の解剖　(a)舌骨上部の頸部横断イラストと各部位の名称。(b)舌骨上部の頸部 CT 横断像。口蓋扁桃(赤色)，頸長筋を含む咽後組織(黒色)，副咽頭脂肪組織(緑色)，咬筋と外側翼突筋を含む咀嚼間隙(黄色)，耳下腺を含む耳下腺間隙(紫色)。(c)T2 強調横断像。(b)とほぼ同じ高さで撮影した。同様の解剖組織を示す。(a)は Atlas of Anatomy, © Thieme 2012 より。イラスト：Karl Wesker

て粘液囊胞 mucocele を形成する。口腔底にできる粘液囊胞を**ガマ腫** ranula といい，T2 強調画像で高信号を呈する。囊胞は薄い隔壁をもち，内部に増強効果や結節は認めない。ガマ腫は舌下腺内部にとどまるか，顎舌骨筋の後方から(もしくは顎舌骨筋が先天的に欠損している場合は，その裂隙を越えて)頸部に伸展して腫脹をきたす。この場合は**顎下型ガマ腫** plunging ranula と呼ばれ，ほぼ必ず正中から外れて形成されるのが特徴である[1]。口腔底で舌後部後方の正中部に囊胞を認めた場合，まず第 1 に鑑別に挙がるのは**甲状舌管囊胞** thyroglossal duct cyst(図 17.4)である(第 17 章参照)[2]。

227

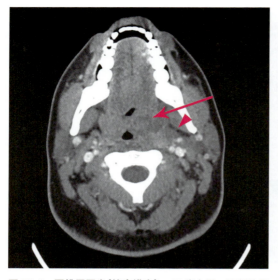

図 23.4　扁桃周囲炎（蜂窩織炎）　17歳女児の頭部造影CT横断像。口蓋扁桃が両側とも腫大している（左＞右）。左口蓋扁桃の内部は不均一に造影されているが，明らかな液体貯留は認めない（赤矢印）。扁桃周囲（蜂窩織）炎の所見である。副咽頭脂肪組織（赤矢頭）がわずかに高信号を呈している（fat stranding）。

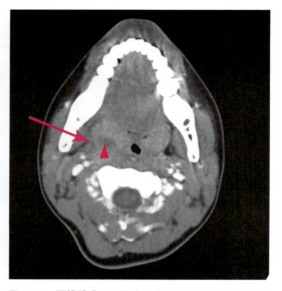

図 23.5　扁桃膿瘍　咽頭痛で来院した12歳女児の頭部造影CT横断像。右口蓋扁桃（赤矢頭）の深部に低信号域を認める。扁桃膿瘍の所見である。副咽頭脂肪組織（赤矢印）がわずかに高信号を呈している（fat stranding）。

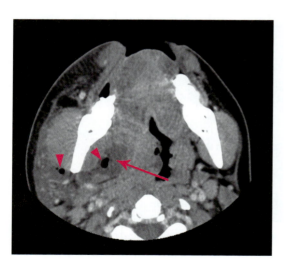

図 23.6　頭頸部に波及した副咽頭間隙膿瘍　咽頭痛と発熱で来院した15歳女児の頭部造影CT横断像。副咽頭間隙に液体貯留（赤矢印）とガス像（赤矢頭）を認める。感染は咀嚼間隙まで波及している。壊死性筋膜炎に伴う副咽頭間隙膿瘍であった。

23.4　扁桃腺

　口蓋扁桃は口腔後部の両側に位置するリンパ組織である。口蓋扁桃が感染を受けると，扁桃腺炎と臨床的に診断される。画像では扁桃腺炎はさまざまなスペクトラムを呈する。最初は腫大と血流増加から始まり，不均一な増強効果を認めるが明らかな膿瘍形成を認めない**扁桃周囲炎（蜂窩織炎）**tonsillar phlegmon（図 23.4）を経て，さらに悪化すると**扁桃膿瘍**tonsillar abscess（図 23.5）に至る。加えて，扁桃腺炎の画像読影では，近傍の副咽頭脂肪組織に炎症が及んでいるかどうかを確認することが重要である。

　副咽頭脂肪組織まで膿瘍が及んだ場合，時に"扁桃周囲"膿瘍と呼ばれるが，これは扁桃膿瘍とは異なる疾患概念であるので気をつけたい。扁桃膿瘍はしばしば口腔内に自然に排膿して縮小することがある。また，自然に排膿されなくとも，経口的に膿瘍までアプローチして，排膿処置が可能である。対して，**扁桃周囲膿瘍（副咽頭間隙膿瘍）**parapharyngeal abscessは深頸部膿瘍であり，経口的には容易にアプローチできないため，手術による切開排膿

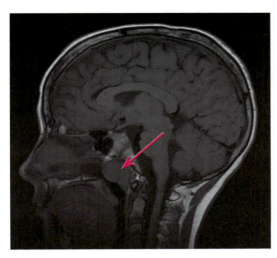

図 23.7　**正常アデノイド**　9歳女児の頭部 T1 強調矢状断像。アデノイド肥大を認める（赤矢印）。年齢を考慮すると正常所見と考えられた。ただし、成人で同様の所見を認めた場合は腫瘍の可能性を考慮しなくてはならず、耳鼻咽喉科に鼻咽腔ファイバースコープ目的に紹介して、場合によっては生検が必要となる。

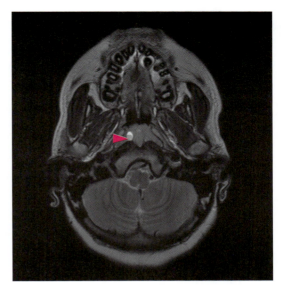

図 23.8　**アデノイド粘液貯留嚢胞**　T2 強調横断像。アデノイドの右側に粘液嚢胞（赤矢頭）を認める。正中ではないため、Tornwaldt 嚢胞ではない。成人で同様の所見をみた場合は、腫瘍の可能性を考えなければならない。

術か画像ガイド下ドレナージが必要となる（図23.6）。扁桃周囲膿瘍（副咽頭間隙膿瘍）と扁桃膿瘍を鑑別することは臨床的にも重要で、混乱を防ぐためにこれらの言葉をきちんと理解したうえで使い分けなければならない。普段から耳鼻咽喉科と口腔顎顔面外科医と密に連絡をとっていると、これらの膿瘍を見て連絡する際に、用語の混乱を避けることができる。

　扁桃腺炎の画像診断は一般的には造影 CT 画像で行い、読影の際には炎症部位付近の血管の評価も忘れてはいけない。感染や炎症の波及により、内頸動脈の血管攣縮や、内頸静脈の敗血症性血栓静脈炎が合併することがある（図 17.7）。

　口蓋扁桃以外にも、中咽頭と上咽頭後部を取り囲むリンパ組織（舌扁桃やアデノイドなど）があり、これらを総称して **Waldeyer 咽頭輪** Waldeyer's ring と呼んでいる。ある程度のアデノイド肥大は、特に風邪が流行る季節では小児では正常所見である（図23.7）。**粘液貯留嚢胞** mucous retention cyst も小児でしばしばみられる（図 23.8）。しかし、対照的に成人患者でアデノイド部位に肥大所見を認めた場合には、まず **鼻咽頭癌** nasopharyngeal carcinoma の可能性を考えなければならない。また、成人

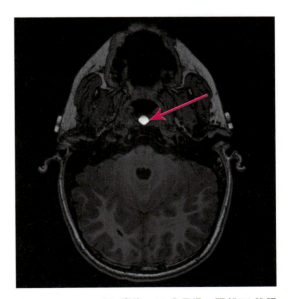

図 23.9　**Tornwaldt 嚢胞**　10 歳男児の頭部 T1 強調横断像。境界明瞭な高信号の嚢胞性病変を斜台前正中部（蝶形後頭軟骨結合のレベル）に認める。Tornwaldt 嚢胞（赤矢印）の所見である。

患者でアデノイド部位に嚢胞変化を認め、それが典型的な Tornwaldt 嚢胞（胎生期の脊索遺残による先天性嚢として正中部に発生する）（図 23.9）でなければ、鼻咽頭癌を鑑別に入れる必要がある。

23.5　下咽頭と喉頭

下咽頭と後頭は食物の輸送，気動の保護，発声で重要な役割を担う。喉頭蓋の感染症である**喉頭蓋炎** epiglottitis（図 23.10）は，インフルエンザ桿菌 b 型 *Haemophilus influenzae* type b に対するワクチンの普及により著明に減少したが，今でも急性気道感染症では鑑別に挙げる必要がある。喉頭蓋炎を疑う小児患者を診た場合は，できるだけ興奮させないようにそれ以上の気道の診察を避け，万が一のための緊急気管切開の準備をしたうえで，熟練した耳鼻咽喉科医もしくは麻酔科医が挿管すべきである。喉頭蓋炎の側面単純 X 線写真所見は，ヒッチハイカーが親指を立てるような，親指サイン thumb sign として知られている。

23.6　歯

上顎・下顎歯列弓は左右対称であり，以下の順に歯が並んでいる。永久歯は正中部から側方に向かって順番に切歯（中切歯，側切歯），犬歯，小臼歯（第 1・第 2 小臼歯），大臼歯〔第 1・第 2・第 3 大臼歯（親知らず）〕の上下合計 32 本あり，乳歯は同様に乳中切歯，乳側切歯，乳犬歯，第 1 乳臼歯，第 2 乳臼歯の上下合計 20 本である。

米国で一般的に使われている歯式（歯の種類と数を表現するための式）は，右上奥の第 3 大臼歯から順に左上奥の第 3 大臼歯に向かって 1 から 16 と数え，左下奥の第 3 大臼歯から右下奥の第 3 大臼歯まで 17 から 32 と数える方法である〔訳注：米国ではこの「ユニバーサル方式」が使用されるが，ヨーロッパでは FDI 方式，日本を含む東アジアでは Zsigmondy-Palmer 方式が一般的に用いられており，国ごとに異なる〕。このユニバーサル方式の歯式では，第 3 大臼歯（親知らず）は 1, 16, 17, 32 に当てはまる。上中切歯は 8, 9 であり，下中切歯は 24, 25 である。歯が脱落した場合や，乳歯と永久歯が混在する場合には，歯式で過不足なく表現するのが難しくなる。乳歯は数字ではなく A〜T で表現される（図 23.11）。

歯に感染が起こると，歯のエナメル質が触まれ，

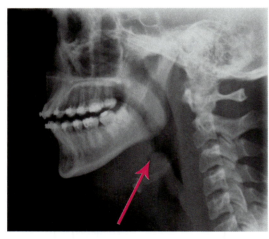

図 23.10　頸部側面単純 X 線写真　喉頭蓋（赤矢印）が腫大している。喉頭蓋炎の所見である。

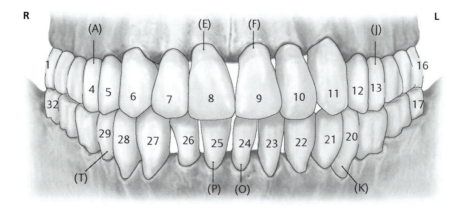

図 23.11　歯列弓　永久歯（計 32 本，1〜32）と乳歯（計 20 本，A〜T）の位置を示す。Atlas of Anatomy, © Thieme 2012 より。イラスト：Karl Wesker

虫歯になる。虫歯が歯髄腔に侵入すると歯髄壊死を引き起こすおそれがあり，さらに進行すると根尖部に膿瘍や肉芽腫を生じて，単純X線写真やCTで透過性病変として描出されるか（図23.12），もしくは反応性の骨硬化性病変として現れる。根尖部感染がさらに進むと，骨皮質を通じて感染が広がり，骨膜下膿瘍を生じて，軟部組織が腫脹する。画像では膿瘍内部にさまざまな濃度の液体が貯留し，膿瘍辺縁に増強効果を認めるほか，周囲の組織のCT吸収域やMRI信号は変化する（図23.13）。**歯性膿瘍** odontogenic abscess が他の膿瘍と異なる点として，たとえ画像で明らかな液体貯留を認めなくても，外科ドレナージが必要になる場合があることは留意しておきたい。

このような感染部をドレナージして酸素に曝露させることで，嫌気性菌の広がりを抑えて膿瘍形成を妨げることにつながる。また，口腔粘膜は創傷治癒がとても早く，わずかなドレナージ開窓創では一般的に危険性は少ない。それゆえ，蜂窩織炎や"fat stranding"［訳注：脂肪組織に炎症が混在し，混濁して索状や霜降り状に描出される状態。かつてはdirty fat sign と呼ばれていた］を見逃してはいけない。「ドレナージできるほどの液体貯留はない」と読影レポートを書くと，口腔外科コンサルトやドレナージなしに救急部から帰宅させられるような顛末になりかねないので，レポートの表現には注意しな

ければならない。

たまに萌出していない埋伏歯の周囲に嚢胞性病変を認めることがある。これは濾胞性嚢胞で，年齢と嚢胞のサイズによっては正常所見とみなされる。嚢胞が2cmを超えた場合，歯が萌出する可能性は非常に低い（図23.14）。**含歯性嚢胞** dentigerous cyst として知られるこの嚢胞は上顎骨，下顎骨のいずれにも起こりうる。溶骨性骨腫瘍と間違えないようにしたい。

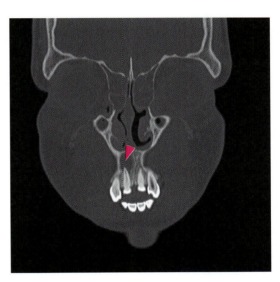

図23.12　根尖部の透過性病変　CT冠状断像（骨条件）。右上中切歯の根尖部に透過性病変を認める（赤矢頭）。齲歯が根尖部まで波及している所見である。

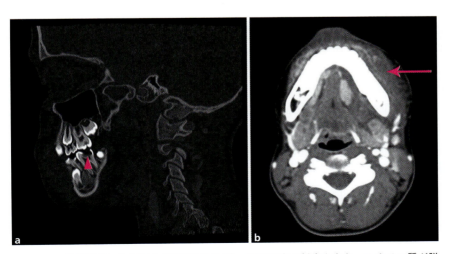

図23.13　歯性膿瘍　（**a**）CT矢状断像（骨条件）。左下臼歯が齲歯となり，エナメル質が脱灰している（赤矢頭）。（**b**）造影CT横断像。歯肉の表面に沿って軟部組織が腫脹してCT吸収域が上昇している（赤矢印）。蜂窩織炎かつ歯性膿瘍の所見である。

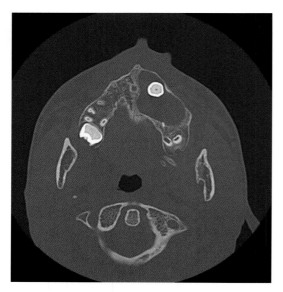

図 23.14 含歯性嚢胞 CT冠状断像（骨条件）。左上顎骨に内部に埋伏歯を伴う嚢胞性病変を認める。含歯性嚢胞の所見である。

上顎骨，下顎骨に溶骨性変化を認めるが，内部に歯が含まれていない場合は，腫瘍の可能性も考慮する必要がある。**角化嚢胞性歯原性腫瘍** keratocystic odontogenic tumor（KOT）〔以前は**歯原性角化嚢胞** odontogenic keratocyst（OKC）として嚢胞に分類されていたが，2005年のWHO分類から腫瘍に分類された〕，**エナメル上皮腫** ameloblastoma（以前は**アダマンチノーマ** adamantinoma と呼称），**動脈瘤様骨嚢腫** aneurysmal bone cyst，**中心性巨細胞肉芽腫** central giant cell granuloma に加えて，非腫瘍性病変（骨内血管奇形，単純骨嚢胞など）が鑑別に挙がる。角化嚢胞性歯原性腫瘍（KOT）はGorlin症候群に好発する。また，Gorlin症候群では髄芽腫が合併する危険性もある。

他にも，下顎骨のパノラマ単純X線写真撮影で，骨硬化像で囲まれた境界明瞭な嚢胞様透過像を偶然認めることがある。下歯槽管より下部の下顎角にそのような嚢胞様透過像を認めた場合は，静止性骨空洞がまず考えられる。真の嚢胞ではなく，顎下腺の伸展や圧排に起因する陥凹（仮性嚢胞）であり，下顎角に好発するのが特徴である。病的意義はなく，生検は必要ない。対して，歯原性病変の大部分は下歯槽管より上部に発生する。また，硬化性病変の鑑別には，骨感染の反応性変化や**線維性骨異形成症** fibrous dysplasia も含まれる[3]。

23.7　さらに学習したい方のための参考資料

[1] Chapman MN, Nadgir RN, Akman AS et al. Periapical lucency around the tooth：Radiologic evaluation and differential diagnosis. Radiographics 2013；33（1）：E15-E32
[2] Dunfee BL, Sakai O, Pistey R, Gohel A. Radiologic and pathologic characteristics of benign and malignant lesions of the mandible. Radiographics 2006；26(6)：1751-1768
[3] Capps EF, Kinsella JJ, Gupta M, Bhatki AM, Opatowsky MJ. Emergency imaging assessment of acute, nontraumatic conditions of the head and neck. Radiographics 2010；30(5)：1335-1352
[4] Meuwly J-Y, Lepori D, Theumann N et al. Multimodality imaging evaluation of the pediatric neck：Techniques and spectrum of findings. Radiographics 2005；25(4)：931-948
[5] Ludwig BJ, Foster BR, Saito N, Nadgir RN, Castro-Aragon I, Sakai O. Diagnostic imaging in nontraumatic pediatric head and neck emergencies. Radiographics 2010；30(3)：781-799
[6] Hoang JK, Eastwood JD, Branstetter BF, IV et al. Masses in the retropharyngeal space：Key concepts on multiplanar CT and MR imaging. Neurographics 2011；1：49-55

文献

[1] La'porte SJ, Juttla JK, Lingam RK. Imaging the floor of the mouth and the sublingual space. Radiographics 2011；31(5)：1215-1230
[2] Zander DA, Smoker WRK. Imaging of ectopic thyroid tissue and thyroglossal duct cysts. Radiographics 2014；34(1)：37-50
[3] Curé JK, Vattoth S, Shah R. Radiopaque jaw lesions：An approach to the differential diagnosis. Radiographics 2012；32(7)：1909-1925

Part 4

脊柱画像

24	解剖と頭蓋頸椎移行部	235
25	感染症と炎症性疾患	248
26	脊柱の先天・発生異常	253
27	腫瘍	266
28	外傷	274

24 解剖と頭蓋頸椎移行部

Anatomy and Craniocervical Junction

24.1 脊椎解剖

脊柱は文字通り，頭蓋底から骨盤まで支える柱であり，直接連結する肋骨以外にも，肩甲骨や骨盤帯など他の骨を通じて間接的に四肢にも連結する。脊柱を構成する脊椎は脊髄を守る役割があり，脊椎の獲得によって脊柱動物はより高い進化を遂げた。さらに弾性に富んだ線維軟骨である椎間板が椎骨間に入ることで，柔軟かつ微妙な動作が可能となった。

脊柱は頭側から順に，頸椎 7 個（C1〜C7），胸椎 12 個（T1〜T12），腰椎 5 個（L1〜L5）からまずなり，これら 24 個の脊椎がそれぞれ椎間関節を形成することで脊柱の可動性を維持している。その下にある仙椎（仙骨）5 個（S1〜S5），尾椎（尾骨）4 個（Cx1〜Cx4）はいずれ癒合するために可動性は比較的乏しい。尾骨の数や形態は個人間で差が大きい。また，腰仙椎移行部では，L5 が仙骨のような形態を呈する L5 の仙骨化や，S1 が腰椎のような形態を呈する S1 の腰椎化がみられることがある。肋骨も個人間で差があり，C7 に肋骨が存在する例，本来存在すべき T12 に肋骨が存在しない例，または L1 に痕跡的に肋骨が存在する例などさまざまな破格が知られている。脊椎間にはそれぞれ椎間板があり，椎間孔から左右に神経根が通過する。頸椎では C2/C3 の椎間孔から C3 神経根が通過し，胸椎では T1/T2 の椎間孔から T1 神経根が通過する（腰椎，仙椎でも同様である）。頸胸椎移行部では，第 8 頸椎（C8）は存在しないが，C8 神経根は存在することに注意したい。また，尾骨は 4 個の骨からなるが，尾骨神経は 1 対のみである。

24.1.1 可動性がある脊椎群

可動性がある脊椎は，それぞれ椎体と後弓から構成されるのが特徴である。椎弓根が後ろに伸びて，上下部に関節窩を形成する。さらに関節窩の後方

で，椎弓板が正中で合流して棘突起となる。椎弓根の下の椎間孔から神経根が通過する（ひどい側弯症や重篤もしくはまれな脊柱病変がない限り，小児神経放射線科医は椎間孔狭窄を気にかける必要はまずない。成人神経放射線科医との大きな違いである）。頸椎，腰椎の横突起は関節窩の前方から出て，胸椎の横突起は関節窩の後方から出る（図 24.1）。

24.1.2 解剖学的観点から考慮すべき点

第 1・2 頸椎（C1, C2）は非常に独特な形態と働きをもつ。第 1 頸椎（C1）には椎体がなく，リング状であるため「環椎」と呼ばれ，前弓，後弓，外側塊から構成される。外側塊は後頭骨の後頭顆と関節して，頭蓋を支持する役割をもつ。そのため，C1 は背中に天の蒼穹を支えるギリシャ神話の神になぞらえて，アトラス atlas と呼ばれている。C1 があることで，頭蓋は垂直運動が可能となる（うなずく動作など）（図 24.1a, b, 図 24.2〜図 24.5）。

C2 の椎体は上に向かって突き出しており，この部分を歯状突起または歯突起という。歯状突起は C1 かつ頭蓋が回旋する際の軸となるため，「軸椎」と呼ばれる。C2 の後弓の形は C3〜C7 と類似している。

C2〜C7 にかけて，椎体下面は完全に平らなわけではない。その理由は椎体側縁の後部が上方に突出して鉤状突起となり，頸椎が積み重なった際に後ろからずれ落ちないようになっているからである。この構造が鉤椎関節（Luschka 関節）を作り出す。頸椎の横突起には横突孔があり，左右の椎骨動脈は横突起を上行した後に（一般的には C6 の横突起から椎骨動脈が上行する），頭蓋内で合流して脳底動脈となる。

各脊椎のその他の解剖学的特徴を以下に示す。
- 胸椎は肋骨と関節をなす。
- 腰椎は他の椎体と際立って異なる特徴が乏しい。
- 仙骨は一般的に椎間板をもたず，癒合して一塊の骨となる。仙骨は横突起をもたない代わりに，翼のような仙骨翼をもつ。
- 尾骨は脊椎の画像評価では無視されがちである。

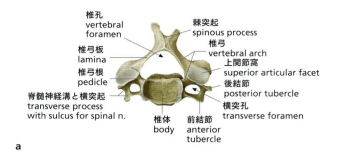
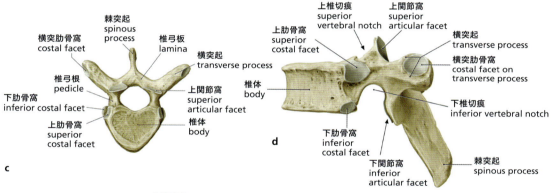
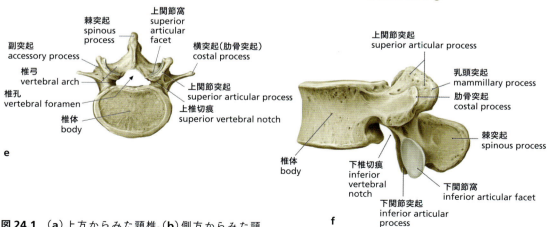

図24.1 （a）上方からみた頸椎。(b)側方からみた頸椎。(c)上方からみた胸椎。(d)側方からみた胸椎。(e)上方からみた腰椎。(f)側方からみた腰椎。Atlas of Anatomy, © Thieme 2012 より。イラスト：Karl Wesker（続く）

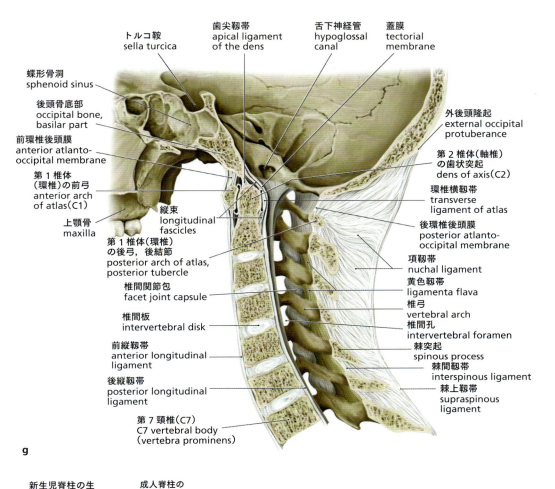

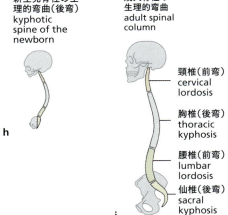

図 24.1（続き）（g）頭蓋底，頭蓋頸椎移行部，頸椎の骨靭帯の正中矢状断。（h）新生児と（i）成人の脊柱アライメントの違いを示す。Atlas of Anatomy, © Thieme 2012 より。イラスト：Karl Wesker

24.1.3 アライメント

成人の脊柱は一般的に頸椎が前弯，胸椎が後弯，腰椎が前弯している。小児では頸椎はまっすぐかわずかに後弯していても正常とされる（第 28 章参照）。また，8 歳以下の小児では頸椎単純 X 線写真でわずかに C2 が C3 より前に位置してみえることがあるが（図 24.6），これは**偽性亜脱臼** pseudosubluxation と呼ばれる正常所見であるため，骨折と誤診しないようにしたい。

24.1.4 靭帯

椎体前面は前縦靭帯（ALL），椎体後面は後縦靭帯（PLL）でそれぞれ支持されている。脊柱管の後面から後側面は黄色靭帯で支持されており，上下の椎弓板をつないでいる。棘突起間には棘間靭帯があり，C7 から仙骨までの棘突起先端間を棘上靭帯が結んでいる。

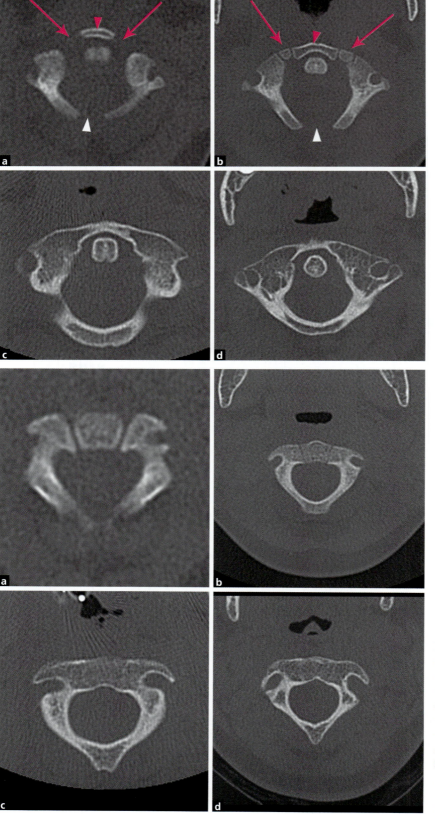

図 24.2 環椎（C1）と軸椎（C2）の発生 C1 の CT 横断像（骨条件）。(a) 生後 4 か月。椎体間軟骨結合（乳幼児期の椎体と椎弓の硝子軟骨結合）がまだ骨化していないため（赤矢印），前方の骨化中心が分離している（赤矢頭）。後方の骨化中心もまだ閉じていない（白矢頭）。(b) 生後 20 か月。徐々に椎体間軟骨結合で骨化が進んでいる（赤矢印）。(c) 5 歳。(d) 9 歳。C1 は完全に骨化している。

図 24.3 環椎（C1）と軸椎（C2）の発生 C2 の CT 横断像（骨条件）。(a) 生後 4 か月。椎体間軟骨結合がまだ骨化しておらず，後弓も結合していない。(b) 生後 20 か月。椎体間軟骨結合，後弓が徐々に骨化が進んでいる。(c) 5 歳。(d) 9 歳。C2 は完全に骨化している。

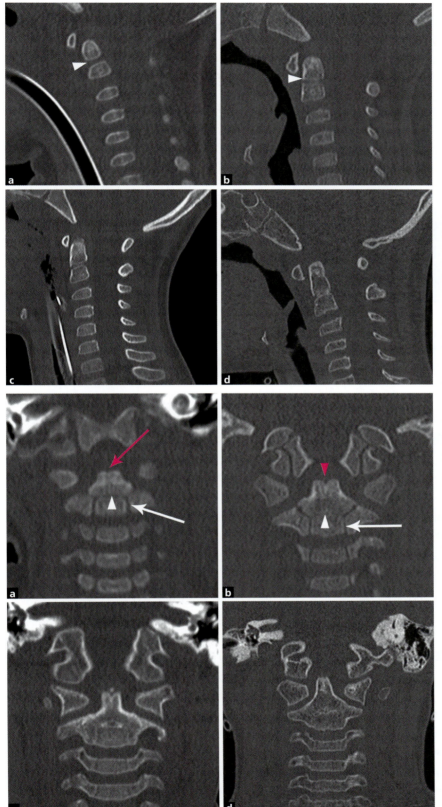

図 24.4 環椎（C1）と軸椎（C2）の発達 CT矢状断像（骨条件）。(**a**)生後4か月。歯状突起軟骨結合がまだ開存している（白矢頭）。(**b**)生後20か月。歯状突起軟骨結合は徐々に骨化が進んでいる。(**c**)5歳。(**d**)9歳。C1の後弓が現れている。図24.3c, d参照。

図 24.5 環椎（C1）と軸椎（C2）の発達 CT冠状断像（骨条件）。(**a**)生後4か月。C2の椎体間軟骨結合（白矢印）と歯状突起軟骨結合（白矢頭）が開存している。歯状突起先端はまだ形成されていない（赤矢印）。(**b**)生後20か月。椎体間軟骨結合（白矢印）は閉じつつあり，歯状突起軟骨結合はほぼ癒合している（白矢頭）。歯状突起先端はまだ形成されていない（赤矢頭）。(**c**)5歳。一次骨化中心はすべて癒合している。歯状突起先端の二次骨化中心がわずかにみえる。歯状突起は"三叉の矛（trident）"のような外見を呈している。(**d**)9歳。歯状突起先端の二次骨化中心は歯状突起と癒合している。

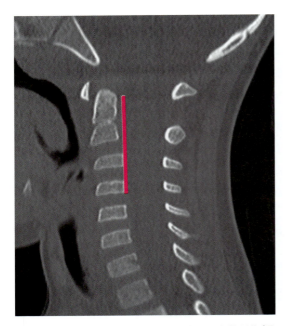

図24.6 偽性亜脱臼 4歳男児の頸椎CT矢状断像（骨条件）。C2後縁がC3とC4後縁の延長線（赤線）より前方に位置している。偽性亜脱臼の所見であり、6〜8歳以下では正常所見である。

　前縦靱帯は椎体前面から頭蓋骨まで伸び、前環椎後頭膜とともに斜台前縁に付着する。後縦靱帯は椎体後面から上方に伸び、歯状突起から蓋膜となって斜台に付着し、髄膜の一部を形成する。黄色靱帯は大後頭孔の後縁を上方に伸び、後環椎後頭膜となる。棘上靱帯は上部頸椎で棘突起先端から伸びて、項靱帯として後頭骨の外後頭隆起に付着する。

　歯状突起先端には歯尖靱帯があり、大後頭孔前縁に付着する。歯状突起から2本の翼状靱帯が左右斜め上に伸び、後頭顆に付着する。環椎横靱帯は歯状突起の後方を通って、環椎前弓に付着する。

24.2　脊柱の発生学

　妊娠3週から脊椎と脊髄の原器である神経管の形成が始まる（neurulation）。神経板と外胚葉の境界部である神経ひだが彎曲して隆起となり、胎生約4週で左右が癒合し、神経堤と中空の神経管がまず形成される。神経管の頭側と尾側は神経孔として発生初期ではまだ開いているが、胎生4週の間に閉鎖する。頭側の神経管閉鎖障害（無脳症、脳瘤など）

については第3、15章で前述した。尾側の神経管閉鎖障害（脊髄髄膜瘤など）についても第5章で前述した[1〜4]。

　神経管の腹側には、中胚葉由来の細胞から構成される脊索が存在し、神経管の形成を誘導する。脊索の両側に沿って沿軸中胚葉が発達し、さらに分化して体節となる。体節は44対まで増え、脊索側から皮膚側への順に**硬節** sclerotome、**筋節** myotome、**皮節** dermatomeに分かれた後、さまざまな組織へとさらに分化する。体節の下方かつ腹内側から分化した硬節を起源として椎体や肋骨が発生する。筋節を起源としてそれぞれの神経根に神経支配される筋群が発生する。同様に皮節を起源としてそれぞれの神経根に神経支配される皮膚群が発生する。脊索はこの時期の胚形成を支えているが、体節から椎体や軟骨が発生した後に脊索は消失する。椎間板の髄核組織はこうして脊椎が発生する段階での脊索の遺物である。

　椎体が発生する段階で、一次骨化中心、二次骨化中心が複数存在する。乳幼児の椎体はまだ骨化が進んでおらず、画像を撮影した際に骨折と間違われやすい。また骨化中心が完全に骨化せず、裂隙を生じることがある[5]。本章と第26章でさらに後述する。

　椎体のほとんど（C3〜L5）に一次骨化中心（3か所）と二次骨化中心（5か所）が存在する。3か所ある一次骨化中心のうち1か所は椎体に存在し、残りの2か所は脊椎後部の左右に存在する。5か所ある二次骨化中心のうち2か所は横突起に、1か所は棘突起先端に、残りの2か所は椎体上下部の軟骨終板の輪状骨端に存在する（図24.2〜図24.5）。輪状骨端の骨化が不完全であるうちは、椎体は"弾丸 bullet"のような形であり、椎体が成熟するにつれて円柱形になる（図24.7）。輪状骨端の骨化が不完全だと、骨折と誤診されることがあるので注意する。

　C1とC2の発達は他の椎体と異なる点があるので注意したい。まず、歯状突起には突起先端の二次骨化中心に加え、さらに2か所の一次骨化中心が存在する（つまり、歯状突起には通常の椎体より多い5か所の一次骨化中心がある）。C1には二次骨化中心は存在しない。仙骨の骨化は複雑であり、個人間で骨化による分割に差はあるものの、臨床的にはあまり重要ではない。尾骨の骨化は単純だが、覚

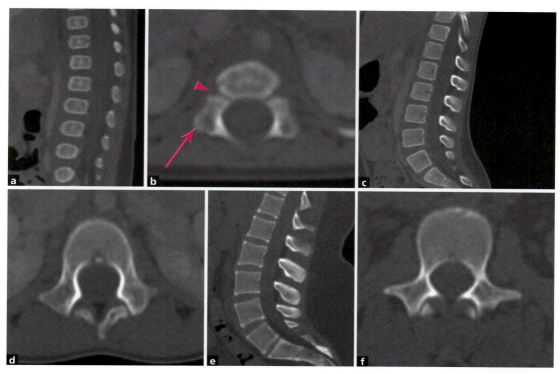

図24.7　腰椎の発達　腰椎CTの矢状断像(a, c, e)とL1横断像(b, d, f)。(**a**)生後4か月。椎間は広く開いており、椎体の約50％程度の隙間がある。特に輪状骨端の前方部は丸いため、椎体は全体的に丸みを帯びて、弾丸のような形をしている。(**b**)椎体間軟骨結合は開存している(赤矢頭)。横突起はまだ低形成である(赤矢印)。椎弓根の骨皮質は椎体の骨皮質よりも外側に位置している。(**c**)7歳。椎体はより四角形に近づいてきたが、角はまだ丸みを帯びている。椎間は徐々に狭くなっている。(**d**)椎体間軟骨結合は癒合して、横突起も突出してきている。椎弓根の骨皮質が椎体の骨皮質と同じ平面上に並んでいる。(**e**)16歳。椎体は四角形となり、角も明瞭になっている。(**f**)横突起はさらに成熟して、椎弓根の骨皮質はわずかに椎体の骨皮質よりも内側に入り込んでいるのがわかる。

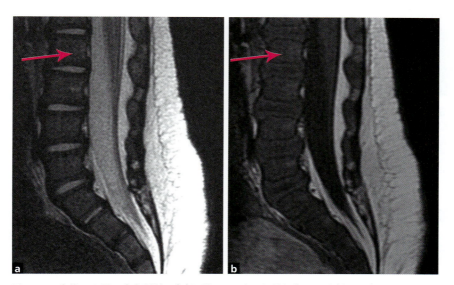

図24.8　生後4か月の赤色骨髄　(**a**)腰椎のT2強調矢状断像。骨髄(赤矢印)は比較的低信号、椎体上下部の軟骨終板は低信号を呈する。(**b**)腰椎のT1強調矢状断像。骨髄(赤矢印)は低信号を呈する。軟骨終板は骨化しておらず、椎間が開いてみえる。T1強調画像、T2強調画像ともに椎体は低信号であり、造血能が高い赤色骨髄の所見である。

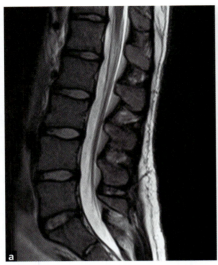
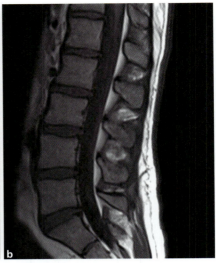

図 24.9　17歳女児の黄色骨髄　(a)腰椎のT2強調矢状断像。骨髄は比較的等信号を呈する。(b)腰椎のT1強調矢状断像。骨髄は等信号からわずかに高信号を呈する。この信号変化は赤色骨髄に脂肪成分が増えて黄色骨髄に置き換わりつつあることを示す。

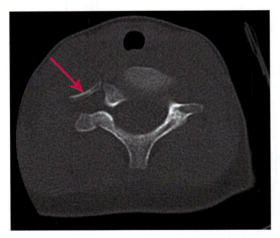

図 24.10　頸肋　30か月男児のC7横断像（骨条件）。C7右側に頸肋を認める（赤矢印）。

えても臨床で役に立つことはほとんどない。

24.3　骨髄

椎体内部は海綿骨であり、骨髄が存在する。小児期は赤色骨髄であり、造血細胞を含み、T1強調画像とT2強調画像で低信号を呈する。成人になるにつれて、赤色骨髄は造血機能を失って黄色骨髄へと置き換わる。黄色骨髄には脂肪が含まれるため、T1強調画像とT2強調画像で高信号を呈するようになる（図24.8，図24.9）。

24.4　画像技術

単純X線写真は、CTに比べて骨折の検出率が低い。しかし、単純X線写真はCTより放射線被曝が少ないため、小児ではまず選択されることが多い。骨折を疑った際に単純X線写真を撮影する際は、各病院でプロトコールとエビデンスに則ったガイドラインに沿って実施すべきである。単純X線写真は脊柱アライメントの確認、特に側弯症の評価に非常に適している。

24.4.1　CT

CTは骨と軟部組織の評価に優れており、外傷患者で骨折を疑った際には最良の画像検査である。また、先天性骨奇形や、プレートやネジなどの骨接合金属の状態を評価する際にも有用である。CTは単純X線写真に比べて、放射線被曝は非常に多いのが問題となる。放射線被曝を最小限にすべきか（単純X線写真）、放射線被曝が多くても詳細な画像を撮影すべきか（CT）、実際の臨床ではそのバランスを考慮したうえで画像を選択する必要があるが、こ

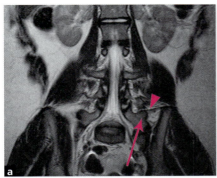
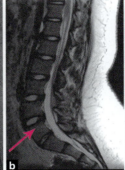
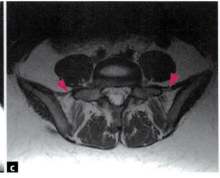

図24.11 **L5の仙骨化** 腰痛のために来院した12歳女児。(**a**)T2強調冠状断像。腰仙部移行椎の仙骨化(左側のみ)を認める(赤矢印)。腸腰靱帯(赤矢頭)がこの椎体の横突起に付着している。胸部単純X線写真で肋骨が左右12本であることを確認し(本書にはその単純X線写真は掲載していない)、この椎体は肋骨がない第5番目の椎体であることから、L5の半側仙骨化と診断した。(**b**)T2強調矢状断像。赤矢印で指摘されているのがL5である。L5とS1の椎体間腔は他の椎体間腔と比べて成熟していない。(**c**)T2強調横断像。L5に腸腰靱帯が付着しているのがわかる(赤矢頭)。

表24.1 頭蓋頸椎移行部と頭蓋底に関連する疾患

疾患名	後頭骨とC1の位置関係	C1とC2の位置関係	先天性 vs. 後天性	関与する疾患
頭蓋底陥入症 cranial settling	一般的には正常	異常	後天性	関節リウマチ(靱帯弛緩)
頭蓋底陥入症 basilar invagination	異常	一般的には正常[*1]	先天性[*2]、出生後に進行する場合もある	頭蓋頸椎移行部の先天性異常
頭蓋底陥入症 basilar impression	異常	一般的には正常	後天性	外傷、骨代謝性疾患(Paget病など)
扁平頭蓋底	正常[*3]	正常[*3]	両方	多数

[*1] C1とC2の位置関係は頭蓋底陥入症の定義には含まれないが、C1奇形がよく並存するため、C1とC2の位置関係が本当に正常かどうか、判断に苦しむことがよくある。
[*2] 頭蓋底陥入症 basilar invagination は先天性疾患が素因となるが、出生後でもさらに重篤化する場合がある。
[*3] 扁平頭蓋底は頭蓋底陥入症と合併することがあるが、それぞれ独立した所見である。

の問題に対する完璧な答えはない。

24.4.2 MRI

MRIは脊柱の評価でさまざまな重要な役割がある。まず1つは脊髄、馬尾の神経根を評価することで、これらはCTでは確認が難しい。MRIは硬膜内、硬膜外組織の異常(腫瘍、膿瘍、血腫など)を評価するのに用いられる。骨評価はCTには劣るものの、感染や外傷に伴う骨浮腫など骨髄の評価にはMRIが優れている。腫瘍、感染、非感染性炎症性疾患では、造影剤を使用するとより多くの情報を得ることができる。評価が難しく複雑な疾患では、CTとMRIを両方撮影することで、互いの欠点を補い、診断能が向上する。

24.4.3 超音波

脊柱領域での超音波の使用は生後数か月に限られる。新生児に仙骨部皮膚陥凹を認め、**脊髄係留症 tethered cord** などの先天性疾患を疑う場合は、超音波で脊髄円錐の位置、脊髄終糸の太さ、先天性皮膚洞の有無、類皮嚢胞や脂肪腫などの先天性疾患を確認する。

24.4.4 核医学

骨シンチグラフィやSPECTなどの核医学は、椎間関節突起間部の欠損(pars interarticularis defect)やストレス骨折を検出することができる。ガリウムシンチグラフィは椎間板炎や骨髄炎の検出に有用だが、小児で施行することは少なく、MRIに

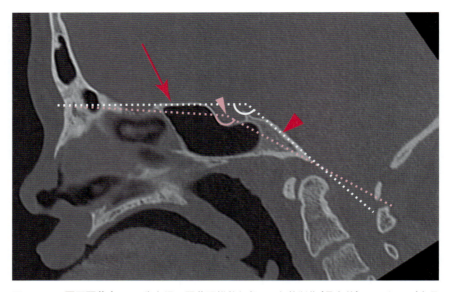

図 24.12　扁平頭蓋底　15歳女児の頭蓋頸椎移行部CT矢状断像（骨条件）。ナジオン（鼻骨上縁の中点）から下垂体窩中心部（薄赤矢頭）にかけて引いた線とそこから斜台の端（basion）にかけて引いた線の角度（standard tecnnique），そして前頭蓋窩（濃赤矢印）からトルコ鞍背（濃赤矢頭）にかけて引いた線と斜台後面の角度（modified technique）がいずれも広角である。扁平頭蓋底の所見である。

取って代わられつつある。

24.5　正常変異

24.5.1　頸肋 cervical rib

時にC7に小型の肋骨が現れることがある。正常変異だが，腕を挙上させた際に神経と血管を圧迫して上肢にしびれや疼痛を起こす**胸郭出口症候群 thoracic outlet syndrome**の原因となることがある（図24.10）。

24.5.2　L5横突起の仙骨化

時にL5横突起が仙骨のようにみえることがある。腰仙部移行椎と呼ばれるこの破格は，両側だけでなく片側のみに現れることもある。特に画像ガイド下で経皮的に外科的処置を行う場合には，L5の仙骨化かS1の腰椎化かをきちんと見極めなければならない（図24.11）。腸腰靱帯はほぼ必ずL5の横突起から出るため，CTもしくはMRIでL5を同定する際に目安となるが，必ずしも当てはまるわけではない（図24.11a, c）。

24.5.3　S1〜S2椎間腔遺残

時にS1〜S2間に椎間腔が残っていることがある。その場合，CTやMRIの矢状断像や側面単純X線写真で，L5とS1を同定することが難しくなる。腰椎や仙骨のレベルの同定に自信がない場合には，肋骨を有する最も尾側の椎骨（通常はT12）を以前に撮影した胸部単純X線写真とともに確認したり，腸腰靱帯（ほぼ必ずL5の横突起に付着）を確認するなど，さまざまな情報を集めたうえで判断するとよい。それでも難しい場合には，どの椎体レベルがはっきりしないのかをきちんとレポートに明記する。椎体が完全に分かれていない場合（癒合椎）や**半椎体 hemivertebra**が存在する場合には，椎骨レベルの同定はさらに難しくなる（図24.11b）。

24.6　椎体裂

椎体に先天性間隙（椎体裂，椎体癒合不全など）を認める場合があり（特に矢状面と冠状面に多い），特に**骨系統疾患 skeletal dysplasia**に合併する。椎弓や後弓の欠損は特発性に発生することもある。これらの疾患については第26章で詳述する。

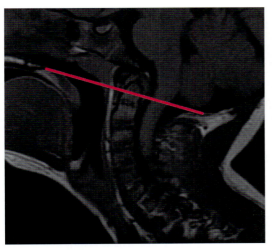

図 24.13 頭蓋底陥入症 6歳男児の頭蓋頸椎移行部 T1 強調矢状断像。歯状突起の一次骨化中心が硬口蓋後縁から後頭点 opisthion にかけて引いた線（Chamberlain line）（赤線）を数 mm 超えており，まだ骨化していない歯状突起の二次骨化中心（歯状突起の先端）はさらに上に位置している。頭蓋底陥入症に矛盾しない所見である。斜台後部と歯状突起の後部皮質の交差角度がやや鋭角であり，さらに扁平頭蓋底も存在しているようにみえる。

24.7 頭蓋頸椎移行部の解剖と疾患

　頭蓋頸椎移行部 craniocervical junction の解剖は時に頭を悩ませる。この部位の解剖用語を普段から頻繁に使用しているわけではないので，無理もないことである。頭蓋頸椎移行部の正常解剖は本章で後述する。本章では主に正常解剖を扱うが，異常についても取り上げる。知っておくべき疾患として，ここでは扁平頭蓋底，頭蓋底陥入症*，環軸椎不安定症（表 24.1）を取り上げる[6, 7]。環軸椎回旋性亜脱臼斜台後方硬膜外血腫については第 28 章で後述する［*訳注：日本語での basilar invagination，basilar impression，cranial settling の訳語はいずれも「頭蓋底陥入症」として同一に扱われているが，それぞれの病態生理は若干異なる。頭蓋底陥入症の知識の整理に本書が参考になれば訳者としても幸いである］。

24.7.1 解剖学的特徴

　斜台は基蝶形骨と基後頭骨から構成される。基後頭骨の下端は基底点（basion）であり，大後頭孔の前縁の正中点である。大後頭孔の後縁の正中点は後頭点（opisthion）と呼ばれ，発生学的見地からは Kerckring 小骨という小骨に起源しており，発生過程で後頭骨に癒合する。このように，大後頭孔の周囲はすべて後頭骨からなる。

24.7.2 頭蓋頸椎移行部に関連する疾患

■扁平頭蓋底

　扁平頭蓋底 platybasia は頭蓋底が"扁平化（flattering）"する疾患である。扁平頭蓋底を画像で評価するには，原則として頭蓋側面像で頭蓋底角（skull base angle）を測定する。2 通りの方法があり，1 つはナジオン（鼻骨上縁の中点）から下垂体窩中心部にかけて引いた線とそこから斜台の端（basion）にかけて引いた線の角度を測定する standard technique（別名"Welcher basal angle"）であり，もう 1 つは前頭蓋窩からトルコ鞍背にかけて引いた線と斜台後面の角度を測定する modified technique である（図 24.12）。standard technique が 140°を超える場合，もしくは modified technique が 120°を超える場合に扁平頭蓋底を疑う。注意してほしいのは，Welcher basal angle が 139°だと扁平頭蓋底ではなく，140°以上でいきなり扁平頭蓋底と診断するわけではない。実際の臨床では頭蓋底の全体的な形態を含めたうえで扁平頭蓋底かどうかを総合的に診断しなければならない。

■頭蓋底陥入症

　"頭蓋底陥入症 basilar invagination"は素因となる先天性疾患が存在するために後頭骨と C1 の間の位置関係が異常となる先天性疾患である。先天性疾患でありながら，出生後にさらに重篤化する例もある。C1 と C2 の位置関係はさまざまだが，正常であることが多い（しかし，C1 に奇形がある場合は位置関係が正常か判断は難しくなる）。basilar invagination（頭蓋底陥入症）と互換性のある疾患用語である basilar impression（頭蓋底陥入症）は頭蓋底の陥入が後天性に生じた場合に使用される（外傷後，Chiari 奇形 I 型の大後頭孔部減圧術後，代謝性骨疾患など）（図 24.13）。

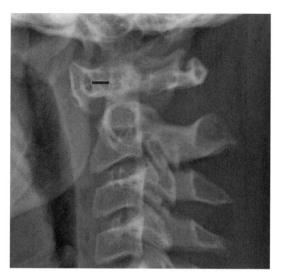

図 24.14 環軸椎不安定症 トリソミー21 の 12 歳男児。C1〜C2 レベルの側面単純 X 線写真。歯状突起の骨皮質前面と C1 前弓の骨皮質後面の距離が 4 mm である（赤線）。この距離が成人で 3 mm 以上，幼児で 5 mm 以上の場合は異常であり，屈曲位と伸展位で亜脱臼が確認できる。

　頭蓋底陥入症の定義は硬口蓋後縁から後頭点（opisthion）にかけて引いた線（Chamberlain line）と歯状突起の位置関係より規定される。頭蓋底陥入症は（先天性でも後天性のいずれにおいても）歯状突起の先端がこの線より 3 mm 以上，上に位置している場合に診断される。硬口蓋後縁から後頭骨下縁にかけて引いた線（McGregor line）を用いた場合は，歯状突起がこの線より 4.5 mm 以上，上に位置した場合に頭蓋底陥入症と診断される。いずれにせよ，頭蓋底陥入症の定義には，歯状突起と大後頭孔の位置関係は含まれないことに留意する。

■頭蓋底陥入症

　頭蓋底陥入症 cranial settling は，靱帯が弛緩したために C1 と C2 の位置関係が異常となる疾患であり，特に関節リウマチ患者に多くみられる。頭蓋骨と C1 がともに沈み込むことで，C1 が C2 に対してはまり込む病態である。後頭骨と C1 の位置関係は通常は正常である。

■環軸椎不安定症

　環軸椎不安定症 atlantoaxial instability とは C1 と C2 の間の靱帯が弛緩して前後に不安定になる病態である。特にトリソミー21 で認めることが多い。また外傷などで C1 の環椎横靱帯に損傷が起こった際にも生じる。頭蓋頸椎移行部の側面単純 X 線写真を中間位，屈曲位，伸展位で撮影して評価する。C1 前弓の後部骨皮質と歯状突起の距離が幼児で約 5 mm（成人で 3 mm）を超える場合は異常である（図 24.14）。特にこの所見をトリソミー21 患者で認めた場合には，挿管が必要な際に過度な伸展を呈さないように細心の注意を払わなければならない。同様にこうした患者に外科処置が必要な際には，屈曲位と伸展位の頸部単純 X 線写真がしばしば必要とされる。一般的に後頭骨と C1 の位置関係は正常である。

24.8　さらに学習したい方のための参考資料

[1] Junewick JJ. Pediatric craniocervical junction injuries. AJR Am J Roentgenol 2011；196（5）：1003-1010
[2] Junewick JJ, Chin MS, Meesa IR, Ghori S, Boynton SJ, Luttenton CR. Ossification patterns of the atlas vertebra. AJR Am J Roentgenol 2011；197（5）：1229-1234
[3] Karwacki GM, Schneider JF. Normal ossification patterns of atlas and axis：A CT study. AJNR Am J Neuroradiol 2012；33(10)：1882-1887

文献

[1] Rufener SL, Ibrahim M, Raybaud CA, Parmar HA. Congenital spine and spinal cord malformations-Pictorial review. AJR Am J Roentgenol 2010；194(3)Suppl：S26-S37
[2] Kaplan KM, Spivak JM, Bendo JA. Embryology of the spine and associated congenital abnormalities. Spine J 2005；5(5)：564-576
[3] Unsinn KM, Geley T, Freund MC, Gassner I. US of the spinal cord in newborns：Spectrum of normal findings, variants, congenital anomalies, and acquired diseases. Radiographics 2000；20(4)：923-938
[4] Pang D, Thompson DNP. Embryology and bony malformations of the craniovertebral junction. Childs Nerv Syst 2011；27(4)：523-564
[5] Johansen JG, McCarty DJ, Haughton VM. Retrosomatic clefts：Computed tomographic appearance. Radiology 1983；148(2)：447-448

[6] Lustrin ES, Karakas SP, Ortiz AO et al. Pediatric cervical spine : Normal anatomy, variants, and trauma. Radiographics 2003 ; 23(3) : 539-560

[7] Smoker WR. Craniovertebral junction : Normal anatomy, craniometry, and congenital anomalies. Radiographics 1994 ; 14(2) : 255-277

25 感染症と炎症性疾患
Infection and Inflammatory Conditions

25.1 感染症と炎症性疾患

　脊髄は中枢神経(CNS)の一部であり，脳脊髄液(CSF)に囲まれており，硬膜に覆われている。また，脊髄は脳と同様に乏突起膠細胞(または**オリゴデンドロサイト** oligodendrocyte)によって髄鞘化される。このように，脳と脊髄には共通点が多いため，脳を侵す感染性または非感染性炎症性疾患は，脊髄にも起こることがある。炎症性疾患の中枢神経画像は腫瘍と同様に，脳と脊髄で画像が類似する場合もある。

　脊髄は脊椎という柱の中で硬膜に支持かつ保護されている。末梢神経はこの硬膜で守られた脊椎から出た後に体中のすみずみまで至り，運動神経機能，感覚神経機能，自律神経機能を司る。こうした神経解剖が，感染性もしくは非感染性炎症性疾患がある特定の神経区域に生じる状況を作り出している。適切に病態を認識して特徴づけて，感染性疾患，非感染性疾患，もしくは時に腫瘍性疾患を鑑別することで，ふさわしい治療計画を立案できるようになる。

　脊髄に炎症性疾患(脊髄炎)が起こると神経障害が出現する。脊髄神経が障害されると，支配領域に対応する感覚障害が，障害部と非障害部を分節するように現れる。このように脊髄に炎症が起こって神経障害を呈する病態を**横断性脊髄炎** transverse myelitis と臨床的に総称している。すなわち，感染症，急性散在性脳脊髄炎(ADEM)，視神経脊髄炎(NMO)，多発性硬化症(MS)，全身性エリテマトーデス(SLE)，血管炎，外傷，脊髄梗塞，腫瘍など，さまざまな疾患が原因となる。このように，横断性脊髄炎は臨床経過をもとに名づけられた病態の総称であり，特定の原因疾患を表すものではない。こうした理由から，横断性脊髄炎は画像をもとに診断できるものではないし，診断すべきでもない。しかし，横断性脊髄炎に遭遇した際には，上記の疾患のうち，どの疾患が発症に関与しているかを推定するために，脊髄MRI撮影が必要となる。発症時には特定の原因がつかめないことがあるため，特発性横断性脊髄炎という疾患名も存在するが，実際はADEMなどの免疫介在性疾患が背景に潜んでいることが多い。

25.2 脊椎・脊髄感染症

25.2.1 硬膜外腔感染症

　硬膜外腔感染症とは硬膜外腔，傍脊椎腔，椎間板腔，そして椎骨を侵す感染症である。椎骨の骨髄炎

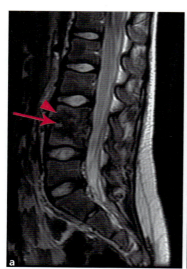 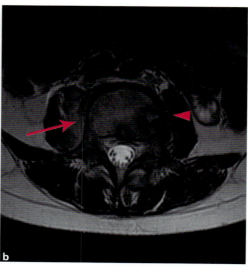

図25.1　椎間板炎
(**a**)腰痛のために来院した6歳女児。脊椎のT2強調矢状断像。L3/L4の椎間腔が消失しており(赤矢印)，近傍の骨髄信号が不均一になっている(赤矢頭)。(**b**)T2強調横断像。右大腰筋(赤矢印)に浮腫を認める。左大腰筋(赤矢頭)にもわずかに浮腫を認める。L3/L4椎間板炎に骨髄炎，大腰筋炎が合併した所見である。

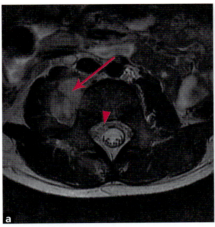
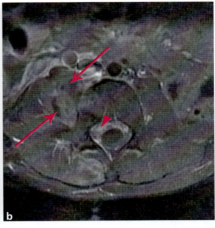

図 25.2 **腸腰筋膿瘍** 発熱と腰痛を呈した 3 歳男児。(**a**)L4 レベルの T2 強調横断像。右腸腰筋の内部信号が不均一であり、浮腫と液体貯留を認める(赤矢印)。硬膜外腔の右腹外側部が左側に比べて拡大している(赤矢頭)。(**b**)脂肪抑制造影 T1 強調横断像。右腸腰筋の浮腫部位に増強効果を認める(筋炎、赤矢印)。筋内部に増強効果が乏しい部位があり、腸腰筋膿瘍と考えられる。硬膜外腔の脂肪組織にも増強効果を認め(赤矢頭)、硬膜外脂肪組織まで炎症が波及していることがわかる。

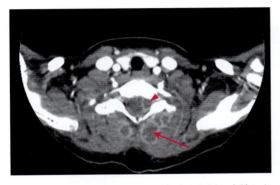

図 25.3 **硬膜外膿瘍** 発熱と頸部痛を主訴に来院した 9 歳男児。C7 レベルの造影 CT 横断像。傍脊柱筋内部に隔壁で囲まれた膿瘍を複数認める(赤矢印)。脊柱管の左側面の硬膜外腔辺縁に増強効果を認め、内部は低吸収域を示している(赤矢頭)。硬膜外膿瘍の所見である。

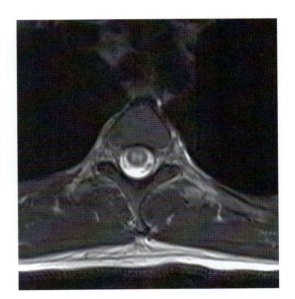

図 25.4 **ウイルス性脊髄炎** 上下肢の脱力を主訴に来院した 16 歳女児。胸髄中部レベルの T2 強調横断像。脊髄内部に高信号を認める。増強効果はなく、拡散強調画像(DWI)で異常信号は認めなかった。ウイルス性脊髄炎に矛盾しない画像所見である。

はしばしば**椎間板炎 diskitis** から波及して生じる。椎間板腔は幼児では特に血流に富むため、血流感染を起こしやすい。幼児では椎間板炎や骨髄炎は跛行、股関節痛、歩行拒否などで気づかれる場合があることは覚えておきたい。椎間板炎の画像の初期徴候は椎間板の狭窄である(図 25.1)。MRI では椎間板腔に液体貯留が存在し、椎間板や周囲の軟部組織に増強効果を認める。椎間板炎はその周囲に骨髄炎を合併し、感染が傍脊椎腔に波及すると膿瘍を形成する(**腸腰筋膿瘍 iliopsoas abscess** など)(図

25.2)。状況によっては CT ガイド下で膿瘍吸引術が可能であり、静注抗菌薬に反応しない場合には考慮する必要がある。硬膜外腔感染症により**硬膜外膿瘍 epidural abscess**(図 25.3)が形成されると、硬膜嚢に狭窄を起こすため、一般的には外科的緊急処

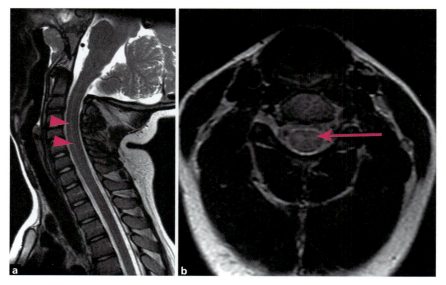

図 25.5　Hopkins 症候群　喘息重篤発作の後に上肢の脱力を呈した 7 歳男児。(**a**)頸髄 T2 強調矢状断像。頸髄に線状の高信号病変を認める(赤矢頭)。(**b**)頸髄 T2 強調横断像。蝶が羽を広げたような形に高信号が存在するのは，炎症の主座が主に灰白質に限局しているためである。臨床経過より Hopkins 症候群による脊髄炎が考えられた。

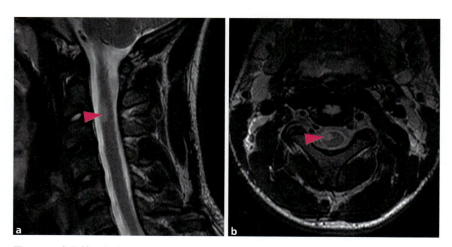

図 25.6　多発性硬化症の脊髄病変　右上下肢の脱力を主訴に来院した 17 歳男児。(**a**)頸髄 T2 強調矢状断像。C2 から C3 レベルにわたって脊髄腹側に限局した高信号病変を認める(赤矢頭)。(**b**)同病変の T2 強調横断像。脊髄辺縁に高信号病変(赤矢頭)を認める。明らかな腫大はみられない。後に多発性硬化症と確定診断した。

置が必要となる。

25.2.2　硬膜内腔感染症

　脊髄髄膜炎 spinal meningitis とは，脳脊髄液を介した硬膜内髄外感染症であり，通常は腰椎穿刺で診断される。画像では特異的所見に乏しいことが多い。しかし，硬膜内髄内感染症(脊髄炎)は画像で異常所見を確認できる可能性がより高い。細菌性脊髄炎は見逃せない重篤な緊急疾患であるが，実際の臨床現場では脊髄炎の最も多い起炎菌はウイルス感染症である。ウイルス性脊髄炎は主に灰白質に影響を与える傾向がある。T2 強調画像で高信号を灰白質に認め，一般的に増強効果はみられない(図 25.4)。一般的にポリオとして知られる**急性灰白髄**

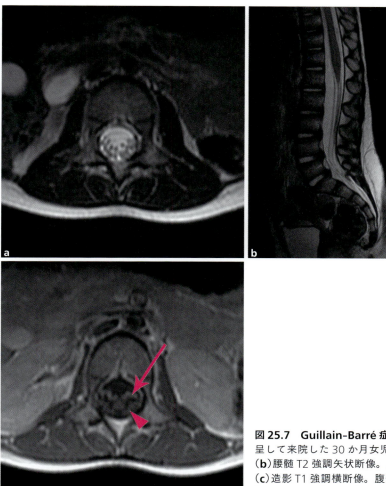

図 25.7 Guillain-Barré 症候群（GBS） 下肢の脱力を呈して来院した 30 か月女児。(**a**)腰髄 T2 強調横断像。(**b**)腰髄 T2 強調矢状断像。馬尾神経の腫大を認める。(**c**)造影 T1 強調横断像。腹側の馬尾神経（赤矢印）が背側の馬尾神経（赤矢頭）に比べて造影されている。Guillain-Barré 症候群の所見である。

炎 poliomyelitis は，20 世紀半ばに大流行した感染症で，脊髄前角細胞の萎縮を引き起こす。小児から思春期にかけて，喘息発作を契機に体に麻痺が起こる例が報告されており，その患者の脊髄 MRI では異常信号が認められた。Hopkins 症候群 Hopkins syndrome として知られるこの疾患は，何らかのウイルス感染が引き金となり，ポリオと同様に脊髄前角細胞に障害が起こったものと考えられている。仮説として，喘息をステロイドで治療されていた際に免疫能力が弱まった結果，ウイルスに感染したという説もあるが，正確な機序はいまだに不明である。ウイルス感染以外にも何らかの発症因子が存在するかもしれない。2014 年に米国で大流行して問題となったエンテロウイルス D68 による急性弛緩性麻痺も，Hopkins 症候群と類似した臨床経過と画像所見をたどるため，両者ともに同じような発症因子が関与している可能性がある（図 25.5）[1]。

25.3 非感染性炎症性疾患

脊髄や神経根を侵す小児領域の非感染性炎症性疾患のほとんどは自己免疫反応が原因である。

多発性硬化症 multiple sclerosis は中枢神経の至るところに脱髄を起こす疾患である（図 25.6）。多発性硬化症の脊髄病変で最も多い画像上の特徴は，腫脹が乏しい局所性病変（T2 強調画像で高信号）である。脊髄領域では FLAIR 画像よりも，従来のT2 強調画像のほうが異常所見を同定するのに適し

ていることは強調したい。活動性の高い脱髄病変は増強効果を認めることが多い。脱髄病変の部位によって，運動障害（脊髄前部もしくは側部）もしくは感覚障害（脊髄後部）が現れる。

前述したように，急性散在性脳脊髄炎（ADEM）も脊髄に障害を起こす。ADEM の脊髄病変は膨張傾向があり，一般的に 2〜3 椎体以上に及ぶ長い横断性脊髄炎を呈するのが特徴であるのに対して，多発性硬化症では膨張傾向に乏しく，病変は限局する代わりに多発する（図 10.6）。ADEM の発症機序として，何らかの免疫応答が考えられており，一般的にウイルス感染が先行することが多いが，ワクチン接種や細菌感染を契機として発症した例も知られている。また，ADEM は一般的に単相性（monophasic）の経過だが，多発性硬化症は多相性（multiphasic）で再発を繰り返す。

Devic 病として知られる視神経脊髄炎（NMO）も免疫疾患であり，脊髄画像は ADEM の腫脹傾向がある脊髄病変に類似する（図 10.6）。NMO は細胞の水輸送を支える膜蛋白質であるアクアポリン4 aquaporin-4 に対する抗体が関与している。脊髄炎や視神経炎から発症することが一般的であり，大脳に異常所見を認めることはまれであるが，大脳に異常所見があっても除外することはできない。抗アクアポリン4抗体の検出率は血液よりも髄液のほうが高いが，発症初期には陰性である場合もある[2, 3]。

脊髄病変に遭遇した際に，脊髄腫瘍以外にADEM と視神経脊髄炎（NMO）を疑う場合，脊髄病変の腫脹傾向と不均一な増強効果を確認することは重要であり，これらの所見が存在する場合にはそうした免疫疾患も鑑別疾患として考慮する。髄液所見やステロイドへの反応性もみたうえで，生検に飛びつく前に総合的に最終判断する必要がある。

25.4 Guillain-Barré 症候群

ここまで説明した脊髄疾患に加えて，他にも**急性**炎症性脱髄性多発ニューロパチーacute inflammatory demyelinating polyneuropathy（AIDP）として知られる Guillain-Barré 症候群 Guillain-Barré syndrome（GBS）についても言及したい。これは感染などを契機に発症する自己免疫疾患であり，特に神経根，馬尾神経が障害されて，両側下肢に脱力を起こす（図 25.7）。先行感染の病原体として *Campylobacter jejuni* などが知られている。GBS の画像の特徴としては，神経根や馬尾神経に増強効果や肥厚を認め，特に前根優位に異常を示す（図 25.7）。病状の進行に伴い，後根にも異常信号を示すことがある。免疫グロブリン大量静注療法（IVIG）が治療の第 1 選択である。ほとんどの自己免疫疾患とは異なり，ステロイド単独療法の有効性は否定されており，逆に回復を遅らせてしまう懸念がある。

25.5　さらに学習したい方のための参考資料

[1] Sorte DE, Poretti A, Newsome SD, Boltshauser E, Huisman TAGM, Izbudak I. Longitudinally extensive myelopathy in children. Pediatr Radiol 2015；45（2）：244-257, quiz 241-243

[2] O'Mahony J, Shroff M, Banwell B. Mimics and rare presentations of pediatric demyelination. Neuroimaging Clin N Am 2013；23（2）：321-336

[3] Go JL, Rothman S, Prosper A, Silbergleit R, Lerner A. Spine infections. Neuroimaging Clin N Am 2012；22（4）：755-772

文献

[1] Maloney JA, Mirsky DM, Messacar K, Dominguez SR, Schreiner T, Stence NV. MRI findings in children with acute flaccid paralysis and cranial nerve dysfunction occurring during the 2014 enterovirus D68 outbreak. AJNR Am J Neuroradiol 2015；36（2）：245-250

[2] Makhani N, Bigi S, Banwell B, Shroff M. Diagnosing neuromyelitis optica. Neuroimaging Clin N Am 2013；23（2）：279-291

[3] Thomas T, Branson HM. Childhood transverse myelitis and its mimics. Neuroimaging Clin N Am 2013；23（2）：267-278

26 脊柱の先天・発生異常
Congenital/Developmental Spine Abnormalities

26.1 先天性・後天性の脊柱疾患

脊柱を画像評価しなければならない状況として，小児では成人とは異なり，外傷以外に先天性異常が挙げられる。小児の脊柱画像は外傷，腫瘍，感染，炎症性疾患では成人画像の知識が参考になるが，先天性異常の脊柱画像を読影するには，発生学の基本をある程度は押さえておいたほうがよい。ただし，決して微細な点まで熟知しておく必要はないので，恐れることなく本章を読んでほしい。

26.2 分節化障害と椎体裂

脊柱は椎体の元となる神経管から発生する。椎体が発生する際に，本来は分かれるはずの椎体がつながったままでいると，椎体の**分節化障害**が起こる。この分節化障害は，いったん正常に分かれた椎体が後天的に結合した"癒合 fused"とは異なる状態であり，区別して考えるべきである。分節化の過程に障害が起こると，椎体に矢状裂が生じた状態（**蝶形椎** butterfly vertebra）（図 26.1）や**半椎** hemivertebrae など，さまざまなレベルで不完全な脊椎形成異常が起こる。椎体分節化障害の重篤例では側弯症を合併する。椎体異常では矢状裂が最も多くみられるが，Kniest 異形成などの骨異形成症のなかには冠状裂を伴うものもある（図 26.2）。

椎体に分節化異常が存在すると，読影レポートで椎体レベルに番号をつけることが非常に困難になる。椎体に何らかの分節化障害を認めた場合には，どのように椎体レベルを同定したかをレポートに明記する。その際には，椎体レベルをきちんと把握するために，あらゆる手段を試みる。理論的には神経根，硬節 sclerotome，皮節 dermatome には T13 と L6 が存在しないため，すなわち T13 椎体と L6 椎体は存在しないことになる。椎体分節化障害が存在しても，神経根と皮節をまず分析することで，いかなる患者でも椎体レベルを同定することが可能となる。

26.3 椎弓欠損

椎弓欠損が存在する場合，脊椎後部の骨化中心部そのものか，もしくはその接合部に骨欠損を認めるのが一般的である（図 26.3）。他にも，骨化中心部の位置や後弓の形態が異なる椎体にも骨欠損が起こ

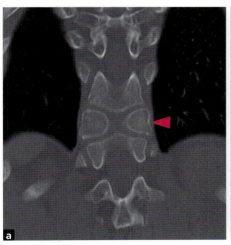 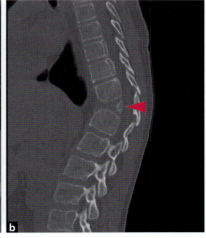

図 26.1 蝶形椎・矢状裂 （a）12 歳男児の脊椎 CT 冠状断像（骨条件）。T11 に矢状裂と関連して"蝶形椎"が存在する（赤矢頭）。（b）脊椎 CT 矢状断像（骨条件）。蝶形椎のレベルで脊椎が後弯しているのがわかる（赤矢頭）。

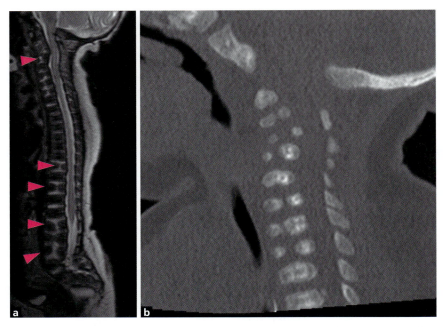

図 26.2　冠状裂　生後 1 か月男児。(**a**) 脊椎 T2 強調矢状断像。さまざまなレベルの椎体に冠状裂を認める（赤矢頭）。(**b**) 頸椎 CT 矢状断像（骨条件）。複数の冠状裂に加えて，C3 レベルに後弯を認める。この患児は Kniest 異形成と診断された。

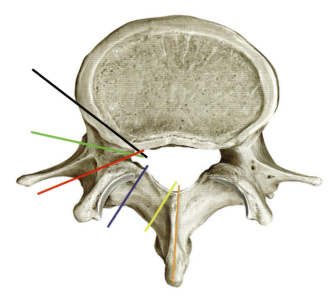

図 26.3　先天性椎弓欠損　先天性椎弓欠損部位を色線で表した脊椎のイラスト像。椎体間軟骨結合の骨化不全（黒線）[*1]，椎弓根欠損（retrosomatic cleft）（緑線），関節突起間部欠損（pars interarticularis defect）（赤線），峡部欠損（retroisthmic or pediculate cleft）（青線）[*2]，傍棘突起欠損（paraspinous cleft）（黄線），棘突起欠損（spinous cleft）（橙線）。Atlas of Anatomy, © Thieme 2012 より。イラスト：Karl Wesker
[*1] 訳注："neurocentral synchondrosis" は慣例的に「椎体間軟骨結合」と訳されていることが多いため，本書でもその単語を用いたが，実際には椎体と椎弓の軟骨結合である。
[*2] 訳注：峡部欠損は先天性疾患と考えられていたが，最近では椎弓板の疲労骨折であることが示唆されており，laminolysis という呼称に変わりつつある。

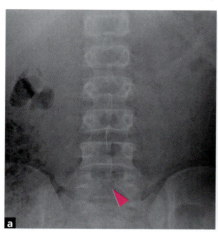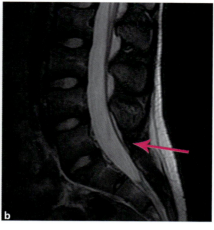

図26.4 intraspinous cleft(S1) 13歳男児。(**a**)腰仙椎部の正面単純X線写真。椎弓は完全に閉鎖されていない(赤矢頭)。この患者には肋骨を有する椎体が12個，その下に肋骨がない椎体が5個あり，その直下の腰仙椎移行部に一部腰椎化した椎体を認めた。すなわち，この移行部の椎体が腰椎化した仙椎(S1)と考えられた。(**b**)腰仙椎部のT2強調矢状断像。棘突起の欠損が確認できる(赤矢印)。

ることがある。おそらく，臨床で最も多く遭遇する椎弓欠損は，髄膜や神経組織の脱出を認めない後弓正中部癒合不全であろう(図26.4)。古くから，この病態は**潜在性二分脊椎** spina bifida occulta と呼ばれてきた。しかし，この単語の響きは患者，担当医，そして(もしかすると)保険会社にまで余計な心理的負担を与えかねない。髄膜や神経組織の脱出を認めない後弓正中部癒合不全は，潜在性二分脊椎の代わりに「局所的な先天性の後弓正中部癒合不全を偶発的に認めた」と言い換えることもできる。このような正中部の癒合不全はC1とS1に認めることが多い。著者の個人的な見解だが，先天性後弓正中部癒合不全をC1で認めた場合，特に**脊柱外傷の際**にはレポートに明記するようにしている。しかし，S1で認めた場合には，まず病的意義はほぼないので，あえて報告しないこともある。潜在性二分脊椎のような後弓癒合不全の所見をレポートに記載する際には，過度の心配を与えてしまいかねないことは留意しておくべきである。髄膜や神経組織の脱出を認めない後弓正中部癒合不全は，脊髄髄膜瘤などの**脊椎神経管閉鎖障害** spinal dysraphism を本来意味するために使用される「二分脊椎」とは言葉は似ているが，臨床的にはまったく非なるものである。

C1とS1の先天性後弓正中部癒合不全に次いで，臨床でよく遭遇する椎弓欠損は関節突起間部の欠損であり，**脊椎分離症** spondylolysis と呼ばれている。関節突起間部欠損は上関節突起と下関節突起の間で骨連続性が途絶した状態をいい，先天性のみならず後天性にも起きることがあり，特にL5に多い。片側性，もしくはしばしば両側性にもみられる。片側性の場合には，反対側の椎弓根に硬化像もしくは径拡大を認めることがあり，力学的ストレスが集積した結果と考えられる。分離症が両側性で離解が進行すると脊椎がずれてしまい，**前方すべり症** anterolisthesis に至ってしまう(**脊椎すべり症** spondylolisthesis)。そのため，脊椎分離症に脊椎すべり症が合併することは珍しくはない。関節突起間部欠損は先天的に発症することもあるが，ほとんどの場合は慢性的にストレスがかかって骨折を起こしたことに起因している。小児期と思春期では，体操選手，チアリーダー，アメリカンフットボールのパンター[訳注：ボールを遠くに正確に蹴ることが求められるポジション]のように，関節突起間部に慢性的なストレスがかかるスポーツ選手に高頻度にみられる。脊椎分離症は単純X線写真もしくはCTで見つけることができ，さらにMRIでは骨折に加え，患部周囲の骨浮腫も同定できる。これらの画像で脊椎分離症の診断がはっきりしない場合には，SPECTがストレスのかかる骨部位の検出に有用である。

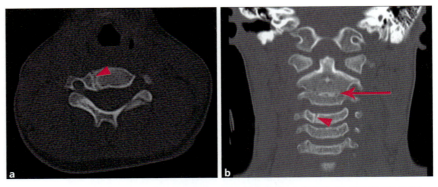

図26.5 椎体間軟骨結合の骨化不全　4歳男児の外傷精査。(a)頸椎CT横断像(骨条件)。C4に椎体間軟骨結合の骨化不全を認める(赤矢頭)。(b)頸椎CT冠状断像(骨条件)。C4右側に椎体間軟骨結合の骨化不全を認める(赤矢頭)。C2～C3間に不完全分離を認める(赤矢印)。

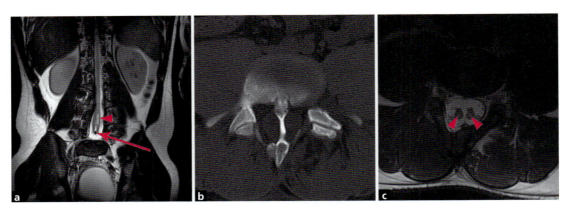

図26.6 脊髄正中離開(割髄症)　17歳男児。(a)T2強調冠状断像。脊髄の一部に異常信号を認める(赤矢頭)。その直下の脊髄下部に低信号の構造物を認める(赤矢印)。(b)CT横断像。脊柱管内部に骨棘形成を認める。(a)の低信号の構造物に一致する。(c)骨棘直上で撮影したT2強調横断像。脊髄が左右に分離して半脊髄を形成している(赤矢頭)。脊髄正中離開の所見である。

先天性椎弓欠損 congenital cleft には他にも，後弓正中癒合不全や関節突起間部欠損よりまれであるが，椎体間軟骨結合の骨化不全(図26.5)，椎弓根欠損，峡部欠損，傍棘突起欠損(図26.3)がある。これらの疾患は椎体の分節化障害に合併してみられることが一般的である。

26.4　脊髄正中離開(割髄症)

臨床的にも画像的にも非常に興味深い発達奇形の1つが脊髄正中離開(割髄症)diastematomyelia である。脊柱管の中で硬膜嚢が2つの半脊髄に分離する疾患であり，半脊髄の間には骨性もしくは線維性の隔壁が存在する。分かれた半脊髄から片側の神経根(前根，後根)が出る。脊髄そのものが重複した場合では，重複した脊髄から左右両側に神経根(前根，後根)が出る。この病態はきわめてまれであり，重複脊髄 diplomyelia と呼ばれている(図26.6)[訳注：重複脊髄では硬膜嚢は分離せずに共有しており，脊髄のみが分離している]。脊髄正中離開は脊髄係留症の症状や水髄症を合併することがある。これらの疾患については本章で後述する。

26.5　矢状面アライメント

頸椎の矢状面アライメントは小児期の間に変化する。生まれた時は後弯で始まり，成長して青年期になるに従って徐々に前弯となる。そのため，思春期に頸椎が直線化するのは正常であり，"頸椎の生理的前弯が消失している"とレポートしてはいけない。

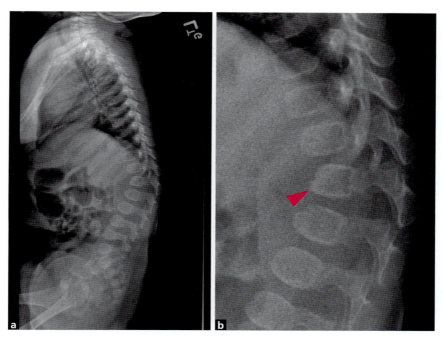

図 26.7　角状後弯　2 歳半女児。(**a**)側面脊椎単純 X 線写真。胸腰椎移行部に局所的な後弯を認める。(**b**)同部位の拡大写真。T12 の前後径が短縮して，前方椎体が圧潰し，嘴状変形 beaking を呈している(赤矢頭)。局所的な椎体低形成に伴う角状後弯の所見である。

思春期時期の外傷のスクリーニング画像で頸椎が直線化していても，必ずしも筋攣縮が関与しているわけではない。小児のほとんどで生理的に胸椎は後弯しており，腰椎は前弯している。ある椎体でアライメントに異常が起こると，代償的に他の椎体のアライメントに変化が起きる。

局所的に先天性後弯が生じた場合は胸腰椎移行部にみられることが多い。画像で "beaking(嘴状変形)" と呼ばれる前方椎体の圧潰を伴い，脊柱が角状に後弯する場合は**角状後弯** gibbus deformity と呼ばれ，先天性，後天性のどちらでも起こることがある(図 26.7)。

26.6　冠状面アライメント

側弯症 scoliosis は冠状面で脊柱に弯曲を認める場合に使用され，それに対して前弯と後弯は矢状面で脊柱に弯曲を認める場合に使用される(図 26.8)。**思春期特発性側弯症** adolescent idiopathic scoliosis(AIS)は主に 8〜15 歳頃の若年女性に起こる側弯症である。胸椎は右方へ，腰椎は左方へ凸状に弯曲することが多いため，合わせて脊柱全体では S 状に弯曲する。"特発性" という名称の通り，原因はわかっていない。理学療法や装具治療で進行を抑えるためには(さらに，人によっては元の位置に戻る場合もあるため)，早期発見が重要である。S 状側弯症は身体診察でも確認することができる。側弯症が疑われる場合，専門医に紹介して画像診断を受けるのがよい。画像で側弯を認めても，それがわずかな場合は，患者の撮影姿勢に起因する技術的な問題がほとんどであるため，適切な姿勢で撮影したうえで評価することが大切である。側弯症が複雑になると回転方向の捻れを合併することもある。

側弯症の非典型例としては，逆 S 状(胸椎は左方へ，腰椎は右方へ凸状に弯曲)，男性，6〜8 歳未満での発症，膀胱直腸障害の合併が挙げられる。どれが当てはまっても，精査する必要がある。脳性麻痺を含む神経筋疾患，神経皮膚症候群〔神経線維腫症(NF)など〕ではこうした非典型的な臨床経過を呈することがある。NF では椎体弯曲部周囲に腫瘍細胞が浸潤することが発症に関与すると報告されている。

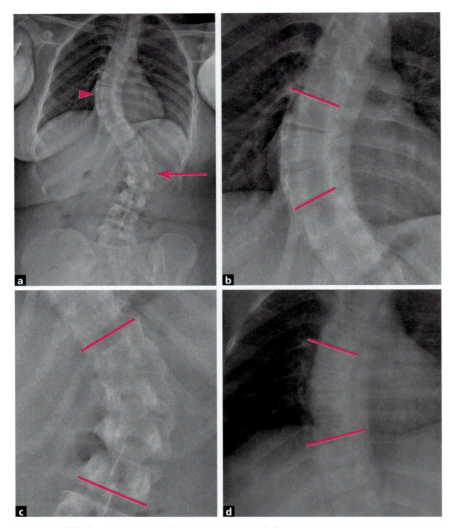

図 26.8　側弯症　思春期特発性側弯症の 15 歳女児。(**a**)立位単純 X 線写真。T8 レベルで右方に，L2 レベルで左方に凸状に S 状弯曲を認める。骨盤は非対称的に（回旋して）映っている。(**b**)胸椎中部の拡大写真。T7 椎体上縁と T9 椎体下縁の Cobb 角は 52°。(**c**)胸腰椎の拡大写真。T12 椎体上縁と L3 椎体下縁の Cobb 角は 57°。腰椎はやや非対称で回旋変形している。(a)で骨盤も回旋していることに注目してほしい。(**d**)脂肪脊髄髄膜瘤の 7 歳男児。胸椎単純 X 線写真正面像。T6〜T7 レベルで右方に凸状の側弯症を認める。T5 椎体上縁と T8 椎体下縁の Cobb 角は 32°。

側弯症を立位正面単純 X 線写真で評価する際には，乳房への被曝線量を低減させるために後前(PA)撮影するのがよい。後前(PA)撮影の被曝線量は，前後(AP)撮影に比べて 90 % 減少するとされている。側弯症が半椎，塊状椎，椎体裂など分節化障害と関連する場合には，CT が解剖評価に有用である。臨床経過が不可解な側弯症では MRI も考慮する。脊髄空洞症，脊髄終糸肥厚，腫瘍など硬膜内疾患が発見されることがある(第 27 章参照)。

26.7　骨異形成疾患と骨発達奇形

脊柱に特徴的な異常を呈する骨異形成疾患は多数あるが，本書で列挙するにはあまりにも数が多く，ほとんどの疾患は非常にまれなために初学者向けではない。しかし，**軟骨無形成症** achondroplasia は比較的よく遭遇する疾患であるため，その画像的特徴をはっきり認識できるようになってほしい。まず，軟骨無形成症は大後頭孔に狭窄を呈することが

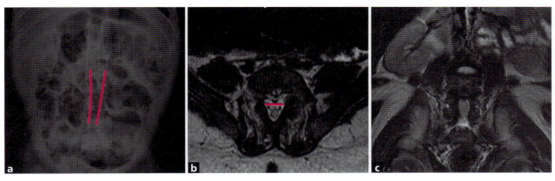

図 26.9　軟骨無形成症の腰椎　軟骨無形成症の 7 か月男児。(a)腹部単純 X 線写真正面像。腸管ガスの背後に，腰椎の頭側から尾側にかけて腰椎椎弓根間の距離の狭小化を認める(赤線)。(b)同患児の 10 か月時。L5 レベルの T2 強調横断像。(c)L5 レベルの T2 強調冠状断像。脊柱管の狭窄を認める(赤線)。

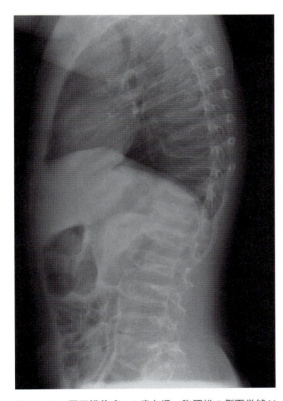

図 26.10　扁平椎体症　4 歳女児。胸腰椎の側面単純 X 線写真。すべての椎体が扁平化している。扁平椎体症の所見であり，Morquio 症候群が疑われた。

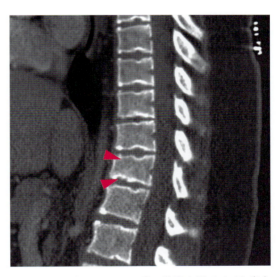

図 26.11　Scheuermann 病　後弯を認める 13 歳女児。脊柱 CT 矢状断像。胸腰椎移行部で椎体前方の上下縁に楔状変形を認める(赤矢頭)。わずかに椎体上下縁の軟骨終板に Schmorl 結節を認める。軽度の Scheuermann 病の所見である。後弯を伴うことがある。

よく知られている。本章の後半で頭蓋頸椎移行部の脊柱疾患を取り上げるので参照してほしい。腰椎では頭側から尾側に向かって通常とは逆に椎弓根間の距離が狭小化するため，横断像で脊椎狭窄の所見を認める(図 26.9)。また，軟骨無形成症は通常では前弯となる腰椎が直線化し，通常では後弯となる胸椎に前弯がみられることがある。

椎体の扁平化が特徴である**扁平椎体症** platyspondyly は **Morquio 症候群** Morquio syndrome (図 26.10)，**タナトフォリック骨異形成症** thanatophoric dysplasia，Gaucher 病などさまざまな疾患でみられる。単椎で認めた場合は**扁平椎** vertebra plana と呼び，これらとは異なる鑑別疾患を考慮する必要がある。例えば，Langerhans 細胞組織球症は扁平椎を起こす疾患の 1 つである。詳細は第 27 章を参照してほしい。

Scheuermann 病 Scheuermann disease は，胸

腰椎体の上下縁の軟骨終板に多発性の骨軟骨症（Schmorl結節）をきたし，椎間板狭小化を伴い，後弯を生じる疾患である（図26.11）。画像で上記所見を認めた際には，脊柱の変性疾患である本疾患をまず考慮して，外傷を除外診断することが重要である。

26.8　脊髄係留症と脊髄終糸

脊髄が係留すると，膀胱直腸障害，下肢の神経障害，脊髄空洞症などさまざまな臨床症状を伴う。神経学的所見なしに画像所見のみから**脊髄係留症** tethered cord の診断を確定するのは難しいが，神経学的所見の情報があれば，画像所見と合わせて診断が十分可能になる。脊髄円錐先端がL3椎体上縁より下に牽引されており，**脊髄終糸** filum terminale の太さが1.5 mm以上であれば，脊髄係留症を発症する可能性が高くなる。しかし，これらの画像所見が揃っていても，本当に発症するのか，いつ発症するのかを完全に予想するのはいまだに困難である。

脊髄終糸は脊髄円錐先端から軟膜が移行して，硬膜嚢の尾側末端まで伸びている糸状組織で，通常は細い。脊髄終糸は本来，弾力があって伸長性に富んでいるが，太くなりすぎると脊髄を"しっかりとつなぎ止めて（tether）"しまい，本来もつ伸長性も失い，脳脊髄液（CSF）の拍動や姿勢の変化があっても脊髄終糸は伸縮できなくなる。脊髄終糸の内部には脂肪組織が存在することがあり（終糸線維脂肪腫 fibrolipoma of the filum terminale），CTで脂肪濃度，MRIのT1強調画像で chemical shift artifact（脂肪成分と非脂肪成分が接する境界に発生する影のようなアーチファクト），T1高信号，脂肪抑制画像で信号抑制を認める（図26.12）。超音波では脊髄終糸が太くなっているところが高輝度病変として描出される。

終糸線維脂肪腫以外にも，脊髄終糸には内部に囊胞が存在することがある。CTやMRIより超音波を用いたほうがより簡単に囊胞を描出できる。**脊髄終糸囊胞** filar cyst が脊髄係留症を起こすかについては現在もはっきりわかっていない。しかし，低位脊髄円錐など脊髄係留症を疑う他の所見を伴わなければ，その脊髄終糸囊胞の病的意義は乏しく，偶然に発見されたものと思われる（図26.13）。

26.9　仙骨部皮膚陥凹

仙骨部に皮膚陥凹がある場合は脊髄係留症が潜んでいることがある。出生時に**仙骨部皮膚陥凹** sacral dimple を認めた際は，超音波で脊髄円錐の位置と脊髄終糸の肥厚の有無を確認しなければならない。超音波で脊髄終糸が高輝度に描出された場合は，線

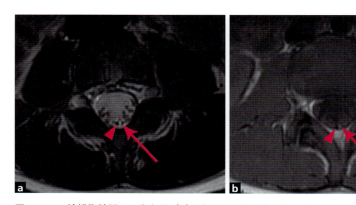

図26.12　線維脂肪腫　4歳女児。(**a**)腰椎のT2強調横断像。脊髄終糸が高信号を呈して（赤矢印），そのすぐ隣に低信号域を認める（赤矢頭）。chemical shift artifact の所見である。(**b**) T1強調横断像。脊髄終糸が高信号を呈して（赤矢印），すぐ隣に chemical shift artifact を認める（赤矢頭）。chemical shift artifact とはT1およびT2強調画像で，脂肪成分と非脂肪成分が接すると，周波数エンコードの方向に低信号（アーチファクト）が出現する現象である。この患児は終糸線維脂肪腫であった。

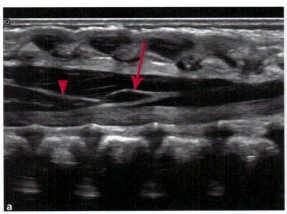
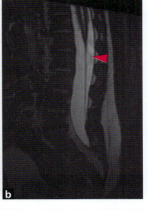

図 26.13　脊髄終糸嚢胞　(a)1 か月男児。腰椎の超音波矢状断像。先細りとなる脊髄円錐（赤矢頭）とそれに続く脊髄終糸上部に嚢胞（赤矢印）を認める。(b)同患児の 15 か月時。FIESTA 矢状断像。脊髄終糸に嚢胞がまだ残存しているのが観察できる（赤矢頭）。

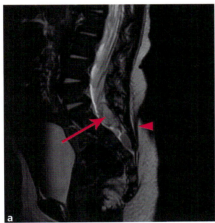
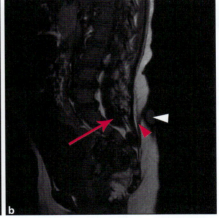

図 26.14　類皮嚢胞　(a)仙骨部皮膚陥凹の精査に来院した 16 か月女児。T2 強調矢状断像。皮膚陥凹から伸びる先天性皮膚洞（赤矢頭）と仙骨部の硬膜内病変（赤矢印）を認める。(b)T1 強調矢状断像。ビタミン E カプセル（白矢頭）を皮膚陥凹に置くことでその目印となり，先天性皮膚洞（赤矢頭）の存在も確認しやすくなる。硬膜内病変（赤矢印）は外科的に摘出されて，類皮嚢胞と診断された。

維脂肪腫 fibrolipoma の可能性も考慮する。加えて，超音波は簡便に脊髄終糸の神経根と脊髄円錐の位置の動的評価ができるため，脳脊髄液（CSF）の拍動によるこれら神経組織の可動性が観察可能である。これらの可動性が失われている場合，さらに脊髄係留症を疑う根拠となる。

　実際の臨床で出会う仙骨部皮膚陥凹のほとんどは脊髄係留症と関連がない。しかし，たまに**先天性皮膚洞** dermal sinus tract が存在して，皮下組織を通じて硬膜嚢までつながり，封入嚢胞（病理学的に**類皮嚢胞** dermoid cyst）などを合併していることがある（図 26.14）。先天性皮膚洞が存在すると，中枢神経感染症，髄膜炎につながるおそれがある。**毛巣洞** pilonidal tract は殿裂部から尾骨まで伸びる皮膚洞の一種で，一般的に内部に毛を含む（図 26.15）。毛巣洞の感染が深部に及ぶと尾骨骨髄炎につながることがある。

　成人の脊柱 MRI では一般的に L5 から S1 直下までしか撮影しないが，仙骨部皮膚陥凹を評価する場合は，仙骨と尾骨も含めて撮影することを心がける。ビタミン E カプセルなどを皮膚陥凹部にマーカーとして置いて撮影すれば，画像読影時にどこを

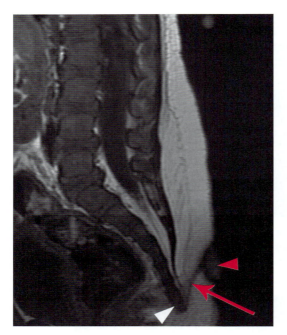

図26.15 毛巣洞 仙骨部皮膚陥凹の精査に来院した15か月女児。T1強調矢状断像。毛巣洞(赤矢印)が後屈した尾骨(白矢頭)に向かって伸びているのが観察できる。目印のために皮膚陥凹部に置いているビタミンEカプセル(赤矢頭)にも注目してほしい。

目印とすべきかがよくわかる。

26.10 神経管閉鎖障害

　神経管閉鎖の過程に問題が起きると，さまざまな障害を引き起こす。**神経管閉鎖障害** defects of neural tube closure のほぼ全例が腰仙部に現れる理由は，神経管が閉鎖する最尾側端であるからである。神経管が閉鎖する頭側端に障害が起きると，無脳症，脳瘤が生じることは第3章で前述した。神経管の中間で閉鎖障害が起きることはまれであり，他の先天性奇形に付随して起きることが多い。

　神経管閉鎖障害は脊椎の後弓閉鎖不全に起因するものが最も多い。後弓欠損部を通じて嚢状に突出した組織の中に脳脊髄液と髄膜が含まれるのが**髄膜瘤** meningocele，神経組織も含まれるのが**脊髄髄膜瘤** myelomeningocele (図5.2)，神経組織と脂肪も含まれるのが**脂肪脊髄髄膜瘤** lipomyelomeningocele (図26.16) である。

　中枢神経の発達過程で，神経板が内側に折れ曲がって神経管が形成される。この折り重なって神経管になる部分 (神経外胚葉) に上衣細胞が発生し，後

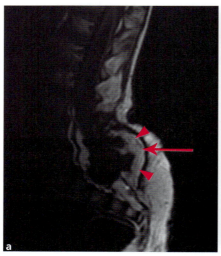
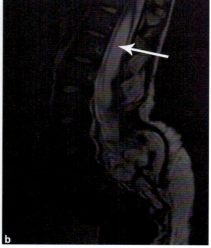

図26.16 脂肪脊髄髄膜瘤 5歳男児。(a)T1強調矢状断像。腰仙部移行部に皮膚で覆われた脊椎神経管閉鎖障害が存在し，肥厚した硬膜(赤矢印)で囲まれている。内部の高信号部位は脂肪組織を表している(赤矢頭)。(b)T2強調矢状断像。腰髄内部に脊髄空洞症 syringohydromyelia (白矢印) があり，通常の脊髄空洞症よりもさらに下方まで伸びている。脂肪脊髄髄膜瘤の所見である。神経外胚葉が十分に内方に折れ曲がる前に表皮外胚葉から分離して体内に入り，神経管の形成不全が起こったことに起因する(早期分離)。この場合は，外表は皮膚で覆われているため，Chiari奇形II型は発症しない。

252

に中心管を形成する。神経外胚葉が表皮外胚葉から分かれる過程を分離 disjunction と呼ぶ。脊髄髄膜瘤は神経外胚葉と表皮外胚葉の分離が正常に生じなかったために（分離障害 nondisjunction），結果として神経管の一部が体外に開放してしまった疾患である。神経管に閉鎖障害が起きると，頭尾方向に平坦な構造物である神経プラコード neural placode（胎生期の神経板が閉鎖せず，そのままの状態で止まってしまったもの）が残る。神経プラコードの露出部位は中心管になるはずであった上衣細胞であるため，脳脊髄液を産生する。この結果，胎児に脊髄髄膜瘤があると，羊水中のαフェトプロテイン（AFP）は上昇し，胎児の脳脊髄液圧は低下する。そのために後頭蓋窩の神経組織（脳幹，小脳）が下垂し，Chiari 奇形 II 型が発症する。臨床上で重要なことは，Chiari 奇形 II 型の発症に脊髄髄膜瘤の存在が関与していることをきちんと理解しておくことである。

脊髄髄膜瘤の修復術は出生後すぐに行われるため，脊髄の画像撮影は出生前か手術後に行われることが多い。最近の話題として，出生前に胎児手術を行うと，Chiari 奇形 II 型の重症度や脊髄髄膜瘤に伴う神経障害が減少することが報告されている。脊髄髄膜瘤では神経因性膀胱をきたす率が高い。また，ラテックスアレルギーの有病率も高い。おそらく頻回の手術を通じてラテックス抗原に感作されることが原因である。

神経外胚葉が十分に内側に折れ曲がる前に，表皮外胚葉から分離して体内に入ってしまうと（早期分離 premature junction），神経管が中胚葉系の組織を巻き込んでしまい，脂肪組織に分化し，脂肪脊髄髄膜瘤，**脂肪脊髄瘤** lipomyelocele，または**硬膜内脂肪腫** intradural lipoma を生じる場合がある。定義上は，早期分離では外表皮膚は覆われており，脳脊髄液の漏出はなく，Chiari 奇形 II 型と関連はない。わかりやすく言うと，開放性脊髄髄膜瘤は常に Chiari 奇形 II 型を合併しているが，脂肪脊髄髄膜瘤は Chiari 奇形 II 型とは関係がない。

神経管尾側の閉鎖障害に関連する疾患があと 2 つある。1 つは中心管尾側のほとんどが欠損する**尾側脊椎形成不全** caudal agenesis or sacral agenesis である。この疾患は**尾側脊椎退化症候群** caudal

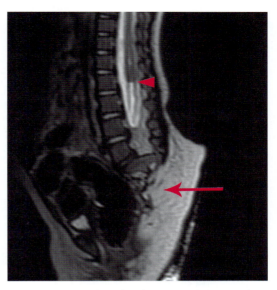

図 26.17　尾側脊椎形成不全 I 型　1 歳女児。脊椎の T2 強調矢状断像。仙骨と尾骨の部分形成不全を認める（赤矢印）。脊髄が途切れており（赤矢頭），先細りとなる脊髄円錐と対照的である。このように，脊髄が途中で途切れて係留していない状態が，尾側脊椎形成不全 I 型の特徴である。尾側脊椎形成不全は尾側脊椎退化症候群という別名もあるが，尾側脊椎は退化するわけではなくて，実際は最初から形成されない。

regression syndrome という別名もあるが，実は尾側脊椎は退化したわけではなく，最初から形成されないため，病態を正しく表した用語ではない。尾側脊椎形成不全の程度はさまざまであり，主に 2 つのグループ（I 型，II 型）に分けられる。尾側脊椎形成不全 I 型は脊髄が高位でいきなり途切れて，脊髄円錐のように先細りとならない（図 26.17）。尾側脊椎形成不全 II 型は硬膜嚢末端まで脊髄が伸びて，時に脂肪腫も存在して，脊髄係留症の症状を呈する（図 26.18）。

神経管尾側の閉鎖障害に関連するもう 1 つの疾患は，**終末脊髄嚢胞瘤** terminal myelocystocele である。脊髄と硬膜が椎弓欠損部から脱出して，その脱出した脊髄の中心管が拡大して嚢胞瘤となる。終末脊髄嚢胞瘤の主要な鑑別疾患は**仙尾部奇形腫** sacrococcygeal teratoma であり，第 27 章で後述する。〔訳注：神経管閉鎖障害については，福岡市立こども病院　脳神経外科の森岡隆人先生が執筆された論文〔Neuropathology 2017；37(5)：385-392〕のイラストが非常にわかりやすい。この章に合わせ

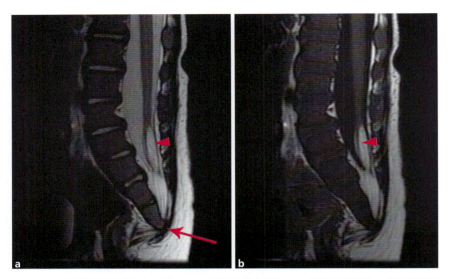

図 26.18　尾側脊椎形成不全 II 型　11 か月男児。(**a**)脊椎の T2 強調矢状断像。仙骨尾側が途切れている(赤矢印)。脊髄は硬膜嚢末端まで伸びて，脊髄尾側内部に T2 高信号域を認める(赤矢頭)。(**b**)T1 強調矢状断像。脊髄尾側内部に T1 高信号域を認める(赤矢頭)。脊髄係留症候群と軽度の尾側脊椎形成不全の存在から，脂肪腫が最も考えられる。このように，脊髄が低位で途切れて係留して脂肪腫を伴うのが，尾側脊椎形成不全 II 型の特徴である。

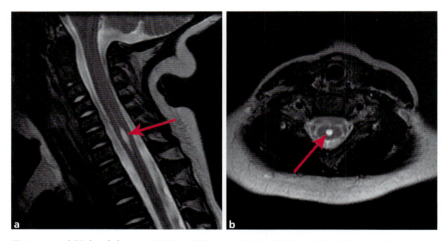

図 26.19　水髄症　(**a**)13 か月男児。頸椎の T2 強調矢状断像。頸髄内部で中心管が拡張している(赤矢印)。(**b**)T2 強調横断像。頸髄正中に境界明瞭の高信号病変を認める(赤矢印)。水髄症の所見であり，けいれん精査で脳 MRI を撮影した際に偶然に発見された。Chiari 奇形 I 型が存在せず，この部位に脊髄挫傷の既往もないため，脳脊髄腫瘍や脊髄係留症が潜んでいないか，脳から全脊髄にわたって造影 MRI で確認したほうがよい。精査の結果，この患児には明らかな腫瘍を認めなかった。しかし，この患児のフォローアップ画像で，水髄症のサイズに変化があれば，再度精査を考慮すべきである。

てぜひご一読いただきたい]

26.11　水髄症，脊髄空洞症

脊髄は神経管の一部が分化してできる**髄脳** myel-encephalon から発生する。脊髄の炎症もしくは感染症である**脊髄炎** myelitis，脊髄の機能障害である**脊髄症** myelopathy の英語名に "myelo-" が使用される理由は，髄脳の英語名に起因している。脊髄の中心管の表面は上衣細胞で覆われており，中心管は

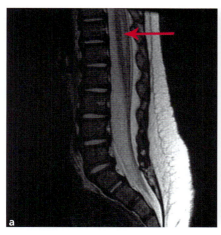
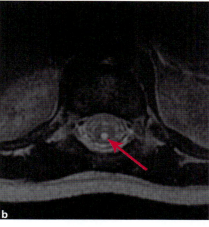

図 26.20　終室　(a)4 か月男児。脊椎の T2 強調矢状断像。頭尾方向に伸びる線状の高信号病変を脊髄円錐直上の下部脊髄内部に認める(赤矢印)。(b)病変部レベルの T2 強調横断像。境界明瞭の高信号病変を脊髄円錐の中心部からやや後部に認める(赤矢印)。終室に矛盾しない所見であり(第 5 脳室 "fifth ventricle")、偶然発見された。

第 4 脳室最尾部の延髄閂部を通じて脳室とつながっている。高解像度 MRI では中心管をしばしば確認でき、中心管の直径が 1.5 mm より小さければ正常である。中心管が 1.5 mm 以上の場合は**水髄症** hydromyelia である(文字通り「髄液の中の水」)。水髄症では中心管表面の上衣細胞層には障害がみられないと考えられている。脊髄で中心管以外の部分、すなわち脊髄神経そのものに液体が貯留する状態が syringomyelia(**脊髄空洞症**)である。時に液体貯留が多くなると、貯留部位が中心管か脊髄神経そのものか、中心管の上衣細胞層は保たれているかどうかを画像で判断できないことがある。そのため、時に総称して syringohydromyelia(**脊髄空洞症**)という疾患名が使用される［訳注：英語では syringomyelia, syringohydromyelia と異なる用語を用いるが、一般的に日本語では同じ用語が当てられている］。また、空洞 syrinx とくだけて呼ぶ場合もあるが、脊髄空洞症と呼ぶほうがきちんと病態が伝わるため、用語としてふさわしい(図 26.19)。

水髄症は本質的に脊髄の "水頭症" であり、Chiari 奇形 I 型によく合併する。Chiari 奇形 I 型を伴わない水髄症に遭遇した場合には、腫瘍が脳脊髄神経に潜んでいないか細心の注意を払って、脳から全脊髄にかけて造影 MRI を撮影することを考慮すべきである。その場合、延髄閂部は高解像度 MRI で撮影したい。例外として、脊髄円錐が下端になるに従い、中心管が囊胞状に拡大して、**終室** ventriculus terminalis という所見を呈することがある。これは第 5 脳室 fifth ventricle とも呼ばれる正常範囲所見である(図 26.20)。

26.12　さらに学習したい方のための参考資料

[1] Rufener SL, Ibrahim M, Raybaud CA, Parmar HA. Congenital spine and spinal cord malformations-Pictorial review. AJR Am J Roentgenol 2010；194(3)Suppl：S26-S37

27 腫瘍
Neoplasm

27.1 脊髄・脊椎腫瘍

　脊髄・脊椎にはさまざまな腫瘍が発生する。最も多いのは原発腫瘍であるが，転移腫瘍も存在する。原発腫瘍を脊髄・脊椎領域に認めた際に，鑑別疾患を絞り込む際に重要なのは発症部位である。まず第1に確認するのは，腫瘍は硬膜内 intradural，硬膜外 extradural のどちらに存在するかである。硬膜内腫瘍であれば，さらに髄内 intramedullary，髄外 extramedullary とに分けられる。脊髄・脊椎腫瘍の多くはこれらのうち，どれか1つに分類されることが多く，系統だって画像診断を進める鍵となる。

27.2 硬膜内髄内腫瘍

　硬膜内髄内腫瘍 intradural intramedullary neoplasm は脊髄そのものから生じる腫瘍である。脊髄は中枢神経系（CNS）の一部であるため，脊髄腫瘍の病理は脳腫瘍の多くと同一である。小児から思春期の脊髄腫瘍で最も多い脊髄髄内腫瘍 intramedullary spinal cord neoplasm（IMSCN）は毛様細胞性星細胞腫 pilocytic astrocytoma である（図27.1）。
　脊髄の毛様細胞性星細胞腫は小脳のものと特徴が類似しており，囊胞性成分と充実性成分が混在した腫瘤となる。しかし，脳幹に発生する毛様細胞性星細胞腫と同様に，脊髄発生でも充実性成分がほとんどを占める例もある。脊髄に発生する毛様細胞性星細胞腫は小脳発生に比べてより出血しやすく，特に成人では出血がよく観察されるため，鑑別診断に迷う例もある。成人腫瘍の文献では，脊髄上衣腫は脊髄星細胞腫よりも出血しやすいとされており，成人では確かに正しい。しかし，小児と成人では星細胞腫の背景が異なる。成人では，星細胞腫は主に原線維性星細胞腫，退形成性星細胞腫，膠芽腫が占める

が，小児の星細胞腫はまずほとんどが毛様細胞性星細胞腫である。加えて，小児では神経線維腫症2型（NF2）（図7.10b）でない限り，15歳未満では上衣腫は非常にまれである。
　上衣腫 ependymoma と毛様細胞性星細胞腫は両疾患ともに限局性病変となるため，周囲に浸潤せずに脊髄神経を圧排する傾向がある。それに対して，その他の（特に成人で発症する）星細胞腫は神経線維に浸潤していく。そのために，脊髄の上衣腫と毛様細胞性星細胞腫は外科的切除が可能となるが，脊髄に浸潤する他の星細胞腫は神経機能を損なわずに切除することは困難である。病巣部と脊髄線維の関係は拡散テンソル画像（DTI）で画像化する試みがあり，成人の脊髄髄内腫瘍の組織学的診断に応用されつつある。上衣腫を疑う場合には切除を考慮するのに対して，星細胞腫を疑う場合にはまず生検が優先される。小児でも同様に，DTI は脊髄髄内腫瘍が神経線維に浸潤せずに脊髄を圧排していることを明らかにし，切除可能率を割り出すのに重要な役割を果たしている。しかし，小児の星細胞腫のまずほとんどが毛様細胞性星細胞腫であるため，DTI は成人ほど脊髄髄内腫瘍の組織診断に貢献しないと考えられる。前述したように，脊髄髄内腫瘍はまず年齢から組織診断が予想される。小児期では NF2 の患者でない限り，上衣腫は非常にまれである。
　小児の脊髄に発生する脊髄髄内腫瘍のうち，成人ではまれなものとして神経節膠腫 ganglioglioma がある（図27.2）。神経節膠腫は低悪性度の腫瘍であり，脊髄神経線維に浸潤する傾向があるため，手術で取り切る場合に，機能温存が問題となる。脊髄発生の神経節膠腫は頭蓋内発生の神経節膠腫に比べて，囊胞性変化が少なく，毛様細胞性星細胞腫や上衣腫より偏心性の発育を示す。切除の際に機能温存について議論されるが，幸い放射線治療への感受性は良好である。毛様細胞性星細胞腫も放射線治療への感受性が高い。そのため，生検結果がこのような脊髄腫瘍で，手術的に全摘出が困難な場合には，まず部分摘出を計画する。腫瘍が残存した場合にはそのまま経過観察するか，必要であれば再手術もしくは放射線治療を追加する。
　上位頸髄に髄内脊髄腫瘍が発生した場合，頭蓋頸椎移行部を越えて上部に進行する場合がある。脊髄

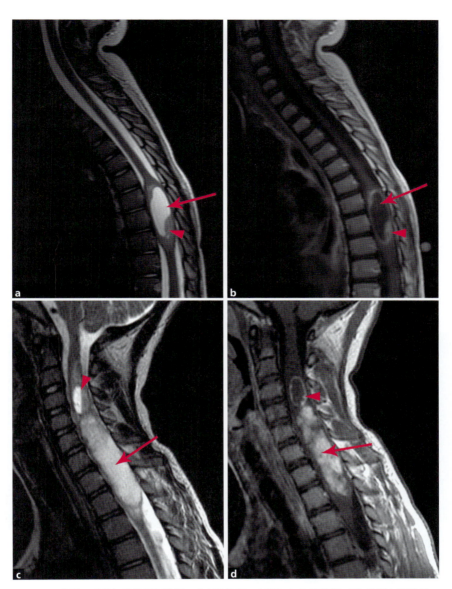

図 27.1 脊髄の毛様細胞性星細胞腫 （a）背部痛で来院した 5 歳男児。T2 強調矢状断像。胸髄に髄内腫瘍を認める。腫瘍は腫大しており，内部に囊胞（赤矢印）と壁在結節（赤矢頭）を認める。(b)造影 T1 強調矢状断像。囊胞壁と壁在結節（赤矢頭）に増強効果を認めるが，囊胞（赤矢印）は造影されていない。毛様細胞性星細胞腫に矛盾しない所見である。(c)12 歳男児の T2 強調矢状断像。頸髄に腫大傾向のある腫瘍（赤矢印）が存在し，腫瘍内部には液面形成を伴う囊胞（赤矢頭）を認める。(d)造影 T1 強調矢状断像。腫瘍の充実性成分に不均一な増強効果を認め（赤矢印），囊胞壁に不整な増強効果をわずかに認める（赤矢頭）。後に毛様細胞性星細胞腫と確定された。成人では毛様細胞性星細胞腫より上衣腫のほうが易出血性といわれるが，脊髄の毛様細胞性星細胞腫では腫瘍内出血は決して珍しくない。

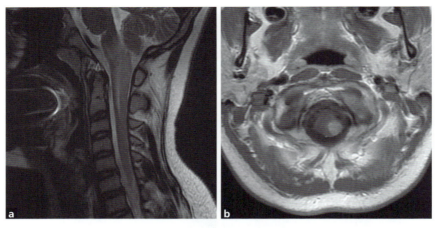

図 27.2　神経節膠腫　頸部痛，顎痛のために来院した 14 歳男児。(**a**)頸椎 T2 強調矢状断像。頭蓋頸椎移行部に境界不明瞭な高信号の腫瘤性病変を認める。(**b**)C1 レベルの造影 T1 強調横断像。脊髄の背外側部にはっきりとした増強効果を認める。生検の結果は神経節膠腫であり，周囲の白質路への浸潤を認めた。

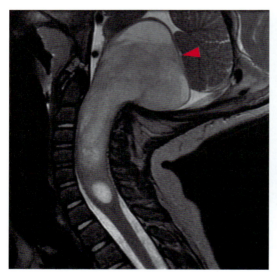

図 27.3　毛様細胞性星細胞腫　2 歳半男児の頸髄 T2 強調矢状断像。頭蓋頸椎移行部にかけて，延髄から脊髄に巨大な腫瘤を認める。その下方には囊胞が存在する。延髄の腫大に伴い，Magendie 孔（赤矢頭）が後方に偏位している。毛様細胞性星細胞腫の所見であり，白質路は辺縁に圧排されている。

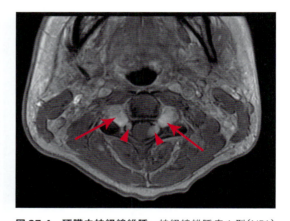

図 27.4　硬膜内神経線維腫　神経線維腫症 1 型（NF1）の 16 歳女児。頸椎造影 T1 強調横断像。両側の神経根に増強効果を認める硬膜内髄外腫瘍が存在する（赤矢頭）。左側の腫瘍が右側よりも大きい。また，両側の神経根から椎間孔部に沿って腫瘍が伸びている（赤矢印）。

で水平方向より頭尾方向に腫瘍が浸潤しやすいのは，水平方向に横断する神経線維が少ないからである。脊髄腫瘍が延髄まで上方へ伸展した場合，錐体交叉や内側毛帯交叉に行く手を阻まれて，局所的に腫大することがある（図 27.3）。治療的観点からは頭蓋頸椎移行部の腫瘍は脊髄髄内腫瘍と同様に対処する[1]。

　頸髄の脊髄髄内腫瘍を手術した場合には，頸椎や筋肉の不安定性が高まり，頸椎の後弯変形を起こすことがある。

　血管芽腫 hemangioblastoma はきわめて血流が多い脊髄髄内腫瘍であり，von Hippel-Lindau 病では中枢神経系に多発する。これらは転移でなく，遺伝子変異による腫瘍症候群である。

　免疫性疾患などの非腫瘍性疾患のなかには，脊髄腫瘍に画像で類似するものがあり，鑑別が必要にな

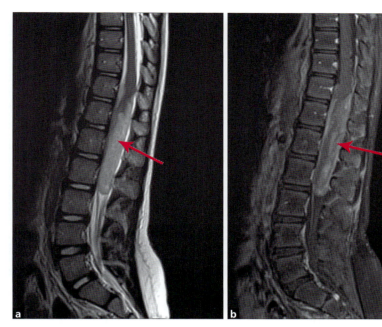

図 27.5　**粘液乳頭状上衣腫**　背部痛を主訴に来院した 8 歳女児。(**a**) 脊椎 T2 強調矢状断像。境界不明瞭の髄内腫瘤（赤矢印）を脊髄円錐に認める。(**b**) 脂肪抑制造影 T1 強調矢状断像。腫瘤内部は不均一に造影されている（赤矢印）。後に脊髄終糸から発生した粘液乳頭状上衣腫と確定診断された。

ることがある。例えば，急性散在性脳脊髄炎（ADEM）や Devic 症候群/視神経脊髄炎（NMO）がある。これらに関する詳細は第 25 章を参照してほしい。

27.3　硬膜内髄外腫瘍

　小児脊髄腫瘍を診療する際には，**硬膜内髄外腫瘍** intradural extramedullary neoplasm についても言及する必要がある。小児領域で最もよくみられる硬膜内髄外腫瘍は**鞘腫** sheath tumor であり，**神経線維腫** neurofibroma と**神経鞘腫** schwannoma の 2 つが代表疾患である。神経線維腫は神経線維腫症 1 型（NF1），神経鞘腫は NF2 に発症することが多く（図 27.4），あらかじめこれらの疾患が背景にない限り，鑑別するのは難しい。成人では髄膜腫と神経鞘腫の鑑別が難しい場合があるが，小児では NF2 がない限り，まれにしかみられない。

　原発性上衣腫は一般的に髄内腫瘍であるが，例外として**粘液乳頭状上衣腫** myxopapillary ependymoma は脊髄終糸に発生する（図 27.5）。粘液乳頭状上衣腫は増強効果を認め，不均一な信号強度の多嚢胞性腫瘤である。画像所見と発生部位（脊髄終糸）が非常に特徴的な腫瘍であり，**傍神経節腫** paraganglioma も脊髄終糸から発生する腫瘍として鑑別疾患には挙がるが，脊髄終糸腫瘍でこのような画像所見であれば，まず粘液乳頭状上衣腫である。

　小児の頭蓋内腫瘍，とりわけ上衣腫と**原始神経外胚葉性腫瘍** primitive neuroectodermal tumor（PNET）・**髄芽腫** medulloblastoma は髄液播種を起こし，髄膜が局所的に肥厚を示すか（図 27.6），もしくは "表面に砂糖をまぶしたように（sugar-coating）" 広範かつ滑らかな肥厚を示す。

27.4　硬膜外軟部組織腫瘍 extradural soft tissue neoplasm

　硬膜外腫瘍には神経組織起源，軟部組織起源，そして骨組織起源の腫瘍が含まれる。これらのなかでも最も多いのが神経組織起源の腫瘍であり，特に**神経鞘腫瘍** nerve sheath tumor が代表的である。また，NF1 患者で認める**蔓状神経線維腫** plexiform

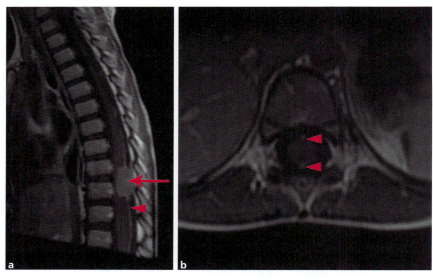

図 27.6 結節性髄液播種 腰痛を主訴に来院した4歳女児。頭部画像ですでに後頭蓋窩腫瘍の存在が判明している。(**a**)胸椎から腰椎にかけての造影 T1 強調矢状断像。硬膜内髄外腫瘍が脊髄を圧排しており（赤矢印），その直下で脊髄背側に線状の増強効果を認める（赤矢頭）。後に髄芽腫による髄液播種と診断した。(**b**)腫瘍直下のレベルで撮影した造影 T1 強調横断像。脊髄の前後方にうっ滞した血管を認める（赤矢頭）。腫瘍の圧排による静脈うっ滞の所見である。

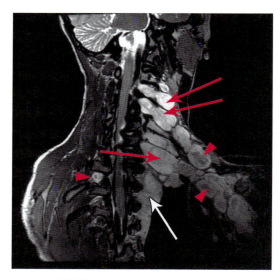

図 27.7 蔓状神経線維腫 神経線維腫症1型（NF1）の9歳男児。左肩の T2 強調斜位冠状断像。無数に腫大した結節状の腫瘍が神経孔から腕神経叢に沿って発生している（赤矢印）。なかには内部が低信号となる標的徴候 target appearance を示すものもあり（赤矢頭），これは神経鞘腫より神経線維腫をより示唆する所見である。後部の傍脊柱筋周囲や縦隔内にも伸展している（白矢印）。NF1 に合併する蔓状神経線維腫の所見である。

neurofibroma も硬膜外腫瘍に当てはまる。蔓状神経線維腫とは蔓状に次々とつながった結節性神経線維腫が神経叢に沿って発生する腫瘍である（図27.7）。

新生児や乳児で認める先天性硬膜外腫瘍には**仙尾部奇形腫** sacrococcygeal teratoma がある（図27.8）。出生前の胎児超音波で**脊髄髄膜瘤，終末脊髄嚢胞瘤**，何らかの**仙骨前腫瘤**が疑われた場合には，鑑別疾患として仙尾部奇形腫を考慮する。その名前が示すように，仙尾部奇形腫は脊柱の最も尾側に生じた奇形腫である。画像では内部は不均一であり，脂肪や充実性成分などさまざまな成熟度や分化度を示す成分で占められる。時に内部の大半が嚢胞状である場合には，画像診断は難しくなる。仙尾部奇形腫の分類には Altman 分類が用いられており，Type Ⅰ は腫瘍の大部分が骨盤外に出ていて，体内と腫瘍茎でつながっているもの，Type Ⅱ は骨盤腔内への腫瘍の伸展を伴うものの骨盤外成分のほうが大きいもの，Type Ⅲ は骨盤外にも伸展するが骨盤腔内・腹腔内成分のほうが大きいもの，Type Ⅳ は骨盤腔内・腹腔内成分のみで骨盤外への発育を認めないものと定義されている。

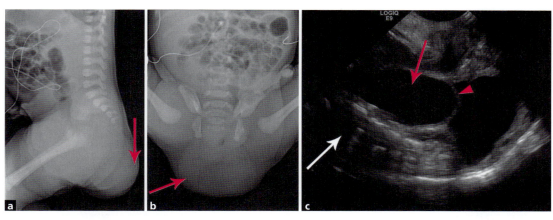

図 27.8 仙尾部奇形腫　仙骨直下に軟部組織腫瘍（赤矢印）を認めた新生児女児（日齢 0）。(a)骨盤単純 X 線写真側面像。(b)骨盤単純 X 線写真正面像。(c)腫瘍の超音波像。腫瘍は仙骨（白矢印）の前面まで伸びており，腫瘍内部には複数の囊胞（赤矢印）と隔壁（赤矢頭）を認める。仙尾部奇形腫の所見である。

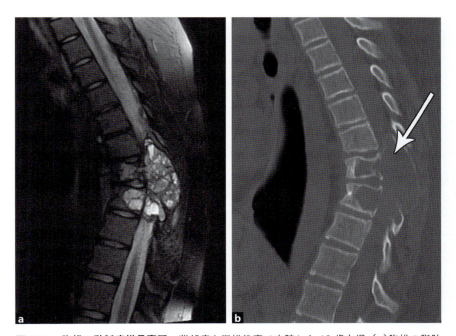

図 27.9 胸椎の動脈瘤様骨囊腫　背部痛と脊椎後弯で来院した 12 歳女児。(a)胸椎の脂肪抑制 T2 強調矢状断像。脊椎後弯部の連続する 2 椎体にかけて境界明瞭で内部不均一で液面形成を伴う病変を認める。病変は主に椎体から脊椎後部に至っている。(b)胸椎の CT 矢状断像（骨条件）。病変部は膨張性の発育を示し，溶骨変化を伴う（白矢印）。動脈瘤様骨囊腫の所見である。

27.5 骨腫瘍

脊柱でみられる骨組織起源の腫瘍は硬膜外腫瘍に属する。**動脈瘤様骨囊腫** aneurysmal bone cyst（ABC）は膨隆性かつ溶骨性病変であり，内部は多房性で液面形成を伴う（図 27.9）。

脊索腫 chordoma は遺残脊索に起因する腫瘍であり，頭蓋底中心部から脊柱のいずれからでも発生するが，好発部位は斜台と仙骨であり，次いで頸椎である。脊索腫は充実性成分と囊胞成分が混在した内部不均一な腫瘍で，T2 強調画像でしばしば高信号を呈する。特に原発部位で増強効果を認めること

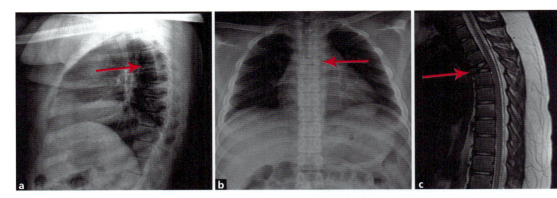

図 27.10　扁平椎　11 歳男児。(**a**)胸部単純 X 線写真側面像。(**b**)胸部単純 X 線写真正面像。T4 レベルに扁平椎を認める(赤矢印)。(**c**)T2 強調矢状断像。扁平椎(赤矢印)の内部には明らかな腫瘍、骨髄増殖性疾患、破壊性病変を示唆する異常信号を認めない。T7 椎体上部の軟骨終板直下の椎体骨髄に局所的に高信号が存在するのは、骨浮腫(外傷、炎症など)か造血能の亢進が可能性として考えられる。

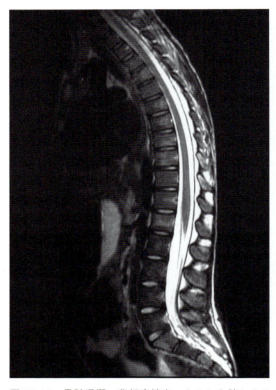

図 27.11　骨髄浸潤　背部痛精査のために入院した 7 歳男児。脊椎 T2 強調矢状断像。椎体の骨髄に高信号域(黄色骨髄)が散見されるなか、ほぼ広範が低信号域(赤色骨髄)で占められている。造血能亢進に伴う赤色脊髄の増加が考えられる所見で、白血病や重度の貧血(鎌状赤血球症を含む)などが鑑別疾患に挙がる。

があるため、増強効果の有無が原発部位を同定するきっかけとなる。

Langerhans 細胞組織球症 Langerhans cell histiocytosis(LCH)は、**好酸球性肉芽腫症** eosinophilic granuloma という別名でも知られる腫瘍で、骨を含む多臓器に病変を認める。椎体骨が侵された場合には、病的骨折のために椎体が扁平化して**扁平椎** vertebra plana を生じることがある(図 27.10)。扁平椎を画像で認めた場合、その鑑別疾患は幅広く、LCH による扁平椎、白血病、腫瘍(特に骨転移)、感染症(特に結核)などが含まれる。扁平椎を認めた際には、長管骨や頭蓋骨に溶骨性変化がないか、全身骨単純 X 線写真を撮影して確認する。LCH は間質性肺疾患を伴うことがある。その肺囊胞の壁は一般的にやや厚く、**リンパ脈管筋腫症** lymphangioleiomyomatosis(LAM)の肺囊胞の壁が薄いのとは対照的である。

血液腫瘍患者の MRI で骨髄に信号変化を認めることがある。小児の骨髄は造血能の高い赤色骨髄(T1・T2 強調画像で低信号)であるが、加齢に伴い、赤色骨髄が次第に脂肪に置換されて黄色骨髄になる(T1・T2 強調画像ともに高信号)。しかし、造血能が亢進する血液疾患(造血器腫瘍、鉄欠乏性貧血もしくは慢性疾患による慢性貧血、鎌状赤血球症やサラセミアなどの異常ヘモグロビン症など)が存在すると、黄色骨髄が再び赤色骨髄に再転換して、MRI で T1・T2 強調画像ともに低信号に変化することがある(図 27.11)。この骨髄再転換の画像所見を認

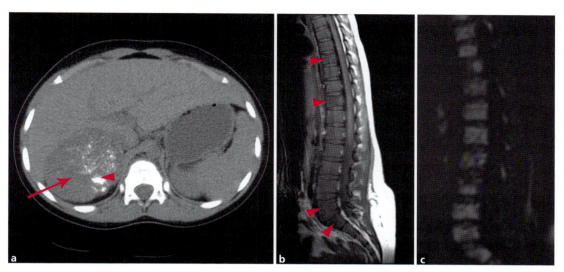

図 27.12　神経芽細胞腫の脊椎転移　(**a**)右後腹膜腫瘤(赤矢印)精査で来院した 9 歳男児。腹部 CT 横断像。腫瘤内部に石灰化が不均一に分布している(赤矢頭)。この腫瘤は右腎臓から独立している。右副腎は同定できない。(**b**)胸腰部の T1 強調矢状断像。複数の椎骨の信号強度に変化を認める(赤矢頭)。(**c**)拡散強調矢状断像(DWI)。多数の椎骨に高信号を認める。病理結果は small round blue cell tumor であり，神経芽細胞腫の脊椎転移と診断した。

めたら，速やかに造血能を確認しなければならない。血算，血液スメアをオーダーし，結果次第で骨髄検査も考慮する。

　小児悪性腫瘍の骨転移は成人に比べると非常にまれであるが，覚えておくべき例外として，脊椎に転移が好発する小児悪性腫瘍がある。それは**神経芽細胞腫** neuroblastoma である。神経芽細胞腫の患児の MRI で脊椎に異常信号を認めた場合，神経芽細胞腫の骨転移を疑う十分な根拠となる。神経芽細胞腫の病理は高い細胞核/細胞質比を有する small round blue cell が特徴的であり，拡散強調画像(DWI)はそれを反映して高信号を示すため，骨軟部組織への転移を識別するのに有用である(図 27.12)。

27.6　さらに学習したい方のための参考資料

[1] Soderlund KA, Smith AB, Rushing EJ, Smirniotopolous JG. Radiologic-pathologic correlation of pediatric and adolescent spinal neoplasms：Part 2, Intradural extramedullary spinal neoplasms. AJR Am J Roentgenol 2012；198(1)：44-51
[2] Smith AB, Soderlund KA, Rushing EJ, Smirniotopolous JG. Radiologic-pathologic correlation of pediatric and adolescent spinal neoplasms：Part 1, Intramedullary spinal neoplasms. AJR Am J Roentgenol 2012；198(1)：34-43
[3] Huisman TA. Pediatric tumors of the spine. Cancer Imaging 2009；9 Spec No A：S45-S48
[4] Choudhri AF, Whitehead MT, Klimo P Jr, Montgomery BK, Boop FA. Diffusion tensor imaging to guide surgical planning in intramedullary spinal cord tumors in children. Neuroradiology 2014；56(2)：169-174

文献

[1] McAbee JH, Modica J, Thompson CJ et al. Cervicomedullary tumors in children. J Neurosurg Pediatr 2015：1-10

28 外傷
Trauma

28.1 脊柱外傷

脊柱外傷は救急部でよくみられる外傷の1つであり，単独で起こる場合もあれば，多発外傷に伴う場合もある。脊柱外傷のすべてで画像検査が必要なわけではないが，画像検査が必要と判断した際にはさまざまな種類の画像を使い分ける必要がある。高エネルギー外傷(例：時速約130 kmの車体から放り出された患者)ではたとえ症状が乏しくても，画像検査が推奨される。また，画像検査が正常でも，さらに神経学的精査が必要となる患者もいる(例：交通事故後に四肢にしびれを訴えているが，CTかつMRIともに正常な患者)。外傷によっては，身体所見が正しく取れないために，頸椎カラーを解除することが困難な場合もある。小児の脊柱外傷画像の特徴として，成人ではすでにCTに取って代わられた単純X線写真が，放射線被曝の観点からいまだ

表28.1 脊柱画像プロトコール作成の留意点

単純X線写真	必要に応じて正面像と側面像を撮影する。8歳未満の小児頸椎単純X線写真では開口位正面像は必要ない。小児で斜位像，腰仙部の拡大撮影が必要になることはほとんどない
CT	ヘリカルスキャンで骨条件(横断・冠状・矢状断像)を3 mm以下のスライス幅で(理想的には1〜2 mm)撮影する。軟部組織条件も撮影する(横断・矢状断像)
MRI	骨髄と軟部組織の浮腫の程度を評価するためにSTIR矢状断像を追加する。横断像は病変部の分布を確認するために，病変部の位置に合わせて撮影する(成人の脊椎MRIの多くは脊椎変性疾患が対象であり，横断像は一定幅で撮影されることが一般的であるため，変性部がスキップされることがある)
核医学(骨シンチグラフィ)	全身の正面像，側面像を撮影する。病変が疑わしい場合には，有効視野(field of view)を最適にするか，状況次第でSPECTも考慮する

に重要な役割を果たしている点，骨折と誤診されかねない正常所見がある点，MRIで鎮静が必要となる点が挙げられる(表28.1)。頸椎損傷に関して言えば，頸椎靱帯損傷は成人よりも小児でより多い。また，成人では下部頸椎損傷が多いのに対して，小児(特に8歳未満)では上位頸椎損傷が多いのも特徴である。成人の脊椎損傷の30〜40%が頸椎損傷であるのに対して，小児では60〜80%と頸椎損傷が占める割合が多い。

28.2 解剖で考慮すべき点

小児の脊椎損傷の画像を評価する際には，小児では靱帯が緩いために椎体間の関節可動域が大きいことに加えて，成人と椎体の形態が異なり，骨化がまだ進んでいないことを念頭に置いて読影する。小児期の間に椎体の骨化が進むなかで，特にC1とC2では他の椎体と骨化のパターンが異なる(図24.2〜図24.5)。脊椎アライメントも小児では成人とは異なり，特に8歳以下の小児では頸椎単純X線写真で軽度の後弯を認め，わずかにC2がC3より前に位置するために偽性亜脱臼 pseudosubluxation を呈することがある(図24.6)。

28.3 画像の種類

28.3.1 画像の選択：単純X線写真，CT，MRIのどれを選ぶべきか

外傷による骨折と脊柱アライメントの異常を画像で評価するには，単純X線写真とCTが第1選択となる。単純X線写真とCTのどちらを選択するかは，外傷の原因，症状，放射線被曝量を考慮したうえで決定する。CTは単純X線写真に比べて放射線被曝量が多くなるからといって，単純X線写真を選んで骨折を見逃すことは決して許容されるものではないだろう。

外傷で内臓損傷が懸念される状況では，胸部，腹部，骨盤のCTを撮影することが多い。現代のヘリカルスキャンCTでは，内臓を撮影したデータから脊椎のCT画像(骨条件)を再構成することができるため，脊椎を再撮影する必要がない。そのため，すでにCTが何らかの理由で撮影されているような状

況では，単純X線写真をさらに撮影するよりも，CTから再構成すれば余計な放射線被曝を抑えることができる。小児患者の医療放射線被曝を最小にするためには，画像が適応とならない状況では撮影は極力避けることである。患者が3歳未満であったとしても，身体所見をきちんととることで頸椎損傷を除外診断できるという報告もある[1～3]。画像を適切に選択して撮影するための指針を定めて，それに従ったうえで，年齢ごとに結果の分析をしていく必要がある[4～6]。

MRIは靭帯損傷や脊髄の圧排や挫傷を評価する最適の画像である。しかし，脊柱MRIを撮影するには頸椎，胸椎，腰椎でそれぞれ20～30分程度かかり，重症患者はICUから長い時間離れることになり，患者によっては鎮静が必要になる。MRIは骨折に伴う骨髄浮腫も同定できるため，わずかな骨折に気づくきっかけとなる場合もあるが，骨折を疑う患者にまず第1にMRIを行わないのはこうした理由である。拡散テンソル画像（DTI）で脊髄神経路を可視化することにより，わずかな脊髄挫傷を同定する試みが報告されているが，日常臨床で使用されるには至っていない。このように，脊柱外傷ではMRIはCTや他の画像を撮影した後で撮影されることが多い。

超音波と核医学は外傷分野で使用される頻度が低い。超音波は傍脊柱血腫の評価に，核医学は圧迫骨折もしくは関節突起間部の欠損（脊椎分離症）を疑った際に施行される（特にMRIが禁忌である患者に対して）。骨シンチグラフィは被虐待児の骨損傷を疑った際に有効である。

このように，特に小児の外傷患者では，放射線科，脳神経外科，整形外科，外傷科，小児救急科が一丸となって，身体所見，画像所見をもとに適切に診断を進めていくことが重要となる。

28.4 骨折

脊柱外傷は過屈曲，伸延，圧迫などさまざまな外力で生じる。最もよく遭遇する脊柱外傷は**圧迫骨折** compression fractureであろう（図28.1）。圧迫骨折では一般的に椎体上縁が不整となり，椎体高が減少する。単純X線写真で圧迫骨折の所見を認めた際には，CTやMRIで確認することが多い。CTは骨折の描写に，MRIは靭帯や脊髄の描写に優れている。圧迫骨折を認めた際には，椎体高減少の程度に加えて，後弯などのアライメント異常がないかを

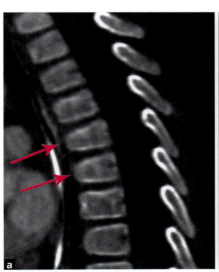 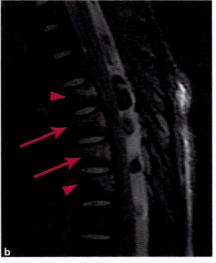

図28.1 圧迫骨折 交通事故で運ばれた4歳男児。(**a**)胸椎CT矢状断像（骨条件）。中部胸椎の2椎体の前方がわずかに圧潰して，圧迫骨折を生じている（赤矢印）。(**b**)STIR矢状断像。2つの椎体内部の骨髄に浮腫（赤矢印）と椎体上縁のわずかな不整を認める。急性圧迫骨折の所見である。隣接する椎体内部にも骨髄浮腫（赤矢頭）を認める。こちらには椎体上縁の不整を伴わず，ごく軽度の骨髄挫傷の所見である。

レポートする。圧迫骨折のレポートで他に重要なことは，椎体後部に骨折が及んで，骨折片などが脊柱管を圧排していないかを確認することである。圧排している場合には脊柱管の狭窄の程度と脊髄の評価を行わなければならない。STIR画像は骨髄浮腫の評価に優れており，椎体内部に異常所見を同定できる場合がある。脊柱外傷のMRI画像で，骨髄浮腫が存在するにもかかわらず，椎体高が保たれている場合には脊椎挫傷とみなされる。皮質骨に明らかな骨折がなくても，おそらく内部の海綿骨に微小骨折が生じてしまった状態と考えられる（図28.1）。

脊椎挫傷は受傷後ある一定期間，重い荷物を持ち上げることを避ける，コンタクトスポーツ（相手と身体的に接触するスポーツ）を控えるなど保存的治療のみで，椎体高に変化なく完治することが通常可能である。しかし，十分な休養をとらないうちに過度の負担が挫傷部位にかかってしまうと，椎体高に影響が出るおそれがある。そのため，ひとたび脊椎挫傷を受傷してしまったアスリートは，競技生活からしばらく離れなければならない。

こうした日常臨床で出会う脊椎骨折以外にも，脊

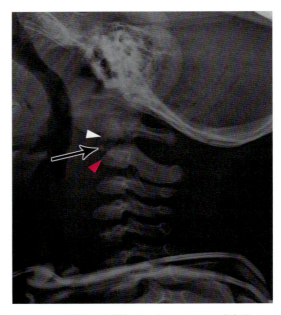

図28.2 軟骨結合部骨折 外傷歴がある1歳女児。上位頸椎の側面単純X線写真。C2椎体（赤矢頭）の位置と比較して，歯状突起が前方に偏位して頸椎アライメントがずれている（白矢頭）。小さな骨片（黒矢印）が歯状突起軟骨結合の前縁に観察できる。歯状突起軟骨結合の亜脱臼もしくは骨折の所見であり，後にMRIで偽性亜脱臼ではないことを確認した。

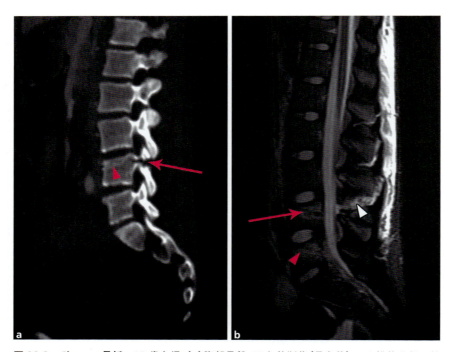

図28.3 Chance骨折 13歳女児。（a）腹部骨盤CT矢状断像（骨条件）。L4椎体上部の軟骨終板（赤矢頭）から椎骨後部（赤矢印）にわたって水平に骨折線を認め，その部分を中心にわずかに後弯しているのがわかる。（b）STIR矢状断像。L4椎体（赤矢印）とL5椎体（赤矢頭）に骨髄浮腫を認める。また，L3～L4棘間靱帯が損傷して浮腫を起こしている（白矢頭）。

椎の骨化が不完全である幼少期には，Salter-Harris分類I型に相当する**軟骨結合部骨折** synchondrosis fractureが起こりやすい。特に多い軟骨結合部骨折の代表が**歯状突起軟骨結合** odontoid synchondrosisに起こる骨折である（図28.2）。

すでに脊椎の骨化が進んでいる思春期に起こる脊椎骨折の種類やパターンは，基本的に成人と同様に考えてよい。脊椎に過屈曲，伸延の外力がかかり，椎体から椎弓部分にまで水平に骨折線が及んだ状態を**Chance骨折** Chance fractureという（図28.3）。臨床的に不安定な骨折であるため，すぐに見つけなければならない。交通事故で2点式シートベルトを着けていた同乗者に認めることが多かったことから，シートベルト骨折と呼ばれていたが，3点式シートベルトの普及により減少しつつある。

28.5 靱帯損傷

小児では靱帯の弛緩性が高いため，成人に比べて靱帯損傷の頻度が高く，頸椎でもよくみられる。脊柱の靱帯損傷は骨折を必ずしも伴わず，脊柱アライメントに支障を与えて，脊髄損傷につながるおそれがある。そのため，外傷後に四肢・体幹部に異常神経学的所見を認める場合にはMRIを撮影しなければならない。

棘間靱帯損傷はおそらく脊柱の靱帯損傷で最も多く，臨床的に**むち打ち損傷** whiplash injuryの一部に相当する（図28.4）。棘間靱帯損傷が単独で起こった場合には保存的に経過を観察するが，長期固定が必要になるような他の靱帯損傷が潜んでいないか注意して読影する（図28.5）。靱帯損傷は一般的に外科的治療を必要としない。

STIR矢状断像は靱帯の浮腫や断裂を同定するのに適した画像である。CISS（constructive interference in steady state）やFIESTA（fast imaging

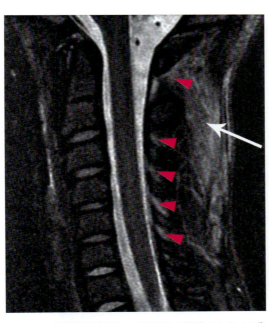

図28.4 棘間靱帯浮腫 交通事故で搬送された11歳男児。STIR矢状断像。頸椎上位から中位にかけて棘間靱帯に高信号を認める（赤矢頭）。棘間靱帯浮腫の所見である。項靱帯から深部にかけても高信号が観察できる（白矢印）。この程度の画像所見であれば，保存的治療で回復することが一般的であり，臨床的にむち打ち損傷と呼ばれている。

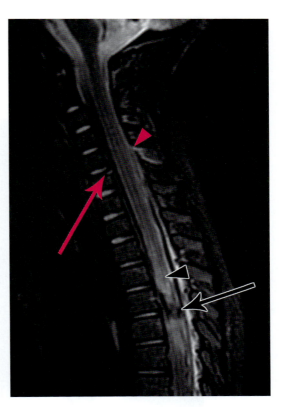

図28.5 伸展外傷 交通事故で運ばれた32か月女児。頸椎STIR矢状断像。頸椎アライメントは年齢相当の正常範囲である。C4～5椎体レベルの黄色靱帯に局所断裂（赤矢頭）とC6椎体上縁レベルの後縦靱帯（赤矢印）に損傷を認める。この周辺の脊髄に明らかな損傷は認めないが，そこから離れた上位胸髄に脊髄浮腫（黒矢頭）と脊髄出血を示す低信号（黒矢印）を認める。おそらく中部胸髄の伸展外傷に起因した脊髄損傷と考えられる。

emplying state-state acquisition)などの高解像度撮像法も靱帯損傷の同定に有用である。

28.6　脊髄損傷

脊髄挫傷 spinal cord contusion とは鈍的外傷により脊髄が損傷した状態である。MRIのT2強調画像は脊髄挫傷を描出できる最も理想的な画像であるのに対して，単純X線写真とCTでは脊髄挫傷を描出することはまず困難である。軽度の脊髄挫傷は受傷直後にはMRIで所見がはっきりしないことがあるが，拡散テンソル画像（DTI）であれば微細な神経線維の損傷を同定できるという報告がある。しかし，脊髄損傷のDTIは十分に研究が進んでおらず，臨床応用への普及はまだまだである。

脊髄挫傷は通常であればT2強調画像で高信号となって現れ，重篤になるほど浮腫が進んで脊髄は腫脹する。脊椎骨折，急性椎間板ヘルニア，血腫による圧迫など直接脊髄に損傷を与える疾患でなくても，小児では靱帯が弛緩しやすいために，外傷などで脊柱アライメントに支障を起こしやすく，脊髄の過屈曲などで脊髄挫傷が起こることがある。脊髄挫傷では受傷した神経走行部位やその重症度によって，しびれ感，脱力，運動麻痺などが現れる。脊髄挫傷がごく軽度であれば，症状は一過性で後に後遺症なく改善するが，重症例では後遺症は免れない。

他にも脊髄損傷には**脊髄出血** hematomyelia がある。脊髄内部に出血が起こると，内部はT2低信号とさまざまな信号が混在する。機能的予後は一般的に不良である。

靱帯の弛緩性が高いと，靱帯損傷部より離れた部位で脊髄が伸展して損傷することがある（図28.5）。脊髄出血と同様に，**伸展外傷** stretch injury でも神経機能が完全に回復しない例が多い。

頸髄が通る脊柱管の前後径は典型的にはC2椎体下縁レベルで12mm以上である。先天性頸部脊柱管狭窄症（もしくはその境界域）は主に椎弓根が短いことが原因である。椎弓根が短くても必ずしも病的とは限らないが，脊柱管が狭いと，頸部が少し過伸展したり，軽度の靱帯損傷を生じたり，椎間板ヘル

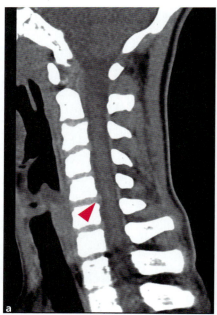 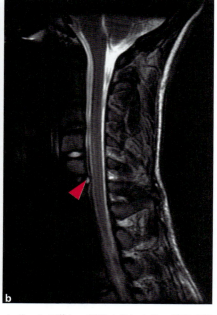

図28.6　stinger症候群　（**a**）アメリカンフットボールで激しい衝突の後に上肢の異常感覚を発症した14歳男児。頸部CT矢状断像（軟部組織条件）。骨折は認めないが，C5～C6レベル間に椎間板ヘルニア（赤矢頭）を認める。CTでも軟部組織条件であれば，椎間板をこうして描出できる。（**b**）T2強調矢状断像。突出した椎間板内に高信号（赤矢頭）を認める。これは急性椎間板ヘルニアの所見であるが，T2高信号が必ずしも急性椎間板ヘルニアを示唆するわけではない。

ニアがわずかに脊髄を圧迫するだけでも脊髄挫傷を起こしかねない。脊柱管狭窄はCTでは注意を払わないと安易に見過ごされやすい。脊髄に起因する神経学的所見を認めるにもかかわらず，CTが正常である場合には，MRIで脊髄を精査する必要がある。頸部脊柱管狭窄症を有する患者が病院に搬送される原因として知られているものに，アメリカンフットボールで頭頸部に衝撃を受けた際に，上肢に刺すような(stinger)異常感覚を呈する stinger 症候群 stinger syndrome（図 28.6）がある。頸部脊柱管狭窄が存在するかもしれない患者を見つけた場合には，MRIによる検査をあらかじめ勧めることで頸髄損傷の予防を啓発できるかもしれない。

28.6.1　画像で異常所見を伴わない脊髄損傷（SCIWORA）

　画像で異常所見を伴わない脊髄損傷 spinal cord injury without radiographic abnormality（SCIWORA）とは，画像で異常所見がないにもかかわらず，脊髄障害に起因する異常神経所見を認める患者を表す用語である。しかし，この用語に含まれる「画像」は明確に定義されていない。SCIWORA が提唱された 1982 年当時は，骨折や脊柱アライメントに異常がないのに，脊髄挫傷と考えられた疾患が対象であったと考えられる。靱帯損傷や脊髄損傷は単純X線写真やCTでは同定できないが，MRIが普及するにつれて，SCIWORA の中にこうした異常所見が見出されるようになった。SCIWORA は除外診断であり，MRI で軟部組織の異常所見を描出できるようになった現代では，存在そのものが疑われる疾患概念である。ただし，SCIWORA の用語を知っておくことは大切である。なぜなら，まだ使用している医師もいるかもしれないからである。

28.7　回旋性亜脱臼

　C1（環椎）とC2（軸椎）の接合部は頭蓋の回旋に重要な役割を担っており，左右に約 20° の回旋可動域を有する（図 28.7）。通常のCTとMRIでは頭部は正面を向いて撮影をするが，頭部がわずかに横を向いていると C2 に対して C1 が回旋してしまう。この場合には回旋性亜脱臼とは呼ばない。**回旋性亜脱**

臼 rotatory subluxation とは C1 が C2 に対して左右いずれかに 20° 以上の回旋位で固定された状態である。この所見を認めた場合には，骨折を除外診断するために，thin-section CT を考慮する必要がある。頭部がどの程度回旋ができるかを評価するために，頭部を正面，左右に向けて撮影する。正面位では全頸椎を撮影し，左右に向いた状態では後頭部からC3まで撮影するとよい。読影のポイントは環椎後頭癒合のような発達奇形が潜んでいないかを確認することである。また，C1 外側塊の下縁が扁平もしくは凸になっていると（揺り椅子状のC1外側塊 "rocker-bottom"），回旋性亜脱臼が起きる危険性が高くなる（図 28.7d）。

28.8　斜台後方硬膜外血腫

　頭蓋頸髄移行部に高エネルギー外傷が起こると，斜台背面から蓋膜が剝がれ，**斜台後方硬膜外血腫** retroclival epidural hematoma（図 28.8）を生じる。CT では矢状断像の軟部組織条件で撮影しないと見つけることは難しいかもしれない[7]。斜台後方硬膜外血腫を認めた場合には，頭蓋頸髄移行部の他の靱帯も損傷がないかを MRI で確認すべきである。

　斜台後方硬膜外血腫が生じる機序と同様に，蓋膜が障害を受けて起きる疾患に**環椎後頭解離** atlanto-occipital dissociation がある。側面単純X線写真もしくはCT矢状断像で，後頭顆とその受け皿となるC1の外側塊との距離が広がっていることで診断できる。

28.9　虐待外傷と脊柱

　虐待による脊柱外傷では，骨組織と軟部組織の両方とも傷害を受けやすい。椎体圧迫骨折，脊髄硬膜外血腫，脊柱アライメントに影響も及ぼす靱帯損傷，脊髄挫傷などがこれに含まれる。骨折と脊柱アライメントの異常は単純X線写真でも同定できることがあるが，脊髄硬膜外血腫，脊柱アライメントに影響も及ぼす靱帯損傷，脊髄挫傷を診断するにはMRIが必要となる。虐待外傷を疑う患者に脊柱アライメント異常，重篤な胸腹部外傷，説明がつかない四肢の神経学的所見を認めた際は，頭部 MRI に

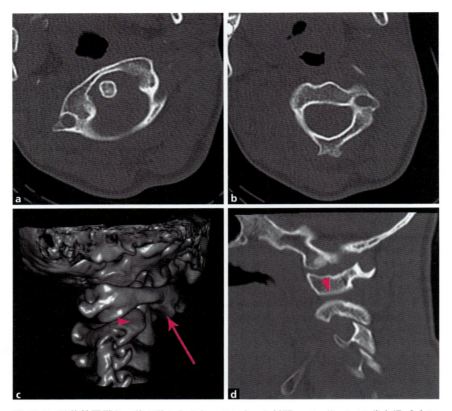

図 28.7　回旋性亜脱臼　首が動かなくなってしまった斜頸 torticollis の 10 歳女児。(**a**)C1 レベルの CT 横断像。(**b**)C2 レベルの CT 横断像。C1 と C2 の角度はおよそ 34°である。(**c**) CT 三次元再構築画像(3D)。C2 の右外側塊(赤矢頭)がむき出しになり，C1 の左外側塊が前方亜脱臼(赤矢印)を呈している。(**d**)CT 矢状断像。C1 の右外側塊の下縁が凸となっており(揺り椅子状の C1 外側塊 "rocker-bottom")，回旋性亜脱臼を起こしやすい。

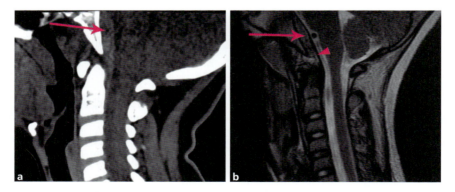

図 28.8　斜台後方硬膜外血腫　交通事故で搬送された 8 歳女児。(**a**)頸椎上位 CT(軟部組織条件)。斜台後方に高吸収域を呈する病変を認める(赤矢印)。(**b**)T2 強調矢状断像。斜台後方に内部不均一な信号強度の病変を認める(赤矢印)。蓋膜と斜台後方の硬膜(赤矢頭)は斜台背側から上方に挙上しているが，破綻はしていない。

加えて脊柱 MRI も撮影したほうがよい。また，虐待の確定例もしくは疑い例の画像を評価することは確かに大切だが，画像を撮影する前に多職種で構成されたチームが臨床所見を多角的に評価することで，虐待の診断率が向上するというデータもある[8, 9]。施設によっては核医学の骨シンチグラフィが骨折を確定するために虐待疑い例に使用されており，脊柱骨折を疑った際には考慮してもよいかもしれない。骨シンチグラフィで骨折部位を確定した場合には，さらにその形状を確認するために，その部位の CT もしくは MRI 撮影が勧められる。

28.10　脊椎クリアランス

脊柱外傷が疑われる患者に対してしばしば問題となる頸椎のクリアランス（頸椎固定解除）は，すでに確立されたガイドラインに沿って遵守すべきものである。確かに画像で何も異常がなければ，臨床現場の医師が頸椎クリアランスに心が傾いてしまうのも無理はない。しかし，画像だけでは頸椎クリアランスは決定できないという点はきわめて重要である。そのため，「頸椎固定を解除してよいか」という質問には決して「はい」と答えてはいけない。画像に所見がなかった場合には「骨折は認めません」と答えるほうが適切である。こう答えることで，画像所見と担当医による診察所見が一致していれば，担当医は頸椎固定を解除してよいと判断するだろう。しかし，患者が説明のつかない神経学的異常を呈している場合には，MRI を撮影すべきであり，CT で明らかな骨折がなくても，それだけで頸椎固定を解除してはならない。こうした返答のわずかな差異は，脊柱外傷専門のスタッフがいるような三次医療機関であれば混乱を招かずに済むと思われるが，レポートの内容は意図したように相手にいつも伝わるとは限らないのである。

28.11　腕神経叢損傷

腕神経叢は C5〜C8, T1 神経根より構成された神経叢であり，主に上肢に分布する。各レベルから出た神経根は近位から順に神経幹 nerve trunk，神経分枝 division，神経束 cord，神経終末枝 branch

となる。腕神経叢損傷には血腫などの圧排による直達（鈍的）外傷や，神経根の神経線維が部分的もしくは完全に断裂する穿通性外傷がある。しかし，最も多い腕神経叢損傷は，腕神経叢が急速に引っ張られて起こる牽引外傷もしくは伸展外傷である。これらは転落しそうな子どもを抱きかかえたり，運動競技などで上肢を過度に外転させたときに起こりやすい。腕神経叢伸展外傷を受傷して間もない急性期では，液体を鋭敏に描出できる脂肪抑制 T2 強調画像もしくは STIR で確認するのがよい。高ボリューム分解能が扱える thin-section 冠状断像が可能であれば，腕神経叢の異常がさらに観察しやすい。

28.12　周産期の腕神経叢損傷

腕神経叢損傷のなかでも，小児期に特有なのが周産期腕神経叢損傷である（図 28.9）。胎児が巨大児であったり，娩出時に肩甲難産が存在したりすると腕神経叢損傷が起きやすい。腕神経叢損傷は一過性である場合と回復せずに影響が残る場合とがあり，また受傷部位も神経叢のごく一部から全体にわたる場合までさまざまである。周産期腕神経叢損傷は一般的に片側性である。患肢が左右どちらであるかをあらかじめ確認し，どの神経根が影響を受けているかを推測することが，読影する際に非常に重要となる。かつては CT ミエログラフィが腕神経叢評価の花形であった時代もあったが，最近では高解像度 MRI が CT ミエログラフィに取って代わるようになってきた。MRI はミエログラフィよりも脊髄や椎間孔外の組織を画像化するのに優れ，ミエログラフィと同様に硬膜内かつ椎間孔内の組織を評価できるからである[10]。しかし，MRI は非侵襲的な検査で放射線被曝がないという利点があるにもかかわらず，腕神経叢損傷の評価においては CT ミエログラフィほど長い実績がまだ乏しいために，施設によってはいまだに CT ミエログラフィが選択されることがある。

周産期腕神経叢損傷で最も多いのは，上位神経根の C5 もしくは C6 を中心に起こる Erb 麻痺であり，肩外転麻痺を引き起こす。他にも下位神経根の C8 もしくは T1 を中心に起こる Klumpke 麻痺があり，主に前腕と手に運動麻痺が起こる。他にも腕神経叢

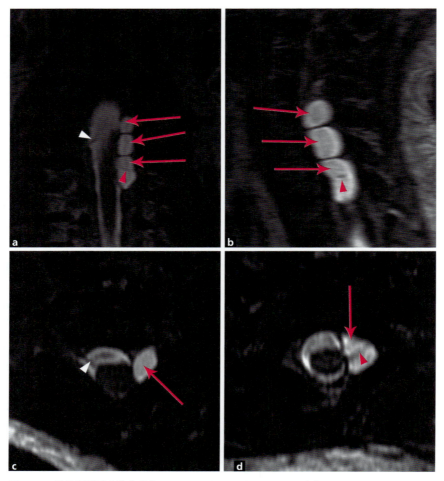

図28.9 腕神経叢引き抜き損傷 1か月男児。頸胸髄移行部の(**a**)冠状断像および(**b**)FIESTA斜位冠状断像。脊柱の左側に神経根嚢胞・偽性髄膜瘤を認める(赤矢印)。T1神経根と考えられる細い神経が最尾側の嚢胞内を通過している(赤矢頭)。右側の正常神経根も確認できる(白矢頭)。(**c**)頸髄下位のFIESTA斜位横断像。硬膜内右側にC8神経根(白矢頭)が観察できる。しかし、左側では脊髄のすぐ隣に神経根嚢胞・偽性髄膜瘤(赤矢印)が存在し、左の神経根は確認できない。左神経根の神経断裂の所見と考えられる。(**d**)頸胸髄移行部のFIESTA横断像。左側に神経根嚢胞・偽性髄膜瘤(赤矢印)を認めるが、その内部に神経(赤矢頭)が走行しているのがわかる。おそらく神経断裂を呈したが、神経周膜や上膜の連続性は保たれている軸索断裂を示唆する所見と考えられる。

全体に障害が起こった状態を**汎腕神経叢損傷** panplexopathy という。

腕神経叢損傷は末梢神経障害であり、その障害度に応じて3段階に分類したSeddon分類が知られている。最軽傷型が**一過性神経伝導障害** neurapraxia であり、神経は伸展しても軸索に断裂を伴わず、一過性に伝導障害を起こした後に、原則として完全回復する。次に重症なのが**軸索断裂** axonotmesis で、軸索は断裂しているが、神経周膜や上膜の連続性は保たれている状態である。軸索断裂端が近接していれば、自然回復がある程度期待できる。最重症型が**神経断裂** neurotmesis で、軸索も神経上膜も断裂してしまい、連続性が失われてしまうために自然回復は期待できない。**腕神経叢引き抜き損傷** brachial plexus avulsion は神経根が本来あるべき神経根出口領域root-exit zone(REZ)に存在しない状態で、神経断裂の一種である。神経孔付近に**神経根嚢胞** perineural cyst・**偽性髄膜瘤** pseudomeningocele を認めれば、その神経孔を通過する神経が断裂したことを示唆する所見である。

神経断裂の存在を確認できたら，マイクロサージェリーによる神経縫合術で機能回復を望むことができるかもしれない。そのため，周産期腕神経叢損傷の画像撮影で神経断裂を認めた際には，神経根と神経孔の損傷部位を注意深く読影することで，外科医と画像情報を共有して治療方針の決定に関与することができる。これに関連して，頸椎の神経根の番号付けは胸椎と腰椎とは異なり，C4/C5の椎間孔からはC5神経根が出ることを再度復習してほしい（C8神経根はC7/T1の椎間孔から出て，T1神経根はT1/T2の椎間孔から出る）。神経根障害でMRIを撮影する際には，撮影を開始してから終了するまでの間に，可能な限り診断に必要な画像情報を最大限にすることが大切である。そのためには，患者の年齢ごとの撮影プロトコール，ミエログラフィとMRIのどちらを選択するのかを，手術に携わる形成外科医もしくは脳神経外科医と連携して，あらかじめ決めておかなければならない。

28.13　さらに学習したい方のための参考資料

[1] Holmes JF, Akkinepalli R. Computed tomography versus plain radiography to screen for cervical spine injury : A meta-analysis. J Trauma 2005 ; 58 (5) : 902-905

文献

[1] Stiell IG, Wells GA, Vandemheen KL et al. The Canadian C-spine rule for radiography in alert and stable trauma patients. JAMA 2001 ; 286(15) : 1841-1848

[2] Hoffman JR, Wolfson AB, Todd K, Mower WR. Selective cervical spine radiography in blunt trauma : Methodology of the National Emergency X-Radiography Utilization Study (NEXUS). Ann Emerg Med 1998 ; 32(4) : 461-469

[3] Pieretti-Vanmarcke R, Velmahos GC, Nance ML et al. Clinical clearance of the cervical spine in blunt trauma patients younger than 3 years : A multi-center study of the American Association for the Surgery of Trauma. J Trauma 2009 ; 67(3) : 543-549, discussion 549-550

[4] Daffner, RH, Weissman BN, Wippold FJ, et al. ACR Appropriateness Criteria® Suspected Spine Trauma. ＜https://acsearch.acr.org/docs/69359/Narrative/＞ (accessed 22 February, 2019)

[5] Silva CT, Doria AS, Traubici J, Moineddin R, Davila J, Shroff M. Do additional views improve the diagnostic performance of cervical spine radiography in pediatric trauma? AJR Am J Roentgenol 2010 ; 194 (2) : 500-508

[6] Jimenez RR, Deguzman MA, Shiran S, Karrellas A, Lorenzo RL. CT versus plain radiographs for evaluation of C-spine injury in young children : Do benefits outweigh risks? Pediatr Radiol 2008 ; 38 (6) : 635-644

[7] Meoded A, Singhi S, Poretti A, Eran A, Tekes A, Huisman TAGM. Tectorial membrane injury : Frequently overlooked in pediatric traumatic head injury. AJNR Am J Neuroradiol 2011 ; 32(10) : 1806-1811

[8] Kemp A, Cowley L, Maguire S. Spinal injuries in abusive head trauma : Patterns and recommendations. Pediatr Radiol 2014 ; 44 Suppl 4 : S604-S612

[9] Barber I, Perez-Rossello JM, Wilson CR, Silvera MV, Kleinman PK. Prevalence and relevance of pediatric spinal fractures in suspected child abuse. Pediatr Radiol 2013 ; 43(11) : 1507-1515

[10] Somashekar D, Yang LJS, Ibrahim M et al. High-resolution MRI evaluation of neonatal brachial plexus palsy : A promising alternative to traditional CT myelography. AJNR Am J Neuroradiol 2014 ; 35 : 1209-1213

Part 5

補足資料

29 補足資料 1：
    プロトコール   287

30 補足資料 2：
    サンプルテンプレートに
    沿って口述する際の配慮   293

31 補足資料 3：
    クイックレファランス   305

29 補足資料1 プロトコール
Protocols

29.1 概論

画像検査のプロトコールを作成するためには系統だったアプローチが必要とされる。特に CT など放射線が必要な場合や，MRI で患者に鎮静が必要な際にはなおさらである。疾患や症状に最適なプロトコールを選ぶことで診断性を向上することができる反面，さまざまな数多くのプロトコールがあることで技師や医師たちの間に混乱を生む危険性には注意しなければならない。妥協点としては，基本となる多くのプロトコールのうち，これだけは必要というプロトコールを選んで撮影することである。患者の臨床情報と以前の画像結果をできるだけ評価したうえで，最適なプロトコールを選択することが望ましい。また，画像撮影が終了する前から読影を始めれば，診断確定にさらに撮影が必要と判断した場合，その場で撮影を追加できる（特に鎮静下の小児に対して有用）。CT では患者の体格や年齢に適した設定を選んで，放射線被曝量を最低限に抑えることはきわめて重要だが，線量が低すぎると最適な画像情報が得られない場合があることには留意したい。

29.2 脳撮影時の MRI プロトコール

29.2.1 ルーチン脳 MRI
- T1 強調矢状・横断像
- T2 強調横断像
- FLAIR 横断像
- 拡散強調横断像（DWI）〔拡散テンソル画像（DTI）も状況により考慮〕
- STIR 冠状断像

29.2.2 任意で追加するシークエンス
状況に応じて，ルーチン脳 MRI に以下のシークエンスも追加する。

- 磁化率強調画像（SWI）：外傷，脳卒中，早産児，または結節性硬化症もしくは Sturge-Weber 症候群の診断がついているとき。網膜も読影して，網膜出血を見逃さないようにする。
- 造影剤を用いて撮影：感染徴候，脳神経障害，腫瘍を疑う場合。造影 T1 強調横断・冠状断像をルーチン撮影に追加する。松果体腫瘍や下垂体腫瘍など，正中部疾患を疑う場合には，造影前後 T1 強調矢状断像も追加する。
- 拡散強調冠状断像（DWI）：早産児で低酸素性虚血性脳症（HIE）を疑う場合。ルボーナー小児病院では，拡散強調冠状断像を 3 mm スライスで撮影し，横断像でははっきりしないことがある大脳と小脳の信号強度の違いを確認している（"super-scans"）。
- 脳幹・内耳道の脳神経横断像 constructive interference in steady-state （CISS），fast imaging employing steady-state acquisition （FIESTA）：聴力障害，脳神経障害が存在する場合。このシークエンスは嚢胞性疾患の画像評価の際に，薄い膜まで同定できるので有用である。
- thin-section T1 強調横断・冠状断像：聴力障害，脳神経障害が存在する場合。thin-section T1 強調画像は下垂体，松果体の評価が必要なときは必ず行う。
- CSF flow study：Chiari 奇形 I 型，もしくは大後頭孔の脳脊髄液腔が消失している場合。CSF flow study は通常は大後頭孔を含めた矢状断像で撮影する。横断像も必要に応じて追加する。中脳水道狭窄や内視鏡的第 3 脳室底開窓術後にも行う。

29.2.3 特記事項
次の疾患を有する患者を撮影する際には，その疾患に適した以下のプロトコールを用意しておくことが望ましい。

■けいれん・てんかん
側頭葉の thin-section STIR 冠状断像と T2 FLAIR 冠状断像を追加する。先天性脳奇形が存在する場合には，皮質の詳しい評価のために volumetric T1 強調画像〔fast spoiled gradient echo

(FSPGR)MRI, magnetization-prepared 180-degree radio-frequency-pulse and rapid-gradient-echo(MP-RAGE)など〕も追加することを検討する。側頭葉, 海馬は特に注意を払って撮影する。

■下垂体
造影前後の thin-section T1 強調矢状・冠状断像を追加する。造影剤投与後は, まず thin-section T1 強調画像から撮影する。

■内耳道
造影前後の内耳道(左右)の高解像度 CISS/FIESTA・T1 強調横断・冠状断像を追加する。内耳道を走行する顔面神経, 前庭神経, 蝸牛神経に対して垂直に CISS/FIESTA 斜位矢状断像を撮影するのもよい。蝸牛神経が存在しないと人工内耳は機能しないため, 人工内耳術前にこれらの画像検査を行うのが望ましい。

■神経皮膚症候群
- 全例, 造影検査を施行する。
- 神経線維腫症 1 型(NF1)では, 単純＋造影眼窩 MRI を考慮する。
- 神経線維腫症 2 型(NF2)では, 小脳角・内耳道の thin-section 造影 T1 強調画像を考慮する。
- 結節性硬化症(TSC)では, けいれんプロトコールとして, 高解像度造影 T1 強調画像, thin-section FLAIR 画像, 磁化率強調画像(SWI)を考慮する。
- Sturge-Weber 症候群では, けいれんプロトコールとして, 高解像度造影 T1 強調画像, 磁化率強調画像(SWI)を考慮する。

■頭痛
外傷の既往がある場合には, 磁化率強調画像(SWI)を追加する。血管性頭痛の既往があれば, 磁気共鳴血管造影法(MRA)を考慮する。血管性頭痛に伴い, 局所神経症状を呈している場合には, 動脈スピンラベル arterial spin labeling(ASL)を追加して, 血液灌流の状態を確認する。

■血管奇形
もやもや病や鎌状赤血球症などの何らかの血管奇形を疑った場合には, 動脈スピンラベル法(ASL)と単純＋造影 MRA を考慮する。

■動静脈シャント
動静脈奇形, 動静脈瘻, Galen 大静脈瘤など動静脈シャントの存在を疑った場合には, ダイナミック造影 MRA を考慮する。Galen 大静脈瘤は矢状断像が最も観察しやすい。動静脈奇形, 動静脈瘻は存在する位置によって, 矢状断像もしくは冠状断像でよく描出される。

29.2.4　その他の考慮点
以下の状況に応じて, 各種画像や撮影法を適宜追加するとよい。

■腫瘤・腫瘍
一般的な造影画像に加えて, 矢状断像や volumetric T1 強調画像(FSPGR, MP-RAGE など)の追加を考慮する。病変部の見かけの拡散係数(ADC)を定量的に測定するために ADC map も加えることを忘れない。灌流画像も有益なことがある。病変部が腫瘍か非腫瘍かはっきりしないときは, MRS が鑑別に役立つ場合もある。髄膜転移を疑う場合には, 造影 FLAIR 画像を追加する。術後と術前の画像を比較することは非常に重要である。

■水頭症の評価
両側側脳室と第 3 脳室の拡大を伴い, 中脳水道狭窄症を疑う場合には, CISS/FIESTA 矢状断像で中脳水道を評価する。早産児, 頭部外傷, 脳腫瘍の既往があれば, 磁化率強調画像(SWI)も考慮する。CSF flow study の横断像, 矢状断像も中脳水道の評価に有用である。内視鏡的第 3 脳室底開窓術(ETV)の既往がある患者には, CSF flow study に加えて CISS/FIESTA 矢状断像も追加して, 第 3 脳室底の髄液の流れを確認する。

■水頭症の評価(より短時間で撮影したい場合)
シングルショット T2 強調画像(少なくとも横断・冠状・矢状断像のうち 2 つ)と拡散強調横断像(DWI)

を動作アーチファクトなしに撮影できるまで繰り返す［訳注：シングルショット法とは水を強調する画像法で，短時間で撮影できるのが特徴である］。これらは短時間で撮影可能なフォローアップ画像のシークエンスであり，初診時にはまず行うべきではない。

■頭蓋骨・頭皮病変

頭部もしくは頸部の病変の場合，脂肪抑制 T2 強調画像，脂肪抑制造影 T1 強調画像，拡散強調冠状断像（DWI）を考慮する。頭蓋冠欠損のおそれがあれば（髄瘤など），CISS/FIESTA 画像も追加する。骨状態の評価が必要であれば CT も撮影する。病変によっては CT があれば MRI は必要ない場合もある。

■磁気共鳴血管造影法（MRA）

MRA 横断像（3D TOF 法）が必要であれば，脳 MRI と一緒に撮影するのが一般的である。血管性片頭痛，脳卒中，鎌状赤血球症，原因不明の頭蓋内出血などの疾患の評価に MRA が撮影される。椎骨動脈の半ばから側脳室体部の高さまでの血管を撮影するのが通常だが，後頭蓋窩腫瘍を疑った場合には大後頭孔まで撮影範囲を広げる。頭蓋内と頸部の血管撮影の両方が必要であれば，撮影範囲から外れている部分がないかを確認する。MRA は通常は造影剤を必要としないが，血管乱流がありアーチファクトが出やすい場合，血管狭窄や血管奇形の存在を疑う場合，静脈系評価の際には造影剤を用いたほうが鮮明に描出できる。造影 MRA は血管奇形や狭窄（もやもや病など）の循環動態をより鮮明に評価できる。

■磁気共鳴静脈造影法（MRV）

脳と脊髄を MRV で評価する場合には，2D TOF 法（横断像，冠状断像など 2 つ異なる角度を選択）や phase-contrast 法（矢状断像が一般的）で撮影する。両者とも造影剤を使用せずに撮影が可能である。個々の MRI 機器で使用できるシークエンスをそれぞれ確認しておく。造影 2D もしくは 3D TOF 画像は，非造影画像より血流によるアーチファクトの影響を受けにくいため，乱流・血栓症とアーチファクトを鑑別したい場合に選択するとよい。

29.3　頭頸部 MRI 撮影の神経放射科プロトコール

29.3.1　頸部軟部組織（顔面，口底部など）

- 脂肪抑制 T2 強調横断像
- 水分に鋭敏なシークエンス画像（T2 強調画像，脂肪抑制 T2 強調画像，もしくは STIR）
- 拡散強調横断もしくは冠状断像（DWI）
- T1 強調横断像
- 脂肪抑制 T1 強調冠状断像
- 脂肪抑制造影 T1 横断・冠状断像（T1 強調横断像と脂肪抑制 T1 強調冠状断像に追加すれば，造影前後で病変部を比較することができる）
- 病変が舌底部（甲状舌管嚢胞など），傍脊椎部，咽頭後隙にあれば，脂肪抑制 T2 強調矢状断像，脂肪抑制造影 T1 強調矢状断像も考慮する。

29.3.2　眼窩

- 眼窩の脂肪抑制 T2 強調横断・冠状断像（3 mm スライス幅）
- 単純かつ造影 T1 強調横断・冠状断像（3 mm スライス幅）。造影画像は脂肪抑制を加える。冠状断像は後方の視交叉まで撮影する。
- 高解像度 CISS/FIESTA 画像も考慮（脳槽部の動眼神経と外転神経の評価）。通常は眼窩 MRI より脳 MRI に追加されて行うことが多い。

29.3.3　腕神経叢

- 腕神経叢の画像プロトコールは頸部軟部組織プロトコールに類似する。さらに，頸部中心から患側の肩まで撮影範囲を含めた thin-section 脂肪抑制 T2 強調かつ造影 T1 強調矢状断像を追加する。脂肪抑制 volumetric T2 強調冠状断像も考慮する。
- 神経根引き抜き損傷が疑われる場合には（出産時外傷など），脊髄の CISS/FIESTA 冠状断像を考慮する。
- 多くの場合，考えられる病巣部によって，最低 2 か所は撮影が必要となる。例えば，脊髄と肩，頸部軟部組織と肩軟部組織，頸部軟部組織と胸部軟部組織といった具合である。例えば，神経根引き抜き損傷が疑われる場合には，頸髄に加えて，頸

部軟部組織もしくは肩軟部組織を撮影する。肺尖部腫瘍の場合には，頸部軟部組織と胸部を撮影する。

29.3.4　Horner 症候群

- Horner 症候群が疑われる場合，交感神経の走行に沿って，脳，眼窩，頸部，上胸部のすべてを撮影しなければならない。外傷に続発した場合，もしくは膠原病が基礎疾患にある場合には，脳・頸部 MRA も考慮する。

29.3.5　頸部 MRA

頸部 MRA は 2D TOF 法で横断像を撮影する。動脈解離が懸念される場合，T1 強調横断像を考慮する（読影医師が壁在血腫を見逃さない自信がどれだけあるかに応じて，脂肪抑制画像を考慮する）。

29.3.6　頸部腫瘍

頸部に腫瘍があり，MRI を撮影するのであれば，必ず拡散強調画像（DWI）も追加する。毛細血管腫など血管性病変を疑う場合は，ダイナミック造影 MRA を撮影する（病変が頸部正中に近ければ矢状断像，頸部側部にあれば冠状断像で撮影するとよい）。

29.4　脊髄 MRI の神経放射線科プロトコール

29.4.1　ルーチン脊髄 MRI

- T1 および T2 強調横断・矢状断像はルーチンで行う。
- 側弯症または先天性異常が存在する場合には，T2 冠状断像を追加する。
- 外傷では STIR 矢状断像を追加する。
- 硬膜内に感染や炎症を疑う場合には，造影 T1 強調矢状断像を追加する。
- 硬膜外に感染徴候（骨髄炎，硬膜外膿瘍）がある場合には，脂肪抑制造影 T1 強調横断・矢状断像を追加する。
- 脊髄空洞症が疑わしければ，Chiari 奇形 I 型の検索も行う必要がある。Chiari 奇形 I 型が存在する場合には，大後頭孔の CSF flow study の矢状断像（と可能であれば横断像）を撮影することが

望まれる。脊髄空洞症があるにもかかわらず，Chiari 奇形 I 型が存在しない場合には，脳から全脊髄にかけて造影 MRI を撮影し，脊髄腫瘍がないことを除外診断することを推奨する。

- 硬膜内腫瘍を認めた場合には，造影 T1 強調横断・矢状断像を撮影する。髄内腫瘍であれば，拡散テンソル画像（DTI）の横断・矢状断像を 2 mm スライス幅で撮影する。硬膜外腫瘍であれば，CISS/FIESTA 画像も考慮する（脊髄円錐より下部であれば横断・矢状断像，上部であれば横断・冠状像）。
- 神経線維腫症 1 型（NF1）で蔓状神経線維腫を合併している場合には，脂肪抑制 T2 強調冠状断像と脂肪抑制造影 T1 強調冠状断像が有用である。

29.4.2　脊髄 MRA

脊髄 MRA は一般的に血管奇形を疑う場合，もしくは診断そのものがはっきりしない場合に診断の糸口を探るときに行われる。ダイナミック造影脊髄 MRA も可能であり，通常は矢状断像で撮影されることが多い。考えられる疾患に応じて，画像条件，断層面，撮影範囲を決定する。後腹膜手術の前に Adamkiewicz 動脈を同定するために MRA を撮影することもあるが，動脈が拡張していない限り，実際には同定は難しい。

29.5　CT

29.5.1　脳

外傷，頭痛，水頭症，その他の既往歴のある患者が，頭蓋内疾患を示唆する症状で受診した場合には，単純脳 CT をまず撮影する。造影 CT を単純 CT に追加して撮影する意義は一般的に乏しい。頭蓋内に何らかの所見がある場合には造影 MRI を優先すべきである。単純 CT で感染徴候や説明できない液体貯留を認めるが，MRI が禁忌または撮影できない場合には，MRI の代わりに造影 CT を考慮する。

可能であれば，単純 CT は骨条件，軟部組織条件の両方を撮影して，さらに矢状断像，冠状断像も構築するのが望ましい。

患者に外傷の既往がある場合には，三次元再構築画像（3D）を追加する。特に 2 歳未満の患児では，

たとえ頭蓋外傷が軽微と考えられても，頭皮腫脹や頭の形に変化がある場合には必ず考慮すべきである。3D画像は頭蓋骨骨折や頭蓋縫合早期癒合症を明瞭に映し出すことができる。

■ CT血管造影 CT angiography（CTA）

CTAを撮影する際には，1 mmスライス幅で横断・矢状・冠状断像の3つの断像を再構築して評価する。最大値投影法 maximum intensity projection（MIP）も有用だが，あくまで薄いスライス幅で撮影した標準法の補足的役割として評価すべきで，代用となるものではない。3D画像も再構築して血管を評価する。同定しやすい動脈（頸動脈分岐部）を目安にして，適切なタイミングで動脈相を撮影する。

■ CT静脈造影 CT venography（CTV）

CTAの撮影タイミング（動脈相）を逃してしまい，遅れて撮影すると静脈造影になる。基本的にCTAと造影剤の量やシークエンスは同じである。造影剤を注入して，約12秒後に撮影する。

29.5.2 顔面と頸部

顔面もしくは眼窩に外傷を負った患者には，単純CTをヘリカルスキャン（検査台を動きながら，止まらずに連続的に撮影する方法をいう。現在のCT機器の主流）で撮影する。1 mmスライス幅で横断・矢状・冠状断像の3つの骨条件画像を再構築して，さらに2〜3 mmスライス幅で軟部組織画像も同様に作成する。顔面外傷の場合は下顎すべてを撮影範囲に含める。外傷部位が眼窩のみで他の部位に問題がない場合には，眼窩のみの撮影でよい。骨折を認めた場合には，3D画像を作成する。

■副鼻腔

副鼻腔はヘリカルスキャンで造影剤を使用せずに撮影するのが一般的である。上記に記した外傷の場合と同様に，1 mmスライス幅の骨条件画像，2〜3 mmスライス幅の軟部組織画像をそれぞれ横断・矢状・冠状断像で作成する。

■顔面もしくは眼窩の感染症

顔面もしくは眼窩に感染症を疑った場合，ヘリカルスキャンで造影CTのみを撮影する（前述したように，顔面もしくは眼窩感染症で単純・造影CTを両者撮影する意義はまずない。ただ被曝量を増やすのみで，治療方針に大きく影響するほどの画像情報は得られない）。1 mmスライス幅の骨条件画像，2〜3 mmスライス幅の軟部組織画像をそれぞれ横断・矢状・冠状断像で作成する。

■頸部軟部組織

頸部軟部組織の病変は，ヘリカルスキャンで造影CTを上縦隔から眼窩まで，横断・矢状・冠状断像（軟部組織条件）を撮影する。状況に応じて，骨条件も考慮する。

■頸部CTA

頸部CTAが必要な場合には，ヘリカルスキャンで大動脈弓から頸動脈管（側頭骨錐体部）まで動脈相で撮影する。大動脈弓が最大限に造影剤で染まるタイミングで撮影を開始する。1 mmスライス幅で横断・矢状・冠状断像を作成して，かつ3D画像も構築する。

■側頭骨

側頭骨画像は横断像で撮影するのが基本であり，薄いスライス幅の横断像もしくはヘリカルスキャンのどちらでもよい。1 mmもしくは1 mm未満のスライス幅で横断・冠状断像（骨条件）を撮影して，さらに横断像（軟部組織条件）も追加する。現代のマルチスライスCTは撮影データから冠状断像を再構築できるため，direct coronal imaging（患者を伏臥位にさせて冠状断像を撮影する方法）はまず必要ない。

■頭部と顔面のCT

顔面に何らかの変形を伴う疾患や頭蓋骨縫合早期癒合症では，ヘリカルスキャンで頭蓋から顔面（顎にかけて）まで一度に撮影する。脳と顔面軟部組織の画像から約3 mm幅で多断面再構成像 multiplanar reconstruction（MPR）を作成する。頭蓋骨から顔面骨にかけても同様に骨条件で作成する。3D画像も再構成すると形態を評価しやすい。もしCTデータから3Dプリンターで造形物を作成する場合

には，1 mm スライス幅の横断像（軟部組織条件）の
データを保存しておく。

29.5.3　脊椎・脊髄

　脊髄・脊椎はヘリカルスキャンで撮影し，横断・
冠状・矢状断像（骨条件）を 1〜2 mm スライス幅で
それぞれ作成する。横断・矢状断像（軟部組織条件）
も 1〜2 mm スライス幅で作成する。MRI 撮影が
禁忌であるか，感染徴候がない限り，造影剤は通常
は必要ない。MRI 撮影が禁忌であるか，脊椎領域
の血管奇形を疑った場合と MRA 以上の高解像度を
求めて CTA を行う場合を除き，脊椎・脊髄 CTA を
行う必要はない。

29.6　超音波

29.6.1　脳

　超音波プローブ（探触子）を大泉門に当てて，矢状・
冠状断像をグレースケールで撮影する。必要であれ
ば，Doppler 画像で正中部の動脈（前大脳動脈や脳
梁周囲動脈など）を確認する。後側頭泉門からは後
頭蓋窩が観察できる。

29.6.2　頭頸部

　頭頸部はまずグレースケール画像から検査を行
い，感染などの評価が必要であれば，血流評価のた
めに Doppler 画像も追加する。Doppler 画像は毛

細血管腫など血管腫瘍を疑った際にも有効である。
いかなる腫瘍病変（リンパ節を含む）や病巣部の評価
でも，少なくとも 2 つ以上の角度からサイズを評
価する。超音波画像はしばしば CT や MRI の補足
的な検査とみなされがちだが，頭頸部浅層部の病巣
に対して CT や MRI では得ることのできない情報
を見つけることができるため，そうした所見を見落
とさないように心がける。

29.6.3　脊椎・脊髄

　小児領域で脊椎・脊髄の超音波が必要になるのは
主に低位脊髄円錐と脊髄係留症であり，超音波で同
定可能なのは生後 2〜3 か月までに限られる。超音
波プローブを尾骨先端から上方に向けて，脊髄円錐
の上部までグレースケール画像（矢状断像）を撮影す
る。超音波機器にパノラマ機能があれば，理想的に
は腰椎レベルまで断層画像をつなぎ合わせることが
できるとよい。横断像も一緒に撮影しておく。

　仙骨部に皮膚陥凹があれば，そこから瘻孔が硬膜
嚢もしくは尾骨（毛巣洞）に伸びていないか，注意深
く観察しなければならない。しかし，これらの病変
を描出するには，超音波よりも MRI のほうが適し
ている。

30 補足資料2 サンプルテンプレートに沿って口述する際の配慮

Thoughts on Dictation with Sample Templates

30.1 口述する際の一般的な配慮

　読影所見の口述(dictation)は，画像結果を円滑に連絡するために非常に重大な技術である。読影所見を直接相手に伝えることはコンサルトを受ける放射線科医としてもちろん大切であり，最終的にはその読影所見はカルテに収まって，画像そのものよりも長く保管されることになる。つまり，コンサルトを受ける立場としては，必要以上に冗長にならずに，適切かつ細心の注意を払って画像所見を口述することが要求される。ただし，実際には，なかなか要求通りに口述することは難しい。

　レポートの仕方は個人間で大きく異なり，施設ごとに独自のスタイルがある。多くの施設で決まりきったテンプレートに沿ってレポートを行っているが，これも良し悪しである。著者のレポートの様式を，正常所見(もしくはほぼ正常所見)を例として本章で紹介するので参考にしてほしい。本書に収載された画像の説明文の多くは著者の日常レポートの様式に沿っている。画像所見をレポートするのに絶対に正しい，もしくは絶対に間違ったやり方というものは存在しない。しかし，著者がまず心がけているのは，臨床家や患者の役に立ち，かつ相手の疑問に答えるように読影レポートすることである。

　レポートの言葉使いに関して，ここでいくつか助言したい。あなたが私と一緒に働いているレジデントやフェローでない限り，絶対に守らなければならないわけではないが，ここで著者の理論的根拠を共有したい。

　第1に，強く言いたいのは，「臨床経過と照合することを勧めます(clinical correlation is recommended または please clinically correlate)」という言葉を絶対に使わないことである。これらは役

に立ちたいと思って述べた言葉であるにもかかわらず，実際の臨床では重宝されるとは限らず，むしろ臨床家に鬱憤だけがたまることは間違いない。ある画像読影の解釈を左右するような特定の臨床所見が予想できる場合には，それを明確に伝えるべきである。あらかじめプログラムして，読影レポートに「もし/その場合は(if/then statement)」，もしくは「もし/その場合は/または(if/then/else statement)」から始まるテンプレートを組み込むとよい。例えば，「(骨に)線状影を認めます。骨折もしくは血管溝が考えられます。臨床経過と照合してください」というお決まりのレポートの代わりに，画像から考えられる疾患の可能性を臨床家とより明確に共有するためにこう言うべきであろう。「(骨に)線状影を認めます。局所的な圧痛があれば，非転位骨折の可能性が示唆されます。圧痛がなければ血管溝の可能性をまず考えます」。もしくは(神経疾患の例ではないが)「右下肺に局所的な透過性低下を認めます。患者に発熱，咳嗽などの気道症状があれば肺炎の可能性も考えられます。そうした症状に乏しければおそらく無気肺と思われます」。おそらく，臨床家のなかには「臨床経過と照合してください」と言われた際にこうしたことを思い浮かべる者もいるが，皆が必ずしも同じことを考えるわけではないため，意思の共有が重要になる。

　また，先述したが，放射線科の読影レポートは公式記録としていつまでも残ることを忘れてはならない。レポートで開かれた質問(open-ended questions)をするなんて非常に場違いとしか考えられない。例えば「この患者にはこの部位に何らかの疼痛はありますか？」や「過去に手術歴はありますか？」などの質問を読影レポートに記載するのは，心からそれを確認したくて，さらに確認した後にその情報をもとにして画像の解釈を追加したい場合でない限り，まったく役に立たない。対照的に，より有益となりうるレポートの例を挙げると「金属の異物を(○○に)認めます。インプラントかもしれませんが，この部位に手術歴があるか不明です」となる。

　放射線科の多くのレジデントやフェローが，オンコールを通じて，臨床判断能力と自律性(autonomy)を養っていく。またトレーニング段階であることもあり，レポートでは「急性所見は認めない(no acute disease or no acute process)」というコメントが多用される。このような「急性所見は認めない」というレポートは，頭痛と脳ヘルニア，捻挫と骨折といった緊急疾患をまず鑑別しなければいけない救急医には重要かもしれないが，一般外来患者を担当する医師にはあまり役に立たないことが多い。一般外来患者の画像に特に異常を認めない場合には，「正常（normal）」もしくは「正常範囲内（within normal limits）」と明記するのに戸惑ってはいけない。

30.2　読影所見の伝達

放射線科医が画像所見を読影することは，画像をオーダーした医師と患者へのコンサルタント業務であることを忘れてはいけない。救急疾患を示唆する所見もしくは予期せぬ画像所見を見つけた場合でも，担当医にきちんと連絡すべきである。多くの施設で担当医や代表医師に連絡すべき画像所見のリストがあり，連絡したことをカルテに記載しなければならない。ただし，そのような画像所見リストは施設ごとに異なるであろう。緊急連絡を必要とする画像所見のうち，よく引用されるものを以下に挙げる。

- 新規もしくは増悪する出血病変
- 新規もしくは増悪する気脳症
- 新規もしくは増悪するマスエフェクト（mass effect）や正中偏位（midline shift）
- 神経もしくは増悪する水頭症
- 骨折
- 新規もしくは増悪する脳梗塞（もしくは脳梗塞を疑う徴候が存在する）

（もちろん開頭術後の微小出血や気脳症は驚くべき所見ではない）

画像所見をレポートする際には，画像所見を伝えた担当医の名前をきちんと明記することが重要であり，「画像所見について担当医と話し合った」と記載するだけでは不十分である。また，単に「このレポート作成時に話し合った」とせずに，話し合った日時まで具体的に記載することが求められる。同様に，どのように担当医に伝えたかを描写するとよい。例えば，「2015年3月14日の午前2時56分に救急

部 Dr. Smith とこの画像所見について電話で話し合った。また，2015年3月14日の午前5時42分に神経科 Dr. Jones と会って，この画像を一緒に評価した」。読影所見を担当医に（暗号化された）テキストメッセージ，e メール，ファックスなどで送った場合には，放射線科医は担当医が読影所見を受け取って理解したという確証がない限り，決してレポートに読影所見を担当医に伝えたと書いてはいけない。

時には画像のフォローアップを勧めなければならないことがある。その際にはきちんと相手にフォローアップを勧めるように情報を共有しなければならない。ある症例では，フォローアップ画像が患者の状況によって本当に必要かもしれないし，そうでないかもしれない。必要性が乏しい場合には，「画像でフォローアップを勧めます」といったレポートを読んだ担当医は，フォローアップ画像を撮影しなかったらレポートを無視したように感じるため，しなければならないような気持ちに追いやられてしまうものである。状況次第では，次のように述べるとよいかもしれない。「患者の疼痛が長引く場合には，疼痛の原因を検索するために腰椎 MRI を考慮してもいいかもしれません」。完璧な答えは存在しないが，重要なのは，担当医と会話を重ねて，彼らの話しぶりと考え方を理解する過程で，彼らにも放射線科医を理解してもらい，皆が同じ理解の上に立つことである。また，フォローアップ画像を必要以上に勧めることは放射線科医の信頼を損なうばかりか，患者の不利益になることも覚えておいてほしい。

しかし，時には画像所見の評価に多くの因子が絡み合い，1回限りの画像のみでは評価が難しく，画像のフォローアップが必要な例があるのも事実である。その場合には，画像をオーダーした医師（そして，時には患者）に対して，画像所見とフォローアップ画像が必要な理由を正直に報告することで，互いの理解を深めることが可能になるかもしれない。また，こうした過程を経ることで，放射線科医はなぜフォローアップ画像が必要かを自らに問いただすことができるようになる。仮に例を挙げると，ある頸部画像で血流豊富な腫瘍を認め，何らかの感染症か，もしくは血管腫かの判断ができなかった場合，超音波でのフォローアップを勧めることは確かに理にか

なった方法だと思われる。その腫瘍が縮小しなければ，MRIなどの画像評価も勧めるだろう。しかし，主治医（または患者）に，放射線科医が行き当たりばったりのレポートばかりする，と思われたくなければ，最初から「この腫瘍はいずれにせよ非典型的な所見であるため，4〜6週間以内に超音波でのフォローアップを勧めます。その時点でもし腫瘍が縮小していなければ，さらなる精査のためにMRIも考慮してください」と書くべきであろう。ほとんどの臨床医がこのように各科への返事を書くように，放射線科医も同様にレポートを書くべきである。

また，緊急性は乏しいが重要な所見を認めた場合には，忙しい担当医ではなくとも，せめて担当看護師や管理スタッフには連絡することを考慮してほしい（どのスタッフに連絡すべきかを，あらかじめ確認しておく）。例えば，腎臓に腫瘍を偶然認めたため，緊急性はないが精査が必要といった例である。その一方で，脳ヘルニアや急性水頭症の徴候を認めた場合には，ただちに担当医に直接連絡しなければならない。画像所見を伝えたからといって，放射線科医の責務が終わったわけでない。放射線科医は，患者が画像所見をもとに適切な治療を受けたと確信するまでは，仕事が終わったと思ってはいけない。

30.3　画像所見の詳述

画像所見を述べる際には，どのシークエンスの何枚目の画像に所見が存在するかを具体的にレポートするとわかりやすい。例えば，小脳に腫瘍を認めた場合には「2.2×1.5×1.8 cmの卵円形腫瘍を左小脳半球に認める（前後斜径×横斜径×頭尾斜径。第3シークエンスの14番画像，第15シークエンスの9番画像）」と記載する。特に異常所見が小さくて見過ごしやすい場合や，多くのシークエンスで異常所見を認める場合には，シークエンスと画像番号を特定することで，担当医と放射線科医の互いの理解を深めるだけではなく，担当医が自らの読影と放射線科医の読影を比較し，読影能力を向上できる一助となる。しかし，患者が別の施設に搬送された際には，こうした画像データが一緒に転送されるとは限らないし，恒久的に残る保証もない。診断の鍵となる画像に対して測定値を記録することだけに目を

とらわれてはいけない。

画像所見を以前に撮影した画像と比較して，大きく形態やサイズに変化がないと思うにもかかわらず，以前のレポートと異なるサイズであった場合には，その理由を明らかにするべきである。もしも以前に1月に撮影した画像で1.5×1.3 cmの腫瘍が，フォローアップ画像で1.7×1.2 cmであり，「変化なし」とレポートしたら，レポートを受け取った方は混乱するだろう。著者であれば「左前下部に1.7×1.2 cmの腫瘍がある。周囲組織との位置関係を考慮すると，2015年1月の画像と比べて著変は認めない」とレポートするであろう。

30.4　レポート様式

誰にでも好まれるレポートの条件としては，まず読みやすいことが挙げられる。そのためには，レポートの文法構造をできるだけ簡略化して，伝えたい画像所見の要点を明確に述べる必要がある。理想としては，放射線科チーム全体がこの方針に沿うのが望ましい。著者が実践している効果的な一例として，標準化したレポート様式を皆で共有していることが挙げられる。レポートには何を目的とした画像検査であるかをきちんと明確に記載し，以前の画像検査の所見と比較する必要があれば，それについても言及する。加えて，使用した撮影方法について，明確に記録する。例を挙げると，MRI画像のレポートには，使用したシークエンスや撮影断面をすべて記録すべきである。単に「複数の断面とシークエンスをもとにMRI画像を撮影した（multiplanar multisequence MRI）」と手抜きのレポートをしてはいけない。放射線科医が撮影したシークエンスの臨床的意義を，迅速かつ的確に解釈できないのなら，読影する資格はない。

造影剤を投与した際には，造影剤の投与量と商品名を記録する。造影剤投与後に明らかな合併症がなくとも，なかった旨もきちんと記録する。文章の一例を以下に示す。「○○（ガドリニウムの商品名）10 mLを経静脈投与した。投与直後に合併症は認めず。続いて脳のT1強調横断像，冠状断像を撮影した」。

レポートに追加したほうがよいと思える情報があ

れば，それも加えておく。例えば「患者の体動のために，さらにシークエンスを追加した」といった内容である。

読影レポートが長文に及ぶ場合には，内容に応じて段落を分けるとよい。例えば，患者に腫瘍が3か所見つかった場合には，それぞれの腫瘍について別の段落で述べると読みやすい。こうすることで，画一的で読みづらい文章のかたまりを防ぐことができる。

30.5　レポートの例文

［訳注：日本の医療も国際化の波を受け，放射線科レポートを英語で依頼される機会もあるかもしれない。その際に参照できるように，翻訳と原文の両方を掲載する］。

30.5.1　MRI

■ルーチン脳MRIの例文

「脳実質外の液体貯留，頭蓋内マスエフェクト，脳正中偏位（midline shift）は認めない。脳室はサイズ，形態ともに正常である。基底槽は開存している。髄鞘形成は年齢相当である。脳幹，小脳は正常範囲内である。拡散強調画像（DWI）で拡散低下所見を認めない。眼窩，副鼻腔に明らかな異常所見は認めない。撮影範囲内の頭蓋骨に明らかな異常所見は認めない。」

"There is no evidence of extra-axial fluid collection, abnormal intracranial mass effect, or midline shift. The ventricular system is normal in size and configuration. The basal cisterns are patent. There is an age-appropriate myelination pattern. The brainstem and cerebellum are within normal limits. There is no abnormal intracranial diffusion restriction. There is no significant sinus mucosal disease. The orbits are unremarkable. There are no focal suspicious calvarial lesions."

追加例文

ルーチン脳MRIのレポート例文に何らかの修正や追加をしたいときの例文を以下に示す。

● 造影画像のレポート例文：「頭蓋内に異常造影像は認めない。」

"There is no abnormal intracranial enhancement."

● 内耳道MRIプロトコールのレポート例文：「第VII・VIII脳神経の脳槽部，内耳道部は両側ともに正常範囲内である。内耳道と小脳橋角部は両側ともに異常所見を認めない。内耳構造は両側ともに正常範囲内である。」

"The cisternal and canalicular segments of cranial nerves VII and VIII are within normal limits bilaterally. There is no abnormal enhancement within the internal auditory canals or cerebellopontine angles bilaterally. The appearance of the inner-ear structures is within normal limits bilaterally."

● 下垂体プロトコールのレポート例文：「下垂体前葉，後葉ともに形態は正常であり，造影パターンも正常である。下垂体茎は正中に位置して，形態も正常である。視床下部も正常範囲内である。視神経交叉は位置，形態ともに正常である。海綿静脈洞は正常範囲内である。」

"There is a normal morphology of the adenohypophysis and neurohypophysis, with a physiologic enhancement pattern. The pituitary stalk is midline and normal in appearance. The hypothalami are within normal limits. The optic chiasm is normal in position and appearance. The cavernous sinuses are within normal limits."

頭部 MRA のレポート例文

● 「内頸動脈の末梢頸部，錐体部，頭蓋内部は正常範囲内である。両側前大脳動脈，中大脳動脈，前交通動脈は正常範囲内である。両側椎骨動脈のV4区域，脳底動脈，両側後大脳動脈は正常範囲内である。両側後交通動脈は正常範囲内である。」

"The distal cervical, petrous, and intracranial portions of the internal carotid arteries are within normal limits. The bilateral anterior and middle cerebral arteries are within normal limits, as is the anterior communicating artery. The V4 segments of both vertebral arteries, the basilar artery, and both posterior cerebral arteries are within normal limits. The bilateral posterior communicating arteries are within normal limits."

頭部 MRV のレポート例文

● 「両側内大脳静脈，Galen 大静脈，直静脈洞は開存している。上矢状静脈洞は開存している。両側横静脈洞，S状静脈洞，静脈球，内頸静脈の頭側部は正常範囲内である。」

"The bilateral internal cerebral veins, vein of Galen, and straight sinus are patent. The superior sagittal sinus is patent. The bilateral transverse sinuses, sigmoid sinuses, jugular bulbs, and cephalad portions* of the internal jugular veins are within normal limits."

＊訳注：チョードリー先生は特に静脈の解剖では「近位の（proximal）」，「遠位の（distal）」という単語は混乱を避けるために使用しない。その理由として，多くの人が「近位」は心臓に近く，「遠位」は心臓から遠い末梢部位と思っているからである。これは動脈では確かに正しい表現である。しかし，静脈では血液が末梢から心臓に向かって流れるため，末梢部位が「近位」になり，心臓が「遠位」である。そのため，頸静脈では頸部に近いほうが「遠位」であり，頭部に近いほうが「近位」となる。このように臨床現場で近位，遠位という用語を血管解剖で使用するとややこしいので，頸静脈ではあえてこの"cephalad portion（or superior portion）of the internal jugular vein" という表現を使用しているのである。

けいれんプロトコールのレポート例文

けいれん患者の画像では，ルーチン脳MRIのレポートに加えて，海馬の状態についてコメントを加えておく。

「海馬の容積と形態は正常であり，信号異常を認めない。」

"The hippocampi demonstrate a normal volume and morphology, without associated signal abnormality."

CSF flow study・Chiari 奇形 I 型のレポート例文

● 正常例：「大後頭孔レベルにおいて，脳幹・頸髄延髄移行部の背側と腹側に拍動性かつ両方向性の脳脊髄液流動を認める。」

"There is pulsatile bidirectional flow of CSF dorsal and ventral to the brainstem/cervicomedullary junction through the plane of the foramen magnum."

● 軽度障害例：「大後頭孔レベルにおいて，脳脊髄液腔の腹側に狭窄を認めるが，脳脊髄液は両方向性かつ拍動性である。しかし，小脳扁桃背側では明らかな脳脊髄液の流れは認めない。」

"There is narrowing of the ventral CSF space at the level of the foramen magnum but with bidirectional pulsatile flow of CSF. No significant flow of CSF is seen dorsal to the cerebellar tonsils through the foramen magnum."

● 中等度障害例：「大後頭孔レベルにおいて，脳脊髄腔の腹側で流速が亢進している。しかし，小脳扁桃背側では明らかな脳脊髄液の流れは認めな

"There is narrowing of the ventral CSF space at the level of the foramen magnum with high-velocity flow. No significant flow of CSF is seen dorsal to the

い。」

- 重度障害例：「大後頭孔レベルにおいて，脳幹の背側および腹側で明らかな脳脊髄液の拍動を認めない。CSF flow study 横断像で，大後頭孔レベルの脳幹・頸髄延髄移行部の腹外側に脳脊髄液の流速が亢進しているのを確認できる。」

cerebellar tonsils through the foramen magnum."

"There is no significant pulsatile flow of CSF dorsal or ventral to the brainstem through the level of the foramen magnum. There is hyperdynamic flow of CSF ventrolateral to the cervicomedullary junction through the foramen magnum, seen on axial CSF flow study."

■頭頸部

眼窩のレポート例文

「眼球は両側ともに正常である。外眼筋は両側ともに正常である。筋紡錘内外の脂肪組織は両側ともに正常範囲内である。涙腺も正常である。眼窩に異常増強効果を認めない。視神経は両側ともに正常であり，異常増強効果を認めない。」

"The globes are normal in appearance bilaterally. There is a normal appearance of the extraocular muscles bilaterally. The intraconal and extraconal fat is within normal limits bilaterally, as are the lacrimal glands. There is no abnormal orbital enhancement. The optic nerves are normal in appearance bilaterally, without abnormal enhancement."

頸部軟部組織のレポート例文

頸部軟部組織の画像を読影する際には，その撮影目的に応じてレポートを作成する。頸部軟部組織MRIは特定の場所に何らかの異常所見を予想して撮影することが多く，スクリーニングで撮影することがほとんどないため，画像が正常であることが少ない。

「耳下腺と顎下腺は正常範囲内である。上咽頭，中咽頭，下咽頭は開存している。声門と声門下に特記すべき所見は認めない。深部，浅部軟部組織に腫脹は認めない。椎体前部軟部組織に腫脹は認めない。異常増強効果は認めない。主要な頸部血管は基本的に正常である。明らかな副鼻腔疾患を認めない。甲状腺は正常範囲内である。眼窩は正常範囲内である。撮影範囲内の骨構造に特記すべき所見を認めない。」

"The parotid and submandibular glands are within normal limits. The nasopharynx, oropharynx, and hypopharynx are patent. The glottic and infraglottic structures are unremarkable. There is no deep or superficial soft tissue swelling. There is no prevertebral soft tissue swelling. There is no abnormal enhancement identified. The major vascular structures within the neck are grossly intact. There is no significant paranasal sinus disease. The thyroid gland is within normal limits. The orbits are within normal limits. The osseous structures are unremarkable."

■頸部 MRA

大動脈弓の分岐パターンのレポート例文

「腕頭動脈は正常範囲内である。鎖骨下動脈は両側ともに正常範囲内である。総頸動脈と頸動脈分岐部は両側ともに正常範囲内である。頸部の内頸および外頸動脈は両側ともに正常範囲内である。椎骨動脈のV1領域からV4領域にかけて両側ともに正常範囲内である。」

"The innominate artery is within normal limits. The bilateral subclavian arteries are within normal limits. The bilateral common carotid arteries and carotid bifurcations are within normal limits. The cervical segments of the bilateral internal and external carotid arteries are within normal limits. The V1 through V4 segments of the vertebral arteries are within normal limits bilaterally."

■脊柱

ルーチン脊椎画像のレポート例文

「頸椎アライメントは正常範囲内である。椎体高と椎間板腔は保たれている。MRI では脊椎の分節化障害は認めない。骨髄に異常を疑わせる信号域は認めない。頸髄は容積，信号ともに正常である。撮影範囲内の後頭蓋窩は正常範囲内である。」

"The alignment of the cervical vertebral column is within normal limits. The vertebral body heights and intervertebral disk spaces are preserved. There is no MRI evidence of vertebral segmentation anomaly. There are no focal suspicious marrow lesions. The cervical cord is normal in volume and signal. The imaged portions of the posterior cranial fossa are within normal limits."

ルーチン胸椎画像のレポート例文

「胸椎アライメントは正常範囲内である。椎体高と椎間板腔は保たれている。MRI では脊椎の分節化障害は認めない。骨髄に異常を疑わせる信号域は認めない。胸髄は容積，信号ともに正常である。撮影範囲内の胸郭後部と縦隔は正常範囲内である。」

"The alignment of the thoracic vertebral column is within normal limits. The vertebral body heights and intervertebral disk spaces are preserved. There is no MRI evidence of vertebral segmentation anomaly. There are no focal suspicious marrow lesions. The thoracic cord is normal in volume and signal. The imaged portions of the posterior thoracic contents and mediastinum are within normal limits."

ルーチン腰椎画像のレポート例文

「腰椎アライメントは正常範囲内である。椎体高と椎間板腔は保たれている。MRI では脊椎の分節化障害は認めない。骨髄に異常を疑わせる信号域は認めない。撮影範囲内の脊髄は正常範囲内である。脊髄円錐下端の高さは（○○）である。」

"The alignment of the lumbar vertebral column is within normal limits. The vertebral body heights and intervertebral disk spaces are preserved. There is no MRI evidence of vertebral segmentation anomaly. There are no focal suspicious marrow lesions. The imaged portions of the spinal cord are within normal limits. The conus terminates at the level of the (BLANK)."

脊髄円錐の下端レベルをレポートする際には，矢状断像を参考に横断像で下端レベルを確認する。脊髄円錐の下端は「椎間板腔」「椎体上縁」「椎体中部」「椎体下縁」のどのレベルに位置しているかを明記する。例えば「脊髄円錐は正常である」「L1 椎体に位置している」と曖昧にレポートするのではなく，「脊髄円錐下端は L1 椎体下縁に位置している」("the conus terminates at the level of the inferior endplate of L1.")と明確にするのが望ましい。

「馬尾神経の神経根は硬膜嚢内を正常に走行しており，局所的な肥厚や癒着は認めない。撮影範囲内の後腹部や後腹膜は正常範囲内である。」

"The nerve roots of the cauda equina are normally distributed throughout the thecal sac without focal thickening or clumping. The imaged portions of the posterior abdominal and retroperitoneal contents are within normal limits."

その他の状況

- 造影剤使用時の例文：「異常増強効果は認めない。」

"There is no abnormal enhancement."

- 外傷の例文：骨髄に浮腫を示唆する異常信号は認めない。前縦靱帯，後縦靱帯，黄色靱帯は正常である。」

"There is no abnormal edema signal within the marrow. The anterior longitudinal ligament, posterior longitudinal ligament, and ligamentum flavum are intact."

● 仙骨部皮膚陥凹の例文：「マーカーは体表の仙骨部皮膚陥凹に置かれている。皮膚陥凹と硬膜嚢を結ぶ先天性皮膚洞は認めない。類皮嚢胞，類上皮嚢胞を示唆するような腫瘤は認めない。」

"A cutaneous marker is in place corresponding with the clinically reported sacral dimple. There is no dermal sinus tract connecting the sacral dimple to the thecal sac. There is no associated mass lesion to suggest a dermoid/epidermoid inclusion cyst."

30.5.2 CT

■脳

ルーチン画像のレポート例文

「急性頭蓋内出血[1]，脳実質外液体貯留，マスエフェクト，正中偏位を示唆する所見は認めない。脳室系はサイズ，形態ともに正常である。基底槽は開存している。灰白質・白質の境界不明瞭化は認めない。明らかな副鼻腔粘膜疾患は認めない。眼窩に特記すべき所見は認めない。頭蓋骨に局所性病変は認めない[2]。」

頭蓋に変形がある場合，著者は「年齢相当の頭蓋骨縫合である。」（"there is an age-appropriate suture maturation pattern."）と付け加えている（もし正常であれば）。

[1] 特に急性頭蓋内出血の有無については忘れずに言及する。CT では異常を認めなくても，磁化率強調画像（SWI）で頭蓋内出血を認めることがある。

[2] 画像が外傷精査で撮影されたものであれば，「骨折は認めない」（"there are no fractures."）と付け加える。

"There is no evidence of acute intracranial hemorrhage[1], extra-axial fluid collection, mass effect, or midline shift. The ventricular system is normal in size and configuration. The basal cisterns are patent. There is no focal obscuration of the gray white differentiation. There is no significant sinus mucosal disease. The orbits are unremarkable. There are no focal calvarial lesions[2]."

水頭症とシャントカテーテルのフォローアップ画像のレポート例文

以下のように，カテーテルの挿入部から先端の位置までを描写して，以前の画像と比べて，脳室のサイズに変化があるかを述べる。

「脳室カテーテルは右前頭部アプローチから挿入され，先端は Monro 孔に近い右側脳室前角に位置しており，前回の画像と変化を認めない。脳室系は縮小したままで変化を認めない。」

"There is a ventriculostomy catheter inserted through a right frontal approach with its tip in the anterior body of the right lateral ventricle adjacent to the foramen of Monro, which is unchanged since the prior study. There is an unchanged decompressed appearance of the ventricular system."

■ CTA

血管画像のレポート例文

「内頸動脈の末梢頸部，錐体部，頭蓋内部は正常範囲内である。両側前大脳動脈，中大脳動脈，前交通動脈は正常範囲内である。両側椎骨動脈の V4 区域，脳底動脈，両側後大脳動脈は正常範囲内である。

"The distal cervical, petrous, and intracranial portions of the internal carotid arteries are within normal limits. The bilateral anterior and middle cerebral arteries are within normal limits, as is the anterior communicating artery. The V4 segments of

両側後交通動脈は正常範囲内である。」

both vertebral arteries, the basilar artery, and both posterior cerebral arteries are within normal limits. The bilateral posterior communicating arteries are within normal limits."

非血管画像のレポート例文

頭部 CT 所見と同様に，非血管所見をレポートするとよい。

■頭頸部

眼窩のレポート例文

「眼球は両側ともに正常である。外眼筋は両側ともに正常である。筋紡錘内外の脂肪組織は両側ともに正常範囲内である。涙腺も正常である。視神経鞘は両側ともに正常である。撮影された範囲の副鼻腔の含気は保たれており，明らかな副鼻腔粘膜疾患を認めない。」

"The globes are normal in appearance bilaterally. There is a normal appearance of the extraocular muscles bilaterally. The intraconal and extraconal fat is within normal limits bilaterally, as are the lacrimal glands. The optic-nerve sheath complex is normal in appearance bilaterally. The imaged portions of the paranasal sinuses are clear. There is no significant sinus mucosal disease."

画像が外傷精査のために撮影されたのであれば，「眼窩に骨折は認めない」("There are no orbital fractures.")と加える。感染精査のための造影画像であれば，「眼窩に異常増強効果は認めない」("There is no abnormal orbital enhancement.")とレポートの文章にまず書き，診断(impression)にまとめとして「眼窩蜂窩織炎，膿瘍を示唆する所見は認めない」("There is no evidence of orbital cellulitis or abscess.")と書くと読みやすい。

眼窩隔膜前方蜂窩織炎が存在する場合の例文を以下に示す。
「右眼窩下および前上顎部に浮腫を認め，眼窩隔膜前方蜂窩織炎の所見と考えられる。膿瘍を示唆する所見は認めない。眼窩隔膜後方に炎症が及んでいる所見は認めない。」

"There is right infraorbital/premaxillary swelling, consistent with preseptal cellulitis. There is no evidence of abscess, and there is no evidence of postseptal extension."
※用語の注意：眼窩隔膜前方(preseptal)とは眼窩周囲(periorbital)を指し，眼窩隔膜後方(postseptal)とは眼窩(orbital)と同義として使用する。

副鼻腔のレポート例文

「上顎洞の含気は両側ともに正常である。前頭洞の含気は両側ともに正常である*。篩骨洞の含気は両側ともに正常である。蝶形骨洞の含気は両側ともに正常である。osteomeatal complex(OMC)は両側ともに開存している。前頭陥凹は両側ともに開存している。蝶篩陥凹は両側ともに開存している。液

"The maxillary sinuses are clear bilaterally. The frontal sinuses are clear bilaterally*. The ethmoid sinuses are clear bilaterally. The sphenoid sinuses are clear bilaterally. The bilateral osteomeatal complexes are patent. The frontal recesses are patent bilaterally. The sphenoethmoidal recesses are patent bilaterally. There are no fluid levels. There are no osseous erosions. The nasal septum is midline.

体貯留を示唆する液面形成は認めない。骨びらん像は認めない。鼻中隔は正中に位置している。篩板と篩骨窩は左右対称で正常である。紙様板は両側ともに正常である。顔面の軟部組織に腫脹は認めない。眼窩は正常範囲内である。撮影範囲内の頭蓋内構造は正常範囲内である。」

＊年齢が低いと前頭洞と蝶形骨洞がまだ発達していないことがある。その場合には「副鼻腔は低形成である」（"sinus is hypoplastic"）もしくは「副鼻腔はまだ発達していない」（"sinus has not yet formed"）と記載する。

The cribriform plate and fovea ethmoidalis are symmetric and intact. The lamina papyracea are intact bilaterally. There is no facial soft tissue swelling. The orbits are within normal limits. The imaged portions of the intracranial contents are within normal limits."

頸部軟部組織のレポート例文

「撮影範囲内の頭蓋内構造は正常範囲内である。明らかな副鼻腔粘膜疾患は認めない。耳下腺，顎下腺，舌下腺は正常範囲内である。上咽頭，中咽頭，下咽頭は開存している。喉頭と声門下軟部組織は正常範囲内である。甲状腺は正常範囲内である。撮影範囲内の肺尖部は正常範囲内である。骨構造は正常範囲内である。」

"The imaged portions of the intracranial contents and orbits are within normal limits. There is no significant sinus mucosal disease. The parotid, submandibular, and sublingual glands are within normal limits. The nasopharynx, oropharynx, and hypopharynx are patent. The larynx and paraglottic soft tissues are within normal limits. The thyroid is normal in appearance. The imaged portions of the lung apices are within normal limits. The osseous structures are within normal limits."

頸部 CTA のレポート例文

「大動脈弓から 3 本の動脈が分岐している。腕頭動脈は正常範囲内である。鎖骨下動脈は両側ともに正常範囲内である。総頸動脈と頸動脈分岐部は両側ともに正常範囲内である。頸部の内頸および外頸動脈は両側ともに正常範囲内である。椎骨動脈の V1 領域から V4 領域にかけて両側ともに正常範囲内である。」

"There is a (three-vessel) branching pattern to the aortic arch. The innominate artery is within normal limits. The bilateral subclavian arteries are within normal limits. The bilateral common carotid arteries and carotid bifurcations are within normal limits. The cervical segments of the bilateral internal and external carotid arteries are within normal limits. The V1 through V4 segments of the vertebral arteries are within normal limits bilaterally."

■側頭骨

右耳のレポート例文

「外耳道は開存している。中鼓室と上鼓室の含気は正常である。耳小骨連鎖は正常である。蝸牛および蝸牛軸の形態は正常である。前庭水管に拡張は認めない。内耳道径は正常である。側頭骨の顔面神経管は正常である。乳突蜂巣の含気は正常である。」

"The external auditory canal is patent. The mesotympanum and epitympanum are clear. The ossicular chain is intact. The cochlea and modiolus are normal in appearance. The vestibule and semicircular canals are nondilated. The vestibular aqueduct is nondilated. The internal auditory canal is normal in caliber. There is a normal osseous course of the facial nerve. The mastoid air cells are clear."

左耳のレポート例文

レポートのテンプレートは右耳と同じである。しかし，難聴精査の側頭骨画像であれば，たとえ両耳

ともに画像が正常であったとしても，それぞれの所見を分けて報告すべきである。

その他の例文

「撮影範囲内の頭蓋内構造，眼窩，副鼻腔は正常範囲内である」

"The imaged portions of the intracranial contents, orbits, and paranasal sinuses are within normal limits."

■脊柱

脊椎 CT のレポート例文

「（頸椎・胸椎・腰椎の）アライメントは正常範囲内である。椎体高と椎間板腔は保たれている。（頸椎・胸椎・腰椎に）骨折は認めない。」

（脊椎 CT が撮影される場合には，そのほとんどが外傷なので，骨折の有無については言及しておく。）

"The alignment of the (cervical, thoracic, lumbar) vertebral column is within normal limits. The heights of the vertebral bodies and intervertebral disk spaces are preserved. There are no (cervical, thoracic, lumbar) fractures."

「椎体前部および椎体周囲の軟部組織は正常範囲内である。」

（胸椎であれば，撮影範囲内の胸部が正常かどうかについて言及する。腰椎であれば，後腹部および後腹膜腔が正常かどうかについて言及する。同様に，特に頸椎では椎体前部および椎体周囲の軟部組織も観察することを怠らないようにする。）

"The prevertebral and paravertebral soft tissues are within normal limits."

30.5.3 超音波

■脳超音波のレポート例文

「脳室系は左右対称で拡大を認めない。上衣下出血および脳室内出血を示唆する所見は認めない。脳実質のエコー輝度に異常を認めない。」

"The ventricular system is symmetric and nondilated. There is no evidence of subependymal or intraventricular hemorrhage. There is no abnormal parenchymal echogenicity."

■頭頸部超音波のレポート例文

頭頸部超音波レポートのテンプレートは持ち合わせていない。その理由は，検査する部位によってまったく内容が異なるからである。小児では，頸部腫瘤もしくは腫脹を精査するために頭頸部超音波を行うことが最も多い。

■脊柱超音波のレポート例文

「脊髄円錐の形態は正常で，脊髄円錐下端は（L2椎体上縁に）位置している。脊髄終糸に肥厚を示唆する所見は認めない。馬尾，神経根に正常の拍動性運動を認める。」

"The conus medullaris has a normal morphology and terminates with its tip at the level of the (superior endplate of L2). There is no evidence of thickening of the filum terminale. There is a normal pulsatile movement of the nerve roots of the cauda equina."

303

（仙骨部皮膚陥凹の精査であれば，以下も追記する。「皮膚陥凹の周囲に先天性皮膚洞は認めない。皮膚陥凹の周囲に囊胞などの異常所見は認めない。」）

"There is no evidence of a dermal sinus tract subjacent to the clinically reported sacral dimple. There is no cyst or other abnormality associated with the dimple."

31 補足資料 3 クイックレファランス
Quick Reference

31.1 はじめに

　最終章では，成人よりも小児で出会うことが多い疾患について，読者が臨床的・解剖学的・病態的に画像診断にアプローチできるようになるための，実践的な情報をまとめている。例えば，仙骨部皮膚陥凹や難聴の患者ではどのような画像をオーダーすべきか，画像検査や病歴で注意すべき点は何か，画像検査をオーダーする際に病歴の重要な陽性・陰性所見は何か，などである。こうしたさまざまな疾患を画像診断する際に必要となる疾患もしくは症状に基づいた実践的なアプローチは American College of Radiology Appropriateness Criteria の neuroradiology and pediatric sections に，エビデンスに基づいたガイドラインとしてまとめられて公開されており，多くの専門家によって適時更新されているので，参考にするとよい＜http://acserch.acr.org/list＞（accessed 8 March, 2019）

31.2 概要

1. 脳
   a）髄鞘化
   b）頭痛
   c）けいれん
   　・新生児けいれん
   d）皮膚の異常と神経皮膚症候群
   e）運動障害
   f）低身長，成長の異常
   g）思春期早発症
   h）腫瘍もしくは頭蓋内腫瘤
   i）早産児
   j）水頭症
   k）大頭症
   l）小頭症

   m）頭蓋形態の異常
   n）左右の大脳が非対称である疾患
   o）代謝性疾患
   p）後頭蓋窩の囊胞性疾患
   q）脳梁異常
2. 頭頸部
   a）眼球運動異常
   b）視神経低形成
   c）難聴
3. 脊柱
   a）仙骨部皮膚陥凹
   b）側弯症
   c）二分脊椎
4. 診断を悩ませる画像所見
   a）軽度の Chiari 奇形 vs. 小脳扁桃下垂
   b）中心管の生理的拡大 vs. 水髄症 vs. 脊髄空洞症
   c）松果体囊胞：正常か異常か？

31.3 脳

31.3.1 髄鞘化
■評価する対象画像
- ルーチン画像もしくは発達が遅れている患者の画像で髄鞘化を評価する。

■オーダーすべき画像検査
- 脳の髄鞘化は MRI の T1 および T2 強調画像で評価するのが一般的である。
- 患者が早産児である場合には，上衣下胚層出血の有無を確認するために，磁化率強調横断像（SWI）も確認するとよい。

■画像診断のうえで重要となる病歴
- 患者の在胎期間は，髄鞘化の診断に非常に重要な情報である。32 週で出生した新生児（予定日より 8 週早く出生）の生後 2 か月の髄鞘化の程度は，予定日で生まれた新生児の髄鞘化と同じ程度であり，正期産で出生した生後 2 か月の新生児の髄鞘化とは異なることに注意する。
- 発達遅滞の患者を診る際には，何らかの脳障害に起因して発達の歩みが遅れているのか，もしくは発達自体に成長がみられないのかをきちんと鑑別

する必要がある。発達が遅れていても，時間とともに改善がみられれば，適切な治療で後に追いつくことはある。ただし，発達そのものが止まるか，今までできたことができなくなっている場合には（退行），白質ジストロフィーや何らかの神経変性疾患を想起しなければならない。

■慎重に確認すべき画像部位
- 中枢神経の髄鞘化を診断する際に，まず重要な部位は内包後脚である。髄鞘化が正常であれば，出生時にT1強調画像で内包後脚は高信号を示さなければならない。
- 次に重要な部位として，正常であればおよそ生後4か月に脳梁膨大部，およそ生後6か月に脳梁膝まで髄鞘化が進む。T2低信号は成熟した髄鞘を，T1高信号はプロテオリピドタンパク質（PLP）を反映している。脳梁はおよそ生後3〜10か月にかけて，後方から前方へ向かって髄鞘化が進む（図2.11）。
- 上衣下胚層出血や脳白質障害の所見がないかを注意深く確認する。これらが左右対称に存在している場合には，時に見過ごしてしまうことがある。

■重要な陽性・陰性所見
- 画像の髄鞘化の程度が暦年齢と合っているかを確認する。（患者が早産児であれば）修正月齢に基づいて判断する。

■フォローアップのポイント
- 患者の発達に退行を認める場合には，フォローアップMRIに加え，白質ジストロフィーの検査を考慮する。

31.3.2　頭痛
■オーダーすべき画像検査
- 何よりもまず，どの画像検査が必要かを判断することが大切である。外傷歴や神経学的所見がある場合には，CTをまず始めに確認して，必要があればMRIを撮影するのが一般的だろう。
- 外傷歴のある患者にMRIを撮影する場合には，磁化率強調画像（SWI）を加えるのがよい。
- 急性片頭痛の既往があれば，灌流画像〔動脈スピンラベル法（ASL）〕を考慮する。

■画像診断のうえで重要となる病歴
- 外傷歴がないか。
- 頭痛が急性か慢性か。
- 頭痛部位（前頭部など）。
- 頭痛を悪化するような要素や合併症状はないか。
- 頭痛に関連するかもしれない検査歴（腰椎検査など）がないか。
- 神経学的所見があれば一過性で治まったか，もしくは現在も続いているのか。

■慎重に確認すべき画像部位
- 慢性片頭痛では，T2強調画像・FLAIR画像で皮質近傍，特に上前頭回直下に点状高信号が現れることがある。
- 副鼻腔に炎症を示唆する所見がないかを確認する。
- 小脳扁桃にも目を配り，Chiari奇形I型の有無も確かめる。

■重要な陽性・陰性所見
- 上記に同じ。

■フォローアップのポイント
- 患者に神経学的所見があるにもかかわらず，CTに有意な所見がない場合には，MRIを撮影するのが妥当であろう。それ以外では，一般的に画像のフォローアップは必要がなく，頭痛の診断に長けた臨床医による問診と診察が何より重要となる。

31.3.3　けいれん
■類語
てんかん，ひきつけ，点頭てんかんなど。

■オーダーすべき画像検査
- 第1選択は脳MRIである。
- 患者に感染徴候，腫瘍を生じる基礎疾患（結節性硬化症など）がある場合には，造影MRIが適応となる。
- 外傷歴があれば，磁化率強調画像（SWI）を追加する。
- MRIが正常であるにもかかわらず，脳波（EEG）

に局所的な所見が存在する場合には，SPECT を考慮する。

- 最近の外傷歴がある場合や脳の石灰化を疑う場合には，CT が有用である。
- てんかん手術前検査に機能的 MRI（fMRI）を行うことも多い。

■画像診断のうえで重要となる病歴

1. 新規発病か，以前にもけいれん歴があるか
2. けいれんのタイプ（強直間代性発作，欠神発作，笑い発作など）
3. 外傷歴
4. 何らかの遺伝性疾患や皮膚神経症候群の既往
5. 早産児か，正期産児か

■慎重に確認すべき画像部位

- 海馬，脳弓，乳頭体を注意深く読影することが大切である。左半身にけいれんがあれば右大脳半球に，右半身にけいれんがあれば左大脳半球に注目する。笑い発作の場合は視床下部に異常がないかを確認する。
- 異所性灰白質や神経細胞遊走異常に起因する先天性疾患がないかを拡散強調画像（DWI）で確認する。

■重要な陽性・陰性所見

- けいれん患者では，海馬の形態と信号強度もレポートする。

■フォローアップのポイント

- てんかん医と連絡を密にし，脳波（EEG）や臨床経過から何らかの局所性のてんかん原性が疑われる場合には，画像を見返して，見落としがないかを再確認する。
- より高解像度の MRI 撮影が可能であれば，それで再撮影することも考慮する。

31.3.4　新生児けいれん
■オーダーすべき画像検査

- 磁化率強調画像（SWI）を含めた脳 MRI を撮影する。
- 新生児けいれんでは一般的には造影剤は使用しな

いが，感染徴候がある場合には造影剤使用を考慮する。

- 白質ジストロフィーを疑わせる所見があれば，MR スペクトロスコピー（MRS）を考慮する（MRS だけで白質ジストロフィーを確定診断することはできないが，鑑別疾患を狭めるのに有用である）。
- 臨床経過上，低酸素性虚血性脳症を疑う場合は，thin-section 拡散強調画像（DWI）で冠状断像を撮影する（superscan）。
- 海馬の浮腫は拡散強調横断像（DWI）ではアーチファクトと見極めが難しく，thin-section 拡散強調冠状断像（DWI）で観察するほうがよい。

■画像診断のうえで重要となる病歴

- 在胎週数を含む出生歴

■慎重に確認すべき画像部位

- 髄鞘化の進行度と上衣下胚層出血など脳出血の痕跡がないかを確認する。

■重要な陽性・陰性所見

- 上記に同じ。

■フォローアップのポイント

- てんかん医と連絡を密にとることが重要である。

31.3.5　皮膚の異常と神経皮膚症候群
■オーダーすべき画像検査

- MRI が最も重要で，造影画像が好ましい。
- 結節性硬化症（TSC）や Sturge-Weber 症候群のように，頭蓋内に石灰化を起こす疾患では磁化率強調画像（SWI）や CT も撮影するとよい。
- McCune-Albright 症候群では，線維性骨異形成症などの合併症を精査するために CT を撮影する。
- 神経線維腫症 2 型（NF2）では，内耳道画像プロトコールに脳神経画像と thin-section 造影 T1 強調画像を含めて撮影する。

■画像診断のうえで重要となる病歴

- 皮膚所見の種類と部位（表 31.1）。
- 関連する臨床経過（けいれん，発達障害など）。
- 家族歴。

307

表 31.1　皮膚所見と関連する神経皮膚症候群

皮膚所見	関連する神経皮膚症候群
セイヨウトネリコ様白斑	結節性硬化症（TSC）
顔面血管線維腫（脂腺腫）*	結節性硬化症（TSC）
粒起革様皮	結節性硬化症（TSC）
カフェオレ斑	神経線維腫症（NF1），Mc-Cune-Albright 症候群
毛細血管腫（複数）	PHACES 症候群
低色素斑	伊藤白斑
火焔状母斑（三叉神経領域の顔面ポートワイン斑）	Sturge-Weber 症候群（SWS）
青黒色の多発する母斑	青色ゴムまり様母斑症候群

PHACES：posterior fossa malformation（後頭蓋窩奇形），hemangioma（血管腫），arterial anormaly（動脈奇形），cardiac defect（心奇形），eye abnomality（眼奇形），sternal cleft（胸骨分離），supra-umbilical raphe（臍上部の瘢痕線）
*訳注：病理学的に顔面の皮疹には「皮脂腺」が含まれていないことが解明されており，現在では顔面血管線維腫に一括されている。

■慎重に確認すべき画像部位

- 結節性硬化症（TSC）：上衣下結節のサイズを確認する。10 mm 以上もしくは急速に増大する結節は上衣下巨細胞性星細胞腫（SEGA）と診断する。石灰化を伴う皮質異形成はてんかん原性の原因となる。
- 神経線維腫症 1 型（NF1）：増強効果を伴う病変，異常な T2 高信号病変，肥厚を認める視神経，視交叉，視路がないかを確認する。蝶形骨に左右非対称がないか，頭蓋外軟部組織に神経線維腫が存在しないかを確かめる。内頸動脈末端とレンズ核の周囲に T2 強調画像でフローボイド flow void があれば，もやもや病を示唆する所見である。
- 神経線維腫症 2 型（NF2）：脳神経Ⅲ〜Ⅻに神経線維腫がないかを確認する。髄膜腫を見逃さないようにする。脊髄に上衣腫がないかを評価する。
- Sturge-Weber 症候群：大脳，側脳室房の脈絡叢の左右非対称，頭蓋内石灰化，網膜増強効果の非対称，眼球前房深度の非対称（緑内障）を確認する。

■重要な陽性・陰性所見

- 結節性硬化症（TSC）：上衣下巨細胞性星細胞腫を示唆するようなサイズが大きい，もしくは増大する上衣下結節がないかを確認する。
- 神経線維腫症 1 型（NF1）：増強効果を伴う病変がないかどうかを確認する。視神経路に異常がな

いか，蝶形骨翼異形成がないかを確かめる。
- 神経線維腫症 2 型（NF2）：前庭神経鞘種の発症と関係がある顔面神経，蝸牛神経の位置を描写する。
- Sturge-Weber 症候群：頭蓋石灰化と造影。

■フォローアップのポイント

- 皮膚所見が乏しい神経皮膚症候群：臨床経過に応じてフォローアップする。神経皮膚症候群であれば，それぞれの疾患に合ったフォローアップを計画する。例えば，幼少期には毎年画像を撮影して，学童期から思春期には 2 年に 1 回とする，などである。

31.3.6　運動障害

ミオクローヌス vs. 片麻痺 vs. 痙直 vs. 失調。

■オーダーすべき画像検査

- 脳 MRI をオーダーするのが一般的であり，多くの症例で造影剤は必要としない。
- 早産の既往がある場合には磁化率強調画像（SWI）も追加するとよい。
- 異常部位をはっきりと同定できない場合には，けいれんプロトコールを考慮する。
- 運動失調や説明のつかない痙直が存在する場合には，脊髄 MRI も考慮する。

■画像診断のうえで重要となる病歴

- 運動障害は最近発症したのか先天性か。
- 既往歴に運動障害となる遺伝的素因や症候群はないか。
- 早産や脳性麻痺（特に半身麻痺や痙直など）はないか。
- 症状は両側性，もしくは対称性か。
- 上肢，下肢，もしくはすべての四肢に分布するか。
- 体幹，四肢に加えて顔面にも存在するか。
- 患者の発達は年齢相当か。

■慎重に確認すべき画像部位

- けいれんの精査と同様に行い，海馬にも目を凝らす。
- 脳幹や小脳の形態にも注意する。

- 灰白質に異常がないかを確認する。

■重要な陽性・陰性所見
- けいれんで確認する内容と同様である。

■フォローアップのポイント
- 髄鞘化が画像上で十分に発達する2歳以前に画像で異常を認めなくても，2歳以後に再度撮影すると異常所見を同定できることがある。何らかの神経疾患が考えられるが診断がつかない場合には，2歳以後に脳と脊髄のMRIを撮影することを考慮する。

31.3.7 低身長，成長の異常
■オーダーすべき画像検査
- 造影前後の下垂体MRIプロトコール

■画像診断のうえで重要となる病歴
- 下垂体，視床下部の先天性奇形を示唆する病歴がないかを確認する。異所性下垂体後葉では下垂体前葉機能不全を伴うことがあり，なかでも成長ホルモン不全症が多い。

■慎重に確認すべき画像部位
- 下垂体だけではなく，脳全体に異常がないかを確認する。

■重要な陽性・陰性所見
- 下垂体後葉が正しい場所にあるかをコメントする。

■フォローアップのポイント
- 内分泌代謝科医と連携することが大切である。画像検査のフォローアップ時期は成長ホルモン治療の有無によっても異なる。

31.3.8 思春期早発症
■オーダーすべき画像検査
- 造影前後の下垂体MRIプロトコール

■画像診断のうえで重要となる病歴
- 患者の年齢。女児が8歳で乳房が膨らみ始めるのは思春期早発症である。しかし，肥満児の増加

に伴い，こうした患者は増加しており，ほとんどのMRIは正常である（若年女性では生理的な下垂体腫大を認めることはある）。
- 思春期早発症がより早く，3歳頃に現れる場合はさらに心配であり，下垂体と副腎の評価が必要となる。

■慎重に確認すべき画像部位
- ルーチン下垂体画像と同様。

■重要な陽性・陰性所見
- ルーチン下垂体画像と同様。

■フォローアップのポイント
- 内分泌代謝科医と連携をとることが大切である。

31.3.9 腫瘍もしくは頭蓋内腫瘤
■オーダーすべき画像検査
- 造影前後の脳MRIと頸椎・胸椎・腰椎MRI
- T1およびT2強調画像はthin-sliceで撮影できるとよい。
- 拡散強調画像（DWI）とADC mapも病変部の質的評価に非常に重要である。
- 血管が巻き込まれているようであれば，MRAも追加する。

■画像診断のうえで重要となる病歴
- 患者の年齢。
- 既往歴に何らかの遺伝性疾患や症候群がないか。

■慎重に確認すべき画像部位
- 患者の全身をくまなく検索することが大切である。転移が存在しても必ずしも増強効果があるとは限らない。通常のT1およびT2強調画像よりも，拡散強調画像（DWI）や造影FLAIR画像のほうが転移を確認しやすいこともある。脊柱は全体をくまなく見渡し，硬膜嚢の最尾側まで撮影範囲に入れる。
- 腫瘍が脳表面でなく深部にある場合には，腫瘍に近接する血管がないか注意を払い，存在すればレポートする。脳外科医の手術経路に血管の有無が問題になるかもしれないからである。

■重要な陽性・陰性所見
- 腫瘍のサイズ，部位，周囲組織との境界性状，マスエフェクトの有無，信号強度，増強効果，ADC 値をレポートする。
- 周囲血管と主要神経組織（視路や内包後脚など）との位置関係についても言及する。
- 腫瘍が疑わしければ，転移の有無も確認する。

■フォローアップのポイント
- 腫瘍は外科系医師が治療に大きく関与する。術後の画像フォローアップは，腫瘍の切除範囲や病理組織の結果によって決定される。

31.3.10　早産児
■オーダーすべき画像検査
- 在胎 32 週未満の早産児では，上衣下胚層出血（GMH）を確認するために，経頭蓋脳超音波をルーチンに行う。一般的には生後 2 週以内にまず行う。在胎 32 週以上に関しては早産児というだけでは脳超音波の適応にならないが，何らかの神経学的所見を合併する場合には必要である［訳注：早産児のルーチン経頭蓋脳超音波の適応については日米間や施設間で差があるので，各施設の小児科，新生児科で確認するのがよい］。
- 早産児であった患児（特に在胎 36 週未満）に MRI を撮影する場合は，上衣下胚層出血を検索するために，磁化率強調画像（SWI）を追加する。

■画像診断のうえで重要となる病歴
- 在胎週数の確認がまず重要である。在胎 26 週と在胎 36 週で出生した患児では，脳神経障害のパターンと程度が異なるからである。

■慎重に確認すべき画像部位
- 側脳室体部の側壁に上衣下胚層出血の痕跡はないか。
- 早産児であった患児の MRI で，側脳室後角の重力下面に沿って沈着するヘモジデリンが，唯一の上衣下胚層出血の痕跡であることがある。

■重要な陽性・陰性所見
- MRI 撮影時には髄鞘化パターンをレポートする（たとえ年齢相当の正常髄鞘化であったとしても）。
- 磁化率強調画像（SWI）撮影時には以前の脳実質出血もしくは上衣下胚層出血の痕跡がないかをレポートする（たとえ出血を認めなくても）。

■フォローアップのポイント
- 超低出生体重児では，経頭蓋脳超音波を生後間もなくまず行い，修正 36 週時にフォローアップ超音波を行う。病院ごとに経頭蓋脳超音波を行う適応や時期を統一しておくと，現場の混乱を防ぐことができる。

31.3.11　水頭症
■オーダーすべき画像検査
- 慢性水頭症の急性増悪：造影なしの CT，もしくは可能であればシングルショット T2 強調画像などの迅速に撮影できる MRI がよい。
- 新規発症の水頭症：一般的にはまず CT を撮影して全体像をつかみ，次に MRI を撮影する。MRI では出血を同定するために磁化率強調画像（SWI）も撮影する。両側側脳室と第 3 脳室の拡大を伴う閉塞性水頭症の場合では，CISS/FIESTA 矢状断像と CSF flow study（横断・矢状断像）で中脳水道の状態を評価する。脳脊髄液路を閉塞する腫瘍を認めた際には，造影 MRI も行う。
- 出血の既往がある新生児水頭症：経頭蓋脳超音波を定期的に行い，手術が必要であれば，CT もしくは MRI を術前に撮影する。
- 出血の既往がない新生児水頭症：磁化率強調画像（SWI）を含めた MRI を撮影する。
- 隔壁を伴った水頭症にシャントが留置されているが縮小効果が乏しい場合：脳外科医による CT シャント造影を考慮する。CISS/FIESTA 画像で水頭症の嚢胞壁と隔壁を評価する。

■画像診断のうえで重要となる病歴
- 早産の既往。
- 感染徴候の有無。
- シャントの留置部位。
- シャントの最近の変更歴。
- シャントは MRI 撮影時にその設定圧が影響を受けるタイプかどうか。影響を受けるタイプであれ

ば，脳神経外科チームがシャント設定圧を再設定できる環境が整うまで，MRI撮影を行わない。

- シャント機能不全が疑われているのであれば，その理由は何か（嘔吐，頭痛，意識不良など）。

■慎重に確認すべき画像部位
- 第3脳室の形態に注目して読影する（視交叉陥凹，漏斗陥凹，第3脳室終板，第3脳室底）。
- 中脳水道に狭窄があるとフローボイド flow void が観察されることがある。
- 脳室周囲の脳実質容積に注目する。脳実質の萎縮が進んでいれば，水頭症ではなくて脳萎縮性脳室拡大（ex-vacuo enlargement）である場合もある。
- 以前に脳出血や感染の既往がないのに，中脳水道狭窄症を認めた場合には rhombencephalosynapsis も鑑別に入れる。
- 内視鏡下第3脳室底開窓術（ETV）が予定されている患者では，CISS/FIESTA画像で脳底動脈先端部，後交通動脈と第3脳室の位置関係を確認して，近接しているのであれば脳神経外科医に直接連絡する。

■重要な陽性・陰性所見
- 慢性水頭症の急性増悪：
  (1)脳室のサイズに変化があるかを確認する。
  (2)シャントの位置に変化がないか，撮影範囲内のシャントに破損や屈曲がないかを確認する。
  (3)以前の画像と比較する際には，どのくらいの時間差があるかも報告する（脳室のサイズが以前と画像と比べてわずかに変化があったとしても，その画像が撮影されたのが数週間前か数年前かで臨床的意義が異なる）。
- MRI：中脳水道は開存しているか。
- 内視鏡下第3脳室底開窓術（ETV）後の画像：開窓部は開存しているか。

■フォローアップのポイント
- 水頭症が診断されてすでに治療が開始された例に対しては，被曝量を抑えたCTプロトコールもしくは迅速に撮影できるMRIプロトコール（シングルショット法など）でフォローアップすることを考慮する。

- 圧設定が必要なシャントが留置されている場合には，MRI撮影後に迅速に再設定を行う。

31.3.12　大頭症
■オーダーすべき画像検査
- 大頭症には水頭症，脳腫瘍，硬膜下血腫など器質的疾患が潜んでいることがある。実際の多くはこれら疾患が関与することは少ないのだが，緊急に治療が必要となる場合も確かに存在するために，すぐに撮影可能なCTがしばしば選択される。待機的に画像を撮影してもよい状況ではMRIも有用である。

■画像診断のうえで重要となる病歴
- 患者の年齢：非常に重要な情報である。良性のくも膜下腔拡大は通常は生後6か月頃に見つかり，生後12〜24か月にかけて自然に軽快する。良性乳児くも膜下腔拡大（BESSI）は大頭症が並存するときのみ診断できる（脳実質容積は正常だが，頭蓋骨が脳実質に比して大きく成長するために，くも膜下腔が拡大する）。頭蓋の大きさが正常にもかかわらず，くも膜下腔が著明に拡大している場合には，脳実質容積の縮小が鑑別に挙がる。また重要な点として，CTでは良性乳児くも膜下腔拡大と硬膜下水腫の鑑別は難しいことは覚えておいてほしい。
- 頭囲の成長曲線：頭囲が大きくて90パーセンタイルだが，過去6か月の間，ずっと90パーセンタイルである患者はあまり心配する必要はないかもしれない。しかし，同じように頭囲が90パーセンタイルだが，数か月前には50パーセンタイルであった患者では，頭囲が急速に大きくなっているため精査する必要がある。
- 家族歴：両親の頭蓋が比較的大きいと，生まれた子どもの頭蓋も大きくなる傾向がある。

■慎重に確認すべき画像部位
- 水頭症の徴候がないかを確認する。脳室拡大があれば，（特に側脳室前角周囲に）脳室周囲間質性浮腫（periventricular interstitial edema）がないか，第3脳室の視交叉陥凹，漏斗陥凹に拡大がないかを評価する。脳実質萎縮による脳室拡大で

Part5

補足資料3

31

クイックレファレンス

311

は，視交叉陥凹，漏斗陥凹の拡大は認めない。

- 脳室拡大を認めた場合には，過去の画像と比べて変化があるか，また脳実質萎縮による脳室拡大の可能性はないかを検討する。

- くも膜下腔は正常かどうかを確かめる。

■重要な陽性・陰性所見

- 脳室径と頭蓋形態についてもレポートする（担当医は水頭症の可能性も念頭に置いて，画像を撮影したかもしれないため）。

■フォローアップのポイント

- フォローアップ画像の時期は臨床経過と脳神経外科の評価による。

31.3.13　小頭症
■オーダーすべき画像検査

- 小頭症は脳の発育障害のために生じることがあり，原因が判明できない例も多い。

- 小頭症の評価をするうえで最もよい画像検査はMRIである。造影剤は一般的には必要はないが，過去に脳出血を起こしていないかを確認するために磁化率強調画像（SWI）は行う。

■画像診断のうえで重要となる病歴

- 在胎週数：小頭症は早産児，特に上衣下胚層出血や脳白質障害の既往がある患者に多くみられる。

- 頭囲の成長曲線：頭囲が小さくて20パーセンタイルだが，過去6か月の間，ずっと20パーセンタイルである患者はあまり心配する必要はないかもしれない。ただし，同じように頭囲が20パーセンタイルだが，数か月前には50パーセンタイルであった患者では，頭囲が急速に小さくなっているため精査する必要がある。

- 家族歴：両親の頭蓋が比較的小さいと，その間に生まれた子どもの頭蓋も小さくなる傾向がある。

■慎重に確認すべき画像部位

- 脳出血の既往。磁化率強調画像（SWI）を確認する。

- 脳白質容積の減少がないか（特に頭頂後頭葉）。両側の脳白質容積が対称性に減少していると，評価が難しくなるので気をつける。

- 脳白質容積の減少を認めた際には，脳灰白質容積も評価する。一般的に早産児では脳灰白質に比べて，脳白質の減少が著明である。

- 小脳と脳幹は正常か。

■重要な陽性・陰性所見

- 脳損傷の所見がないかをレポートする。

■フォローアップのポイント

- 画像のフォローアップは臨床経過次第である。

31.3.14　頭蓋形態の異常
■オーダーすべき画像検査

- 頭蓋形態の異常を診た際には，頭蓋縫合早期癒合症は常に鑑別に入れる必要がある（図15.3）。しかし，斜頭のように頭蓋の一部のみが扁平になっている場合のほとんどは，いつも決まった側に頭を向けて寝ているために生じる頭位性斜頭症である。そのため，頭蓋形態の異常を診た際にまず行わなければならないことは，頭囲性斜頭症と頭蓋縫合早期癒合症の違いをよく知る医師にきちんと診察してもらうことである。それでもはっきりしなければ，頭蓋骨CTから三次元再構築画像（3D）を構築すれば，頭蓋縫合の開存性が明瞭となる。

- 過去には単純X線写真画像が頭蓋縫合早期癒合症の評価に主に用いられたが，CTより感度，特異度ともに低いために用いられることは少なくなった。そのために，最近の放射線科医が頭蓋骨単純X線写真を読影する機会を失ったのは問題である。

■画像診断のうえで重要となる病歴

- 頭蓋形態と関連する身体所見や遺伝症候群の既往がないか。

- 家族歴：頭蓋形態は家族の頭蓋に類似することがある。短頭は東アジア人に多い傾向があり，特に合併奇形がなければ正常形態である［訳注：日本人を含めた東アジア人は顔の横幅より奥行のほうが短い「短頭」が多く，西洋人では，顔の横幅より頭の奥行が長い「長頭」が多いとされている］。

■慎重に確認すべき画像部位
- 大後頭孔狭窄（軟骨無形成症に多い）など頭蓋底の異常を確認する。
- 頸静脈孔狭窄の有無を確認する。頸静脈孔狭窄は軟骨無形成症など頭蓋底の発達奇形を合併する疾患に認めることがあり、頭蓋内圧亢進や水頭症につながるおそれがある。

■重要な陽性・陰性所見
- 頭蓋縫合が年齢相当で左右対称か確認する。

■フォローアップのポイント
- 他に奇形を認めない散発性の矢状縫合早期癒合症でない限り、頭蓋縫合早期癒合症は遺伝的精査が必要となる。
- 正常範囲と考えられる頭蓋変形〔短頭や他に奇形を認めない bathrocephaly（ラムダ縫合から後頭部が後部に突出した状態）や位置性斜頭症以外の上記に挙げた頭蓋異常の患者は、画像精査を考慮する。

31.3.15　左右の大脳が非対称である疾患
Sturge-Weber 症候群 vs. Rasmussen 脳炎 vs. 片側巨脳症 vs. 過去の脳損傷。

■画像診断のうえで重要となる病歴
- 左右の大脳が非対称である場合は、CT と MRI の両方ともに役に立つ。CT は石灰化の描出に優れ、MRI は脳実質の描出に優れる。
- 磁化率強調画像（SWI）で過去の出血を同定できる。
- 患者によっては造影剤を用いて撮影する。

■画像診断のうえで重要となる病歴
- けいれんの既往。
- Sturge-Weber 症候群を示唆する皮膚所見の有無。

■慎重に確認すべき画像部位
- 側脳室拡大の有無（大脳形態に異常があれば、側脳室のサイズに異常がみられることも多い）。
- 患側の大脳半球のほうが大きい場合：おそらく過誤腫的に異常増殖した片側巨脳症。
- 患側の大脳半球のほうが小さい場合（片側巨脳症

よりもこちらのほうが多い）：
  - 大脳半球全体が小さい：てんかん発作を呈していれば Rasmussen 脳炎の可能性
  - 大脳半球の一部が小さい：過去の脳梗塞や脳損傷
- 皮質静脈還流異常を伴う局所的な脳萎縮：Sturge-Weber 症候群。顔面のポートワイン母斑はほとんどにみられる。
- Dyke-Davidoff-Masson 現象：脳萎縮が急性ではなくて、長期にわたることを示唆する所見。

■重要な陽性・陰性所見
- 大きい（小さい）大脳半球が健側か患側かを鑑別する。

■フォローアップのポイント
- Sturge-Weber 症候群であれば、造影 MRI および CT がフォローアップに有益である。それ以外の疾患ではフォローアップ方法は患者ごとに異なるため、臨床経過をもとに判断する。

31.3.16　代謝性疾患（既知または疑い）
■オーダーすべき画像検査
- 脳 MRI（一般的に代謝性疾患の精査では造影は必要ない）。
- 磁化率強調画像（SWI）も一部の代謝性疾患の診断に有用と報告されている〔頭蓋内石灰化を呈する疾患（Aicardi-Goutieres 症候群など）や鉄沈着を呈する疾患（鉄蓄積性神経変性症）など〕。
- MRS を short-echo もしくは long-echo single-voxel 法で深部灰白質と深部白質（前頭葉もしくは頭頂後頭葉のいずれか）からスペクトルを測定する。

■画像診断のうえで重要となる病歴
- 全身を侵すような代謝性疾患の既往。
- 頭蓋の大きさは正常か。大頭症、小頭症はないか。
- 発達遅延や退行の有無。

■慎重に確認すべき画像部位
- 異常信号の分布と信号強度は鑑別疾患を狭めるのに非常に有用である。

313

- 異常部位は白質優位，灰白質優位のいずれか，もしくは両方に同じように分布しているか。
- 異常部位は前頭葉優位，後頭葉優位のいずれか，もしくは脳全体に分布しているか。
- 小脳に異常を認めるか。
- 異常部位は深部白質優位，皮質・皮質下白質優位のいずれか，もしくは両方に同じように分布しているか。
- 以前の画像があれば注意深く比較して，異常部位の分布と脳サイズに変化がないかを確認する。

■重要な陽性・陰性所見
- 灰白質に異常がないか（ミトコンドリア病ではしばしば灰白質に異常を認める）。
- MRS で乳酸の上昇があれば，ミトコンドリア病など嫌気性代謝を疑う根拠になる。

■フォローアップのポイント
- 症状が進行性であれば，フォローアップ画像を計画する。
- 診断が明らかでない場合は，脊髄MRIも考慮する。

31.3.17　後頭蓋窩の嚢胞性疾患
　巨大大槽 vs. Blake's pouch cyst vs. くも膜嚢胞 vs. Dandy-Walker スペクトラム（図 4.9）。

■オーダーすべき画像検査
- 後頭蓋窩の評価には MRI が第 1 選択となる。

■画像診断のうえで重要となる病歴
- 早産児の既往。
- 神経発達異常の有無。
- 何らかの症候群など遺伝性疾患を示唆する臨床経過の有無。

■慎重に確認すべき画像部位
- 診断の鍵を握る部分は小脳虫部の形態である。小脳虫部が正常であれば，Dandy-Walker スペクトラムではない。
- 脳梁形成不全などテント上に異常がないかを確認する。

■重要な陽性・陰性所見
- 小脳虫部と脳幹の容積と形態は正常か異常か。
- 静脈洞交会は正常か異常か。
- 脳梁は正常か異常か。
- 脳室は正常か異常か。

■フォローアップのポイント
- 臨床経過による。特記すべきポイントはない。

31.3.18　脳梁異常
■オーダーすべき画像検査
- 脳 MRI（一般的に脳梁の精査では造影は必要ない）。
- 脳梁周囲に脂肪腫を疑った場合には，脂肪抑制前後の T1 強調画像を撮影する。
- 局所的な脳梁菲薄化のように，過去の脳損傷やそれに起因する Waller 変性を疑う所見があれば，磁化率強調画像（SWI）を追加する。

■画像診断のうえで重要となる病歴
- 患者の年齢。
- 臨床経過。
- 顔面正中部の形成異常（口唇・口蓋裂，単一中切歯，下垂体異常など）。

■慎重に確認すべき画像部位
- 下垂体など顔面正中部の形成異常に関連する部位を注意深く観察する。
- 交連（特に前交連）の形態を評価する。
- 脳梁が異常であれば，tubulinopathy を鑑別するために，後頭蓋窩の形態と脳の左右対称性を確認する［訳注：最近になり，*tubulin* 遺伝子変異による脳の形成異常である "tubulinopathy" という疾患概念が広まりつつある。滑脳症，多小脳回，厚脳回など脳回の異常に加えて，脳梁の異常，小脳低形成など後頭蓋窩の異常を示す他，さまざまな左右非対称の脳神経組織異常を伴うのが特徴である］。
- 脳梁が無形成であれば，半球間裂嚢胞の存在を確認する。女性に脳梁無形成を認めた際には，Aicardi 症候群の可能性も考慮して，眼に異常がないかを確認する。

■重要な陽性・陰性所見
- 脳梁はすべて存在するか。欠損部があれば、存在している部分と欠損している部分を明記する。
- 脳梁の形態は正常か。
- 脳梁の前後径は正常か。

■フォローアップのポイント
- 臨床経過による。特記すべきポイントはない。

31.4 頭頸部

31.4.1 眼球運動異常
眼振 vs. 斜視 vs. 内斜視 vs. 外斜視 vs. 近視 vs. 減数分裂など。

■オーダーすべき画像検査
- 一般的には脳 MRI が第 1 選択となる。眼窩 MRI を追加できればなおよい。
- 造影を用いて造影前後を比較。
- 脳神経の評価が必要であれば、CISS/FIESTA 横断を考慮〔特に内斜視がある場合(CNVI麻痺)〕。
- 異常眼球運動(オプソクローヌス)を認める患児は、脳や眼窩の評価よりも、神経芽細胞腫の可能性を考慮して副腎を超音波、CT、もしくは MRI で評価しなければならない。

■画像診断のうえで重要となる病歴
- 眼球運動異常は新規発症か、もしくは慢性の経過をたどっているのか。
- 片側か両側か。
- 視覚に異常はないか。

■慎重に確認すべき画像部位
- 脳幹、斜台、錐体尖、海綿静脈洞に異常はないか。
- (眼窩画像がなければ)脳画像に撮影されている範囲の眼窩に異常はないか。
- 斜視は網膜芽細胞腫などの眼球腫瘍、横紋筋肉腫などの眼窩腫瘍に起因する場合があることを覚えておく。

■重要な陽性・陰性所見
- 脳画像を元に眼窩を評価した際には、眼窩画像を

もとに評価したわけではないことを記載する(眼窩の評価には眼窩画像のほうがより鮮明な画像を得ることができるからである)。

■フォローアップのポイント
- 臨床経過による。特記すべきポイントはない。

31.4.2 視神経低形成
■オーダーすべき画像検査
- 脳 MRI(一般的に視神経低形成の精査では造影は必要ない)。
- 眼窩 MRI はさらに望ましい。
- thin-section 下垂体 T1 強調矢状断像と、thin-section 脳 T1 強調画像

■画像診断のうえで重要となる病歴
- 発達遅滞の有無。
- けいれんの有無。

■慎重に確認すべき画像部位
- 透明中隔の有無。
- 下垂体後葉は正常位置にあるか、異所性後葉がないか。
- closed-lip 型裂脳症の有無。
- 視神経低形成の有無(眼窩画像でないと評価は難しい)。

■重要な陽性・陰性所見
- 透明中隔の有無
- 下垂体後葉は正常位置にあるか、異所性後葉がないか。

■フォローアップのポイント
- 臨床経過による。特記すべきポイントはない。

31.4.3 難聴
伝音性 vs. 感音性、先天性 vs. 後天性、急性発症 vs. 緩徐進行性。

■オーダーすべき画像検査
- 感音性難聴(先天性):原因検索に最も有用な画像検査はおそらく側頭骨 CT(骨条件)である。MRI

315

も内耳道の脳神経の状態を評価するために使用される。MRIによる脳神経の評価は，特に蝸牛神経管狭窄が存在する場合や，人工内耳留置を計画する際にはきわめて重要である。

- 感音性難聴（後天性）：CTとMRIの両方を考慮する。造影も必要になる場合がある。
- 伝音性難聴：側頭骨CT。

■画像診断のうえで重要となる病歴
- 患側はどちらかはっきりと確認する。レポートにも明記する。
- 難聴は伝音性か，感音性か，混合性か。
- 難聴は先天性か後天性か。
- 難聴は進行性か。
- 何らかの遺伝性疾患を示唆する臨床経過の有無。
- 難聴は聴覚検査で診断確定されているのか（耳鼻咽喉科医から紹介された患者ではすでに精査されていることが多い），もしくは疑われているだけか。

■慎重に確認すべき画像部位
- 患者の臨床情報が画像診断に最も重要な鍵となる。
- 感音性難聴の側頭骨CTでは，前庭水管径と蝸牛神経管径を確認する。
- 人工内耳留置を計画している場合では蝸牛軸の有無を確認する。
- 感音性難聴の側頭骨CTで，蝸牛神経管に狭窄があれば（<〜1 mm），蝸牛神経低形成もしくは無形成を疑う根拠となる。
- 伝音性難聴の側頭骨CTでは，一見正常にみえても，撮影範囲すべてに目を通す必要がある。

■重要な陽性・陰性所見
- 蝸牛，前庭，半規管の形態を確認する。
- 前庭水管径を確認する。
- MRIで脳神経を評価した際に，蝸牛神経を確認する。

■フォローアップのポイント
- 人工内耳留置を検討している患者に蝸牛神経管に狭窄もしくは閉塞が疑われた際には，内耳道をCISS/FIESTA横断・矢状断像で撮影するとよい。蝸牛神経の存在と大きさを確定するうえで有用で

ある。

31.5　脊柱

31.5.1　仙骨部皮膚陥凹
脊髄円錐，脊髄終糸，先天性皮膚洞，類上皮嚢胞，脂肪腫，毛巣洞を主に評価する。

■オーダーすべき画像検査
- 生後数か月内であれば超音波が第1選択であり，それ以後であればMRIが適応となる。
- 骨奇形が疑われれば，CTも有用である。
- 炎症もしくは感染徴候があれば，脂肪抑制を用いた造影T1強調画像，T2強調画像が有用である。

■画像診断のうえで重要となる病歴
- MRI撮影の前に，仙骨部皮膚陥凹にビタミンEカプセルなどを置いてマーキングしておく。
- 殿裂（お尻の割れ目）より上に皮膚陥凹がある場合は脊髄病変を合併している可能性が高くなる。
- 皮膚陥凹の深さとサイズを測定する。深くてサイズが大きくなるほど，病変を合併する可能性が高くなる。
- 皮膚陥凹に色調変化や多毛が存在すると，病変を合併する可能性が高くなる。
- 液体漏出，感染，炎症徴候の有無。
- 歩行障害，運動失調，膀胱直腸障害の有無。

■慎重に確認すべき画像部位
- 脊髄円錐の位置と形態を評価する。
- 膀胱壁肥厚の有無（神経因性膀胱）。
- 仙骨，尾骨の形態を評価する（毛巣洞を伴う患者には，尾骨の後屈をしばしば認める）。

■重要な陽性・陰性所見
- 脊髄円錐の位置と形態を評価する。
- 皮膚陥凹から硬膜嚢に先天性皮膚洞が存在しているかどうか。存在していれば，嚢胞もしくは腫瘤（類皮嚢胞や脂肪腫など）も潜んでいないか。
- 脊髄終糸の大きさと信号強度。
- 脊髄係留症は最終的には臨床診断である。確かに脊髄係留症を示唆する画像所見は知られているが

（低位脊髄円錐，脊髄終糸肥厚など），身体所見なくして脊髄係留症の確定診断はできないことを念頭に置いておく。つまり，MRI 画像のみでは脊髄係留症を完全に除外診断することはできない。

■フォローアップのポイント
- 超音波で何らかの病変が疑わしければ，MRI で精査する。
- それ以外であれば，臨床経過に応じてフォローアップ画像を計画する。

31.5.2　側弯症
主に脊椎画像で評価する。

■オーダーすべき画像検査
- 思春期特発性側弯症の画像検査は単純 X 線写真写真のみで十分なことが多い。
- 思春期特発性側弯症として非典型的な場合〔8 歳未満で発症，男性，急速に進行，脊椎分節化障害の存在，神経学的所見の異常，非典型的な弯曲（非 S 状弯曲）〕は，CT もしくは MRI の断層写真で精査を考慮する。
- T2 強調冠状断像は側弯症の精査に非常に有用である。弯曲が重度であれば，撮影時間はかかるが，脊柱の横断・矢状断像を考慮する。思いがけずに水髄症もしくは脊髄空洞症が存在した場合，もしくは神経皮膚症候群の既往がある場合には，造影 MRI を追加する。
- CT を撮影した場合には，三次元再構築画像（3D）で脊柱像を作成する。

■画像診断のうえで重要となる病歴
- 側弯症は進行性か。
- 異常神経学的所見はあるか。
- 発症年齢，性別，神経皮膚症候群など何らかの遺伝性疾患の既往歴。

■慎重に確認すべき画像部位
- MRI では脊髄円錐の位置を確認する。
- 脊椎の分節化障害があれば，欠損もしくは重複している脊椎がないか確認する。
- 撮影範囲に頸椎が含まれていれば，Chiari 奇形

もしくは後頭蓋窩に何らかの異常がないかを確認する。
- 以前に撮影した胸部もしくは腹部画像も時系列で脊椎を比較するのに有用である。

■重要な陽性・陰性所見
- 脊椎の分節化障害はないか。
- 脊椎円錐の位置はどこか。
- 脊髄終糸の肥厚や終糸線維脂肪腫の所見はないか。
- CT, MRI を撮影した際には，単純 X 線写真と側弯症の程度を比較する。

■フォローアップのポイント
- 臨床経過による。特記すべきポイントはない。

31.5.3　二分脊椎
■オーダーすべき画像検査
- 髄膜瘤，脊髄髄膜瘤，脂肪脊髄髄膜瘤など脊椎神経管閉鎖障害を評価するには脊柱 MRI が第 1 選択となる。
- 何らかの脂肪組織を病変部に認める場合には，脂肪抑制T1強調画像がさらなる評価に有用である。
- 側弯症手術後では，FIESTA/CISS 矢状断像で脳脊髄液が硬膜外に流出していないかどうか（偽性髄膜瘤）を評価できる。
- 単純 X 線写真よりも CT のほうが椎骨の形態をより鮮明に描出できる。
- 新生児期の脊柱評価には超音波も考慮する。
- 脊柱の弯曲が重度である場合には弯曲部の MRI 横断・冠状・矢状断像を考慮する。時には異なる複数の脊柱レベルで撮影が必要になる。

■画像診断のうえで重要となる病歴
- 病歴で最も明確にすべきなのは，なぜ二分脊椎が疑われていて，その二分脊椎とは具体的に何を意味するのかを知ることである。「二分脊椎」は典型的には脊髄髄膜瘤を意味する用語として使用されているが，現実では検査をオーダーするために適当につけられただけのこともある。
- 腹部や骨盤単純 X 線写真などで偶然に見つかった S1 の潜在性二分脊椎の精査のために画像がオーダーされたのであれば，担当医に本当にその

画像が必要か確認をする必要がある。なぜなら，「潜在性二分脊椎」であれば，それ以上に精査は必要ないからである。

■慎重に確認すべき画像部位
- 硬膜内脂肪腫があれば，脂肪抑制画像でその部位と範囲を同定する。
- 骨盤と後腹膜も異常がないかを確認する。特に膀胱壁の肥厚は脊椎神経管閉鎖障害を示唆する所見である。
- 脊髄空洞症の有無を確認する。

■重要な陽性・陰性所見
- 脊椎の分節化障害はないか。
- 脊髄円錐は存在するか。あれば，脊髄円錐下端のレベルはどこか。
- 脊髄円錐が同定できない場合には，急に途切れているのか，硬膜嚢の尾側まで伸びているのか，それとも神経プラコードとなっているのか。
- 脂肪腫があれば，脊髄，神経根，馬尾神経との位置関係はどうか。
- 先天性皮膚洞など深部につながる構造物はないか。
- 脊柱アライメントはどうか（側弯症の有無など）。

■フォローアップのポイント
- 臨床経過による。特記すべきポイントはない。

31.6　診断を悩ませる画像所見

31.6.1　軽度の Chiari 奇形 vs. 小脳扁桃下垂

伸長した小脳扁桃が大後頭孔を越えて下垂して，脳脊髄液の正常な拍動流を塞いでしまうことが Chiari 奇形 I 型の特徴である。成人の Chiari 奇形 I 型は，小脳扁桃が大後頭孔より 5 mm 以上下垂した場合に診断されるが，小児では小脳扁桃の形態が正常で，大後頭孔周囲の脳脊髄液の流れに問題がなければ，6～7 mm までの小脳扁桃下垂は正常とみなされる。

31.6.2　中心管の生理的拡大 vs. 水髄症 vs. 脊髄空洞症

脊髄の中心管は上衣細胞層で覆われているが，通常の画像では上衣細胞層は描出できない。中心管の軽度の拡大（横断で約 1.5 mm まで）があっても，中心管辺縁が整で脊髄に異常信号がなければ生理的拡大であり，正常である。中心管辺縁が整だが，1.5 mm 以上を超えた状態が水髄症である。中心管ではなく，脊髄実質に液体貯留を認める場合は脊髄空洞症 syringomyelia である（そのため，液体貯留は脊髄中心部からずれた部位に認める）。部位をきちんと同定できないほど広範囲に液体貯留がある場合や，水髄症のようだが上衣細胞層を越えて浮腫があるようにみえる場合には，一括して "脊髄空洞症 syringohydromyelia" と呼ぶのがよい。

31.6.3　松果体嚢胞：正常か異常か？

松果体嚢胞は全年齢で約 50% に認める生理学的所見である。時に内部に蛋白成分が混在して，壊死組織片が層状を呈することもある。松果体嚢胞のフォローアップに一貫した見解はまだ得られていない。壁在結節など悪性を示唆する所見がない限り，以下の大まかなフォローアップの目安は，臨床現場で理にかなっていると思われる。
- 松果体嚢胞が 5 mm 未満の場合は，画像レポートに報告する意義そのものが乏しい。
- 松果体嚢胞が 5～10 mm の場合は，画像レポートの内容には記載しても，診断（impression）にまで記載する意義は乏しい。
- 松果体嚢胞が 10 mm より大きい場合には，画像レポートの内容と診断の両方に記載はするが，フォローアップが必要かどうかについては上記のように一貫した見解がない。「12 か月後に造影画像でフォローしてください」とレポートするのは決して理解できなくはないのだが，診断的価値はまず低いだろう。

索 引

【数字・欧文索引】

^{99m}Tc-HMPAO(hexamethylpropylene amine oxime) 9

A

ABC(aneurysmal bone cyst) 271
abscess 101
ACA(anterior cerebral artery) 118
achondroplasia 192, 258
ACOM(anterior communicating artery) 119
acoustic neuroma 174
acute hematohygroma 69
acute hydrocephalus 115
adamantinoma 232
ADC map(apparent diffusion coefficient map) 7
ADEM(acute disseminated encephalomyelitis) 104, 105
AERRPS(acute encephalitis with refractory, repetitive partial seizures) 97, 105
agenesis of corpus callosum 29, 45
AICA(anterior inferior cerebellar artery) 120
AIDP(acute inflammatory demyelinating polyneuropathy) 252
AIS(adolescent idiopathic scoliosis) 257
Alexander 病 143
allergic fungal sinusitis 202
alobar holoprosencephaly 31
ameloblastoma 232
anaplastic astrocytoma 89
anaplastic ependymoma 82
anencephaly 48
aneurysm 124
aneurysmal bone cyst 232
anosmia 169
anterolisthesis 255
antrochoanal polyp 203
aqueductal obstruction 109
aqueductal stenosis 109
ash leaf spot 72
ASL(arterial spin labeling) 123
AT/RT(atypical teratoid/rhabdoid tumor) 84
atlantoaxial instability 246
atlanto-occipital dissociation 279
atresia plate 219
atretic cephalocele 161
AVF(arteriovenous fistula) 124

AVM(arteriovenous malformation) 123
axonotmesis 282

B

BA(basilar artery) 120
band heterotopia 26
basilar impression 243
basilar invagination 243, 245
BCAA(branched-chain amino acids) 142
Bell 麻痺 173
BESSI(benign enlargement of the subarachnoid spaces of infancy) 115
bilateral coronal craniosynostosis 192
bilateral vestibular schwannoma 76
Blake's pouch cyst 41
Borrelia burgdorferi 103
Bourneville 病 70
brace 10
brachial plexus avulsion 282
brachycephaly 157
branchial apparatus 179
branchial cleft 181
branchial cleft cyst 181
Brown 症候群 170
bruxism 187
buphthalmos 75
butterfly vertebra 253

C

Canavan 病 142
capillary hemangioma 194, 211
capillary telangiectasia 127
caput medusa sign 127
caput succedaneum 59
carotid space 225
caudal agenesis 263
caudal regression syndrome 263
caudothalamic groove 51
cavernoma 98, 127
cavernous hemangioma 98, 194
central giant cell granuloma 232
centrum semiovale 18
cephalohematoma 58
cervical rib 244
Chance 骨折 276, 277
Chiari 奇形 I 型 36
　軽度の―― 37
　手術前後の―― 38
Chiari 奇形 II 型 39, 45

胎児 46
choanal atresia 204
choanal stenosis 204
cholesteatoma 223
chordoma 271
choroid plexus tumor 90
choroidal hemangioma 73
choroidal-fissure cyst 93
chronic sinusitis 202
cleft 193
cleft lip 193
cleft palate 193
CN1 schwannoma 76
coalescent mastoiditis 221
Coat 病 212
cochlear implant 223
coloboma 207
colpocephaly 29, 45
commissure 15
compression fracture 275
congenital branchial cyst 181
congenital cleft 256
congenital hemangioma 195
congenital muscular dystrophy 43
congenital thymic cyst 183
corona radiate 18
corpus callosum 18
cortical dysplasia 70, 88, 95
cortical tuber 25, 70
cortical vein thrombosis 69
Cowden 症候群 72, 79
CPC(choroid plexus carcinoma) 91
CPP(choroid plexus papilloma) 89
cranial molding 59
cranial nerves 163
cranial settling 243
craniocervical junction 245
craniofacial abnormalities 188
craniofacial syndrome 191
craniopharyngioma 85
craniosynostosis 154
CSF flow study(cerebrospinal fluid flow study) 8
CT(computed tomography) 3
CTA(CT angiography) 8, 10, 121
cutis aplasia 161
cyst of the thyroglossal duct 183
cystic meningeal dysplasia 29

D

Dandy-Walker 奇形 40
胎児 47
Dandy-Walker スペクトラム 40, 45

319

DCE(dynamic contrast enhancement) 123
deep white matter 18
defects of neural tube closure 262
demyelinating disease 139
dentigerous cyst 231
dermal sinus tract 161, 261
dermatome 240
dermoid cyst 161, 210, 261
desmoplastic nodular medulloblastoma 83
DFFT(diffusion tensor fiber tracking) 8
diastematomyelia 256
diencephalon 15
diffuse axonal injury 66
DIG(desmoplastic infantile ganglioglioma) 89
DIPG(diffuse intrinsic pontine glioma) 84
diplomyelia 256
diskitis 249
dissection 130
DNET(dysembryoplastic neuroepithelial tumor) 87, 92
dolichocephaly 154
DSA(digital subtraction angiography) 10, 106, 122
DSC(dynamic susceptibility contrast) 123
DTI(diffusion tensor imaging) 7
duplication cyst 182
DVA(developmental venous anomaly) 98, 127
DWI(diffusion-weighted imaging) 7
Dyke-Davidoff-Masson 症候群 161
dysgeusia 169
dysmyelinating disease 139
dystrophic micromineralization 55

● E
ECMO(extracorporeal membrane oxygenation) 52, 53
ectopic neurohypophysis 86, 135
ectopic thyroid 186
empty sella 131, 133
empyema 101
encephalitis 101
encephalocele 49, 158
encephalocystocele 158
encephalomalacia 65
encephalotrigeminal angiomatosis 72
end-fimbrial sclerosis 93
endolymphatic sac tumor 78
eosinophilic granuloma 159, 272
ependymoma 76, 82, 266
epidermoid cyst 7, 161, 211

epidural abscess 249
epidural hematoma 64
epiglottitis 230
epileptic discharge 92
epitympanum 217
ETV(endoscopic third ventriculostomy) 53, 113
EVD(external ventricular drain) 113
ex vacuo enlargement 111
external hydrocephalus 110
externalization of a shunt catheter 113
extradural soft tissue neoplasm 269

● F
facial angiofibroma 72
facial cleft 193
Fahr 病 146
fascial planes 179
fat saturation 7
FCD(focal cortical dysplasia) 25
fenestration 131
FGFR(fibroblast growth factor receptor) 192
fibrillary astrocytoma 89, 95
fibrolipoma 260
fibromatosis colli 185
fibrous dysplasia 232
filar cyst 260
filum terminale 260
FIRES(febrile infection-related epilepsy syndrome) 97, 105
FLAIR(fluid-attenuated inversion recovery) 5
fMRI(functional MRI) 11
fracture 67
fracture of lamina papyracea 209
fracture of orbital floor 209
frontal lobe 15
Fukuyama congenital muscular dystrophy 43
Fusobacterium necrophorum 185

● G
γ-アミノ酪酸(GABA) 9
GA-1(glutaric aciduria type 1) 146
gadolinium 9
Galen 大静脈瘤(VGAM) 122, 125
ganglioglioma 87, 92, 96, 266
GBS(Guillain-Barré syndrome) 251, 252
germinal matrix layer 25
germinoma 86, 88, 136
gibbus deformity 257
glaucoma 207
glioblastoma 89
glioma 75

gliomas of the optic pathway 85
GMH(germinal matrix hemorrhage) 50
Goldenhar 症候群 191
gray matter heterotopia 95
growing fracture 159

● H
Hand-Schüller-Christian 病 159
hemangioblastoma 77, 86
hemangiopericytoma 91
hematohygroma 63
hematomyelia 278
hemifacial microsomia 191
hemimegalencephaly 25, 95
hemiparesis 55
hemispherectomy 96
hemivertebra 244, 253
hepatolenticular degeneration 148
herpes simplex virus(HSV)encephalitis 103
HGG(high grade glioma) 89
HHT(hereditary hemorrhagic telangiectasia) 79
HIE(hypoxic ischemic encephalopathy) 54
hippocampal sclerosis 93
holoprosencephaly spectrum 31
Hopkins 症候群 250, 251
Horner 症候群 187
HU(hounsfield unit) 4
hydranencephaly 48
hydromyelia 37, 264
hypomelanosis of Ito 79, 95
hypothalamic hamartoma 95
hypothalamus 16

● I
iliopsoas abscess 249
IMSCN(intramedullary spinal cord neoplasm) 266
inborn errors of metabolism 139
inclusion cyst 210
infantile hemangioma 194
inflammatory orbital pseudotumor 213
interhemispheric arachnoid cyst 29
intradural extramedullary neoplasm 269
intradural intramedullary neoplasm 266
intradural lipoma 263
intraspinous cleft 255
invasive fungal sinusitis 202
inversion recovery 10

● J
Jahrsdoefer grading scale score

220
JNA(juvenile nasopharyngeal angiofibroma)　202
Joubert 症候群　42
JPA(juvenile pilocytic astrocytoma)　81
juvenile nasalpharyngeal angiofibroma　167
juxtacortical white matter　18

● K

Kallmann 症候群　169
KOT(keratocystic odontogenic tumor)　232
Krabbe 病　146

● L

L-2-ヒドロキシグルタル酸尿症　148
L5 横突起の仙骨化　244
labyrinthitis　222
labyrinthitis ossificans　222
lacunar skull　162
LAM(lymphangioleiomyomatosis)　72, 272
Langerhans 細胞組織球症(LDH)　86, 159, 160, 272
Le Fort 骨折　189, 190
Leigh 脳症　147
Lemierre 症候群　185
leptomeningeal cyst　159
leukocoria　212
leukodystrophy　139
LGG(low grade glioma)　89
lipoma　30
lipomyelocele　263
lipomyelomeningocele　262
lisch nodule　76
lissencephaly-spectrum disorder　27
lissencephaly/pachygyria/agyria spectrum　33
lobar holoprosencephaly　31
lymphatic malformation　197

● M

macroadenoma　86
mass effect　66
mature teratoma　91
MCA(middle cerebral artery)　118
McCune-Albright 症候群　72, 79
medulloblastoma　83, 269
MEG(magnetoencephalography)　92
mega cisterna magna　41
MELAS(mitochondrial myopathy, encephalopathy, lactic acidosis, stroke-like episodes)　147, 148
meningioma　76, 87
meningitis　101

meningocele　49, 158, 262
Menkes 病　146
mesencephalon　15
mesotympanum　217
metabolic disorder　139
metencephalon　15
microadenoma　86
microphthalmos　212
mild traumatic brain injury　67
Miller-Fisher 症候群　175
mineralizing vasculopathy　55
MLD(metachromatic leukodystrophy)　144
Mondini 奇形　218
Monro-Kellie 仮説　116
morning glory disc anomaly　128, 207
Morquio 症候群　259
moyamoya disease　128
Möbius 症候群　173
MPS(mucopolysaccharidosis)　146
MRA(magnetic resonance angiography)　8, 121
MRI(magnetic resonance imaging)　4
　　信号強度　6
　　正常画像　6
　　鎮静下　7
　　低酸素性虚血性脳症　54
　　脳出血　60
MRS(magnetic resonance spectroscopy)　8, 139
MRV(magnetic resonance venography)　8, 121
MS(multiple sclerosis)　104
MSUD(maple syrup urine disease)　142
MTS(mesial temporal sclerosis)　93
mucocele　203, 227
mucous retention cyst　229
multiplanar reformatting　121
multiple sclerosis　251
muscle-eye-brain disease　44
Mycobacterium tuberculosis　103
myelencephalon　15, 264
myelination　19
myelitis　264
myelomeningocele　262
myelopathy　264
myotome　240
myxopapillary ependymoma　269

● N

N-アセチルアスパラギン酸(NAA)　9
nasopharyngeal carcinoma　229
NCL(neuronal ceroid lipofuscinosis)　148
neck soft tissue　179

nerve sheath tumor　75, 269
neurapraxia　282
neuroblastoma　273
neurocranium　154
neurocutaneous melanosis　78
neurocutaneous syndrome　70
neurocysticercosis　103
neurofibroma　269
neuroma　174
neurotmesis　282
nevus flammeus　72
NF1(neurofi bromatosis type 1)　73
NF2(neurofi bromatosis type 2)　76
NICH(noninvoluting congenital hemangioma)　195
NKH(nonketotic hyperglycemia)　144
NMO(neuromyelitis optica)　105
NMR(nuclear magnetic resonance)　139
nonaccidental trauma　68
NSF(nephrogenic systemic fibrosis)　9
nuclear medicine　9

● O

oculomotor cistern　169
odontogenic abscess　231
odontoid synchondrosis　277
OKC(odontogenic keratocyst)　232
oligodendrocyte　169
oligodendroglioma　88
OMENS 外科スコア　191
open globe injury　207
optic nerve hypoplasia　214
orbital cellulitis　200, 208
orbits　206
osmotic demyelination syndrome　150
ossicular dissociation　224
osteogenesis imperfecta　158
otic capsule　223

● P

pachygyria　33
palotid space　225
panplexopathy　282
papillary cystadenoma　78
papilledema　207
paraganglioma　226
parapharyngeal abscess　228
parapharyngeal space　185, 225
parenchymal hemorrhage　65
pars interarticularis defect　243
pars intermedia cyst　133
pars nervosa　166
pars venosa　166
PCA(posterior cerebral artery)　118

321

PCOM(posterior communicating artery) 118
Pelizaeus-Merzbacher 病 144
perfusion imaging 122
perineural cyst 282
periventricular interstitial edema 115
periventricular white matter 18
PET(positron emission tomography) 10, 92
petrous apicitis 165
PHACES 症候群 72, 78
phakomatosis 70
pharyngeal submucosal space 225
phase-contrast 法 8
phlebectasia 197
phlebolith 195
phlegmon 184
PHPV(persistent hyperplastic primary vitreous) 212
PHTS(PTEN hamartoma tumor syndrome) 79
PICA(posterior inferior cerebellar artery) 120
Pierre Robin シークエンス 191, 192
pilocystic astrocytoma 75, 81, 95, 266
pilonidal tract 261
pineal gland 132
pineal teratoma 138
pineoblastoma 88, 138
pineocytoma 88
plagiocephaly 157
platybasia 245
platyspondyly 259
plexiform neurofibroma 269
PLP(proteolipid protein) 20
plunging ranula 227
PNET(primitive neuroectodermal tumor) 83, 88
pneumocephalus 66, 224
pneumolabyrinth 224
poliodystrophy 139
poliomyelitis 139, 251
polymicrogyria 27
polyostotic fibrous dysplasia 79
pontocerebellar hypoplasia 43
porencephalic cyst 55
postseptal cellulitis 208
Pott 腫脹性腫瘍 102, 202
preauricular pit 181
PRES(posterior reversible encephalopathy syndrome) 106
preseptal cellulitis 208
proptosis 207
prosencephalon 15
prosencephaly 31
pseudomeningocele 158, 282

pseudosubluxation 237, 274
pseudotumor cerebri 131, 133, 213
PTEN 過誤腫症候群(PHTS) 79
PVL(periventricular leukomalacia) 55
PVNH(periventricular nodular heterotopia) 26
PXA(pleomorphic xanthoastrocytoma) 87, 97
pyriform aperture stenosis 205

● R
ranula 227
Rasmussen 脳炎 97
Rathke 囊胞 133, 134
RCVS(reversible cerebral vasoconstriction syndrome) 106
reactive lymphadenopathy 184
renal angiomyolipoma 72
retention cyst 200
retinal hematoma 72
retinoblastoma 211
retinopathy of prematurity 212
retroclival epidural hematoma 279
retropharyngeal abscess 185
retropharyngeal space 226
retrovermian arachnoid cyst 42
rhabdoid tumor 186
rhabdomyoma 72
rhabdomyosarcoma 212
rhombencephalon 15
rhombencephalosynapsis 42, 43
RICH(rapidly involuting congenital hemangioma) 195
rotatory subluxation 279

● S
S1～S2 椎間腔遺残 244
sacral agenesis 263
sacral dimple 260
sacrococcygeal 270
sacrococcygeal teratoma 263
sarcoma 186
scalloping 162
scaphocephaly 154
Scheuermann 病 259
schizencephaly 26
schwannoma 76, 269
SCIWORA(spinal cord injury without radiographic abnormality) 279
sclerotome 240
scoliosis 257
scutum 217
sedation 10
SEGA(subependymal giant cell astrocytoma) 72, 86
seizure 92
sella turcica 132

semilobar holoprosencephaly 32
septic pulmonary embolism 185
septic thrombophlebitis 185, 209
sequence 192
shagreen patch 72
shear injury 65
sheath tumor 269
sialadenitis 185, 226
sialolith 226
sinus pericranii 162
skeletal dysplasia 244
skull base 163
SOD(septo-optic dysplasia) 33, 48, 169
SPECT(single-photon emission computed tomography) 9, 92
sphenoid encephalocele 158
spina bifida occulta 255
spinal cord contusion 278
spinal dysraphism 255
spinal meningitis 250
spondylolisthesis 255
spondylolysis 255
stinger 症候群 279
STIR(short-tau inversion recovery) 7
stretch injury 278
Sturge-Weber 症候群 71, 72, 74
subarachnoid hemorrhage 64
subcortical heterotopia 26
subdural hemorrhage 62
subependymal nodule 70
suppurative lymph adenitis 184
SWI(susceptibility-weighted imaging) 8
synchondrosis fracture 277
syntelencephaly 32
syringohydromyelia 37, 265
syringomyelia 37, 265
syrinx 37

● T
T1 強調画像 5
T2 強調画像 5
Taenia solium 103
tectal glioma 88
telencephalon 15
temporal bone 216
temporal lobe 15
teratoma 89
terminal myelocystocele 263
tethered cord 243, 260
tetraventricular hydrocephalus 110
thanatophoric dysplasia 259
thoracic outlet syndrome 244
thyroglossal duct cyst 227
tonsillar abscess 228
tonsillar phlegmon 228

Tornwaldt 囊胞　229
tractography　8
transmantle heterotopia　28
transmantle sign　26
transverse myelitis　248
Treacher-Collins 症候群　191
trigonocephaly　157
tripod fracture　190
TSC(tuberous sclerosis complex)　70, 86
tuberculosis　103
tuberculous meningitis　104

● U

ulegyria　55
upper aerodigestive duplication cyst　183

● V

vascular abnormalities of the head and neck　194
vasculitis　129
vasospasm　130
venolymphatic malformation　196
venous malformation　195
ventriculus terminalis　265
ventriculostomy catheter　113
vertebra plana　259, 272
vestibular schwannoma　77
VGAM(vein of Galen aneurysmal malformation)　125
viscerocranium　154
von Hippel-Lindau 病(vHL 病)　71, 77

● W

Waldeyer 咽頭輪　229
Wernicke 脳症　149
whiplash injury　277
Wilson 病　148

● X

X 連鎖性副腎白質ジストロフィー（X-ALD）　144

● Z

Zellweger 症候群　147

【和文索引】

● あ行

朝顔症候群　128, 207, 208, 212
アダマンチノーマ　232
圧迫骨折　275
アデノイド，正常――　229
アデノイド粘液貯留囊胞　229
アレルギー性真菌性副鼻腔炎　203

鞍上部腫瘍　85

異栄養性石灰化　55
異所性灰白質　28, 95
異所性下垂体後葉　86, 135
異所性甲状腺　183, 186
異染性白質ジストロフィー（MLD）　144, 145
一過性神経伝導障害　282
一酸化炭素中毒　149
遺伝性出血性末梢血管拡張症（HHT）　72, 79
伊藤白斑　79, 95
咽後間隙　226
咽後膿瘍　185
インターベンション　10
咽頭　225, 226
咽頭粘膜下間隙　225

ウイルス性脊髄炎　249
ウイルス性内耳炎　222
ウォルム骨　157
うっ血乳頭　207, 208

エナメル上皮腫　232
炎症性眼窩偽腫瘍　213
炎症性疾患　97
　　眼窩の――　212
　　髄液検査　101

黄色骨髄　242
横断性脊髄炎　248
横紋筋肉腫　211, 212
横紋筋肉腫様腫瘍　186
オリゴデンドロサイト→乏突起膠細胞

● か行

外耳道閉鎖症　220
外傷
　　スポーツ――　66
　　非偶発的――　68
外傷性血管損傷　197
外傷性脳損傷　60
外水頭症　110
回旋性亜脱臼　279, 280
外転神経(CN VI)　171
海馬，解剖　93
灰白質ジストロフィー　139
灰白質信号　26
海馬硬化症　93
開放性眼外傷　207
海綿腫　98, 127
海綿状血管腫　98, 194
海綿静脈洞　167
海綿静脈洞血栓症　209
下咽頭　225, 230
火焔状母斑　72
下顎骨骨折　189

可逆性後頭葉白質脳症(PRES)　106
可逆性脳血管攣縮症候群(RCVS)　106
蝸牛神経　173
蝸牛神経管狭窄症　219
核医学　9
核医学的脳死判定　123
顎下型ガマ腫　227
角化囊胞性歯原性腫瘍(KOT)　232
拡散強調画像　7
拡散テンソル画像　7
拡散テンソル神経線維トラクトグラフィー　8
核磁気共鳴(NMR)画像　4, 139
角状後弯　257
拡大性骨折　159
過誤腫
　　視床下部――　95
　　星状膠細胞――　73
　　網膜――　72
下垂体，解剖　132
下垂体後葉　135
下垂体腫大
　　初潮を迎える頃の――　134
　　母体ホルモン刺激による――　135
下垂体前葉　133
画像で異常所見を伴わない脊髄損傷（SCIWORA）　279
滑車神経(CN IV)　170
割髄症　256
滑脳症　34
滑脳症/厚脳回/無脳回スペクトラム　33
滑脳症スペクトラム　27
ガドリニウム　9
化膿性リンパ節炎　183, 184
ガマ腫　227
加齢に伴う生理的石灰化　150
感音性難聴　218
眼窩　206, 207
眼窩隔膜前蜂窩織炎　208
眼窩感染症　208
眼窩骨折，陳旧性――　209
眼窩神経線維腫　76
眼窩底骨折　209
眼窩膿瘍・蜂窩織炎　202
眼窩蜂窩織炎　200, 208
眼窩毛細血管腫　210
眼窩類皮囊胞　210
眼間開離，アレルギー性真菌性副鼻腔炎に合併した――　203
眼球，サイズと位置　206
眼球後部血腫　207
眼球突出　207
眼球癆　213
環軸椎不安定症　246
含歯性囊胞　231, 232
冠状裂　254
感染症　101
環椎(C1)　238

323

発達　239
環椎後頭解離　279
間脳　15
顔面外傷　189
顔面血管線維腫　72
顔面骨　189
顔面神経（CN Ⅶ）　172
顔面片側萎縮症　191
顔面裂　193
灌流画像　122
肝レンズ核変性症　148

奇形
　　神経細胞増殖の異常による――
　　　25
　　神経細胞遊走の異常による――
　　　26
奇形腫　89
偽性亜脱臼　237, 240, 274
偽性髄膜瘤　158, 159, 282
偽性脳腫瘍　131, 133, 213
気脳症　66, 224
機能的MRI　11
虐待　68
虐待外傷　279
嗅覚消失　167
牛眼　75, 76
嗅神経（CN Ⅰ）　168, 169
嗅神経鞘腫　76
急性炎症性脱髄性多発ニューロパチー
　　252
急性灰白髄炎　139, 250
急性血水腫　69
急性散在性脳脊髄炎（ADEM）　104,
　　105
急性水頭症　115
急速退縮型先天性血管腫（RICH）　195
胸郭出口症候群　244
橋小脳低形成　43
棘間靱帯浮腫　277
巨大腺腫　86
巨大大槽　41
筋円錐外血腫　66
筋・眼・脳病　44
筋ジストロフィー，先天性――　43
筋節　240
筋膜面　179

空洞　37
くも膜下出血　64
グリシン（Gly）　9
グルタミン酸/グルタミン（Glx）　9
グルタル酸尿症1型（GA-1）　146
クレアチン（Cr）　9

経蝶形骨脳瘤　158, 159
頸椎
　　冠状面アライメント　257

矢状面アライメント　256
頸動脈間隙　225
軽度外傷性脳損傷　67
頸部，解剖　194, 227
頸部線維腫症　185
頸部軟部組織　179
頸部蜂窩織炎　184
けいれん　92, 99
　　炎症性疾患と関連する――　97
　　限局的な非炎症性疾患と関連する
　　　――　98
　　腫瘍と関連する――　96
頸肋　242, 244
結核　103
結核性髄膜炎　103, 104
血管，正常解剖　118
血管異常　118
血管炎　129
血管外皮腫　91
血管芽腫　77, 86
血管造影　10
血管攣縮　130
血栓性血栓静脈炎　209
血水腫　63
　　急性――　69
結節性硬化症（TSC）　70～72, 86
　　新生児　73
結節性髄液播種　270
限局性皮質異形成（FCD）　25
限局的な非炎症性疾患　98
原始神経外胚葉性腫瘍（PNET）　83,
　　88, 269
原線維性星細胞腫　89, 95

抗NMDA（N-メチル-D-アスパラギン
　　酸）受容体脳炎　105
高悪性度神経膠腫（HGG）　89
口蓋裂　193
膠芽腫　89
後下小脳動脈（PICA）　119
口腔　225, 226
後頸三角　179
後交通動脈（PCOM）　118
虹彩小結節　76
好酸球性肉芽腫症　159, 272
甲状舌管嚢胞　183, 227
甲状腺　185
甲状腺膿瘍　182
口唇裂　193
硬節　240
後大脳動脈（PCA）　118
後天性代謝性疾患　149
喉頭　230
喉頭蓋炎　230
後頭蓋窩奇形　45
後頭葉，解剖　17
後脳　15
厚脳回　33

孔脳症　55, 56
後鼻孔狭窄　204
後鼻孔閉鎖　204, 205
後鼻孔ポリープ　204
硬膜外血腫　64
　　斜台後方――　280
硬膜外・硬膜下膿瘍　202
硬膜外出血　61, 63
硬膜外軟部組織腫瘍　269
硬膜外膿瘍　249
硬膜下血腫　62
　　分娩による――　58
硬膜下出血の層形成　63
硬膜内脂肪腫　263
硬膜内神経線維腫　268
硬膜内髄外腫瘍　269
硬膜内髄内腫瘍　266
交連　15, 16
孤状圧痕　162
骨異形成疾患　258
骨化性内耳炎　222
骨形成不全症　157, 158
骨系統疾患　244
骨腫瘍　271
　　黄色――　242
　　赤色――　241
骨髄浸潤　272
骨折　67
　　Chance――　276, 277
　　拡大性――　159
　　眼窩底――　209
　　紙様板――　209
　　軟骨結合部――　276, 277
　　ピンポンボール――　68
骨発達奇形　258
骨閉鎖板　219
骨融解像を伴う乳様突起炎　221
鼓膜チューブ挿入術後　220
コリン（Cho）　9
コロボーマ　207, 212
混合性難聴　221
根尖部　231
コンピュータ断層撮影法（CT）　3

● さ行
鰓器官　179
鰓器官由来の組織　180
鰓嚢胞（鰓裂嚢胞）　181
鰓裂　181
三角頭　156, 157
三脚骨折　190
三叉神経（CN Ⅴ）　170
三叉神経血管腫症　72
産瘤　59

耳下腺間隙　225
磁化率強調画像　8
磁気共鳴血管造影法（MRA）　8, 121

磁気共鳴静脈造影法（MRV）　8, 121
シークエンス　192
軸索断裂　282
軸椎（C2）　238, 239
歯原性角化嚢胞（OKC）　232
視交叉神経膠腫　86
脂質（Lipid）　9
思春期特発性側弯症（AIS）　257
視床下部　16, 17
視床下部過誤腫　95
耳小骨連鎖離断　224
歯状突起軟骨結合　277
矢状縫合癒合症　156
視神経（CN Ⅱ）　168, 169
視神経炎　214
視神経膠腫　75, 169
視神経鞘開窓術　131
視神経脊髄炎（NMO）　105, 106
視神経低形成　214
視神経路に発生する神経膠腫　85, 86
歯性膿瘍　231
耳前瘻孔　181
耳嚢　223
脂肪腫　30, 31
脂肪脊髄髄膜瘤　262
脂肪脊髄瘤　263
脂肪抑制画像　7
ジャーミノーマ　86, 88, 136, 137
若年性鼻咽腔血管線維腫（JNA）　167, 202, 204
若年性毛様細胞性星細胞腫（JPA）　81, 82
斜骨折　224
斜台後方硬膜外血腫　279, 280
斜頭　156, 157
シャント
　　──の外ドレナージ化　113
　　　留置後　114
　　　留置術　112
シャントアーチファクト　111
シャントカテーテルの断裂　112
周産期
　　正常所見　58
　　腕神経叢損傷　281
周産期単純ヘルペスウイルス（HSV）脳炎　57
終室　265
舟状頭　154
終脳　15
終脳癒合症　32, 34
終板硬化　93
重複脊髄　256
重複嚢胞　182
終末脊髄嚢胞瘤　263, 270
出血　60
腫瘤　96, 202, 210
腫瘤性病変　186
腫瘍　202, 210

上衣下巨細胞性星細胞腫（SEGA）　72, 86
上衣下結節　70, 86
上衣下胚層出血（GMH）　50
　　Grade Ⅰ　50
　　Grade Ⅱ　50
　　Grade Ⅲ　51
　　Grade Ⅳ　52
　　胎児　46
上衣腫　76, 82, 266
　　退形成性──　82
　　テント上の──　83
松果体　136
松果体芽腫　88, 138
松果体奇形腫　137, 138
松果体細胞腫　88
松果体石灰化　136
小眼球症　212
上鼓室　217
上鼓室外側壁　217
硝子体出血　207
鞘腫　269
小脳萎縮　99
小脳虫部　41
紙様板骨折　209
上部気道消化管重複嚢胞　182
静脈　121
静脈解剖　119, 120
静脈拡張症　197, 198
静脈奇形　195, 196
静脈結石　195
静脈血栓症　130
静脈洞血栓症　131
静脈部　166
静脈リンパ管奇形　196
歯列弓　230
歯列矯正装置　10
心横紋筋腫　72
神経芽細胞腫　273
神経管閉鎖障害　262
神経膠腫　75
　　高悪性度──　89
　　視交叉──　86
　　視神経　75
　　視神経路に発生する──　85, 86
　　中脳蓋──　88, 89
　　低悪性度──　89, 90
神経根嚢胞　282
神経細胞増殖　25
神経細胞組織化　25
神経細胞遊走　25
神経鞘腫　75, 76, 174, 269
神経鞘腫瘍　269
神経上皮腫瘍，芽異形成性──　92
神経性下垂体　135
神経節膠腫　87, 92, 96, 266, 268
　　線維形成性乳児──　89
神経セロイドリポフスチン症（NCL）

148
神経線維腫　269
　　硬膜内──　268
神経線維腫症1型（NF1）　71, 73
神経線維腫症2型（NF2）　71, 76, 77
神経断裂　282
神経頭蓋　154
神経嚢虫症　103
神経皮膚黒色症　72, 78
神経皮膚症候群　70, 97, 212
　　まれな──　72
　　臨床でよく出会う──　71
神経部　166
腎血管筋脂肪腫　72
人工内耳　223
侵襲性真菌性副鼻腔炎　202
真珠腫性中耳炎　220, 223
新生児，髄鞘化　20
新生児単純ヘルペスウイルス（HSV）脳炎　57
新生児低血糖　149
腎性全身性線維症　9
靱帯損傷　277
伸展外傷　277, 278
浸透圧性脱髄症候群　150
深部灰白質，解剖　17
深部白質　18
髄液仮性嚢胞　113
髄液検査　101
髄芽腫　83, 84, 269
髄鞘化　19
　　経過　20
　　進行図　21
　　脳梁　24
髄鞘化の発達
　　生後2か月　21
　　生後4か月　21
　　生後6か月　22
　　生後9か月　22
　　生後12か月　23
　　生後18か月　23
　　生後24か月　23
髄鞘空洞化　74
髄鞘形成不全疾患　139
水髄症　37, 264, 265
錐体尖炎　165
水頭症　108
　　測定　114
　　治療法　112
髄脳　15, 264
髄膜炎　101
髄膜腫　76, 87
髄膜瘤　49, 158, 262
水無脳症　48
スポーツ外傷　66
星細胞腫

原線維性—— 89, 95
　若年性毛様細胞性—— 81, 82
　上衣下巨細胞性—— 72, 86
　退形成性—— 89
　多形黄色—— 87, 97
　毛様細胞性—— 75, 81, 95, 266, 268
成熟奇形腫　91
正常アデノイド　229
星状膠細胞過誤腫　73
正常頭蓋骨，新生児　155
正常縫合，新生児　155
正中頸嚢胞　183
セイヨウトネリコ様白斑　72
脊索腫　271
赤色骨髄　241
脊髄炎　264
脊髄空洞症　37, 264, 265
脊髄係留症　243, 256, 260
脊髄挫傷　278
脊髄終糸　260
脊髄終糸嚢胞　260, 261
脊髄出血　278
脊髄症　264
脊髄上衣腫　77
脊髄髄内腫瘍（IMSCN）　266
脊髄髄膜炎　250
脊髄髄膜瘤　240, 262, 270
脊髄正中離開　256
脊髄損傷　278
　画像で異常所見を伴わない——
　　279
脊髄副神経（CN XI）　175
脊柱，先天・発生異常　253
脊柱外傷　274
脊柱画像プロトコール作成　274
脊椎，解剖　235
脊椎・脊髄感染症　248
脊椎クリアランス　281
脊椎神経管閉鎖障害　255
脊椎すべり症　255
脊椎転移，神経芽細胞腫の——　273
脊椎分離症　255
舌咽神経（CN IX）　174
石灰化血管症　55, 57
舌下神経（CN XII）　175, 176
線維芽細胞増殖因子（FGFR）　192
線維形成結節性髄芽腫　83
線維形成性乳児神経節膠腫（DIG）　89
線維脂肪腫　260
線維性骨異形成症　232
前下小脳動脈（AICA）　120
前頸三角　179
前交通動脈（ACOM）　119
仙骨化，L5 の——　243
仙骨前腫瘤　270
仙骨部皮膚陥凹　260
潜在性二分脊椎　255

全前脳胞症
　半分葉型—— 32, 33
　分葉型—— 31
　無分葉型—— 31, 32
　無分葉型に近い—— 33
全前脳胞症スペクトラム　31, 32
前大脳動脈（ACA）　118
剪断損傷　65
前庭神経　173
前庭神経鞘腫　77
前庭窓閉鎖症　220
先天性感音性難聴　218
先天性奇形　95
先天性胸腺嚢胞　183
先天性筋ジストロフィー　43
先天性頸部疾患　179
先天性鰓嚢胞　181
先天性代謝異常症　139
先天性椎弓欠損　254, 256
先天性皮膚洞　160, 161, 261
先天性毛細血管腫　195
前頭洞炎　102
前頭部脳瘤　159
前頭葉　15, 17
前脳　15
前脳胞　31
仙尾部奇形腫　263, 270, 271
前方すべり症　255

早期癒合症　154
側頭骨　216
側頭骨感染症　221
側頭骨骨折　224
側頭葉　15, 17
側脳室後角拡大　29, 45
側弯症　257, 258

● た 行
第 1 次硝子体過形成遺残（PHPV）　212, 213
第 2 鰓嚢胞（第 2 鰓裂嚢胞）　182
第 4 脳室流出路閉塞　109
体外式膜型人工肺（ECMO）　52, 53
退形成性上衣腫　82
退形成性星細胞腫　89
胎児画像　45, 48
代謝性疾患　139, 140
　異常所見　141
帯状異所性灰白質　27
ダイナミック造影検査（DCE）　123
唾液腺　226
唾液腺炎　185, 226
多形黄色星細胞腫（PXA）　87, 97
多骨性線維性骨異形成症　79
多小脳回　27, 28
唾石症　226
多断面再構成像　121
脱髄性疾患　139

タナトフォリック骨異形成症　259
多発性硬化症（MS）　104, 250, 251
単純 X 線写真　3
単純ヘルペスウイルス（HSV）脳炎　96, 97, 103
　周産期　57
　新生児　57
短頭　157

蓄膿　101
中咽頭　225
中隔視神経形成異常症（SOD）　33, 34, 48, 169
中間部嚢胞　133
中鼓室　217
中耳炎，真珠腫性——　220, 223
中心性巨細胞肉芽腫　232
中枢神経腫瘍　81, 90
中大脳動脈（MCA）　118
中脳　15
中脳蓋神経膠腫　88, 89
中脳水道狭窄症　109
中脳水道閉塞症　109
虫部背側くも膜嚢胞　41, 42
超音波（画像）　3, 4, 121
聴覚障害　218
蝶形骨異形成　75
蝶形骨洞の含気腔の発達停止　200
蝶形椎　253
聴神経腫瘍　174
長頭　154
腸腰筋膿瘍　249
貯留嚢胞　200
陳旧性眼窩骨折　209
鎮静　10

椎間関節突起間部の欠損　243
椎間板炎　248, 249
椎弓欠損　253
椎体間軟骨結合の骨化不全　256
椎体裂　244, 253
蔓状神経線維腫　269, 270

低悪性度神経膠腫（LGG）　89, 90
低血糖　149
低酸素性虚血性脳症（HIE）　53, 54
低色素性白斑　72
デジタルサブトラクション血管造影
　（DSA）　10, 106, 122
伝音性難聴　219
てんかん手術，種類　93
てんかん手術プランニング　99
てんかん性放電　92
テント上の上衣腫　83

頭蓋咽頭腫　85
頭蓋外傷　60
頭蓋顔面，解剖　188

頭蓋顔面異常　188
頭蓋顔面症候群　190
頭蓋顔面発達に影響を与える症候群
　　193
頭蓋形態　155
頭蓋頸椎移行部　245
　　関連する疾患　243
頭蓋骨膜洞　162
頭蓋底　163, 164
　　関連する疾患　243
頭蓋底陥入症　243, 245
頭蓋底孔　168
頭蓋内血管疾患　123
頭蓋内出血, 新生児　53
頭蓋変形　59
頭蓋縫合　154
頭蓋縫合離開　110
動眼神経(CN III)　169
動眼神経槽　169
頭頸部の血管異常　194
頭血腫　58
動静脈瘻(AVF)　124
動的磁化率造影法(DSC)　123
頭部超音波, 解剖　49
動脈　118
動脈解剖　118, 120
動脈解離　130
動脈スピンラベル法(ASL)　123
動脈瘤　124
動脈瘤様骨嚢腫　232, 271
トルコ鞍　132, 133
トルコ鞍空洞症　131, 133

● な行
内耳炎　222
内耳奇形　218
内耳気腫　224
内視鏡下第3脳室底開窓術(ETV)　53,
　　113
内耳神経(CN VIII)　172, 174
内臓頭蓋　154
内側側頭葉硬化症(MTS)　93, 94
内リンパ嚢腫瘍　78
軟骨結合部骨折　276, 277
軟骨無形成症　158, 192, 258
難治頻回部分発作重積型急性脳炎
　　(AERRPS)　97
難聴
　　感音性——　218
　　混合性——　221
　　伝音性——　219

肉腫　186
乳酸(Lac)　9
乳児血管腫　194
乳児毛細血管腫　186
乳頭状嚢胞腺腫　78
乳様突起炎, 骨融解像を伴う——　221

粘液貯留嚢胞　201, 229
粘液乳頭状上衣腫　269
粘液嚢胞　203, 204, 227

脳萎縮性脳室拡大　111
脳炎　101
脳幹　82
　　解剖　18, 163
脳構造, 発生起源　15
脳梗塞　127
脳挫傷　65
脳磁図(MEG)　92
脳室　19
脳室開窓術　113
脳室外ドレナージ(EVD)　113
脳室拡大　45
脳実質内出血　65
脳室周囲質性浮腫　115
脳室周囲結節性異所性灰白質(PVNH)
　　26
脳室周囲白質　18
脳室周囲白質軟化症(PVL)　55
脳室内出血後多嚢胞性水頭症　111
脳出血　60, 61
脳腫瘍, 偽性——　130, 133
脳症, 薬剤に関連した——　150
脳神経　163
　　解剖　169
　　病態生理　169
脳神経腫瘍　174
脳脊髄液
　　循環動態画像　37
　　循環路　108
脳脊髄液動態　116
脳底動脈(BA)　120
脳動静脈奇形(AVM)　123
脳軟化症　65
脳軟膜嚢胞　159, 160
脳膿瘍　102
脳嚢胞　158
脳皮腫脹, 遅延分娩後の——　59
脳変化, 薬剤に関連した——　99
膿瘍　101
脳葉, 解剖　16
脳瘤　49, 158, 159, 240
脳梁　18
　　脂肪腫　31
脳梁形成不全　30
脳梁欠損症　29, 30, 45, 47
脳梁の髄鞘化　24

● は行
歯　230
胚芽異形成性神経上皮腫瘍(DNET)
　　87, 92
胚芽層　25
敗血症性血栓静脈炎　185
敗血症性肺塞栓症　185

胚腫→ジャーミノーマ
歯ぎしり　187
白質ジストロフィー　139
白色瞳孔　212
発生学　15
発生学的静脈形成異常(DVA)　98, 127
半球間裂くも膜下嚢胞　29
半球切除術　96
瘢痕脳回　55
ハンスフィールドユニット(HU)　4
半椎　253
半椎体　244
反転回復法　10
反応性リンパ節腫大　184
半分葉型全前脳胞症　32, 33
半卵円中心　18
汎腕神経叢損傷　282

鼻咽頭癌　229
非炎症性疾患, 限局的な——　98
ビガバトリン　99
鼻腔　199
非偶発的外傷　68, 69
非ケトン性高グリシン血症(NKH)
　　144, 145
皮質異形成　70, 88, 95
皮質下異所性灰白質　27
皮質下結節　26
皮質下白質　18
皮質結節　25, 70
皮質静脈血栓症　69
尾状核視床溝　51
微小腺腫　86
皮節　240
尾側脊椎形成不全　263
　　I型　264
　　II型　264
尾側脊椎退化症候群　263
非退縮型先天性血管腫(NICH)　195
非定型奇形腫様/ラブドイド腫瘍(AT/
　　RT)　84
被曝量, 適正化　11
皮膚欠損症　161
びまん性軸索損傷　65, 66
びまん性内在性橋膠腫(DIPG)　84
ピンポンボール骨折　68

封入嚢胞　210
不完全隔壁II型　218
副咽頭間隙　185, 225
副咽頭間隙膿瘍　228
副鼻腔　199
　　解剖　199
　　解剖と通路　201
　　感染症　200
　　発達　200
福山型先天性筋ジストロフィー　43
プロテオリピド蛋白質(PLP)　20

327

分岐鎖アミノ酸（BCAA） 142
分節化障害 253
分娩による硬膜下血腫 58
分葉型全前脳胞症 31

閉鎖性頭瘤 161
片側巨脳症 25, 95, 96
扁桃周囲炎 228
扁桃周囲膿瘍 228
扁桃腺 228
扁桃膿瘍 228
扁平椎 259, 272
扁平椎体症 259
扁平頭蓋底 243, 244, 245
片麻痺 55, 56

蜂窩織炎 184, 228
放射線，安全性 11
傍神経節腫 226, 269
放線冠 18
乏突起膠細胞 167
乏突起膠腫 88
母斑症 70
ホルモン
　　下垂体後葉から分泌される──
　　135
　　下垂体前葉から分泌される──
　　133

● ま行
マスエフェクト 66
慢性副鼻腔炎 202

ミオイノシトール（myoI） 9
味覚障害 169
見かけの拡散係数マップ（ADC map）
　7

右S状静脈洞 130
未熟児網膜症 213
ミトコンドリア脳筋症・乳酸アシドーシ
　ス・脳卒中様発作症候群（MELAS）
　147
耳，発生学 217
脈絡叢癌（CPC） 91
脈絡叢腫瘍 90
脈絡叢乳頭腫（CPP） 89
脈絡膜血管腫 73
脈絡裂嚢胞 93, 94

ムコ多糖症（MPS） 146
無症候性副鼻腔症候群 203
むち打ち損傷 277
無脳症 48, 240
無分葉型全前脳胞症 32

迷走神経（CN X） 174, 175
メデューサの頭 127
メープルシロップ尿症（MSUD） 142,
　143

毛細血管拡張症 127
毛細血管腫 194, 195, 211
毛巣洞 261, 262
網膜過誤腫 72
網膜芽細胞腫 211
毛様細胞性星細胞腫 75, 81, 95, 266,
　268
　　脊髄の── 267
もやもや病 75, 128, 129

● や行
薬剤に関連した脳症 150

有鉤条虫 103

腰仙部脊髄髄膜瘤 46
腰椎
　　軟骨無形成症の── 259
　　発達 241
翼口蓋窩 167, 168

● ら行
梨状孔狭窄 204
粒起革様皮 72
良性乳児くも膜下腔拡大（BESSI）
　110, 115
両側冠状縫合早期癒合症 192
両側前庭神経鞘腫 76
菱脳 15
緑内障 74, 207
リンパ管奇形 196, 197
リンパ脈管筋腫症（LAM） 72, 272

類上皮嚢胞 7, 161, 211
類皮嚢胞 161, 210, 261

裂 193
裂孔頭蓋 161, 162
裂脳症 30
　　closed-lip 型の── 26, 28
　　──を合併した中隔視神経形成異常
　　症 35
レントゲン写真→単純X線写真

● わ行
腕神経叢損傷 281
腕神経叢引き抜き損傷 282

著者略歴

Dr. Asim F. Choudhri(アシム　チョードリー)

Associate Chair — Research Affairs, Department of Radiology
Professor of Radiology, Ophthalmology, and Neurosurgery
University of Tennessee Health Science Center
Chief of Neuroradiology
Le Bonheur Children's Hospital, Memphis, TN

米国放射線科・神経放射線科専門医。ウィスコンシン州出身。脳外科医である父親(Dr. Fiaz Choudhri)と家庭医である母親(Dr. Saleem Choudhri)の間に生まれる。兄2人(Dr. Haroon Choudhri, Dr. Tanvir Choudhri)は父親と同じく脳神経外科に進んだが，自らはウィスコンシン大学(生化学)，テネシー大学(医学部)を卒業した後に放射線科医を志す。バージニア大学放射線科レジデント，バージニア大学放射線科リサーチフェロー，ジョンズ・ホプキンズ大学神経放射線科フェロー修了。2016年には北米放射線学会(Radiological Society of North America)で名誉教育賞(Honored Educator)を受賞。2010年よりテネシー州メンフィスで勤務。小児神経眼科医である妻(Dr. Lauren Ditta)の間に息子が2人いる〔Hilo(3歳)とEnzo(1歳)〕。趣味は写真，旅行(日本にも訪れたことあり)，フライ・フィッシング，ウィスコンシン大学のスポーツ観戦(グリーンベイ・パッカーズのファン)。ディズニー映画が大好きで，いつか家族と一緒に日本のディズニーランドに行くことを夢みている。

訳者略歴

桑原功光(くわばら　のりみつ)

Division of Pediatric Neurology
University of Tennessee Health Science Center
Le Bonheur Children's Hospital, Memphis, TN

日本・米国小児科専門医。米国小児神経科専門医。北海道砂川市出身。2001年旭川医科大学卒業。1年間の放射線科勤務の後に岸和田徳洲会病院で初期研修中に小児科医になることを決意。都立清瀬小児病院シニアレジデント，長野県立こども病院新生児科，在沖縄米国海軍病院，都立小児総合医療センター救命集中治療部と国内各地で研鑽。2012〜2015年，ハワイ大学小児科レジデント。2015〜2018年，テネシー大学(メンフィス)小児神経科フェロー修了〔ルボーナー小児病院(Le Bonheur Children's Hospital)，セントジュード小児研究病院(St. Jude Children's Research Hospital)に勤務〕。2018年7月から同大学臨床神経生理学フェロー(小児てんかんフェロー)として研修しつつ，妻と2人の息子とアイスホッケーとボードゲームに夢中。神経疾患と闘う子どもたちの未来のためにアメリカで今日も笑顔で働いている。座右の銘はハワイの虹のことわざ "No rain, No rainbow"。

チョードリー先生と学ぶ

小児神経画像エッセンシャルズ　　定価：本体 8,000 円＋税

2019 年 4 月 10 日発行　第 1 版第 1 刷©

著　者　アシム F. チョードリー

訳　者　桑原 功光
　　　　くわばら のりみつ

発行者　株式会社　メディカル・サイエンス・インターナショナル
　　　　代表取締役　金子 浩平
　　　　東京都文京区本郷 1-28-36
　　　　郵便番号 113-0033　電話 (03)5804-6050

印刷：三美印刷／ブックデザイン：GRID. CO., LTD.

ISBN 978-4-8157-0154-3　C 3047

本書の複製権・翻訳権・上映権・譲渡権・貸与権・公衆送信権(送信可能化権
を含む)は(株)メディカル・サイエンス・インターナショナルが保有します.
本書を無断で複製する行為(複写，スキャン，デジタルデータ化など)は，「私
的使用のための複製」など著作権法上の限られた例外を除き禁じられていま
す. 大学，病院，診療所，企業などにおいて，業務上使用する目的(診療，研
究活動を含む)で上記の行為を行うことは，その使用範囲が内部的であっても，
私的使用には該当せず，違法です. また私的使用に該当する場合であっても，
代行業者等の第三者に依頼して上記の行為を行うことは違法となります.

JCOPY 〈出版者著作権管理機構 委託出版物〉
本書の無断複製は著作権法上での例外を除き禁じられています.
複製される場合は，そのつど事前に，出版者著作権管理機構
(電話 03-5244-5088，FAX 03-5244-5089，info@jcopy.or.jp)の
許諾を得てください.